W0261323

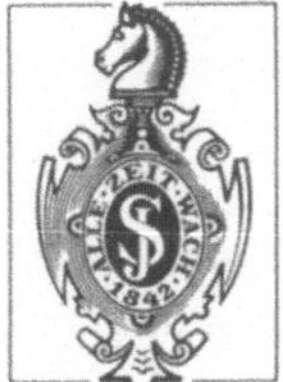

Laser/Optoelektronik in der Medizin
Laser/Optoelectronics in Medicine

Vorträge des 9. Internationalen Kongresses
Proceedings of the 9th International Congress

Laser 89 Optoelektronik

Herausgegeben von/Edited by
Wilhelm und Raphaela Waidelich

Mit 313 Abbildungen/With 313 Figures

Springer-Verlag
Berlin Heidelberg NewYork London Paris
Tokyo Hong Kong Barcelona 1990

Dr. rer. nat. Wilhelm Waidelich

o. Professor, Vorstand des Instituts für Medizinische Optik der Universität München
em. Direktor des Instituts für Angewandte Optik der Gesellschaft für Strahlen- und
Umweltforschung, Neuherberg

Dr. med. Raphaela Waidelich

Ärztin, Krankenkaus Martha Maria München

ISBN-13: 978-3-540-51434-3   e-ISBN-13: 978-3-642-93435-3
DOI: 10.1007/978-3-642-93435-3

Dieses Werk ist urheberrechtlich geschützt. Die dadurch begründeten Rechte, insbesondere die der Über-
setzung, des Nachdrucks, des Vortrags, der Entnahme von Abbildungen und Tabellen, der Funksendung, der
Mikroverfilmung oder der Vervielfältigung auf anderen Wegen und der Speicherung in Datenverarbei-
tungsanlagen bleiben, auch bei nur auszugsweiser Verwertung, vorbehalten. Eine Vervielfältigung dieses
Werkes oder von Teilen dieses Werkes ist auch im Einzelfall nur in den Grenzen der gesetzlichen Bestim-
mungen des Urheberrechtsgesetzes der Bundesrepublik Deutschland vom 9. September 1965 in der
jeweils geltenden Fassung zulässig.

© Springer-Verlag Berlin Heidelberg 1990

Die Wiedergabe von Gebrauchsnamen, Handelsnamen, Warenbezeichnungen usw. in diesem Werk
berechtigt auch ohne besondere Kennzeichnung nicht zu der Annahme, daß solche Namen im Sinne der
Warenzeichen- und Markenschutz-Gesetzgebung als frei zu betrachten wären und daher von jedermann
benutzt werden dürften.

Sollte in diesem Werk direkt oder indirekt auf Gesetze, Vorschriften oder Richtlinien (z.B. DIN, VDI, VDE)
Bezug genommen oder aus ihnen zitiert worden sein, so kann der Verlag keine Gewähr für Richtigkeit, Voll-
ständigkeit oder Aktualität übernehmen. Es empfiehlt sich, gegebenenfalls für die eigenen Arbeiten die
vollständigen Vorschriften oder Richtlinien in der jeweils gültigen Fassung hinzuzuziehen.

2362/3020-543210 – Gedruckt auf säurefreiem Papier

Vorwort

Beim 9. Internationalen Kongreß LASER 89 OPTOELEKTRONIK vermittelten die Vorträge der Fachleute aus aller Welt ein Bild des aktuellen Standes der Laser-Medizin. Die von der Münchener Messe Gesellschaft seit 1973 alle zwei Jahre in Verbindung mit der weltweit größten Fachausstellung abgehaltenen Laser-Kongresse haben sich zum traditionsreichen Treffpunkt der internationalen Fachexperten entwickelt. Der Münchener Laserkongreß ist ein zentraler Ausgangspunkt für Entwicklung und Anwendung der Laser-Medizin.

Um die Ergebnisse des 9. Kongresses der internationalen Fachwelt zugänglich zu machen, werden die Vorträge im vorliegenden Band veröffentlicht.

Soweit die thermische Wirkung der Laser-Strahlung entscheidend ist, erfolgte die Einordnung der Beiträge nach den entsprechenden Fachdisziplinen der Laser-Anwendung. Bei den nichtthermischen Wechselwirkungen mit biologischem Gewebe wurde die photodynamische Therapie in die Fachgebiete ihrer jeweiligen Anwendung integriert, während die nach der Laserchirurgie zur zweitstärksten Gruppe angewachsenen Beiträge zur Laser-Biostimulation in einem eigenen Kapitel zusammengefaßt sind. Beiträge über zukunftsweisende Forschung schließen im Kapitel Experimentelle Lasermedizin den Band ab.

Möge der Inhalt des Buches Information zur Anwendung erprobter Verfahren der Laser-Therapie sowie Anregungen und Impulse für zukünftige Entwicklung ausstrahlen!

Besonderer Dank gilt den Autoren, den Sitzungsleitern, der Münchener Messe und wiederum dem Springer-Verlag.

München, im Mai 1990   Wilhelm und Raphaela Waidelich

Preface

The lectures held by experts from all over the world at the 9th International Congress LASER 89 OPTOELECTRONICS provided a good overview of the state of the art in laser medicine. The Laser Congresses, which have been organized every two years since 1973 by the Munich Trade Fair Corporation in conjunction with the world's largest laser exhibition, have evolved into a traditional meeting place for international laser experts. The Munich Laser Congress is a pivotal starting point for the development and application of laser medicine.

In order to make the results of the 9th Congress available to the international laser expert community, the lectures are published in this volume.

In those cases in which the thermal effect of laser radiation is the decisive factor, the contributions are classified according to the relevant specialist fields of laser application. As for non-thermal interactions with biological tissue, photodynamic therapy is integrated in the specialist fields in which it has hitherto been applied, whereas the increasing number of contributions on laser biostimulation are incorporated in a separate chapter. The volume comes to a close with contributions on further-oriented research.

We hope that the contents of this book may provide information for the application of established laser therapy methods and new ideas and stimuli for future development.

Our special thanks to the authors, the congress session chairmen, the Munich Trade Fair Corporation and, once again, the Springer Publishing Company.

Munich, May 1990   Wilhelm and Raphaela Waidelich

Inhaltsverzeichnis – Contents

Neurochirurgie
Neurosurgery

Gynäkologie
Gynecology

Urologie
Urology

Laser-Biostimulation

Sitzungsleiter – Session Chairmen

W. Albrich	Gynäkologie
A. Anders	Laser-Photobiologie
P.W. Ascher	Neurochirurgie
O.J. Beck	Neurochirurgie
H.P. Berlien	Experimentelle Grundlagen
J.S. Chlebarov	Laser-Biostimulation
K. Dinstl	Chirurgie
V.-P. Gabel	Ophthalmologie
F.W. Gamache	Neurochirurgie
Ch. Gärtner	Laser-Biostimulation
U. Heckmann	Gynäkologie
G. Herbeck	Gynäkologie
U. Herrmann	Gynäkologie
A.G. Hofstetter	Urologie
H.-H. Horch	Kieferchirurgie
Th. Ischinger	Angioplastie
D. Jocham	Photodynamische Therapie
P. Kiefhaber	Innere Medizin - Gastroenterologie
H. Klima	Laser-Biostimulation
M. Landthaler	Dermatologie
G.F. Lombard	Neurochirurgie
F. Martin	HNO/ENT
A. Mester	Laser-Biostimulation
A. Nagasawa	Laser-Biostimulation
F.W. Schildberg	Chirurgie
W. Seipp	Dermatologie
G. Staehler	Urologie
E. Steiger	Lithotripsie
R.W. Steiner	Lithotripsie
W. Waidelich	Experimentelle Grundlagen

Chirurgie
Surgery

Anwendungsgebiet des CO_2-Laser in der Allgemeinchirugie – Erfahrungsbericht über 1800 Operationen

K. Dinstl und A. Tuchmann
1. Chirurgische Abteilung und Ludwig Boltzmann Institut für Laserchirurgie
KA Rudolfstiftung Wien
Juchgasse 25, A-1030 Wien

Die Einführung des CO_2-Lasers in die Allgemeinchirurgie basierte auf folgenden
Überlegungen:

1. Berührungsloses Schneiden von Gewebe
2. Verminderung von Parenchymblutungen durch Versiegelung kleiner Gefäße
3. Nahezu fehlende postoperative Wundinfektion
4. Geringerer postoperativer Wundschmerz
5. Keine Störung des "Monitoringsystems"
6. Versiegelung von Lymphgefäßen - ein Vorteil, der in der Tumorchirurgie zur
   Geltung kommen könnte, jedoch liegen diesbezüglich Untersuchungen mit unterschiedlichen Ergebnissen vor.

Die Schnittiefe selbst hängt von der Laserleistung, Schnittgeschwindigkeit, Größe
des Brennfleckes, Art des Gewebes und Spannen des Gewebes beim Schneiden ab. Die
Bildung gasförmiger Verbrennungsprodukte beim Laserschnitt verursacht eine größere
Rauchentwicklung, die nicht nur enorme Geruchsbelästigung und Sichtbehinderung
sondern auch ein beträchtliches Maß an Schadstoffinhalation für das Operationsteam
bedeutet. Aus diesem Grund mußten spezielle Absauggeräte hergestellt werden, die
diese Rauchentwicklung beherrschen können.

An der I. Chirurgischen Abteilung der KA Rudolfstiftung und dem Ludwig Boltzmann
Institut für Laserchirurgie in Wien ist seit 1975 ein CO_2-Laser in Verwendung. Bis
1987 wurden die Operationen mit dem Gerät Sharplan 791, seit dem 1. Jänner 1988
mit dem Gerät Sharplan 1100 durchgeführt. An Hand von über 1800 Operationen mit dem
CO_2-Laser sollen die Erfahrungen mit diesem Gerät in der Allgemeinchirurgie
berichtet und Indikationsgebiete herausgearbeitet werden (Tab. 1).

Die zentrale Spekulation beruhte auf zwei der eingangs erwähnten Punkte:

1. Verminderung von Parenchymblutungen im Operationsgebiet durch Versiegelung
   kleiner Blutgefäße und
2. Versiegelung von Lymphgefäßen und damit Verhinderung einer lymphogenen intra-
   operativen Zellverschleppung im Rahmen der Karzinomchirurgie.

LASERCHIRURGIE AN PARENCHYMATÖSEN ORGANEN
Einsatz eines CO_2-Lasers bei 1878 Operationen

	n	%
Mammatumoren - benigne n = 404 43.16 % - malinge n = 532 56.84 %	936	49,84
Noduli hämorrhidales	249	13,76
HNO-Tu	180	9,58
chr. Entz., Fisteln, Ulcera, Amputatinonen	137	7,29
Sacraldermoide	134	7,14
Tumoren von Haut und Weichteilen, Dupuytren	124	6,60
Leber, Magen-Darm- Trakt	74	3,94
Gyn. - Tu	44	2,34

Dieser Effekt wurde erstmals von Kaplan und Gehr postuliert. Seither gibt es zahlreiche experimentelle Untersuchungen, die diesbezüglich jedoch unterschiedliche Resultate ergaben. Im eigenen Arbeitskreis konnte diese Versiegelung von Lymphgefäßen durch den CO_2-Laserstrahl nicht nachgewiesen werden. In weiteren experimentellen Studien von Tuchmann und Mitarbeitern wurde versucht nachzuweisen, ob die Verwendung des CO_2-Lasers bei bösartigen Tumoren Vorteile bezüglich Überlebenszeit und Lokalrezidivrate erbringen könnte. Das Modell war das Lewis-Lung-Karzinom der Maus. Es konnte gezeigt werden, daß die Lokalrezidivrate nach Tumorexzision mit dem Laser im Vergleich zur alleinigen Verwendung des Skalpells signifikant niedriger war, die Überlebenszeit der Tiere jedoch nur bei Exzision noch kleiner Tumore beeinflußt werden konnte. Dies bestätigte auch Wallwiener mit seiner Arbeitsgruppe, der die Tumorexzision 2 Tage früher im selben Experiment vornahm und eine signifikant bessere Überlebensrate bei Verwendung des CO_2-Lasers gegenüber dem Skalpell fand. In der eigenen Arbeitsgruppe konnte festgestellt werden, daß die Tumorangehrate einer mit dem CO_2-Laser hergestellten Tumorschnittfläche und nachfolgender Implantation signifikant niedriger war als nach Verimpfung einer mit dem Skalpell hergestellten. Lanzafame und Mitarbeiter konnte diese Befunde bestätigen. In die Humanmedizin übertragen, wäre demnach zu erwarten, daß bei Verwendung des CO_2-Lasers in der Tumorchirurgie die Lokalrezidivrate vor allem bei sehr großen Tumoren deutlich gesenkt werden kann. Wir haben deshalb eine kontrollierte Studie im Rahmen der Mammachirurgie im Jahr 1979 begonnen. Das Krankengut wurde nach bestimmten Ausschlußkriterien zusammengestellt und computermäßig in zwei Gruppen randomisiert. Eine Gruppe wurde mit dem CO_2- Laser operiert, die

Mammacarcinom: Laser - vs. konventionelle Chirurgie I (kontrollierte Studie 1979 - 1988)

op. Verfahren: radikale Mastektomie und axilläre Lymphadenektomie

CO_2 - (Sharplan) - Laser

n = 141 Patienten (34 - 69 Jahre)

	Laserchirurgie n=76	konv. Chirurgie n=65
klin. Tumorstadium I	51.3 %	50,8 %
klin. Tumorstadium II	49.7 %	49,2 %
Hormonreceptoren pos.	70,0 %	64,0 %
Hormonreceptoren neg.	30,0 %	36,0 %
Chemotherapie	50.0 %	47,0 %

Mammacarcinom: Laser - vs. konventionelle Chirurgie I (kontrollierte Studie 1979 - 1988)

postop. Letalität : 0 %

nachunters. Pat. : n = 136 (96 %)

Beobachtungszeit : $\bar{x}$ = 37,1 Mon. (3 - 110 Mon.)

	Laserchirurgie n = 74	konv. Chirurgie n = 62
Lokalrecidive	6 (8 %)	2 (3 %)
- Narbe	1	-
- Axilla	5	2
verstorben an Grundkrankheit	21 (28 %)	15 (24 %)

andere mit dem Skalpell. Um die Aussagekraft zu erhöhen wurde ein einheitliches Operationsverfahren gewählt: Radikale Mastektomie nach Rotter-Halsted. Die Ergebnisse der letzten Nachuntersuchung zeigten jedoch bei insgesamt 141 Patientinnen (Tab. 2.) keinen signifikanten Unterschied sowohl in der Überlebenszeit, der Lokalrezidivrate, aber auch bezüglich postoperativer Wundheilung (Tab. 3).

6

Andererseits konnten wir bei Durchsicht von derzeit 532 Patientinnen, bei denen
eine Operation an der weiblichen Brust wegen eines Karzinoms oder Karzinomrezidivs
mit dem CO_2-Laser vorgenommen wurde, eine deutlich niedrigere Lokalrezidivrate
beobachten, als in internationalen Statistiken berichtet wird. Allerdings war diese
Lokalrezidivrate auch nur dann am niedrigsten, wenn eine Radikaloperation nach
Rotter-Halsted oder die modifizierte Radikaloperation vorgenommen wurde. Bei lokalen
Verfahren wie Lumpektomie etc. war die Lokalrezidivrate nicht geringer.
Andererseits machten wir die Beobachtung, daß die Verwendung des CO_2-Lasers bei
extrem großen Tumoren der weiblichen Brust (mit Exulzeration etc.) einen wesentlichen Vorteil gegenüber der Verwendung konventioneller Methoden bezüglich Wundheilung und Lokalrezidivrate bringt. Neben der onkologischen Betrachtung im Rahmen
der Mammachirurgie seien noch chirurgisch technische Probleme erwähnt:

Eine wesentlich verminderte Parenchymblutung konnte eigentlich nicht beobachtet
werden, bei Ausräumung der Axilla, auch wenn bei Präparation der Axilla der CO_2-
Laser verwendet wurde (unter Schutz der großen Gefäße und Nerven) war eine ver-
minderte Seromhäufigkeit postoperativ in unserem Krankengut nicht zu bemerken.
Dies sei deshalb betont, weil immer wieder Einzelberichte auftauchen, die das
Gegenteil behaupten.

Der postoperative Wundschmerz war subjektiv betrachtet geringer, Wundheilungsstörungen wurden kaum beobachtet. Eine verlängerte Operationszeit muß besonders
bei fettreichen Gewebe in Kauf genommen werden, da das Fett durch die Hitze sich
verflüssigt und in Flüssigkeiten bekanntlich der CO_2-Laserstrahl durch Verteilung
der Energie diese weitgehend verliert.

Enttäuschend verlief der Einsatz des CO_2-Lasers in der Leberchirurgie. Während bei
der Neugeborenen- und Säuglingsleber, bedingt durch kleine Gefäße, sich der Laser
für Resektionen an diesem Organ als geeignet erwiesen hat, ist die Verwendung des
CO_2-Lasers in der Leberchirurgie der Erwachsenen nicht indiziert, eine Tatsache,
die auch Meyer aus Hannover bestätigen konnte. Es kommt nämlich zu massiven Blut-
verlusten bedingt durch die Tatsache, daß der Durchmesser der Gefäße in der Leber
beim Erwachsenen zu groß ist.

Weiters gab die Anwendung des CO_2-Lasers in der Abdominalchirurgie keinen Vorteil,
sodaß wir auch dieses Indikationsgebiet aufgegeben haben. Die von Skopelkin und
Mitarbeitern angegebenen Vorteile bezüglich Anastomosenheilung bei Verwendung des
CO_2-Lasers bei Durchtrennung von Darm oder Magen waren in unserem Krankengut deshalb
nicht nachvollziehbar, da unsere Ergebnisse mit konventionellen Methoden besser
waren als die von Skopelkin angegebenen Zahlen bei Verwendung des Lasers.

Indikationsgebiete für Anwendung des CO_2-Lasers ergaben sich in der Analchirurgie bei Operation von Noduli hämorrhoidales nach der prinzipiellen Methode von Milligan-Morgan (in einer Vergleichsstudie fanden sich geringere Blutung sowie geringerer postoperativer Wundschmerz), aber auch bei Operationen von Analfisteln, Kondylomen und Sakraldermoiden.

Weitere Vorteile bei Operationen maligner Tumore von Haut und Weichteilen war ebenfalls eine wesentlich niedrigere Lokalrezidivrate als bei Verwendung konventioneller Methoden, außerdem zeigte sich gerade hier der Vorteil des blutämeren Operierens.

Dasselbe gilt für die Operation der Dupuytren'schen Kontraktur. Bei bisher 11 Fällen war die Präparation des Fasziengewebes mit dem CO_2-Laser wesentlich leichter, blutärmer und der postoperative Verlauf weniger schmerzhaft und problemlos. Die Hautinzision selbst wird stets mit dem Skalpell durchgeführt, da infolge der Nekrosezone bei Anwendung des Lasers die Wundheilung verzögert wäre.

Als eindrucksvoller Vorteil erwies sich die Anwendung des CO_2-Lasers bei Operationen chronisch entzündlicher, fistulierender und ulzeröser Weichteilprozesse sowie bei Teilamputationen bei peripherer Gangrän an den Extremitäten. So konnte bei 29 Fällen nach Exzision eines entzündlichen Herdes die Wunde primär ohne nachfolgende Wundheilungsstörung verschlossen werden, bei großen Exzisionen entzündlicher Prozesse konnte der resultierende Defekt in den meisten Fällen primär oder nach wenigen Tagen sekundär erfolgreich gedeckt werden. Teilamputationen gangränöser Anteile der unteren Extremität konnten bei arteriellen Durchblutungsstörungen sparsamer gestaltet werden, bei diabetischer Gangrän zeigte sich jedoch kein wesentlicher Vorteil, da sich die Infektionen oft entlang der Sehnenscheiden zentralwärts ausgebreitet hatten.

Neuerdings haben wir einen Kombinationslaser (CO_2-Laser mit Neodym-YAG-Laserstrahl kombiniert) in Erprobung. Dabei fiel auf, daß die Analchirurgie noch besser als mit dem CO_2-Laser allein durchgeführt werden konnte, daneben ist dieser Kombinationsstrahl besonders für Inzision oder Exzision narbiger Stenosen im Bereich der Anal- und distalen Rektumregion sowie bei Colostomien geeignet.

Literatur:

(1) K. Dinstl, P.L. Fischer (1981) Der Laser. Springer, Berlin Heidelberg New York
(2) H.J. Meyer, K. Dinstl (1988) Chirurg 59: 68 - 75

Prospects of Gastrointestinal CO_2-Laser Surgery

Ew.I.Brekhov, I.Yu.Kuleshov, V.P.Bashilov,A.N.Severtsev,O.M.Chekmarev
SURGICAL CLINIC
Hospital N°51, 3-d Surgical Department. Alabjeva str. 7/33.
Moscow. USSR.

At present gastro-intestinal surgery is being intensively developed
thanks to the scientific and technical achievements and to the use
of laser irradiation, suture devices, new types of suture material
an so on in particular.
We have a great experience of CO_2-laser use in surgical gastroenterology (2). It confirms the advantages of laser operations over the
traditional methods of treatment. However, the methods of laser use
have become rutine, being in serial production the set of laser instruments does not measure up to the up-todate standards. That is
why the problems of perfection of surgical laser instruments are very urgent for the surgeons.
The combination of CO_2-laser properties with the advantages of various suture devices and laser instruments of the new generation, the
development of the new methods of operations are the promising trends
of CO_2-laser use in gastro-intestinal surgery.
We have a 16 years experience of surgical treatment of 5201 patients
with different gastro-intestinal pathologies; of them 632 underwent
esophageal and gastric operations, 100 had small and large intestine
operations, 175 had hepato-pancreato-duodenal operations. The table
shows the kinds of gastro-intestinal operations our patients underwent.

1). The development of means ensuring safe and convenient access of
laser irradiation to the organs operated on.

We need extensive access to the abdominal organs in order to perform
major surgery including simultaneous removal of 2-6 and more organs,
which can be obtained by the use of a set of wound retractors. It gives laser irradiation an easy access to the pathologic site and it
gives the opportunity to use CO_2-laser in combination with various
suture devices.
a). It is very important to safeguard the surgeon working with CO_2-
laser. So during gastric resection and total gastrectomy the levels
of reflected laser irradiation from biological tissues at working
places of surgeons are from $1*10$ to $3.3*10$ $Wt*sm^{-2}$ on the level of

eyes, from $3*10$ to $7*10$ Wt*sm^{-2} on the level of hands of a surgeon. The creation of special laser surgical instrument permits to reduce the levels of reflected laser irradiation at working places (ten fold or more).

b). Various chemical substances are formed and discharged into the air during the interaction of laser beam with biological tissues. More than 60 chemical substances were identified by means of chromato-mass-spectrometry, the most prominent being mercaptan and xylol. So it is very important to create effective local suction device removing products of biological tissue destruction from the operating room.

2). The development and use of laser-mechanical suture.

Suturing devices of the new generation (UDO, UG – types) for the attainment of laser-mechanical suture in combination with the special Angle-shaped clamp, which safely holds the organ to be removed and protects the underlyning tissues from the influence of laser beam are developed and successfully used in the Surgical Clinic. These suturing devices allow the two row (line) staple suture, which will guarantee mechanical durability, complete hermeticity and hemostasis of the suture line. The narrow working part of the device allows lesser mobilization of the organ during its suturing. Suture devices of UDO type have low (1.2-1.6 mm) staple roller, in fact two times smaller than in already known Soviet and foreign devices in which mucous membranes are closely compressed (1). It is worth noting that the peculiarities of the everted laser-mechanical suture in combination with its mechanical durability (due to two rows of staples) permit to give up the suture line peritonization.

a). We think that the method of formation of laser-mechanical "triangular" anastomoses between hollow organs of the gastro-intestinal tract by means of linear everted mechanical suture (2) is a promising one.

From 1984 through 1989 this type of anastomoses performed by means of UDO devices was used in 132 patients. We have made 253 triangular anastomoses, the majority being made during reconstructive and plastic gastro-intestinal operations. The methods is unified, can be used by surgeons in general, very reliable, has a number of functional advantages over the manual anastomoses. Besides, it became possible to suture organs with different diameters of lumens and different thickness of their walls. The formation of "triangular" anastomoses is 25% quicker than of manual ones.

No complications due to the technique of making anastomosis for

example inefficiency of anastomosis, anastomositis and stenosis of
the anastomised organs were noted both in the early and late postoperative periods in this group of patients.

20 patients underwent jejunogastroplasty after extensive and combined
gastric resections (partial) and combined total gastrectomies. The
use of laser-mechanical suture, triangular method in combination
with the specially developed clamps in these operations helped to
solve not only the problem of the effective recovery of patients but
the problem of physiologic and social rehabilitation as well which
helps to improve the "quality" of patients' life after operations.

3). **Dosing out the depth of the incision by laser beam.**

The use of CO_2-laser in duodenal ulcer surgery is one of the promising trends. The methods of laser superselective vagotomy has been
worked out in our Clinic. This methods is aimed at more adequate
and complete suppression of gastric secretion by means of intramural
vagus fibers dennervation.

The essence of the methods is the following: dosed laser circular
esophageal myotomy followed by gastric sero-myotomy along the lesser
curvature and antral transverse sero-myotomy are performed after the
selective proximal vagotomy by means of instruments devised for this
operation. Intraoperational pH-metry by means of Grassi-test estab-
lishing the completeness of vagotomy is performed after this stage
of the operation. The operation is completed by the peritonization
of the area of myotomy followed by Nissen-fudoplication. It permit-
ted adequate vagotomy and excluded the possibility of perforation of
the organ wall.

4). **Combination of different lasers (during the operation and in
postoperative period).**

58 patients undervent superselective laser vagotomy. There were no
complications, no functional or organic changes in the post-operative period. Ulcer healing in patients without complications was observed in 10-14 days; when there were complicated course of disease
in post-operative period beneficial results were achieved by means
of the additional helium-neon laser endoscopic irradiation of the ulcer. The follow-up study is from 1 to 4 years. The remote results according to VISIC-scale are 96% of good and exellent results.

While analysing the results of gastrointestinal surgery with the use
of of lasers one can note that it became possible:

1. To unify and simplify the operational technique thus giving surgeons in general (broad sections of surgeons) the opportunity to use
it;

2. To lessen the traumatism of operations and to facilitate the course of postoperative period;
3. To speed up healing and to improve the functional properties of anastomoses made by means of laser surgical technique;
4. To reduce lethal outcomes two fold mainly due to the improvement of the operational technique and to more reliable sutures;
5. To use surgery promoting physiologic and social rehabilitation of patients.

Literature.
(1) Brekhov Ew.I. et al.: Khirurgia (Moscow). N°12,102 (1988)-(rus.)
(2) Skobelkin O.K. et al.: Nauchno-technicheskiji progress v prakti-cheskoji medicine. Moscow. 82 p. (1987) - (rus.)
(3) Ravich M.M.: Surgery. 97, 15 (1985)

TABLE. Gastro-intestinal tract laser operations (using CO_2-laser)

OPERATION	PATIENTS
ESOPHAGUS:ESOPHAGUS PLASTICS	45
ESOPHAGECTOMY	21
STOMACH: PARTIAL GASTRECTOMY	384
TOTAL GASTRECTOMY	101
VAGOTOMY	58
GASTROENTEROSTOMY	35
RECONSTRUCTIVE OPERATIONS	24
INTESTINE:HEMICOLECTOMY	39
SIGMOIDECTOMY	18
ANTERIOR RESECTION OF RECTUM	6
RECTUM EXTIRPATION	5
COLON TRANSVERSUS RESECTION	4
SUBTOTAL COLECTOMY	3
OTHERS	25
PANCREAS: PANCREATODUODENECTOMY	6
PAPILLECTOMY	3
PANCREATIC CYSTS DRAINAGE	6
BILIO-DIGESTIVE ANASTOMOSES	26
CHOLECYSTECTOMY	114
OTHERS	18
TOTAL	943

Abhängigkeit des Risikos der arteriellen Ulkusblutung unter Lasertherapie von der Lokalisation der Blutungsquellen

Heldwein W, Schreiner J, Finkl R, Pedrazzoli J jr, Lehnert P
Medizinische Klinik Innenstadt der Universität München
Ziemssenstr. 1, D - 8000 München (FRG)

Die Therapie mit dem Nd-YAG Laser in Kombination mit einer vorausgehenden lokalen Adrenalin-Infiltration hat sich in der Behandlung von
arteriellen Ulkusblutungen bewährt und ist der alleinigen Lasertherapie vorzuziehen (2, 3, 7). Voraussetzung für eine sinnvolle Therapie-
planung ist die Definition einer Risikoselektion. Mit den endoskopischen Kriterien der Blutungsaktivität nach Forrest lassen sich die risikoreichen arteriellen Blutungen von nicht arteriellen frühzeitig und
mit hoher Sicherheit unterscheiden (1). In einer früheren Studie konnten wir zeigen, daß sich diese Kriterien auch unter den Bedingungen
einer kombinierten Lasertherapie bestätigen (4). Bei weiterer Unter-
teilung der Forrest IIa-Blutungen in große (>2mm, Forrest IIG) und
kleine (<2mm, Forrest IIg) Gefäßstümpfe ergab sich, daß Forrest Ia-
Blutungen (spritzend arteriell) und Forrest IIG-Blutungen sehr präzis
die Risikoselektion bei Ulkusblutungen repräsentieren. Diese modifizierte Forrest-Klassifikation (9) ist deshalb für die Planung endoskopisch therapeutischer und chirurgischer Maßnahmen besonders geeignet
(4).
Die vorliegende Studie sollte darüberhinaus die Frage beantworten, ob
ein Zusammenhang zwischen Lokalisation der Blutungsquelle in Magen
oder Dünndarm und dem Blutungsrisiko bzw. dem Erfolg einer kombinierten Lasertherapie besteht. Insbesondere sollte eruiert werden, ob die
Therapie an Blutungsquellen entlang dem Verlauf der großen arteriellen
Gefäße häufiger versagt und ob sich daraus Konsequenzen für die Indikationsstellung zur Notfalloperation ergeben.

Patienten und Methoden

In einer prospektiven Studie wurden in der Zeit von Februar 1984 bis
November 1987 alle Patienten mit Ulkusblutung erfaßt und nach den For-
rest-Kriterien klassifiziert. Nicht blutende sichtbare Gefäßstümpfe
(Forrest IIa) wurden endoskopisch weiter unterteilt in große (>2mm,
Forrest IIG) und kleine Gefäßstümpfe (<2mm, Forrest IIg). Außerdem
wurde die Lokalisation der Blutungsquelle nach Corpus ventriculi,

Antrum ventriculi und Duodenum sowie nach Vorderwand, Hinterwand,
kleiner und großer Kurvatur bzw. Bulbusdach und -boden aufgeteilt.
In die Auswertung wurden alle Patienten mit arteriellen Risikoblutungen der Stadien Forrest Ia und IIG einbezogen.
Alle Patienten wurden zunächst in die Intensivstation aufgenommen.
Nach Stabilisierung von Kreislauf und Gerinnung erfolgte die Not-
fallendoskopie zum frühestmöglichen Zeitpunkt, normalerweise nach 3-6
Stunden.
Bei der endoskopischen Therapie wurde zuerst Adrenalin 1:10000 in De-
pots von 2-3 ml lokal infiltriert, um eine vorübergehende Blutstillung
zu erzielen bzw. um eine Blutungsreaktivierung durch Laserapplikation
zu vermeiden. Anschließend wurden Laserimpulse mit einer Ausgangsleistung von ca. 80 Watt und 1/2 bis 1 sec. Dauer um und auf den Gefäß-
stumpf abgegeben, um einen permanenten Gefäßverschluß zu erzielen. Als
Lasergenerator diente das Modell Medilas II der Firma MBB.
Anamnese, Befunddokumentation und Verlaufsbeobachtung während des stationären Aufenthaltes erfolgten anhand eines Protokolls. Die Beobachtungszeit betrug mindestens 1 Woche.
Die Daten wurden in einem EDV-Programm erfaßt und statistisch berechnet. Die beobachteten Differenzen zwischen den verglichenen Gruppen
wurden mit dem X^2-Test bzw. bei kleinen Randhäufigkeiten mit dem exak-
ten Fisher-Test berechnet.

Ergebnisse

Die beiden Gruppen waren hinsichtlich der Merkmale Geschlechtsvertei-
lung, Alter über 60 Jahre, Lokalisation, Begleiterkrankungen, niedrig-
ster Hb-Wert vor endoskopischer Therapie <9g%, Analgetikaeinnahme und
früherer gastrointestinaler Blutungen weitgehend ausgeglichen.
Arterielle Risikoblutungen der Stadien Forrest Ia und IIG wurden im
Magen und Dünndarm in vergleichbarer Häufigkeit beobachtet (28/70 vs
24/67). Forrest Ia-Blutungen traten dagegen im Dünndarm signifikant
häufiger auf als im Magen (11/24 vs 3/28, p<0.03), entprechend waren
Forrest IIG-Blutungen im Magen signifikant häufiger als im Dünndarm
(25/28 vs 13/24, p<0.04).
Blutungen der Stadien Forrest Ia und IIG zeigten im Dünndarm schlechtere Therapieergebnisse hinsichtlich permanenter Blutstillung
(21/28=75% vs 12/24=50%), Notfall-Operation (7/28=25% vs 9/24=38%) und
Letalität (4/28=14% vs 6/24=25%), die Unterschiede waren jedoch nicht
signifikant. Bei 4 Patienten (Forrest Ia n=2, Forrest IIG n=2) trat
innerhalb von 12-24 Stunden nach Lasertherapie eine Perforation auf.

Alle Perforationen ereigneten sich bei Ulcera an der Vorderwand des
Bulbus duodeni (Tab. 1).

Tab. 1: Therapieergebnisse bei arteriellen Risikoblutungen Forrest
Ia + IIG in Magen und Dünndarm

	Pat.	Perm. Blutstill.	Perforation	Notfall-Op	Letalität
Magen	28	21 (75%)	0	7 (25%)	4 (14%)
		n.s.		n.s.	n.s.
Dünndarm	24	12 (50%)	4[*]	9 (38%)	6 (25%)

*) alle an der Bulbus-Vorderwand lokalisiert

Ein Vergleich der restlichen therapierten Ulkusblutungen (Forrest Ib,
IIg, IIb) zeigt, daß die Blutungen im Dünndarm das gesamte Risiko hinsichtlich permanenter Blutstillung (17/17 vs 15/18), Notfallopera-
tionsfrequenz (0/17 vs 2/18) und Letalität (0/17 vs 1/18) beinhalten
(Tab. 2).

Tab. 2: Therapieergebnisse bei Ulkusblutungen Forrest Ib + IIg +
IIb in Magen und Dünndarm

	Pat.	Perm. Blutstill.	Notfall-Op	Letalität
Magen	17	17	0	0
Dünndarm	18	15	2	1

Im Magen versagte die kombinierte Lasertherapie fast ausschließlich
bei Blutungen an den beiden Kurvaturen (Tab. 3).

Tab. 3: Korrelation von Therapieversagen und Lokalisation der
Blutungsquelle an den Kurvaturen des Magens

	Pat.	Keine perm. Blutstill.	Notfall-Op	Letalität
Gesamter Magen	28	7	7	4
kleine u. große Kurvatur	14	6	6	4

Tab. 4: Korrelation von Therapieversagen und Lokalisation der
Blutungsquelle an der Bulbushinterwand

	Patienten	Permanente Blutstillung	Notfall-Op	Letalität
Bulbus-Hinterwand	4	0	2	3
		$p < 0.047$	n.s.	$p < 0.035$
Übriges Duodenum	20	12	7	3

Von 7 Therapieversagern im Magen waren 6 an den Kurvaturen lokalisiert, ebenso alle Blutungen (n=4) mit letalem Ausgang.

Blutungen an der Bulbushinterwand wiesen im Vergleich zu denen im übrigen Duodenum die schlechtesten Therapieergebnisse auf (Tab. 4): Per-
manente Blutstillung (0/4 vs 12/20, $p < 0.05$), Notfall-Operation 2/4 vs
7/20, n.s.) und Letalität (3/4 vs 3/20, $p = 0.035$).

Diskussion

In der vorliegenden Studie konnten wir beobachten, daß 80% aller
arteriellen Blutungen (Forrest Ia, IIG, IIg) nach einer kurzen
Stabilisierungsphase zumindest vorübergehend zum Stillstand kommen.
Die verbleibenden spritzenden Blutungen (Forrest Ia) stellen offensichtlich eine besonders negative Selektion von arteriellen Blutungen
dar. Sie traten im Dünndarm dreimal so häufig auf wie im Magen, was
mit der geringeren Wanddicke des Dünndarms zusammengebracht werden
könnte.
Ulkusblutungen zeigen im Dünndarm schlechtere Therapieergebnisse als
im Magen. Nimmt man die arteriellen Risikoblutungen (Forrest Ia+IIG)
aus dem Vergleich heraus, so liegt das Risiko hinsichtlich Rezidivblu-
tung, Notfall-Operation und Letalität ausschließlich bei den Blutungen
im Dünndarm (Tab. 2). Somit ist offensichtlich nicht nur der höhere
Anteil an besonders risikoreichen Forrest Ia-Blutungen für die
schlechteren Therapieergebnisse im Dünndarm verantwortlich. Ein weiterer Faktor könnte sein, daß die dickere Magenwand für die Infiltration
besser geeignet ist und größere Koagulationszonen durch Laserapplikation ermöglicht.
Unsere Vermutung, daß Therapieversager mit der Lokalisation der Blutungsquellen am Verlauf der großen arteriellen Gefäße korrelieren
(entsprechend den Kurvaturen des Magens und der Bulbushinterwand),

wird durch die Ergebnisse bestätigt. Einmal ist zu erwarten, daß in der Nähe der großen Arterien eine stärkere Vaskularisation vorliegt bzw. der Querschnitt der Gefäße größer ist, zum anderen haben die zur Blutungsquelle führenden arteriellen Äste einen sehr kurzen Verlauf, so daß die Gefäßkontraktion bei der Blutstillung nicht in dem Maße wirksam ist. Die schlechtesten Ergebnisse zeigten arterielle Risikoblutungen an der Bulbushinterwand. Hier war die kombinierte Lasertherapie letztlich in keinem Falle erfolgreich. Dieses Ergebnis entspricht Beobachtungen von Soehendra et al. (8).

Perforationen nach Lasertherapie waren nur im Duodenum zu beobachten. Dies dürfte auf die unterschiedliche Wanddicke zurückzuführen sein. Auffälligerweise traten die Perforationen ausschließlich an der Bulbusvorderwand auf. Diese Häufung entspricht der Verteilung der Blutungsquellen im Duodenum und könnte somit zufällig sein. Darüberhinaus dürfte jedoch eine Rolle spielen, daß die Vorderwand des Bulbus endoskopisch leichter einstellbar ist als das übrige Duodenum und der Einfallwinkel des Lasers deshalb hohe Energiedichten ermöglicht.

Als therapeutische Konsequenzen ergeben sich: 1. Arterielle Risikoblutungen an der Bulbushinterwand sollten, unabhängig vom primären Therapieerfolg, sofort einer Notfalloperation zugeführt werden. 2. Um Perforationen zu vermeiden, sollte bei Blutungen an der Bulbusvorderwand die verabreichte Laserenergie weitmöglichst limitiert werden. Wie aus Untersuchungen von Kiefhaber et al (5) und Rutgeerts et al. (6) hervorgeht, sollten dabei die einzelnen Laserimpulse möglichst kurz gehalten werden, um eine lokale Wärmeabströmung zu gewährleisten und dadurch das Perforationsrisiko zu senken. Besondere Gefahr besteht bei tiefen, penetrierenden Ulzerationen.

Literatur

(1) FORREST JA, FINKAYSON NDC, SHEARMAN DJC: Lancet II, 394-397 (1974)
(2) HELDWEIN W, LEHNERT P, MARTINOFF S, LOESCHKE K: Endoscopy 20, 2-4 (1988)
(3) HELDWEIN W, LEHNERT P, MÜLLER-LISSNER S, KÖNIG A: In: Fortschritte der gastroenterologischen Endoskopie. H Henning, M Classen (Hrsg.) Band 17, 71-76 (1988) Demeter Verlag
(4) HELDWEIN W, SCHREINER J, PEDRAZZOLI J, LEHNERT P: Endoscopy, in print
(5) KIEFHABER P, NATH G, MORITZ K: Prog Surg 15, 140-155 (1977)
(6) RUTGEERTS P, VANTRAPPEN G, GEBOES K, BROECKAERT L: Gut 22, 38-44 (1981)
(7) RUTGEERTS P, VANTRAPPEN G, BROECKAERT L, COREMANS G, JANSSENS J, GEBOES K: Endoscopy 16, 115-117 (1984)
(8) SOEHENDRA N, GRIMM H, STENZEL M: Endoscopy 17, 129-132 (1985)
(9) WIRTZ HJ, FUCHS KH, SCHAUBE H: Fortschr Med 102, 567-570 (1984)

Technik und Problematik bei der laparoskopischen Laseranwendung

C. Philipp[2], C. Mick[1], H. P. Berlien[2], M. El Dessouky[3], J. Waldschmidt[1]

[1]Klinikum Steglitz der Freien Universität Berlin, Abt. Kinderchirurgie
[2]Laser Medizin Zentrum, Berlin
[3]Universität Alexandria, Ägypten

Wir berichten aus Sicht des Kinderchirurgen und möchten ausschließlich unsere Erfahrungen mitteilen, die wir bei Neugeborenen, Säuglingen und älteren Kindern mit der laparoskopischen Laseranwendung gemacht haben.

Indikationen zur operativen Laparoskopie

Wie bei der gynäkologischen und internistischen Laparoskopie unterscheiden wir zwischen den Indikationen in der Diagnostik und in der operativen Laparoskopie. Im Rahmen unseres heutigen Themas beschränken wir uns auf die operative Laparoskopie .

Die Indikationen zur operativen Laparoskopie beim Kind sind:
1. Entnahmen von Biopsiematerial aus Leber, Milz, Pankreas, weiblichen Gonaden und Geschwülsten,
2. Adhäsiolyse und Salpingolyse,
3. Blutstillung bei Kapselrupturen an Leber, Milz und bei Omentum- und Mesenterialverletzungen durch ein stumpfes Bauchtrauma,
4. Follikelpunktion bei Ovulationsschmerzen,
5. Kapsolutomie beim Stein-Leventhal-Syndrom,
6. Fensterung und Resektion von Zysten an Ovarien, Tuben, Mesenterium, Omentum, Milz und Leber,
7. Sterilisation bei geistig behinderten Knaben und Mädchen,
8. Abtragung stielgedrehter Hydatiden,
9. Salpingotomie bei Hydrosalpinx,
10. Vaporisation/Koagulation von Metastasen.

Parameter der Laseranwendung bei Laparaskopie

Die Technik der laparoskopischen Laseranwendung richtet sich nach den von uns gewählten Lasersystemen. Wir haben alle Eingriffe mit dem Nd:YAG-Laser MEDILAS 2 bzw. 120 N durchgeführt. Dafür wurde die "bare-fiber" 600 μ und 400 μ verwandt. Die Resektionen erfolgten im allgemeinen im Kontakt-Verfahren, die Blutstillung im Nonkontakt-Verfahren. Für das Kontakt-Verfahren betrugen die Impulsdauern 100-300 msec bei einem Intervall von 200-400 msec und einer Ausgangsleistung von 20-30 W. Das reichte im allgemeinen für die Fensterung der Zysten und für die Adhäsiolyse im Kontakt-Verfahren aus. Zur Blutstillung im Nonkontakt-Verfahren nach Biopsien und bei Kapselrupturen erhöhten wir die Leistung auf 50 W bei einem Fokusdurchmesser von 2 mm und führten die Koagulation im Nonkontakt-Verfahren durch.

Beispiele

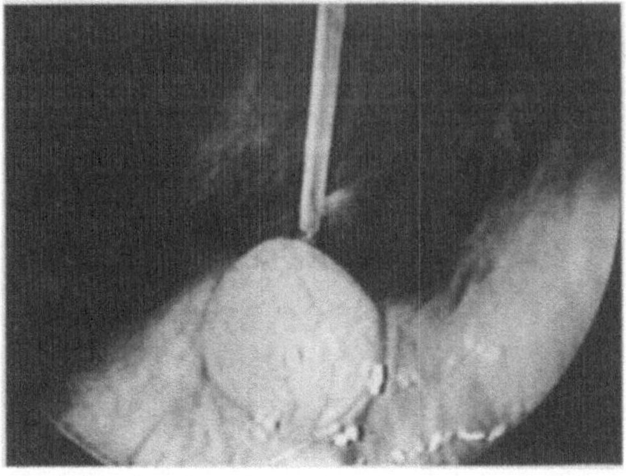

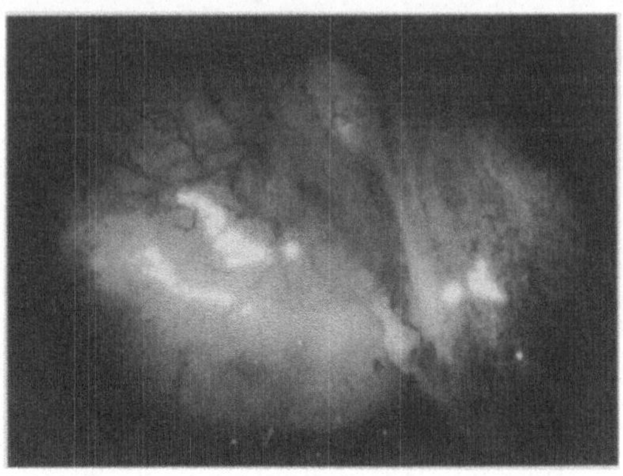

Abb. 1: Morgagnische Hydatide

Abb. 2: stielgedrehte Ovarialzyste

Die Morgagnische Hydatide wurde mit dem Laser abgetragen.
Bei der stielgedrehten Ovarialzyste führten wir eine Fensterung durch, saugten den Inhalt ab und denaturierten die Zysteninnenauskleidung mit dem Laser, so daß die verbleibende Zystenwand nach dem Kollaps der Kapsel verklebte und schließlich vernarbte.

Laparoskopische Technik

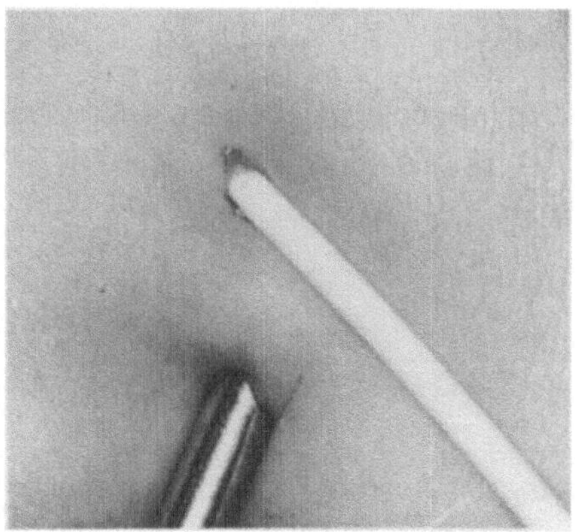

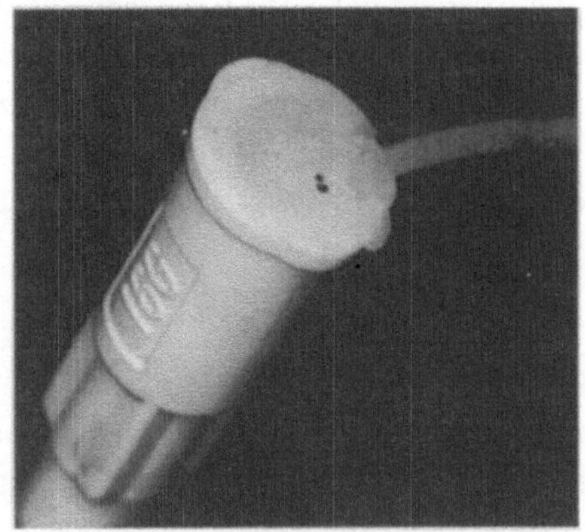

Abb. 3: Punktionstechnik mit separater
Führung der Laserfaser

Abb. 4: Punktionskanüle mit
Knochenwachs zur
Abdichtung

Der Laser-Lichtleiter wird prinzipiell separat durch die Bauchdecke eingeführt. Wir verwenden eine dem Durchmesser der Glasfaser angepaßten Teflonkatheter mit innenliegendem Trokar, welcher nahe dem betroffenen Organ durch die Bauchdecke geführt wird. Der direkte Kontakt und die Manipulation der Faser ist somit erheblich erleichtert. Die formstabile, dabei aber elastische Plastikkanüle gewährleistet eine sichere Führung der "bare-fiber".

Die Abdichtung am Kanülenkopf erfolgt mit Knochenwachs. Dadurch kann ohne Schwierigkeiten das Pneumoperitoneum aufrechterhalten werden; kleinere Verluste des Insufflationsgases werden durch die druckgesteuerte Rückkopplung des CO_2-Insufflators fortlaufend automatisch ausgeglichen.

Organschutz

Durch die geringe Tiefenwirkung im Kontakt-Verfahren ist der Schutz der benachbarten Organe im allgemeinen unproblematisch. Es wird noch dadurch verbessert, daß durch entsprechende Lagerung der Kinder die anliegenden Organe zurücksinken. Eingriffe im kleinen Becken werden deshalb bei Kopf-Tieflage, im Oberbauch bei Becken-Tieflage und bei Behandlung in den seitlichen Bauchabschnitten durch Umlagerung der Kinder auf die Gegenseite erreicht. Schließlich werden noch anliegende Organe mit dem Taststab abgedrängt oder mit einem Zipfel des Omentum majus bedeckt. Die Handhabung der "bare-fiber" wird durch die operationsfeldnahe Einführung wesentlich erleichtert.

Ergebnisse

LAPAROSKOPISCHE LASERANWENDUNG BEI 17 KINDERN
(Abt. Kinderchirurgie UKS Freie Universität Berlin, 1983-1989)

Indikation	Anzahl	Komplikationen
Adhäsiolyse	5	0
Blutstillung	6	0
Zystenresektion	4	0
Salpingotomie Kapselspaltung	2	0

Wir haben von 1984 1989 bei insgesamt 17 Säuglingen und Kleinkindern aus verschiedenen Gründen die Laserbehandlung im Rahmen von Laparoskopien angewandt: 5x wurden Adhäsiolysen, 6x Blutstillungen bei Kapselruptur bzw. nach Entnahme von Biopsien und 4x Zystenresektionen durchgeführt. Dabei wurde weder bei Neugeborenen noch bei größeren Kindern eine Komplikation beobachtet. Durch die präzise Anwendung des Lasers und die gute Koagulationswirkung vor allem des Nd:YAG-Lasers wurden die laparoskopischen Eingriffe wesentlich erleichtert. Als weiteren wichtigen Vorteil sahen wir auch, daß infolge der fehlenden Exsudation nach dem Lasereingriff keine neuen Verwachsungen entstehen und damit die Behandlung sehr viel effektiver, rationeller und komplikationsloser als beim konventionellen Vorgehen ist.

Diskussion

Noch nicht optimal gelöst ist die Beseitigung des Abraummaterials, insbesondere wenn bei der Fensterung sehr großer Zysten größere Gewebesstücken entfernt werden müssen. Kleinere Gewebsanteile können vaporisiert werden, größere müssen aber mit einer Faßzange durch den Arbeitskanal des Endoskopes entfernt werden.

Auch die Rauchentwicklung stört unter Umständen sehr. Im allgemeinen kann durch das druckgesteuerte Nachströmen des Insufflationsgases CO_2 der Rauch kontinuierlich durch den Arbeitskanal des Laparoskopes herausgepreßt werden.

Aufgrund der Einstrahlcharakteristik im Nonkontakt-Verfahren ist die Kontrolle der Einwirktiefe bei wiederholten Expositionen problematisch, jedoch haben wir diesbezüglich noch keine Komplikationen festgestellt. Es ist aber wünschenswert, die Kontrollmöglichkeit zu verbessern. Durch die verminderte Einwirktiefe im Kontakt-Verfahren reduziert sich dieses Problem auf die Wärmeleitung.

Die lasergestützte laparoskopisch/endoskopische Appendektomie

A.Pier, F. Götz, C. Bacher, H.-H. Riedel*

St. Josef Krankenhaus, Rurdorfer Str. 49, D -5172 Linnich

*RWTH Aachen, Abtl. Frauenheilkunde, Pauwelstr., D - 5100 Aachen

Bislang zählt die herkömmliche Appendektomie per laparotomiam, basierend auf dem Fundament jahrzehntelanger chirurgischer Erfahrungen zu einem der unwandelbaren Kapitel in jedem chirurgischen Lehrbuch.

Die rasante Entwicklung der Endoskopie und der optoelektronischen Verfahren und der ständigen Entwicklung neuen Instrumentariums sowie der Einsatz der Laser-Technik geben dem Chirurgen die Möglichkeit die Traumatisierung des Patienten auf ein Minimum zu reduzieren. Somit könnte auch die Hospitalisierungs- und Rekonvaleszenszeit um 30 bis 50 % vermindert werden. Mit der Laparoskopie und mit der endoskopischen Appendektomie n. SEMM in der Modifikation n. GÖTZ/PIER stehen uns nun auch Methoden zur Verfügung, die nicht nur die Zuverlässigkeit der Diagnose des therapeutischen Eingriffs vermindern.

Seit März 1987 wurden in unserer Klinik ca. 350 laparoskopisch/endoskopische Appendektomien (Stand Jan. '89) in allen Stadien der pathologischen Blinddarmerkrankungen vorgenommen. Dieses Verfahren ist in unserem Haus zur Routine-Op. geworden und stellt das Basiswissen für die Umsetzung weiterführender abdomineller Eingriffe dar.

Material und Methode:

Laparoskopisch/endoskopische Appendektomie-Technik:

Nach Einführen der Hopkins-Optik und der Instrumenten-Trokars sowie diagnostischem Rundblick, wird die Appendixspitze mit einer speziellen Zange gefaßt. Anschließend erfolgt das Skelettieren der Appendix durch Anspannen des Mesenteriolums mittels atraumatischer Faßzange. Schrittweise wird das Mesenteriolum einschließlich der A. appendicularis mit der bipolaren Koagulationszange nach HIRSCH koaguliert (Abb.1). Das denaturierte Gewebe wird nun mit der Präparierschere jeweils in der Koagulationszone bis zur Appendixbasis durchtrennt. Die Appendixbasis wird jetzt mit der Roeder-Schlinge legiert und distal der Ligatur koaguliert (Abb. 2). Durch die Koagulation der Appendix wird das Lumen verschlossen und aufgrund der hohen Temperaturen (ca. 130° C) gleichzeitig keimfrei. Anschließend wird der Wurmfortsatz mit der Schere in der Koagulationszone durchtrennt (Abb. 3).

Nun erfolgt das Entfernen der isolierten Appendix mit der Faßzange durch den Appendix-Extraktor, wobei die Appendix die Bauchdecken nicht berührt (Abb. 4). Anschliessend wird die Appendix-Basis mit einem Betaisodona-Tupfer desinfiziert. Falls nötig kann das Operationsgebiet gespült und abgesaugt werden. Schließlich wird der Appendix-

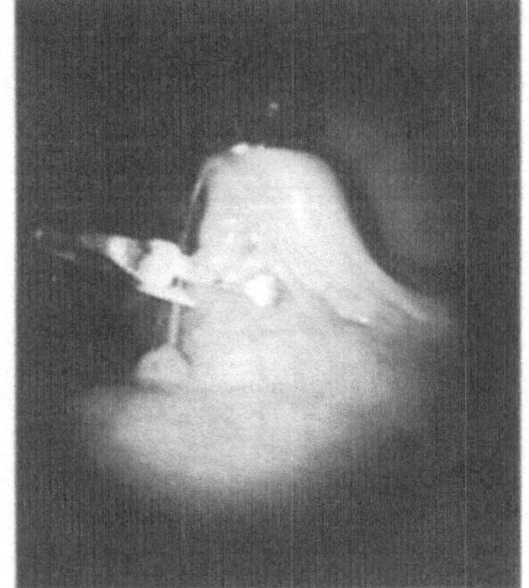

· Abb. 1

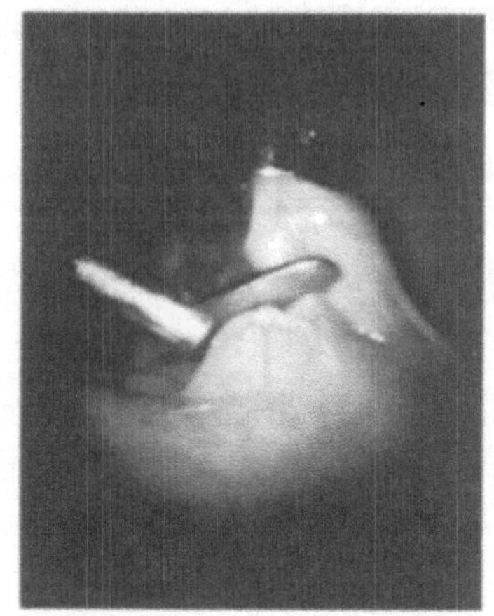

Abb. 2

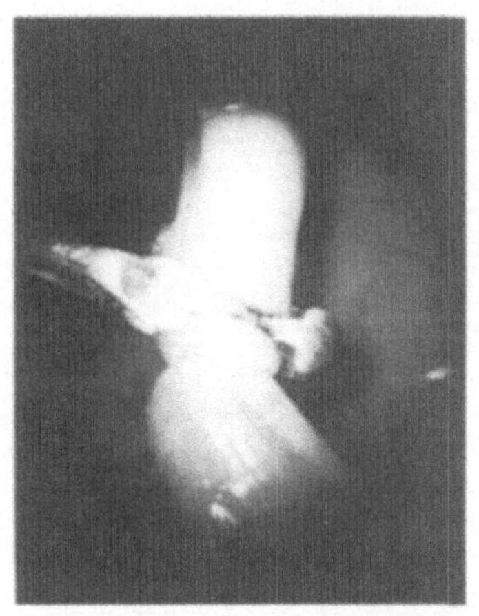

. Abb. 3

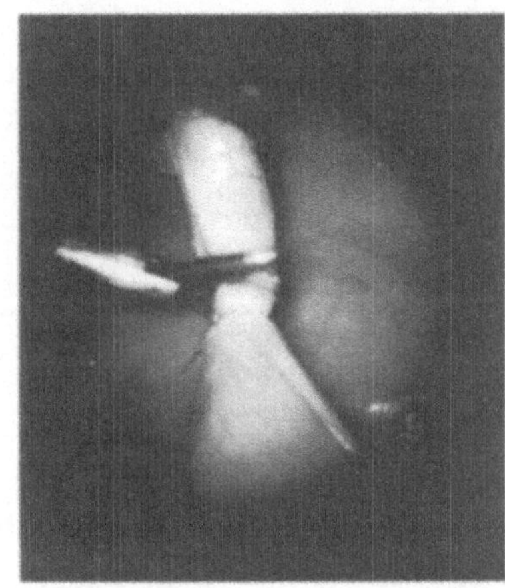

. Abb. 4

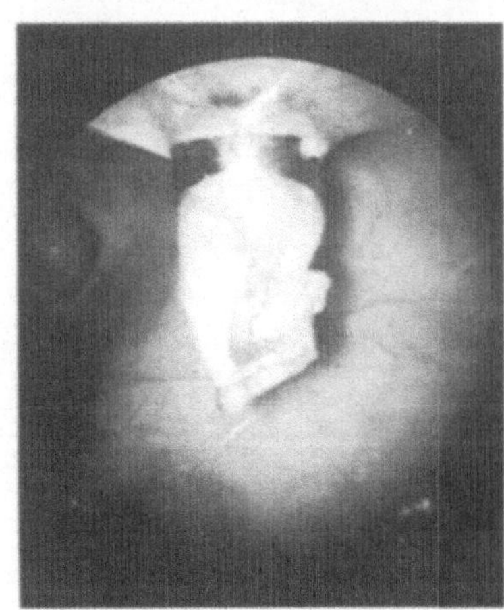

Abb. 5

stumpf mit Tabotamp abgedeckt und retrocoecal verlagert.

Das Operationsgebiet wird auf Haemostase geprüft. Danach erfolgt das Entfernen der Trokars unter Sicht und anschließendes Ablassen des Pneumoperitoneums. Abschließend Faszienverschluß, evtl. Subcutannaht und Hautklammerverschluß sowie steriler Pflasterverband.

Von Dezember '88 bis Januar '89 haben wir bei 22 Patienten die **lasergestütze** lap. / end. Appendektomie durchgeführt, davon 8 Operationen mit dem CO2-Laser und 14 mit dem Nd-YAG-Laser.

Abb. 6 zeigt die Altersverteilung der 22 Patienten; der jüngste Patient war 3 Jahre und der älteste 16 Jahre alt. Es wurden 12 weibliche und 10 männliche Patienten dieser Operationsmethode zugeführt.

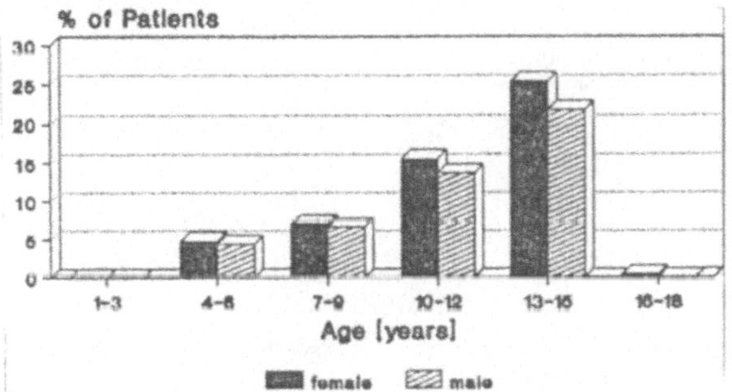

Abb.6 . Age distrubition (n=22) Laparoscopic
Appendectomies 12/88 to 2/89 (Laser-alded)

Abb. 7 zeigt die intraabdominelle Anwendung des CO2-Lasers. Das Mesenterium wird mit Hilfe des Back-Stops aufgeladen und angespannt.

Bei einer Leistung von 15 bis 30 Watt im Dauerstrichbetrieb erfolgt das präzise Durchtrennen des Mesenteriolums bei ausreichender Hämostase. Das Lumen des Wurmfortsatzes wird nach vorheriger basisnaher Ligatur mit der Roederschlinge ebenfalls in gleicher Weise durchtrennt. Anschließend erfolgt die Entfernung des isolierten Wurmfortsatzes durch den Appendix-Extraktor.

In der nächsten Abbildung (Abb. 7) erkennt man den Applikator für den Nd-YAG-Laser. Die Operationstechnik ist analog zur CO2-Laseranwendung, jedoch im Unterschied dazu erreichen wir mit dem Nd-AYG-Laser (1,6 ¨ eine tiefgreifenderere Koagulationszone (Abb. 8).

Auf eine Stumpfversorgung wird in beiden Fällen der Laseranwendung verzichtet.

Ergebnisse:

Die Probleme der CO2-lasergestützten Appendektomie haben wir wie folgt zusammengestellt:

-starres Applikationssystem

-steriles Verpacken

-Handling des Back-Stops

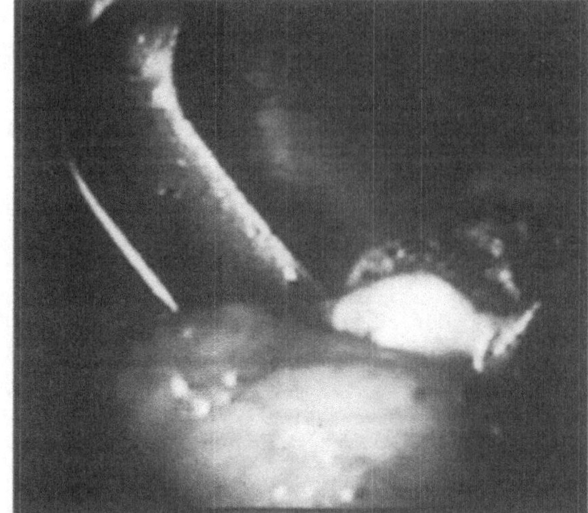

Abb.7

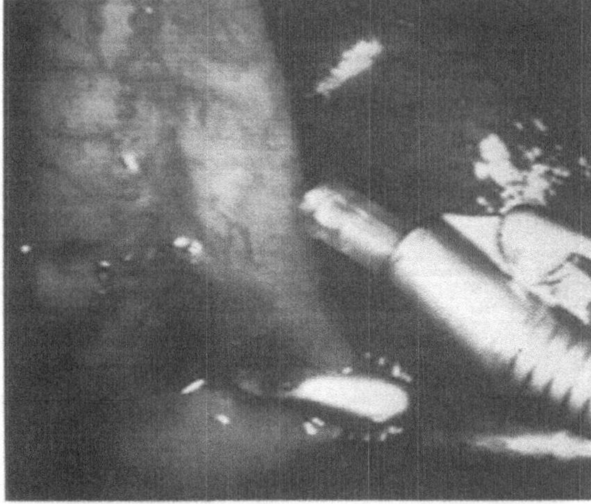

Abb.8

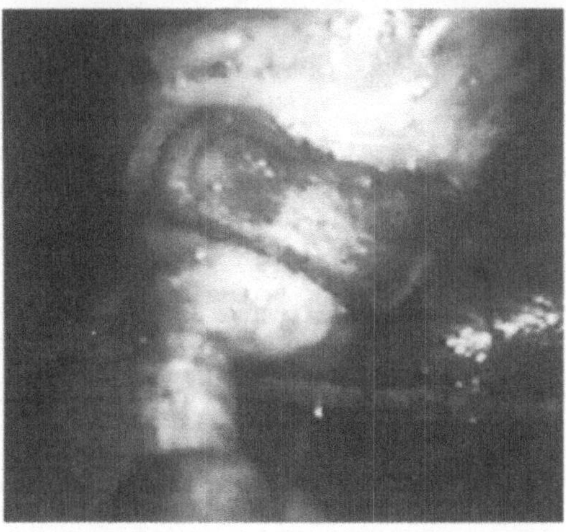

Abb.9

-Zentrieren des Pilotstrahls

-Koagulationseffekt

-Rauchentwicklung

Insbesondere haben wir das starre Applikationssystem als sehr unhandlich empfunden.
Desweiteren erwies sich oftmals das Zentrieren des Pilotstrahls bei in die Bauchhöhle
eingeführten Backstops als äußerst schwierig.
Bei der Verwendung des Nd-YAG-Lasers zeigten sich vornehmlich folgende Probleme:

-problematisches Handling der Saphirspitze

-gute Koagulation/schlechter Schneideeffekt

-Rauchentwicklung

Saphirspitzen verwenden wir beim Nd-YAG-Laser nicht mehr. In einem Fall haben wir die
Spitze samt Messinggewinde verloren, und erst nach längerem Suchen laparoskopisch ent-
fernen können. Die präzise Schnittführung geht auf Kosten der guten Koagulationswir-
kung und damit einer guten Hämostase verloren.
Die laparoskopisch/endoskopische Appendektomie nach SEMM in der Modifikation nach
GÖTZ/PIER zeigt folgende Vorteile:

-die Belastung des Patienten durch Verminderung des Traumas wird begrenzt

-die Qualität der Sicht ist über die starren Systeme u. a. durch die Lupenvergrößerung meist besser als die Sicht mit dem Auge nach Eröffnen der Körperhöhle,

-die Inspektion des gesamten Abdominal- bzw. Intraperitonealraumes u. a. zur Über-
 prüfung der Diagnose, gerade bei weiblichen Patienten wird verbessert,

-es können während einer Operation gleichzeitig Biopsien, z. B. von der Leber oder
anderen verdächtigen Bezirken unter Sicht vorgenommen werden,

-es kann ohne weiteres eine anschließende Laparotomie erfolgen, wenn die laparoskopische Diagnose dieses erforderlich erscheinen läßt,

-geringere postoperative Verbrauch von Schmerzmitteln,

-problemlose Mobilisierung auch bei älteren Patienten,

-Verabreichung von Normalkost schon am 01. p. o. Tag,

-spontane Einsetzen der Darmtätigkeit

-besseres kosmetisches Ergebnis, ohne sichtbare Narben,

-Gesundheitspolitisch gesehen erreichen wir kürzere Hospitalisierungszeiten (Patienten könntennach 2-3 Tagen aus der stationären Behandlung entlassen werden),

-die Rekonvaleszenszeit wird sich demzufolge verringern,

-die p.o. Darmverschlüsse (bis zu 20 % bei der herkömmlichen Operation) können auf
 ein Minimum (ca. 2-5%) reduziert werden,

-postoperative Sterilitätsprobleme bei Frauen werden durch Minimierung der Briden-
 bildung deutlich verringert,

-es werden weniger Adhäsiolysen notwendig sein.
Die Laseranwendung birgt weitere Vorteile für diese neue Operationstechnik:

-die kontaktfreie Resektionstechnik und Blutstillung des Mesenteriolums,

-die Op. wird aufgrund des relativ unkomplizierten Laserhandlings vereinfacht,

-der wechselseitige Gebrauch der bipolaren Zange und der Schere zur Skelettierung fällt weg,

-die Op.-Dauer wird verkürzt,

-mit einem Arbeitsgang erfolgt die Koagulation und die Skelettierung

Schlußfolgerung:

Obwohl wir erst relativ kurze Zeit auf die Lasertechnik zurückgreifen können, haben wir durchweg gute Erfahrungen mit der **lasergestützten** lap. / end. Appendektomie gemacht.

Diese schonende nahezu atraumatische Op.-Methode stellt für uns das Basiswissen für die Umsetzung in eine neue Abdominalchirurgie dar.

Literatur:

GÖTZ, F. "Die endoskopische Appendektomie nach Semm bei der akuten und chronischen Appendicitis", Endoskopie heute 2, 5-7 (1988)

SEMM, K. "Die endoskopische Appendektomie", Gynäkol Prax 7, 26-30 (1983)

PIER, A. "Die laparoskopische / endoskopische Appendektomie nach Semm in der Modifikation nach Götz; - Eine Untersuchung von 255 Fällen, Dissertation in Vorbereitung

Plasma Jets: Novel Modality in Thermal Hepatic Surgery

Ew.I.Brekhov, S.I.Tartinsky, V.Yu.Rebizov, N.I.Suslov
Surgical clinic. Hospital No 51. Moscow. USSR

Modern surgical techniques provide for surgical treatment of virtu-
ally any organ of human body. Nevertheless the everlasting problem
of surgery is control of bleeding.

Presently a variety of techniques, including electriccurrent
coagulation, laser irradiation, thermal coagulation or cryogenic methods, is practicable in order to achieve hemostasis. Abundancy of
the techniques implies the bleeding control problem to be still valid.

One of the promising methods of bleeding control and bile ducts
sealing during hepatic surgery is plasma jets utilization.

Plasma jet represents a flow of ionized inert gas heated to
temperature of several thousand degrees. Plasma jets are generated
provided the gas flow intersects with electric discharge between two
electrodes. Plasma torch is about 10 mm length results. Its temperature can vary within 3 to 10 or even more thousand degrees centigrade
limits depending on the gas nature, plasmatrone design, power supplied and other parameters.

More than 300 animal experiments have demonstrated high coagulation properties of Argon, Neon and Helium plasma jets during liver
or spleen surgery. Comparative study of coagulating properties of
plasma jets has proved a 1.5 to 2 fold advantage of Argon as compared
to other gases.

Depth of hepatic parenchyma injury while using plasma jets is
cosiderably less than that for electrocautherization, while for conventional wound suturing technique the corresponding value is increased by the order of ten or more.

The Argon plasma jet has been clinically used during surgical
procedures in 79 patients. In some of the cases the original plasma
jet – depending techniques of bleeding control were utilized during
combined total gastrectomies performed for cancer, when left lobe
liver resection because of tumor spreading or right-lobe resection
for solitary metastases were needed. Hemo- and cholestatic properties of plasma jet were also widely used during cholecystectomies or
liver resections because of echynococcus lesion. In the former case
the indications for the above method utilization included intra-

hepatic gallbladder, complicated gallbladder bed suturing due to parenchyma flaccidity. No wound closure by auto- or synthetic grafts has been used after plasma jet treatment. High energy concentration in plasma jets made its possible to use them for treatment of chronic liver abscesses. Pyogenic capsule debridement up to healthy tissue, with the abscess being incised and evacuated, resulted in complete recovery.

In two patients the Argon plasma jet was successfully used for hemostasis after accidental intraoperative spleen injury.

We have seen no bleeding, bile discharge or abdominal cavity abscesses intra or postoperatively in case of Argon plasma jet utilization.

Conclusions

1.Plasma jets are featured by high hemo- and cholestatic properties while treating the liver and spleen tissue.

2.Utilization of Argon plasma jet is advisable for surgery.

3.The original techniques of Argon plasma jet use are safe and practicable for extensive hepatic surgery.

References

1.J.L.Glover, P.J.Bendick, W.J.Link, R.G.Plunkett //Lasers surg. med. - 1982.

2.J.Zhenyu, Z.Hao, H.Donglin, D.Huasheng //Proc. Intern. conf. on plasma science and technology. China. - Beijing: Science Press. - 1986. - pp.217-223.

Pancreatic Resection with CO_2-Laser

Ew.I.Brekhov, <u>A.N.Severtsev</u>, I.Yu.Kuleshov
SURGICAL CLINIC
Hospital N°51, 3-d Surgical Department. Alabjeva str. 7/33.
Moscow.   USSR.

Experimental investigations have shown that the use of lasers and
above all the use of CO_2-laser at certain stages of pancreatic resection is one of the ways of perfection of pancreatic surgery. There
are a number of reports in medical literature concerning the clinical
use of laser. But these reports are very few (1, 2, 3). By 1989 the
total number of pancreatic resections with the use of CO_2-laser was
28 according to bibliography. It gives no opportunity to reveal characteristic features of such operations, there is no detailed description of the methods of laser pancreatic resection as well as the
course of postoperative period which prevents the use of laser resection methods in surgery in general.
The aim of this study is to reveal the peculiarities of pancreatic
resection with the use of CO_2-laser (to evaluate the clinical experience).
For the period of 1980 through 1987 44 resections of different parts
of the pancreas with the use of CO_2-laser were performed in our Surgical Clinic. Soviet laser unit "Scalpel-1" and the set of serial laser instruments were used. We have performed 36 distal resections, 5
pancreatoduodenal resections and 3 papillectomies. The mean age was
54.5 years (17 women, 27 men). Advanced gastric cancer with the in-
volvment of the pancreas was the main indication for the resection
(31 cases). 6 patients had Vateri papilla cancer, 3 had the cancer
of different parts of the pancreas. Patients underwent major operations with the resection of other organs and tissues in various com-
binations including evisceration of the upper parts of gastro-intestinal tract (simultaneous resection of 7 organs). Subtotal pancreatic
resection was the most common procedure (34%).
Pancreatic surgery was followed by a great number of complications.
The total number of complications in 39 patients was 135. But they
were not severe. The most common complication was reactive postoperative pancreatitis. It developed in 21 patients (47.73%), but only
14 patients had clinical manifestations. 12 patients (27.27%) developed other pancreatic complications (pancreatic fistula, pancreatic

stump abscess and others). All pancreatic complications were treated therapeutically (non-invasive methods). General postoperative mortality was 20.45%, of these only 2 patients with the aggravated anamnesis died of pancreonecrosis and its complications (there was a marked underlying pathology and a grave condition of patients before the operation). Distal pancreatic resection mortality in advanced gastric cancer was 10.3%.

Such factors as additional use of electrocoagulation and suture material for hemostasis in the area of pancreatic stump, ligation of the main pancreatic duct, peritonization of the pancreatic stump and the drainage of the area of pancreatic resection were evaluated in this study.

All the patients were divided into a number of groups with the view of the above mentioned signs.

The obtained results show that a relative number of complications (pancreatic above all) and lethal outcomes was less in laser resections. The conditions were as follows:

1. Complete haemostasis and enzyme leakage from the pancreatic surface only through the use of laser irradiation and giving the electrocoagulation and suture material up ($P>0.05$).

2. Giving the main pancreatic duct ligation up and its complete sealing with CO_2-laser beam ($P<0.001$).

3. Giving the suturing and pancreatic stump plastics up and complete haemostasis in the area of pancreatic stump surface by CO_2-laser transsection ($P>0.05$).

4. Prolonged drainage (up to 14 days) of the pancreatic stump area is the obligatory prophylactic procedure in laser pancreatic resection ($P<0.001$).

But the above mentioned differences between these groups are not reliable, which illustrates CO_2-laser possibilities in the field of unification of surgery.

Biochemical analysis showed that the levels of activities of serum amylase, urine and fluids from the pancreatic area (drainage) increase on the 3-4 day after the operation. This process corresponds to the beginning of fragmentation of the pancreatic part damaged by CO_2-laser beam and to the formation of the pancreatic stump abscess. But this complication was eliminated by the simple prolonged drainage of the area of pancreatic surgery.

The obtained data show the effectiveness of CO_2-laser use in pancreatic resection, the possibility of its unification, and its use in clinical practice.

Literature.

(1) V.M.BUYANOV ET AL.: Khirurgiya (Moscow). N°7, 33 (1983) - (rus.).

(2) V.N.KOSHELEV, YU.V.CHALYK: Lasers in abdominal surgery. - 159 p.
    (1985) - (rus.).

(3) M.M.MASALIN ET AL.: Khirurgiya (Moscow). N°1, 90 (1988) - (rus).

(4) O.K.SKOBELKIN ET AL.: Khirurgiya (Moscow). N°10, 98 (1979) -
    (rus).

High Energy Laser Irradiation and Electric Surgery for Obstructive Gastrointestinal Cancer

K.L. Wu and T.C. Cheng
Division of Gastroenterology   Department of Medicine
Tri-Service General Hospital   National Defence Medical Center
Taipei, Taiwan, R.O.C.

Introduction:
Surgery is the first choice of treatment for the Gastrointestinal
tumor. It is not a good candidate for operation in the later stage
of the advanced obstructive tumor in G-I tract. Several palliative
methods for removing the obstruction made by G-I tumor include
chemotherapy, irradiation, endoprothesis, dilatation and laser.
Laser study for the animal G-I tumor had been reported by McGuff,
Minton and Mullin[1-4] in the early of 1960s. The laser research for
human G-I disorders has been developing in recent 15 years.
Appl-ing laser for arresting G-I bleeding at a high successful
hemostatic rate had been published.[5-7] Laser therapy for correcting
obstruction or narrowness made by the advanced G-I Cancer is a
conservative method. In 1982, Fleischer[8] and Bown[9] first tried
to use the Nd:YAG laser to treat 5 patients with the advanced
obstructive esophageal cancer respectively. Their dysphagia was
significantly released, and patients' nutrition was also improved
immediately. The benefits of the laser therapy for the obstructive
G-I cancer include stopping tumor bleeding, relieving the tumor
obstruction and reducing the tumor size. The method is used to
get a good life quality. To kill tumors by laser is another prospective purpose in future.

The purpose of the present study is to evaluate the change in tumor
size and to observe the clinical symptoms before and after the
therapy using electric surgery and irradiation with Nd:YAG laser.
MATERIALS AND METHODS:

A proof from 35 patients (2^4 males and 11 females) with gastrointestinal cancer were studied from Jan. 1985 to June 1988. The average
age was 58.3 years (22-81). The study of the G-I cancer patients
includes 13 with esophageal cancer, 1^4 with stomach cancer and
8 with rectal cancer. Among the 13 cases of esophageal cancer,
six had their tumors at the upper third of the esophagus. Two had
their tumors at the middle third and the remaining five at the lower
third. The location of involvement in stomach cancer includes 7 in

the cardia, 3 in the body and 4 at antrum. All 8 cases of rectal
cancer were confined to the rectum (Table 1). Dysphagia was
characteristic of all 13 patients of esophageal cancer and 7 patients
with cardia of stomach cancer. The remaining 7 patients of stomach
cancer experienced abdominal distention and poor appetite. The
symptoms of those patients as well as patients with rectal cancer were
tenesmus and constipation.

An Olympus upper panendoscope GIF-Q or GIF-XQ10 or sigmoidofiberscope
ITS (Japan) and a PSD-3 monopolar Olympus electric surgical unit were
used along with a Nd:YAG laser (Neodymium yttrium aluminium garnet
laser) (West Germany). The patients were clearly informed of the
operational procedure and treated with topical anesthesia. An
electrode or the laser catheter was inserted into the approach of the
target by way of a biopsy channel with the endoscope. The electric
surgery and the laser therapy were carried out under direct vision.
The initial treatment by electric surgery is achieved by using an
electrode with 40-50 Watts to the stenotic area of the tumor. The
treatment will not stop and continue until the narrow lumen widens.
The laser beam is radiated around the luminal opening and then keeps
focusing on the same side. Cavitation can form if the tip of the
catheter was around 1cm away from the tissue, and in such condition
60-80 Watts is applied. The destroyed tumor is removed by forceps
or aspiration. The same treatment will not apply to the next untreated
tumor until the lumen is sufficiently opened to permit passage of the
endoscope via the stenotic area of the tumor growth. Whether it is
necessary to perform the endoscopic therapy again depends upon the
repeated endoscopic observations during 5-7 days each treatment.

In our evaluation, the result of treatment is judged much improved
when the reduction of tumor size by 90% or better, and the patient
is able to ingest solid food and shows easy passage of the stool.
It is judged improved if the reduction in tumor size is from 50% to
90%, and the patient is able to eat semisolid food. It is rated
poor or judged as a failure the symptoms are not relieved or the
tumors remained.

RESULTS:

Twelve of 13(92.3%) cases of esophageal cancer and 7 (100%) cases
of cardia cancer of the stomach significantly improved after
electric and laser therapy. Nine of 13 patients with esophageal
cancer and 5 of 7 patients with cardia of stomach cancer were
relieved from dysphagia, and the endoscope was able to pass through
the stenotic tumor very smoothly. The remaining 2 cases in body
and 1 case in antrum of stomach cancer was much improved results:

the complete disappearance of abdominal distention (Table 2).
Three cases of cardia cancer of stomach with bleeding were stopped
by electric and laser therapy and the size of their tumors was also
reduced markedly. The colonofiberscope could easily pass through
the narrow lumen in the 3 cases of rectal cancer after endoscopic
therapy. Another 3 cases of rectal cancer showed improvement in
stool passage after therapy. Two patients developed into tumor
bleeding after treatment. Twenty-one patients died of causes other
than those of electric surgery and laser therapy. Their average
survival was 6.8 months.

DISCUSSION:

The high energy of laser therapy can destroy the tumor to reopen the
narrow lumen and to improve the patient's nutrition. 91.4% of our
patients' symptoms improved, and the tumor size was reduced. Our
results are similar to the successful rate as Fleischer[8],
Buset,[10] Ell[11] and Mellow[12] reported, but a little better than
those of Imaoka,[13] Saniyo[14] and Goldberg.[15]
Kiefhaber[16] published 54 cases of Rectal Ca. with 95% success
rate by laser prior to operation. Only 2 cases developed into
perforation after laser therapy. Six of our 8 cases (75%) of
Rectal Cancer improved after electric and laser therapy. The
lower success rate was due to either intolerance to accomplish
this procedure or difficulty in reaching the spot.
The most common complication was esophago-bronchial fistula according
to the report of Fleischer,[9] Mellow,[11] Goldberg[14]
and Ell.[18] Only a case of esophago-gastric junction cancer in
our series was developed into which might have resulted from
tumor necrosis by the delayed effect of laser therapy.
The longer segment of tumor is involved, the more difficult
it is to complete the procedure. The cirrhous tumor invading
the G-I tract from the outside and the unusual location of tumor
involvement are the limitation for laser therapy. That is the
reason of the failure of laser therapy in our a case of esophageal
cancer located at upper third.
Mortality secondary to laser therapy is a major comcplication.[9-11,15-18]
Nineteen of our patients died, but the causes were not directly due
to electric and laser therapy.
In our work, we placed laser therapy prior to electric surgical
treatment. Under direct vision, the electrode was directly applied
to the stenotic lumen either as a guide probe to lead the direction
of lumen or as a tool to treat the protruding area of the growing
tumor. It was then immediately followed by the laser beam at the

proximal portion of the tumor till the narrow lumen reopened. Successful endoscopic insertion of esophageal protheses would not have been possible without preceding lumen widening made by laser therapy. The endoscopic experience and laser skill are important factors for safely applying this powerful tool. The Nd:YAG laser can avoid general anesthesia and provide a reasonably low risk of serious complications. We are able to provide our patients with safe effective and tolerable palliation.

Table 1: The Symptoms and Signs of 35 cases of G-I Cancer

Tumor	Location	n	Main Symptoms & Signs		
			Dysphagia	Abd. Distention	Tenesmus
Esophageal Cancer	U/3	6	6	0	0
	M/3	2	2	0	0
	L/3	5	5	0	0
Stomach Cancer	Cardia	7	7	0	0
	Body	3	0	3	0
	Antrum	4	0	4	0
Colorectal Cancer	Rectum	8	0	0	8
Total		35	20	7	8

Table 2: The Results after Electric and Laser Therapy for Obstructive Gastrointestinal Cancer

Cancer	Location	n	Response to Treatment		
			Much Improved*	Partial Improved**	Failure
Esophagus	U/3	6	4	1	1
	M/3	2	1	1	0
	L/3	5	4	1	0
Stomach	Cardua	7	5	2	0
	Body	3	2	1	0
	Antrum	4	1	3	0
Rectum		8	3	3	2
Total		35	20	12	3

32(91.4%)

* The tumor size was reduced over 90% and the endoscope could pass through the stenotic area easily after electric & laser therapy.
**The tumor size was reduced from 50% to 90% and the patient can eat semiliquid food after electric & laser therapy.

References

(1) McGuff PE, Deterling RA, Gottlieb L. et al: Surgical applications
    of laser. Ann Surg 160(1964)765.
(2) Minton JP, Ketcham AS: The laser, a unique oncolytic entity. Am
    J Surg 108(1964)845.
(3) Minton JP, Ketcham AS, Dearman JR et al: The application of pulsed,
    high-energy laser radiation to multiple intrabdominal tumor implants
    in experimental animals. Surgery 58(1965)12.
(4) Mullins F, Haye R, Ketcham AS et al: Studies in laser destruction
    of chemically induced primate hepatomas. Am Surg 33(1967)298.
(5) Fruhmorgen R, Bodem F, Reidenbach HD et al: Endoscopic Laser
    coagulation of bleeding gastrointestinal lesions with report of
    the first therapeutic application in man. Gastrointest Endosc
    23(1976)73.
(6) Swain CP, Bown SG, Storey DW et al: Controlled Trial of argon
    Laser photocoagulation in Bleeding peptic ulcers. Lancet 2
    (1981)1313.
(7) Rutgeerts P, Vantrappen G, Broeckaert et al: A new and effective
    technique of YAG laser photocoagulation for severe upper
    gastrointestinal bleeding. Endoscopy 16(1984)115.
(8) Fleischer D, Kessler F, Hage O: Endoscopic Nd:YAG laser therapy
    for carcinoma of the esophagus: A new palliative approach.
    Am J Surg 143(1982)280.
(9) Bown SG, Swain CP, Edwards DA et al: Palliative relief of malignant
    upper gastrointestinal obstruction by endoscopic laser therapy.
    Gut 14(1982)A918.
(10) Buset M, Dunham F, Daizem et al: Nd:YAG laser, A new palliative
    alternative in the management of esophageal cancer. Endoscopy
    15(1983)353.
(11) Ell CH, Riemann JF, Lux G et al: Palliative laser treatment of
    malignant stenosis in the upper gastrointestinal tract.
    Endoscopy 18 (1986)21.
(12) Mellow MH, Pinkas HP: Endoscopic therapy for esophageal carcinoma
    with Nd:YAG laser: prospective evaluation of efficacy, complica-
    tions, and survival. Gastrointest Endoscopy 30(1984)334.
(13) Imaoka W, Ida K: Application of YAG laser irradiation toward
    digestive tract tumors. Gastroenterol Endosc (in Japanese)
    24(1982)1642.
(14) Saniyo A, Yamao T: Nd:YAG laser therapy in patients with
    digestive organ tumors. Gastroenterol Endosc (in Japanese)
    24(1982)1647.

(15) Goldberg SJ, King KH: Endoscopic Nd:YAG laser coagulation as palliative therapy for obstructing esophageal carcinoma. Am J Gastroenterol 81(1986)629.

(16) Kiefhaber P, Kiefhaber K, Huber F: Prooperative neodymium YAG laser treatment of obstructive colon cancer. Endoscopy 18 (1986)44.

(17) Riemann JF, Ell CH, Lux G et al: Combined therapy of malignant stenosis of the upper gastrointestinal tract by means of laser beam and Bougienage. Endoscopy 17(1985)43.

(18) Ell CH, Hoch-berger J, Riemann JF et al: Laser-guide for laser treatment of malignant stenosis. Endoscopy 18(1986)27.

New Application of Laser in Surgery-Using CO_2 Laser and YAG-Laser to Seal the Rupture of Spleen on Dogs

Xu Zun-Di   Guo Zhong-he   HO Jie   Zhang Ai-Qin   He Chang-Qin
Chinese PLA General Hospital
Beijing. China

ABSTRACT: Using CO2 laser and YAG laser to seal experimental created the rupture of spleen on six dogs, the results were excellent. The incisions were made with scalpel, it's length was 30-50mm and depth was 4-10mm. CO2 laser: power output 3W, spot size 0.3mm , energy density 1800-16200 J/sqcm, YAG laser: power at the tip of the fiber 5W, energy density 4095-14333J/sqcm. After sealing, the animals were killed at 0, 1, 3, 12 and 28 days respectively. The macroscopic and microscopic findings showed that the healing of lesions were excellent. Our primery experiment shows that CO2 laser and YAG laser may be used to seal the ruputer of spleen. The demage of CO2 laser was smaller then that of YAG laser, but YAG laser was more useful for blood field and more effective for the larger ruputer of spleen.
Keywords   CO2 laser   YAG laser

INTRODUCTION
Most doctors have used laser as a destructive instrument [1-3]. Recently, the laser not only cuts but also seals blood vessels, lung and nerve [4-6]. A variation of this technique using CO2 laser and YAG laser has been used to seal experimental created the ruputer of spleen with excellent results.

MATERIALS AND METHODS
Six health adult dogs of either sex with an average weight of 13 kg were anesthetized with intravenously administered Sodium Thiopental(50mg/kg). Using sterile operative technique, an abdominal midline laparotomy incision was opened. spleen was exposed, two incisions were made with scalpel on surface of spleen. The incisions length was 30-50 mm and depth was 4-10 mm.(Fig.1) CO2 laser: The power output was set at 3W and the beam focused to achieve a spot size of 0.3 mm which yielded a power density of 1800-16200J/sqcm. YAG laser: The power at the tip of the fiber was 5W, The diameter of fiber was 600μm, fiber to surface distance 5 mm, the time of irradiation was 20-90 seconds, energy density 4095-14333J/sqcm. After sealing, the spleen was sented to abdominal cavity with closing sterilely, the animals were killed at 0, 1, 3, 12 and 28 day in respectively, the sections were cut and stained with hematoxylin and eosin.

RESULTS
Macroscopic Findings
Immediately after sealing, there were no blood leaks was noted from all the sealing incisions. The CO2 lesions appeared as 2-3mm wideth line of sealing and showed evidence of melting, contraction and some carbonization of blood in the sealing surface. The YAG lesions showed a narrow band of

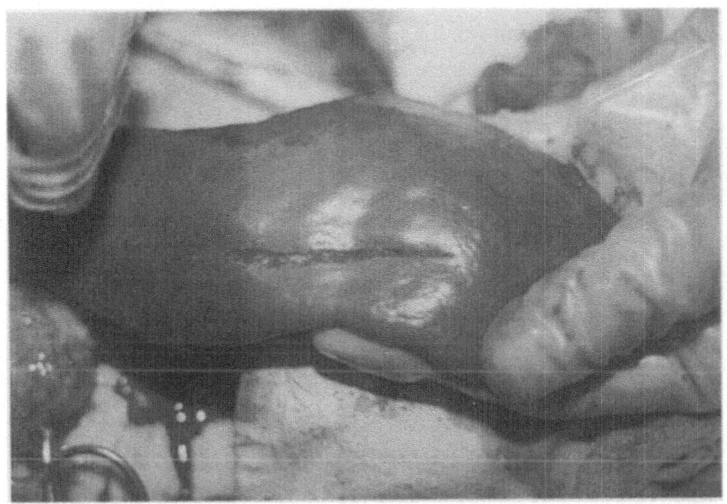

1. The incisions length was **30-50** mm and depth was **4-10** mm.

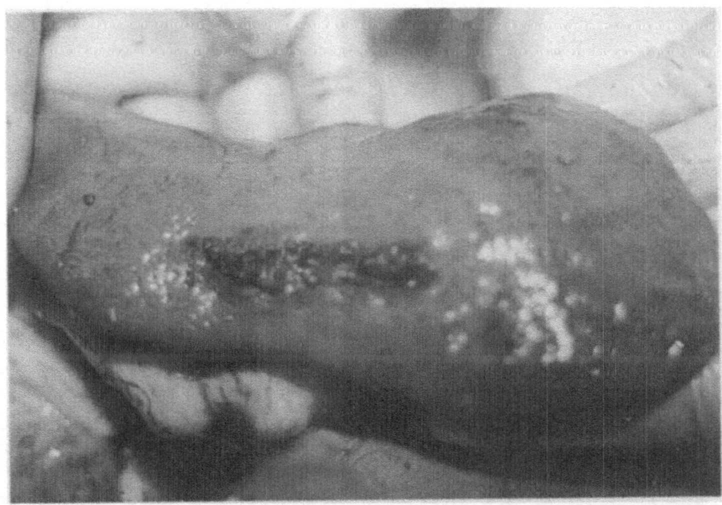

2. Immediately after sealing, there were no blood leaks was noted from the sealing incision. The YAG lesions showed a narrow band of coagulated-necrosed tissue, and some carbonization debris of blood in the sealing surface existed.

coagulated-necrosed tissue, the evidence of melting, contraction and some carbonization debris of blood in the sealing surface also existed.(Fig.2) Both CO2 lesions and YAG lesions were firm and tight.There was no breach in all lesions while the spleen sented to abdominal cavity.The YAG lesions

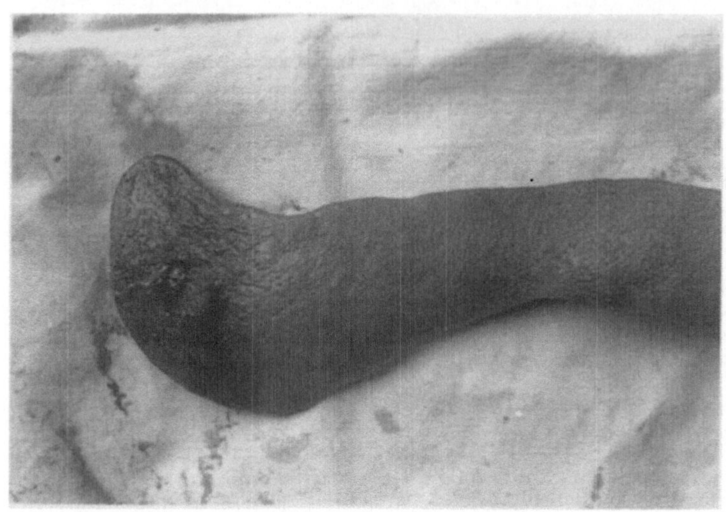

3. At 3 days, the lesions appeared discrete. much of the edema had subside, The long lesion is YAG lesion,the short lesion is CO2 lesion.

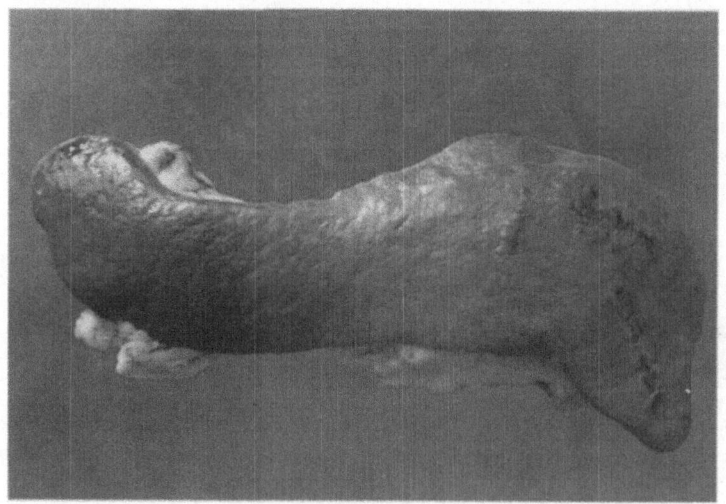

4. At 28 days, the lessions became very small and more discrete. The YAG lesions were larger then that of CO2. Both CO2 lesion and YAG lesion have some carbonization debris of blood in the sealing surface. the width lesion is CO2 lesion.

the lesions showed evidence of edema, the adjacent tissue was hypermic, especial noticeable in YAG lesions. No other differences could be noted between two lasers lesions. At 3 days, much of the edema had subside, the lesions appeared discrete. After 12 days, the lessions became very small and more discrete.(Fig.3) The YAG lesions were still larger then that of CO2 and looked yellow, composed of coagulated-necrosed tissue. The CO2 lesions were smooth and loked white. Both CO2 lesions and YAG lesions covered by fibrin membrane.(Fig.4)

MICROSCOPIC FINDINGS
Immediately after sealing, the lesions were consist of three zone from surface to deapth, zone 1 consisting of carbonization debris, zone 2 consisting of coagulated-necrosed tissue and zone 3 consisting of hemorrhage, a few neutrophill leukocytes infiltration and cangestion in its' peripheral. From 3 days, fibrobrasts began to prolferate and extending into necrotic area. After 12 days, fibroblast prolifertion were noticeable, plasma cells and lymphocytes were found in peripheral of necrotic area. The damage of YAG laser was extersive than that of CO2 laser.

DISSCUSION
Factors affecting the injury to tissue produced by any laser include the power setting duration, power density of the beam, the characteristics of the laser wavelength and the properties of the target tissue. CO2 laser (wavelength $10.6\mu m$) is highly absorbed by water, it effects tissue injury mainly by the coversion of light energy to thermal energy, thus damaging or vaporizing tissue. YAG laser(wavelength $1.06\mu m$) is absorbed mainly by black surfaces and the red pigment of hemoglobin, thus allowing it to function as a coagulant of blood vessels even in a relatively bloody field. Power density is defined as the amount of power in watts divided by the spot size in square centimeters, when CO2 laser is focused, it can cause vaporization of cells with thermal sealing, because its' power density is very high. In the case of YAG laser, it can causes heat destruction and carbonization. Since this energy highly absorbed by black surface, Vaporization can occurs as well as sealing. Because YAG laser is not attenuated by water like CO2 laser, the ability of penetration tissue is higher then that of CO2 laser, it can seal the larger rupture of spleen. The method of exposure of the irradiation is also a very important factor for the amount of damage to the tissue, the same energy delivered by a pulse of very short duration, or by very low enery over a much longer time. In this case, the levels chasen were of low power so that the irradration could be delivered to visually direct the spleen sealing procedure, short pulse may not have allowed time for these observations.
The rupture of spleen is very common in clinic, the tradtional treatments is spleenoctomy. Our primery experiment demonstrate that both CO2 laser and YAG laser may be used to seal the rupture of spleen. The demage of CO2 laser looked smaller then that of YAG laser, but the YAG laser may be more useful for blood field and more effective for larger rupture of spleen.

REFERENCES
1. Fleischer D.   Laser therapy in gastrointestinal disease.
              ·Adv Inten Med **32:407-28 (1987)**
2. Shanberg AM, et al.   Use of Nd:YAG laser in treatment of bladder
              cancer.   Urology   **29(1):26-30 (1987)**
3. Wolfe WG, et al.   Management of benign and malignant lesions
              of the trachea and bronchi with the Nd:YAG laser.
              J Thorac Cordiovasc Surg **9(11):40-5 (1986)**
4. Jain KK.   Sutureless microvascular anastomosis using a
              Neodymium-YAG laser.   J microsurgery **1:436 (1980)**
5. Almquist EE, et al. Evaluation of the use of the argon laser
              in repairing rat and primate nerves.
              J Hand Surg **9a:729 (1984)**
6. Aberqel RP, et al. Use of lasers for closure of cutaneuos wounds:
              experience with Nd:YAG, argon and CO2 lasers.
              J Dermatol Surg Onco **12:1181 (1986)**

Gastric Tissue Interaction After Nd:YAG-Laser (1064 nm/1319 nm) Radiation from Serosa Surface

J.Fanta[1], L.Horák[1], F.Řehák[1], J.Kabát[1], V.Mandys[2], J.Marek[3]

[1] III rd Surgical Clinic of Charles University, Prague 2, 128 21, Czechoslovakia
[2] Institute of Experimental Medicine, Czechoslovak Academy of Sciences, Prague
[3] Czech Technical University, Prague

Most investigations of laser interaction with gastric wall were performed from mucosa surface (1,6). As fare as we know only two experimental works dealt with outer laser interaction with stomach from serosa surface (4,5). The first was by Mimura from Japan and was performed with CO2 laser, the second was realised by Hunter from USA with argon laser. Both works were destined for new surgical technical access to open laser vagotomy. We continued in this domain but with Nd:YAG laser where we tested what changes this laser would cause in gastric wall and whether it could also be used for seromyolysis of lesser curve of the stomach. For our experiments we used 30 dogs of mixed rases and of weight from 10 to 14 kg. Middle upper laparatomy under general i.v. thiopenthal anaesthesia was performed with conventional scalpel. After the opening of the abdominal cavity we radiated with Nd:YAG laser beam anterior and posterior stomach wall near the lesser curve. Czechoslovak combined 1064 nm/ 1319 nm Nd:YAG laser was used (3). We verified various power outputs on both wavelengths and other changeables which could play some role in our investigation. What was the aim of our investigations? We wanted to find the right power output, laser mode (contact or non-contact mode and continual or quasi continual mode) and that wavelength which would cause thermic necrosis of one third of stomach muscle layer more accurately. Very soon we recognised that continual wave mode with non-contact handpiece is not suitable for gastric vagotomy. Every surgeon has a different nature and habbits, and operates with various speed of movement of surgical tools. In course of laser operation this had caused a whole scale of laser damage in stomach wall - from total necrosis with perforation to slight changes on serosa. From this reason we performed further experiments only with contact sapphire tip and with quasi continual mode with accurate time of pulse rate. From the amount of existing possibilities we obtained optimum result with wavelength 1319 nm, power output of 15 W and with puls rate of 0.25 sec. After having found out these parametres we were satisfied.

44

But after that we performed another experiment. As we had already known that the energy density was 332 J/cm2 we brought down power output to 7.5 W and prolonged the time to 0.5 sec. The energy density remained the same but the histological results were different. It was quite surprising for us. While the wavelength of 1064 nm, power output 15 W and 0.25 sec. and similarly 7.5 W with 0.5 sec. puls rate did not cause any histological changes, wavelength of 1319 nm, power output 15 W, 0.25 sec. puls rate caused thermal necrosis of one third of muscle layer, but 7.5 W with 0.5 sec. puls rate caused total stomach wall necrosis.
Different histological changes at the same energy density could be explained by investigation of Frank, Beck and others from the year 1987 (2). Absorption coefficient of 1319 nm wavelength of Nd:YAG laser is approximately ten times higher than that of 1064 nm and the extinction coefficient in blood of 1319 nm wavelength is only one third of that at 1064 nm. It represents less heat dissipation by blood and deeper penetration into tissue at 1319 nm.
More difficult however is to explain why on one wavelength of 1319 nm at the same energy density different depth of necrosis in stomach wall arises - longer time and lower power output causes total necrosis. We think that the length of time is responsible for greater tissue destroying. We found empirically, in the course of our lung laser procedures that it takes a short time, perhaps only a few seconds before the light of surface of tissue turns black. After that, when the black necrosis arises, the laser operation runs more quickly and easily. We have no other explanation yet, except this empirical, one. In every case the Nd:YAG laser beam of 1319 nm with 15 W of power output, contact sapphire tip of 1.2 mm tip diameter and 0.25 sec. puls rate is able to destroy muscle layer of stomach wall from one third to one half but does not cause total wall necrosis.

LITERATURE.
(1) S.G. BOWN, P.R. SALMON, D.W. STOREY, B.M. CALDER, D.F. KELLY, N. ADAMS, H. PEARSON, B.M.Q. WEAVER: Gut, 21, 818 (1980).
(2) F. FRANK, O.J. BECK, S. HESSEL, E. KEIDITSCH: Lasers Surg. Med., 6, 546 (1987).
(3) K. HAMAL, J. MAREK, J. KVAPIL, V. ŠKODA: Proceeding of Conference on Lasers and Electro-Optics, Baltimore, 76 (1987).
(4) J.G. HUNTER, J.M. BECKER, J.A. DIXON: Lasers Med. Surg., 3, 362 (1984).
(5) K. MIMURA, T.KADOTA, S. KANABE et al.: J. Natl. Def. Med. Coll. 3, 179 (1982). (6) C.D. SCHWARZ, W. KLEPETKO, J. MIHOLIC, G. SALEM, K. KRISCH, P. MOESCHL: Laser Med. Surg., 3, 151 (1987).

Electron Microscopic Observations Following Nd:YAG-Laser Resection of Tumors in Children

R.R. Lehmann, H. Meier* and G.H. Willital*

Institute of Anatomy and *Pediatric Surgical Clinic, University of Münster,

Robert-Koch-Str. 26, D - 4400 Münster

Comparative light and electron microspic examinations of laser resected tumors
contributes to a better evaluation of the tissue response and stimulates
improvements of further laser applications. The aim of this study was to define
morphological criteria to describe the response of various tissue components to the
Nd:YAG laser treatment applied to tumor surgery in children (1). For this purpose
tho ctaining behavior of laser exposed tissues was compared to structural
alterations seen electron microscopically. Under the conditions applied we found
that the most dramatic morphological changes appeared within a distance of 4 mm
beneath the laser exposed surface. Therefore we concentrated on this region
exploring in this study the immediate response of cell nuclei, collagen fibers,
small blood vessels, and cappillaries.

Table I. Material, kind of Nd:YAG (1064) laser application, and age of patients.

Material	WATT	Year/Month
Sacrococcygeal teratoma [1]	35-40	- / 4
Ovary tumor [1]	60	11 /11
Spleen cyst [1]	75-80	8 / 5
Wilm`s tumor [1]	95	3 / 7
Pancreatic pseudocyst [2]	60-80	9 / 3

[1]bare fiber, [2]focussing hand-piece

The material used in this study and the laser treatment applied are summarized in
table I. 20 abdominal tumors in children have been treated with the Nd:YAG laser
(1064 nm) since 1987 (2). For light microscopy two commonly used histological
methods were employed: Eosin/hematoxylin and azan (azocarmine, aniline blue, and
orange G). For electron microscopy the resected material was fixed in 2.5% phosphate
buffered glutaraldehyde, postfixed with 1% cacodylate buffered OsO_4, dehydrated in
ethanol, and embedded in Epon 812. The ultrathin sections were stained with uranyl
acetate and lead citrate.

The most injured surface layer of the laser exposed tissues consistently showed an
increased affinity to the nonspecific acid dye eosin. This staining behavior corresponded well to the brilliant red staining by the acid dye azocarmine. Electron
microscopically no structural details could be identified in this upper region.

The staining with azocarmine was easier to recognize than that with eosin. It was surprising that cell nuclei stained well with hematoxylin already 120 µm or less below the laser exposed surface. This staining behavior applied for a relatively wide range of the injured tissue. In the electron microscope, however, these nuclei had no nuclear envelope and the chromatin exhibited a coarsely granulated structure. These nuclei were surrounded by a completely destructed cytoplasm. A more detailed observation revealed an overall increased density of the impaired nuclei within a distance of roughly 500 µm from the tissue surface. Although in deeper regions the chromatin structure stepwise adapted to normal the nuclear envelope did not appear until a depth of 4 mm from the surface. The affinity of cell nuclei to hematoxylin may contribute to a false evaluation of the integrity of laser exposed tissue light microscopically.

Applying the azan method collagen fibers normally stain blue. This staining behavior has changed in the upper laser exposed tissue layer to an almost homogeneously appearing red color. Even in collagen rich areas the affinity of the damaged tissue components to azocarmine was quite strong. With increasing distance from the surface the brilliant red color intermingled more and more with the blue staining. The increase of the blue stained collagen fibers corresponded with a decreasing impairment of various tissue components. But electron microscopy of collagen fibers from these particulur regions revealed that the blue staining with aniline blue did not necessarily meant that the fine structure of collagenous fibers were completely preserved. Collagen already stained blue although the typical cross striation of unimpaired collagen fibers hardly could be recognized. It slowly returned to normal within a distance of 3 mm from the surface. At the same time membrane bounded structures (RER, nuclear envelope, vesicles) and a more detailed chromatin structure reappeared.

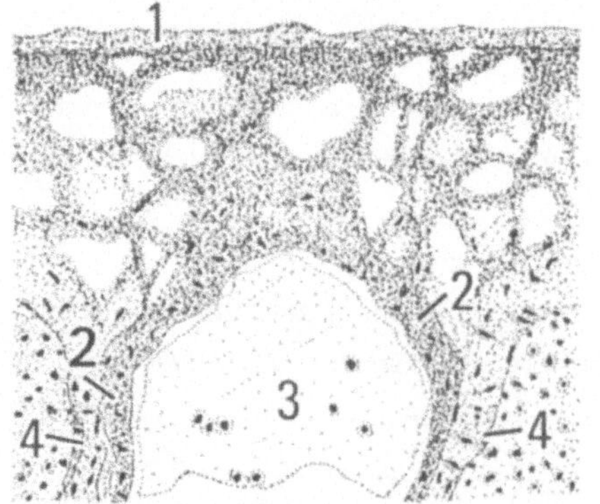

Fig. 1. Trabecular vein of a resected splenic cyst.

1 Coagulated surface layer
2 Impaired endothelium
3 Plasma clot
4 Trabecula

In collagen rich tissues merging of collagen fibers with the coagulated surface layer suggested a stabilizing effect on the intire necrotic tissue. The collagen fibers spread from the surface into deeper tissue layers.

During the resection of splenic tissues it often happened that trabecular veins
were cut. The response of these blood vessels to the laser beam was readily observed
in the light microscope. Trabecular veins with a diameter of 0.3 mm, which crossed
the resected surface were covered by the coagulated surface material (Fig. 1) including the impaired vein stump. In addition the vein stump contained a plasma clot
intermingeled with numerous blood cells. The coagulated surface material including
the blood clot formed a dense layer extending about 0.9 mm from the surface.
Capillaries were often collapsed in light microscopic sections. In the electron
microscope the coagulated surface layer contained no remnants of capillaries.
Further observations revealed that the basal lamina was the best preserved
structure beneath this layer. Close to the coagulated surface the basal lamina was
the only structure recognized (Fig. 2) indicating the former course of the capillary.
Endothelial cells were completely absent.

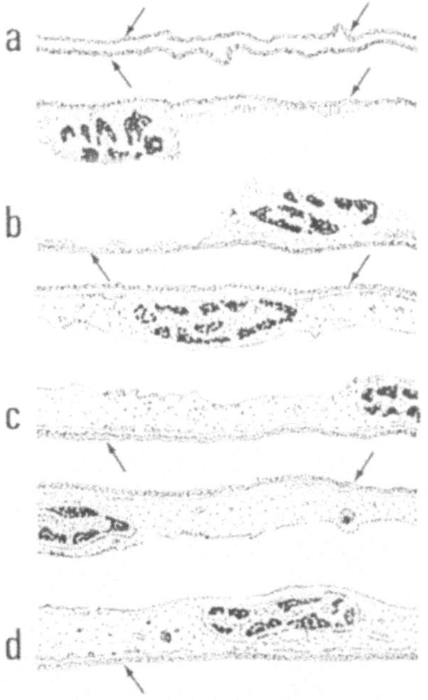

Fig. 2. Differential destruction
of capillaries.

a Basal lamina only
b Destructed endothelium, chromatin
  fragments
c Shape of the nucleus and endothelial cells preserved
d Injured nuclear envelope and cell
  membrane
Arrows - basal lamina

With increasing distance from the surface first the impaired endothelium and
fragments of nuclei appeared followed by endothelial cells with a better preserved
fine structure. The shape of endothelial cells including their nuclei seemed to
be "frozen". The impaired capillaries were either filled with erythrocytes or
appeared empty. Regardless of their morphological appearance all capillaries
located within a distance of 4 mm from the surface had lost their morphological
and functional state. Tissue response recognized electron microscopically
extended at least double as far within the laser exposed tissue as seen in the
light microscope (3). Because of several variables (type of tissue, laser
application) included no other measure could be given on the basis of the present

data. This will be the subject of a further study. Dispite the fact that the laser
treated tissues have lost their morphological and functional integrity over a
region of several millimeter they are still morphologically organized. There is
an instant transition from the impaired to the sound tissue. The impaired tissue
is considered as a protective layer under which undisturbed healing my occur.

Literatur.
(1) H. MEIER: LASER MED. SURG. 2, 10 (1982)
(2) G.H. WILLITAL, H. MEIER, K. SCHAARSCHMIDT, G. BÖHL, S. MEYER, M. MARAGAKIS:
    LASER MED. SURG. 4, 114 (1988)
(3) R.R. LEHMANN, H. MEIER, G.H. WILLITAL: LASER MED. SURG. 4, 116 (1988)

Laser Wounds Morphology

V.I.Yeliseenko, S.V.Vorobiev, A.R.Yevstigneev, G.G.Ryazhsky
Scientific Research Institute for Laser Surgery,
USSR Ministry of Public Health, Moscow

The morphological peculiarities of laser wounds healing have been studied in experiments on 300 dogs(18-24kg)and on bioptats from different
organs and tissues - 3000 surgical interventions:abdominal,suppurative,
plastic surgeries,as well as on liver and pancreas in terms 1day-6mon-
ths after laser irradiance. Surgical manipulations were performed with
CO_2laser surgical devices(wave length 10.6mkm;25,100Wt).It was found
out that the optimal power density in CO_2laser beam for cutting tissues is $3x10^3$Wt/cm^2.Hemostatic mechanism of Nd-YAG laser irradiation
(1.06mkm,50Wt)and argon laser irradiation(0.48-0.514mkm,6Wt)have been
studied in the experiment on 40 dogs and on 250 gastrobiopsies at different terms after the endoscopic stoppage of acute hemorrhages from
the stomach in 108 patients - for this procedure laser photocoagulator
on the argon laser base("Spectra-Physics"USA)was with outlet power 1.0
to 120 Wt.To investigate the material morphologically pieces of tissue
were imbedded in paraffin slices made in microtome with 6mkm thickness
were stained with hematoxyline and eosine,picrofuchsine,the PAS-reac-
tion by McManus and others were performed.
Analysis of morphological changes showed that different types of continuous laser irradiation - though different spectrum and power features - produce marked thermal effect and lead to developing stereotype
pathological changes in tissues. Due to the transformation of light
energy into thermical one with extremely high temperatures we can observe a very intensive evaporation of intertissue and intracellular
liquid,coagulation and consolidation of cell cytoplasma at the site
of irradiation,as well as coagulation tissue necrosis.At the little
exposures destruction takes place only at cell superficial layers.With
the exposure time being prolonged,we observe a successive evaporation
of tissues at all anatomic layers namely at hollow organs in gastro-
intestinal tract laser beam mooving leads to linear incision on an organ. The depth of tissue destruction is not equal in different lasers.
With CO_2laser thermoeffect is evident from the first layers of gastro-
intestinal mucosa. Being transformed into thermical energy it is evenly absorbed by all structures of stomach or intestinal wall,or any
other organ. Thus, the depth of tissue destruction is in linear corre-

lation with the time of exposure. Nd-YAG laser irradiation easily penetrates first mucous layers relatively transparent for this wave len-
gth(1.06mkm)and affects more solid and well vascularised structures of
submucous layer. In this case changes occur not only along the beam
way - as in CO_2laser - but because of its multiple reflections in the
depth of adjacent tissues. Argon laser irradiation(0.488-0.514mkm)has
similar effect. But because its wave length is close to the spectral
maximum of hemoglobin absorbtion the main heat transfering occurs in
layers with the best blood circulation,and scattering in tissues is
less marked. It is the fact that explaines a retarded tissue destruction of submucous and external muscular layers in stomach, even in the
case with the significant period of irradiation that makes it possible
to use it for endoscopic irradiation of acute gastrointestinal blee-
dings.It's remarkable that during the process of destruction and successive evaporation,coagulated tissues create a solid sterile thermal
crust at the surface of laser incision.Thus tissues of all anatomical
layers of digestive hollow organs along this incision are joined.Simi-
lar crust is also formed after laser hemostasis of acuttely bleeding
stomach ulcers (1,3). Laser incisions on tissues and organs are practically bloodless,it's due to blood coagulation laser thrombus of hyalin
type. The hemostasis effect of Nd-YAG and argon lasers in acute stomach bleedings is explained by blood coagulation in the lumen of a bleeding vessel and by formation of the laser "thrombus" and the thermal
crust from coagulated tissues and blood at the fundus of the acute ulcer. Because of the thermal crust mucous layer of the digestive tract
doesn't prolabete into the wound,and blood coagulation provides complete hemostasis.Thus a surgeon has a possibility to work on a "dry
field" (5,6).
Hemostatic and cutting-evaporating properties of CO_2laser irradiation
have been increased with the application of specially designed laser
surgical instruments.They provide a dosed tissue compression and significant reduction of blood flow at the site of planned incision.Due
to the instruments the time for laser surgical incision was greatly
shortened with the complete hemostasis;the depth of thermal tissue damage was significantly diminished-132.7$\pm$ 18.3 mkm as well.Areas of tissue with coagulation necrosis are separated from intact ones by a zone
of reversible dystrophic changes in epithelial and stromal cells with
bubble-like cytoplasma and short term impairments in hemo- and micro-
circulation appearing:hyperemia,stasis,perivascular diapedesive apop-
lexy. There's neither edema nor demarcation neutrophile infiltration
on the border of coagulated tissues which is so characteristic for

healing process in surgical wounds after a traditional scalpel or an electro-knife.These features are determined by little tissue injury after laser irradiation,by absence of microbes invasion(due to wound sterilization provided by laser incision and photocoagulation of bleeding sources),by coagulation nature of necrosis and a short-term minimal reaction of microvessels. All these provides a very mild exudative processes and quick proliferative phase of the inflammation process. Laser wounds are characterized by early(at the end of the 1st day after laser irradiation) active proliferation of cell elements of macrophagal and fibroblastic raw.This proliferation occurs at the line between necrotic and intact tissues and determines the formation of granulation tissue.Due to this laser wounds healing look-like aseptic productive inflammation.During formation of granulation tissue(on 3d day after laser irradiation) wound contracting and diminishing of their size occur. It's explained,first of all by dehydration and tissue consolidation after thermal evaporation and further,by dehydration connected with granulation tissue maturation. The granulation tissue is characterized with a large number of newly formed chaotically located capillaries and proliferating macrophages,fibroblasts,as well as lymphoid and plasmic cells. One can also observe few polymorphonuclear leucocytes Laser wound epithelization is parallel to granulation tissue maturation and begins from the 7th day after laser irradiation.This process is characterized by the crawling of cubical single-layer,epithelium from the surrounding mucous layer into the granulation tissue(at surgeries on hollow organs of gastrointestinal tract).At this period capillaries of granulation tissue look like vertical loops;some fibroblasts are lokated along capillaries,while others are located horizontally - parallel to epithelizing surface. Laser wounds contraction becomes stronger when epithelization begins. It proves the mechanism of "reverse bond" between mesenchimal(connective tissues' cells)and epithelial elements. During the epithelization process in laser wounds on digestive tract the main role is played by undifferentiated cells,the so-called "precursors". It's these cells are the source of renovation of all epithelial population in digestive tract during the physiological and reparative regeneration. During the mucous regeneration in digestive hollow organs one can observe that under the nucleai of superficial epithelium cells with characteristic perinuclear cytoplasma discolouring are constantly found; these cells correspond small lymphocytes in their ultrastructure,so-called interepithelial lymphocytes.They play the role of immunological regulators in the process of cell renovation. The mucosa with the simple structure regenerates in 14 days after laser irradiation.In stomach it's represented by small number of little differentiated tubular glands of pseudopyloric nature with their further differentiation on parietal and main cells.In the course of granulation tissue maturation its vessels gradually are reduced,and bands of longitudally directed collagen fibers appear there. A number of fibroblasts is considerably reduced.The reparation process ends in epithelized scarring,the peculiarity of which comprises bands of collagen fibers with additional folds wich provide lengthening and functional activity of anastomosis in hollow organs on digestive tract. Restoration of histological structure of regenerating mucosa on stomach and intestines at the site of laser irradiation occurs in 45-60 days after the operation or endoscopic photocoagulation. Suppurative wounds healing after laser necrectomy is similar to that of pure surgical wounds and is 1.5-2 times quicker than with traditional methods. Epidermis regeneration is provided with a dublication of cells of malpighian layer at wound edges and their crawling on the formed granulation tissue. Further the cell differentiation takes place with the formation of typical histological epidermis and derma structure (2,4).

CONCLUSION The analyses of materials from experiments, from biopsies of different organs and tissues after the irradiance with high-energy continuous laser beam(CO_2,argon,Nd-YAG)has shown that reparative process are based on aseptic productive inflammation with active early proliferation of cell elements of macrophagal and fibroblastic raw without leucocytic infiltration and edema on the border of thermally damaged and intact tissue.The main role in such healing play cells of mononuclear phagocytes system - macrophags, 'cause induce angiogenesis, fibroblasts grouth and collagen synthesis being stimulators of the final phase of reparative reaction in the inflammation. The abovementioned peculiarity of reparative process after high-energy continuous laser irradiation is of universal character and is the morphological support for practical application of laser at various medical fields.

Literature

(1) V.I.Yeliseenko et al: Arch.Pathol.(USSR), 9, 43 (1986)
(2) V.I.Yeliseenko et al: Arch.Pathol.(USSR), 9, 56 (1984)
(3) V.I.Yeliseenko: Sovetskaya medicina(USSR), 1, 20 (1987)
(4) V.I.Yeliseenko in: Lasers in Surgery, Moscow, 1989, pp.207-210
(5) O.K.Skobelkin et al: Lasers in Clinical Medicine, 153-169,
    Moscow, 1981
(6) O.K.Skobelkin et al: Actual problems of Laser Surgery, 41-51,
    Moscow, 1982

Using of Nd:YAG-Laser 1,06 and 1,32 µm in the Treatment of Rectal Cancer

L. Horák, J. Marek, F. Řehák, J. Fanta

III.rd Surgical Clinic Prague, Czech Tecnical University Prague

In 1987 we started the following experimental programme with Nd:YAG laser
which works on the wevelengths of 1,06 and 1,32 um. Laser was developed
in the Czech Technical University in Prague. Its power output is 100 W
on 1,06 and 1,32 um and 40 W.

In this experimental programme we fixed the interactions between the tissues
of experimental animals for both wevelengths. We used standart living technology fibres. At the and of the fibre we got the maximal power output of 90 W
of 1,06 um and 25 W of 1,32 um.

For our praxis in the treatment of colorectal cancer the charakteristics of
the interactions between radiation of both wevelengths and the tissue of the
colon is important. We used for our experiments the same fibre time of action
of the laser 2 sec. and the diametre of tha spect of 1 mm.

We have got the following results:

If we used the wavelength of 1,06 um and the power output from 5 to 25 W
the effect on the mucosa of the colon is zero or minimal coagulation. We
used the same wevelength and the power from 25 to 35 W so that its result
was the coagulation of the submucosa mucosa and intact mucosa. When we used
the power output of 50 W and more its result was the vaporisation of mucosa
coagulation of deeper layers of the colon. If we used the power output
of 70 W and a longer time of exposition of 2 sec. it came to the perforation
of the colon.

Interesting was the effect when we used the wavelength of 1,32 um. When the
power output was 10 W we got coagulation of the mucosa. When the power output
was 20 W we got coagulation of mucosa and submucosa without having damaged
muscel of the colon.

54

On the basis of these results we decided to used both wavelengths in clinical
praxis.
We used the wavelength of 1,06 um alone all in recanalisation of cancer as
a paliative treatment of cancer recurrences or primary cancer which can't be
operated.
Between January 1988 and May 1989 we have treated 50 patients with good results.
The average period between the two serious of recanalisation was two months.
In not a single case it was necessary to applicate stoma. Owing to the fact
that in using the wavelength of 1,32 um there is no vaporisation of the
tissue of cancer and that's why we didn't use the wavelength for a recanalisation treatment.
On the contrary we used the wavelength of 1,32 um in 10 cases of polyposis of
the large bowel. In this point we succesfully coagulated residual polyposis
in rectal stump after colectomy with ileorectoanastomosis.
In case of the treatment of primary operable rectal cancer we used laser with
7 patients aged more than 70 years, they are not able to undego the amputation
of the rectum. We used laser with 7 younger patients who refuged the colosto-
stomy. In these cases we used the method of two steps. At the first session
we tried to vaporised the maximum of the tumor mass.
After one week we proveded to the second session. We coagulated the basis of
the defect after the first session and the mucosa in circulating. In the case
of a woman and the localisation of the cancer on front perimeter of the rectum
these is a danger of a perforation of septon rectovagivale. In this case we
used the wavelength of 1,32 um we take it for safe.

Conclusions

Between May 1988 and May 1989 we have treated 74 pacients with colorectal
cancer. For the palliative recanalisation we performed wavelength 1,06 um.
Form primary treatment of cancer we used two steps - first with 1,06 um
the second session with 1,32 um. For treatment of polyasis we used 1,32 um
with good results.

Literature

(1) K. HAMAL, J. MAREK, J. KVAPIL, V. SKODA

Czech Technical U. Faculty of Nuclear Science +Physical Engineering Prague

and Monokrystaly Turnov, Czechoslovakia, Conference on Laser, Maryland 1987

(2) E. M. H. MATHUS-VLIEGEN, G. N. J. TYTGAT

Department of Hepato-gastroenterology, Academic Medical Centre, University

of Amsterdam, Lasers in Medical Science Vol 1, 1989.

(3)R. SANDER, H. POESL, A. SPUHLER, M. STROBEL, E. UNSOELD

I. Medizinische Abteilung Städtisches Klinikum München-Harlaching,

Sanatoriumsplatz 2, 8000 München 90, FRG

Laser Teatment of Colorectal Tumors-Initial Results of Clinical Studies

with the Nd:YAG Laser, Wavelength 1318 NM,

(4)P. SPINELLI, M. DAL FANTE

Divisione Endoscopia, Instituto Nazionale Tumori, Milan, Italy

Endoscopic Nd:YAG Laser Photocoagulation in Oncology: A 5 Year Experience

Vorteile des Nd:YAG-Lasers bei der Behandlung von Stenosen und Verschlüssen der Trachea, der Bronchien und des Larynx im Säuglingsalter

J. Waldschmidt [1], C. Philipp [2], H. P. Berlien [2], M. El Dessouky [3], C. Mick[1]

[1]Klinikum Steglitz der Freien Universität Berlin, Abt. Kinderchirurgie
[2]Laser Medizin Zentrum, Berlin
[3]Universität Alexandria, Ägypten

Einleitung

Stenosen und Strikturen von Larynx, Trachea und Bronchien sind wegen der drohenden Komplikationen sehr gefürchtet. Sehr oft wird das Restlumen der Atemwege plötzlich durch Sekret, Schleimhautschwellung, Granulationen, Blutkoagel oder durch eine Abknickung verlegt. Die Beatmung ist dann nicht mehr möglich und die Kinder sterben. Eine Behandlung dieser Stenosen bereitet besonders im Säuglingsalter wegen der kleinen anatomischen Verhältnisse und der engen Lumina von Larynx und Trachea große Probleme.

Formen der Stenosen

Das therapeutische Vorgehen ist von der Ätiologie der Stenosierung, von der Form, vom Schweregrad und von der Ausdehnung der trachealen bzw. bronchialen Einengung abhängig zu machen. Für die endoskopischen Eingriffe eignen sich nur die intraluminalen (intrinsic) und einige intramurale Stenosen, da bei den meisten intramuralen und allen Formen der extramuralen (extrinsic) Stenosen ein endoskopisches Vorgehen mit einer Verletzung der Trachealwand verbunden wäre.

Bei den Intrinsic-Stenosen unterscheiden wir zwischen den Formen A, B und C (Abb. 1). Mit der Form A beschreiben wir kurzstreckige, umschriebene, polsterförmige Plaques, Membranen oder Granulationsgewebe. In der Form B bestehen ausgedehnte, flächenförmige, submuköse, narbige Verdickungen (beschränkt auf die Trachea und auf den Larynx), bei Form C bestehen diese Veränderungen im gesamten Tracheo-Bronchialsystem.

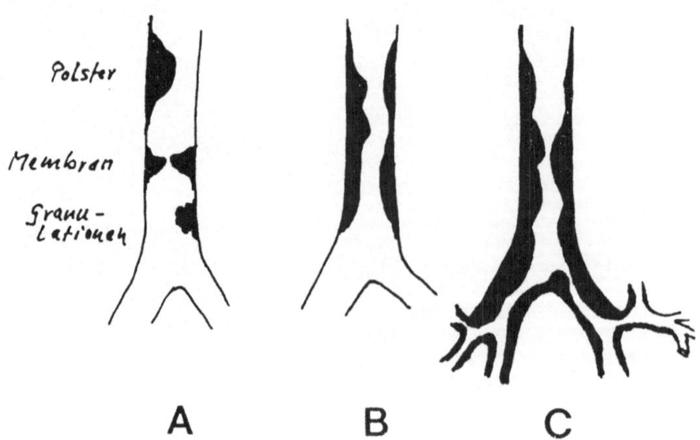

Abb. 1:
Formen der "intrinsic"-Stenosen

Es werden 4 Schweregrade abgegrenzt. Nach R.T. COTTON bedeutet Schweregrad I eine Einengung unter 70%, Schweregrad II eine Einengung des Lumens um 70% bis 90%, Schweregrad III die Einengung um mehr als 90%, der Schweregrad IV die komplette Obstruktion.

Ätiologie der Stenosen

Die Ursachen der intraluminalen Stenosen sind vielfältig. Die angeborenen Stenosen von Larynx, Trachea und Bronchus werden durch kongenitale Membranen, Falten und Klappen verursacht. Seltener sind Angiome, Zysten, Geschwülste und Gewebeheterotopien.

Die Ursachen der erworbenen Trachealstenosen sind meist Druckschäden nach Intubation. Am häufigsten ist die subglottische ringförmige Stenose, gefolgt von den supraglottischen Granulationen und den Druckschädigungen in der distalen Trachea an der Tubusspitze. Seltener sind Intubationsverletzungen mit einer via falsa und Pseudodivertikel sowie Sondenverletzungen durch die Absaugkatheter. Schließlich ist die nekrotisierende, ulcerierende Tracheobronchitis als Ursache von Stenosen ständig in der Zunahme begriffen.

Therapeutisches Vorgehen

Das chirurgische Vorgehen ist sehr unterschiedlich und muß individuell gehandhabt werden. Bei den intraluminalen Stenosen führen im allgemeinen die endoskopischen Desobliterationstechniken zum Erfolg, wobei der Laserresektion heute die größte Bedeutung zukommt. Sie muß unter Umständen kombiniert werden mit der Ballondilatation, Ringmesserausschälung und FOGARTY-Katheter-Desobliteration.

Technik der Laseranwendung

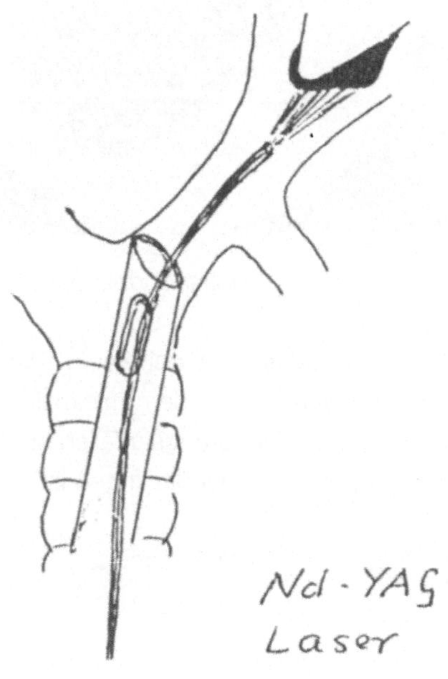

Abb. 2 : Nonkontakt-Verfahren

Für die Abtragung von Granulationen reicht eine Laserleistung von 15 W bei einer Impulsdauer von 200 msec. und einem Intervall von 200 bis 300 sec. aus. Die Abtragung erfolgt im Kontaktverfahren. Für die Resektion von Narben wählen wir ebenfalls im Kontaktverfahren eine Leistung von 25 W bei einer Impulsdauer von 300 msec. und einem Impulsintervall von 200 msec. Bei Angiomen genügt im allgemeinen eine Ausgangsleistung von 20 W bei sonst gleicher Einstellung, jedoch im Nonkontakt-Verfahren.Die Laserbehandlung eignet sich sowohl für die umschriebenen kurzstreckigen Stenosen der Form A, als auch für die langstreckigen und multiplen Stenosen bzw. Strikturen der Formen B und C. Wir verwenden für unser Krankengut ausschließlich den Nd:YAG-Laser. Als Lichtleiter wird die "bare-fiber" benötigt. Mit dieser "bare-fiber" kann jeder pathologische Prozeß im Tracheobrochialsystem erreicht werden, der endoskopisch sichtbar wird. Mit dem Laser lassen sich blutlos und ohne Rückstand von Abraummaterial Granulationen, Narbengewebe, Membranen, endoluminale Geschwülste, Zysten und Sequester abtragen.

Fallbeispiel

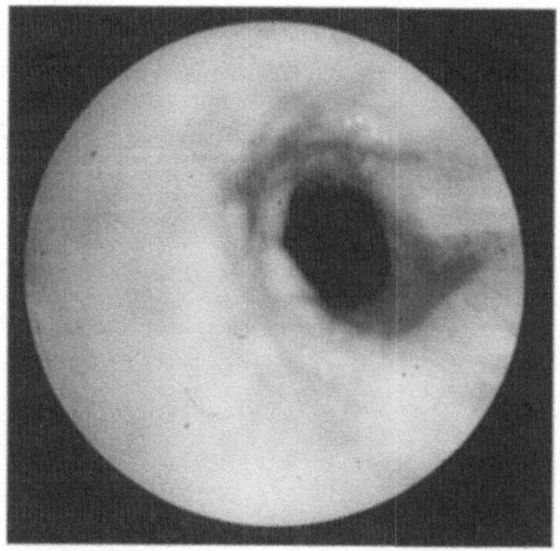

Abb. 3: Subglottische Trachealstenose

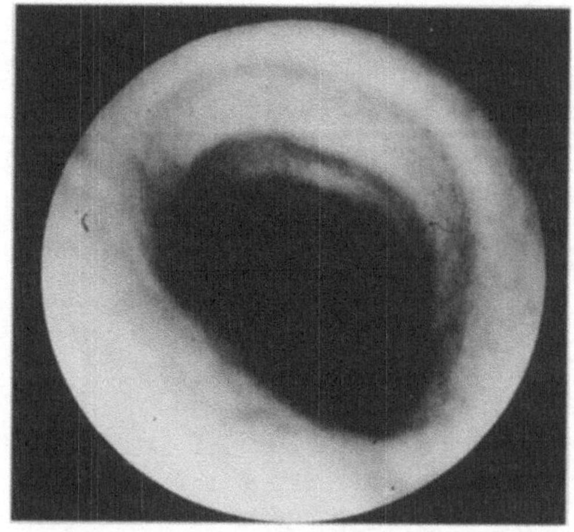

Abb. 4: Kontrollendoskopie

Die Abbildung 3 zeigt eine hochgradige subglottische Trachealstenose bei einem Säugling im Alter von 8 Monaten. Es besteht eine circuläre Knopflochstenose mit einem minimalen Restlumen, welches schon durch kleine Schleimflocken zu schwersten Erstickungsanfällen führte.
Auch hier wird ausschließlich mit dem Nd:YAG-Laser behandelt. In zwei Sitzungen ist das circuläre Narbengewebe abgetragen worden.
Das Kontrollendoskopie-Foto diese Mädchens (Abb. 4) zeigt nach der Behandlung eine normal weite Trachea ohne Narbenbildung.

Ergebnisse

Schwere-grad	Formen			zus.	†	Intubation	Stoma	gut ohne Tubus
	A	B	C					
I	2	–	1	3	–	–	–	3/3
II	16	4	–	20	–	–	–	20/20
III	9	8	2	19	1	1	1	16/19
IV	–	–	6	6	2	–	1	3/6
gesamt	27	12	9	48	3	1	2	42/48

Schweregrad und Formen der Stenosen bei 48 Säuglingen
Klin. Stegl., FU Berlin (1982-1988)

Abb. 5: Behandlungsergebnisse nach Schweregrad und Stenosetyp 1982-1988,
Klinikum Steglitz der Freien Universität Berlin, Abt. Kinderchirurgie

Von 1983-1988 wurden von uns 48 Säuglinge mit Trachealstenosen behandelt. Der Schweregrad I trat bei 3 Kindern auf. Allen 3 Kindern geht es gut, sie sind extubiert und ohne Stridor. Mit einem Schweregrad II kamen 20 Kinder zur Behandlung. Alle 20 Kinder sind wohlauf. Mit dem Schweregrad III waren 19 Kinder zu behandeln. 1 Säugling ist gestorben. Er hatte weitere schwere Mißbildungen am Herzen und ein "pulmonary artery sling syndrome". 1 Säugling wurde bereits vor unserer Behandlung in einer anderen Klinik tracheotomiert. Wir hätten darauf verzichten können. Extubiert sind 16 von den 19 Säuglingen dieser Gruppe. Bei einem liegt noch der Trachealtubus.

Bei 6 Säuglingen lag der Schweregrad IV vor. Die Trachea war komplett obstruiert. Alle hatten eine Form C, d.h. die Trachea war langstreckig verlegt und auch die Hauptbronchien waren stenosiert. 2 Kinder dieser Gruppe starben; das erste Kind an einer schweren hypoxischen Hirnblutung (intrakranielle Blutung), das zweite Neugeborene hatte ebenfalls ein "pulmonary artery sling syndrome" und weitere Fehlbildungen.
Die Zusammenfassung aller Ergebnisse findet sich in der unteren Reihe des Diagrammes:
Behandelt wurden 48 Neugeborene und Säuglinge, 41 davon allein oder in Kombination mit dem Nd:YAG-Laser. Von diesen 48 Säuglingen mit größtenteils schwersten Einengungen der Trachea von 70% und mehr verstarben 3 Kinder, weitere 2 Säuglinge sind in anderen Kliniken vorher tracheotomiert worden. Bei einem Säugling liegt noch ein Naso-trachealer Tubus als Schiene.

Es ist unser Anliegen, auf die Tracheostomie in Zukunft ganz zu verzichten.

Comparison of Bone Healing Characteristics of Pulsed Laser Osteotomy on Rabbits

M. Grothues-Spork[1], C. Scholz[2], D. Meyer[2], F. Dinkelaker[3], G. Müller[2]

[1] Orthopedic Dept. ev. Waldkrhs. Spandau, Berlin
[2] Dept. of Biomedical Technology/Medical Laser Applications, FU Berlin
[3] Dept, of Trauma Surgery, Klinikum Steglitz, FU Berlin

As a follow up to the in vitro experiments, which are presented by Mr. Scholz from Dept. of Biomedical Technology/Medical Laser Applications, Berlin, the in vivo experiments, which will be demonstrated in this article, have been performed. These experiments can be divided into two stages.

The first stage, which consists of the comparison between a conventional oscillating bone saw and conventional CO_2-laser systems and a second stage, in which innovative pulsed laser systems, the XeCl-Excimer-laser and the Erbium-YAG laser have been compared to the systems, tested in the first stage. The second stage is what this report will describe.

Recollecting the first stage of the experiments a number of findings, which will be referred to in this report, have been made:

-bone healing after saw osteotomy is uncomplicated and complete, after a period of 6 - 8 weeks,
-bone healing after thermal CO_2-laser osteotomy never is complete after this period, no matter which process parameter variations (gas flushing, power density variation, cutting velocity variation, variation of internal laser beam chopping, etc.),

The main obstacles to bone healing after CO_2-laser osteotomy are:

-the thermal damage to the bone, requiring massive bone remodelling and generation,
-the carbonized bone material remaining in the osteotomy site; it cannot be removed by cellular reaction and therefore hinders bone from growing into the cut from the cut rim,
-the massive, thermally induced osteolysis causing further destabilization of the bone,

Figure 1 shows a rabbit radius, 4 weeks after CO_2-laser osteotomy, visualizing the above mentioned.

The above mentioned findings, in combination with the results of the in vitro experiments performed led to the assumption, that a laser system more feasible for osteotomy, would have to be pulsed laser systems with high pulse energies and a wavelength, which is well absorbed in bone. These lasers have to be operated at low repetition rates in a range of 4 - 8 Hz, because otherwise their thermal effects would be no different from continuous wave or quasi-continuous wave laser systems.

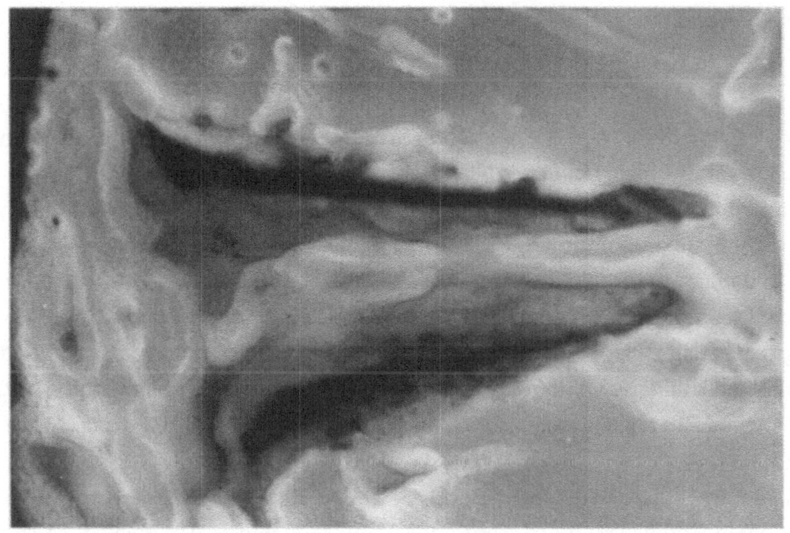

Fig. 1
Non-decalcified rabbit radius (10x), 4 weeks after CO_2-laser operation. Nb.:Carbonized matrial remains unreabsorbed and is enclosed in connective tissue. Bone growing into the gap, marked by intravital stains, has no connection with the edge of the laser incision.

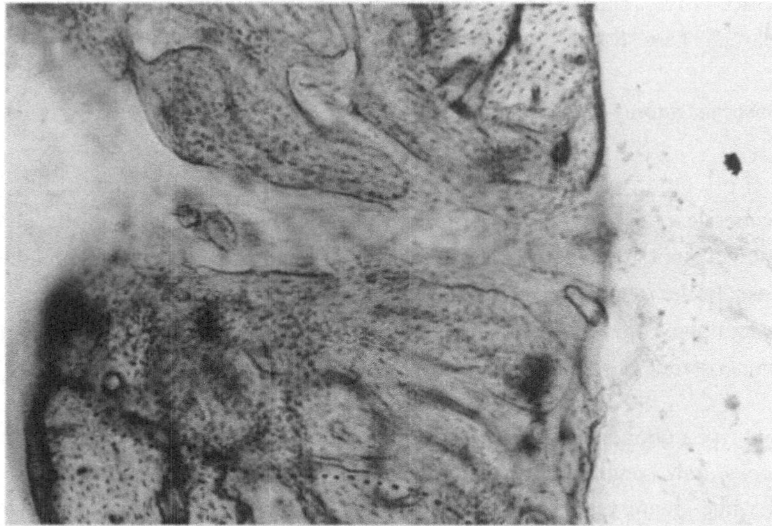

Fig. 2
Non-decalcified rabbit radius (10x), 8 weeks after excimer osteotomy. Nb.: The gap is filled with bone, the center shows osteoid tissue, before calcification. Complete contact of the new bone with the rims (marked by dotted line).

The two pulsed laser systems which have been tested in animal experiment were:

-A XeCl- Excimer laser system (Lambda Physik), with a wavelength of 308 nm, a pulse energy of
100 mJ, a pulse peak power duration of 25 ns, a focal length 100 mm, a spot size of 1 mm^2,
operating at a repetition rate of 8 Hz. The Excimer laser was used for making a longitudinal
cut, as well as for drilling a hole into the cortex at 15 rabbits.

-In the same number of animals an Erbium:YAG laser system (MBB Ottobrunn), with a wavelength of 2940 nm, a pulse energy of 80 mJ, a pulse peak power duration of 180 μs, a focal
length of 100 mm, a spot diameter of 0,4 mm and a repetition rate of 4 Hz was used. The Erbium laser was used for making longitudinal cuts, half of these with gas flushing, the other half
without gas flushing. These experiments were performed to demonstrate the applicability of
gas flushing in combination with pulsed laser systems (operational parameters: N$_2$, 1350 l/h jet
diameter 0,9 mm, 30° angle to the laser beam in cutting direction, distance to surface 2 mm.

The laser beam was focussed on the deperiosted rabbit radius and moved over the bone with a
mechanical beam guiding system (Excimer: 0,023 mm/s, Erbium: 0,25 mm/s), so transection of
one cortex was achieved, while the opposing cortex remained unharmed.

The rabbits were randomely distributed over three groups. These were sacrificed directly after
the operation, 4 weeks after the operation and 8 weeks after the operation. Intravital stains were
administered to the animals of the 4 and 8 week group, allowing determination of the chrono-
logical order of bone healing processes.

After sacrifice of the animals, non-decalcified giemsa-stained and unstained histological sections
were prepared. These slides were analysed histologically and morphometrically.

Excimer laser osteotomy

An Excimer osteotomy of a rabbit radius, 8 weeks after operation, is demonstrated in figure 2.
After Excimer laser osteotomy two different types of bone healing could be determined, one
type showed a complete or almost complete filling of the gap with undirectional bone, within the
first 4 weeks. In the following 4 weeks this undirectional bone underwent Haversian remodelling
into compact bone, with an osteone alignement parallelly to the bone's longitudional axis, which
is the normal osteone alignement of trabecular bone.

The second type of bone healing was characterized by little to no bone filling in the gap after the
first 4 weeks, only some strictly apositional bone growth on the rim of the cut could be determined, while greatest part of the gap remained open or filled with loose connective tissue. In
the following 4 weeks this delayed osseous healing picked up to the greatest extend but not completely as the morphometric analysis showed.

Only in few cases osteolyses were encountered after excimer osteotomy, but these were very
small so they cannot be compared to the massive osteolyses after thermal CO$_2$-laser osteotomy.

The Haversian remodelling of the bone surrounding the cutting edge, after excimer osteotomy was unique. While the overall fraction of osteones in remodelling was lower than after any other osteotomy performed, it's distribution differed in that way, that close to the osteotomy site, the fraction was lower, than the fraction of osteones further away. This was especially sigificant in the animals, wich were examined 4 weeks after operation. This evened to some extend within the following four weeks.

The callus growth 4 weeks after Excimer osteotomy was lower than after the other osteotomies, after 8 weeks it did not differ greatly from the other processes.

In conclusion it may be stated, that a complete bone healing after excimer osteotomy is possible, though it is impaired by some factors. This eingement may be due to a number of reasons:

-The Excimer osteotomy had to be performed at a very low velocity of 0,023 mm/s, this resulted in long operating times and due to minimal movements of the beam delivery system and the animal, in rather wide cuts of up to 2,5 mm, especially when a cut was performed, which required three direction changes with the mechanical beam delivery system, causing some deviation.
-The shock waves induced by the rapid ionisation and evaporation of the bone by the ultrashort high energy pulses of the excimer laser, may cause damage to some of the remaining bone. This hypothesis is aided by the finding of microfractured bone on the bottom of incomplete osteotomies.
-The thermal damage of the excimer laser was not much greater than after saw osteotomy, but the ultraviolett radiation emitted by the Excimer laser may cause damage to the remaining bone on a submicroscopical cellular level. In this context, which will be of importance for most other Excimer laser applications as well, further investigations are required.

Erbium:YAG laser osteotomy

An Erbium:YAG osteotomy of a rabbit radius, 4 weeks after operation, is demonstrated in figure 3.
After Erbium laser osteotomy all cuts were closed to the greatest extend after 4 weeks, no gap remained unbridged or completely open. In some cases Haversian remodelling had started already. After 8 weeks all bones had healed, exept for one case in which signs of an infection could be found. The first deposition of bone took place within 14 days, the fist Haversian remodelling could be seen after 3 weeks. The new bone in the gap had full contact to the remaining bone of the radius, so a solid connection between the rims was achieved, the new bone had undergone complete Haversian remodelling, so all osteones were aligned parallely to the the bone axis, some-thing that has never been seen after thermal CO_2-laser osteotomy.
Unlike the cw-laser osteotomy no significant difference between flushed and non-flushed osteotomies could be found.
No osteolyses were found after any case of Erbium laser osteotomy.

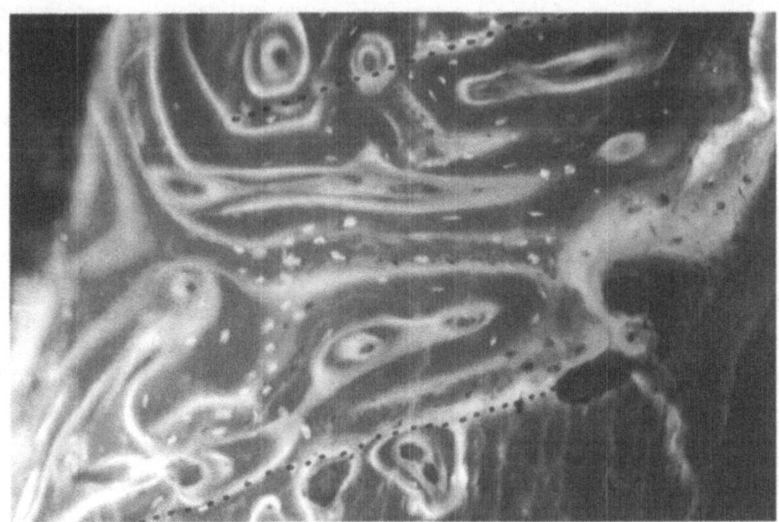

Fig. 3
Non-decalcified rabbit radius (10x), 4 weeks after Erbium:YAG osteotomy.The gap is completely filled with bone, partially undergoing Haversian remodelling, longitudinally to the bone axis. The contact between old and new bone is complete (marked by dotted lines).

The Haversian remodelling, after gas flushed erbium osteotomy was 10-15% higer than after comparable saw or excimer laser osteotomies, especially in the window closest to the cut. The distribution was the same as after saw osteotomy and CO_2-laser osteotomy, indicating that the greatest damage, was experienced close to the cut.

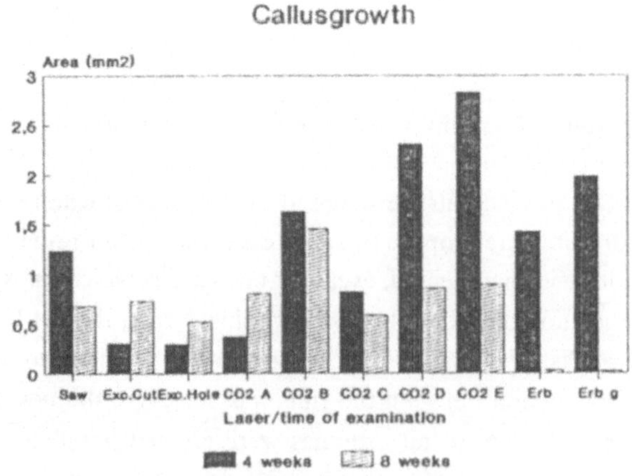

Fig. 4
Mathematically determined average callus area of one histology, 4 and 8 weeks after operation, for all tested laser systems.

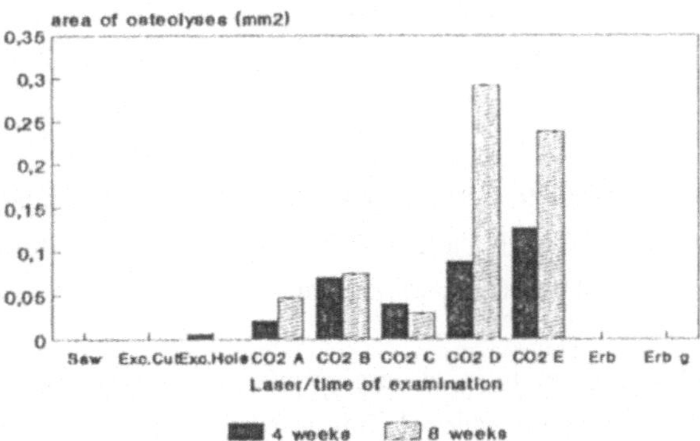

Fig. 5
Mathematically determined average area of osteolyses of one histology, 4 and 8 weeks after operation, for all tested laser systems.

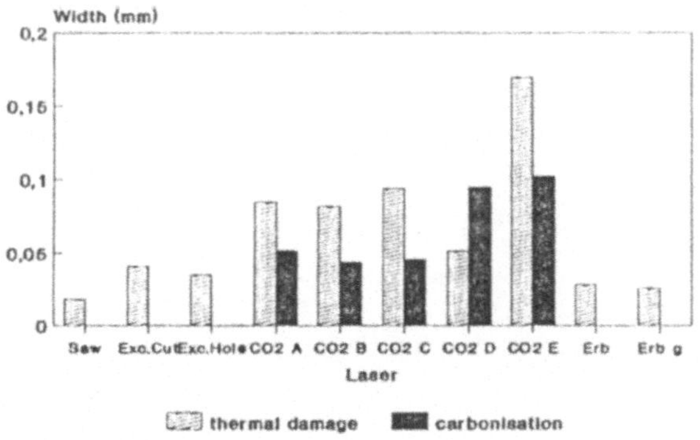

Fig. 6
Mathematically determined average width of carbonisation and thermal damage zone, of all tested laser systems, directly after operation.

4 weeks after operation the callus growth was larger than after saw and excimer osteotomy, but still smaller, than after CO_2 laser osteotomy. 8 weeks after operation the callus had been reabsorbed almost completely, to a level, lower than after all other osteotomies.

The Erbium:YAG laser is well feasible for the performing of osteotomies. The healing is complete and not slower than after conventional saw osteotomy.

Before the theoretical advantages of laser osteotomy, as there are: non-touch cutting without mechanical damage, free cutting in all directions without the restrictions, due to the saw blade's geometry, less ablation of tissue, by tight cuts, etc., a number of mainly technical problems have to be solved. The ablation rates especially of the Excimer laser are so low, that today a useful application in bone surgery is not possible. The cutting rate with the Erbium:YAG laser is still so slow, that mechanical beam guiding systems are required. These systems are not yet available on a reasonable basis.

Another problem, especially for transsecting osteotomies, where the beam has to pass through the bone cavity, is caused by blood leaking from the bone marrow. It absorbs the laser radiation reducing the cutting depth and causing thermal damage.

These and other problems, not mentioned here, require, that more research effort is put into laser osteotomy, until the advantages, which definitely exist, can be utilized to the benefit of man.

Comparison of Experimental Laser Systems for In Vitro Osteotomy of Human Bone

C. Scholz[1], M. Grothues-Spork[3], F. Dinkelaker[2], A. Büchle[2], T. Cierpinski[1], D. Meyer[1], M. Matthes[1], G. Müller[1]

[1] Dept. of Biomedical Technology/Medical Laser Applications, FU Berlin
[2] Dept. Trauma Sugery, Klinikum Steglitz, FU Berlin
[3] Orthopedic Dept. ev. Waldkrhs. Spandau, Berlin

Until now the best experimental results when treating bones have been achieved using the Er:YAG laser, as we and other groups have already reported. The biological reaction of bone following laser treatment "in vivo" will be the theme of the presentation given by Mr. Grothues-Spork. An optimalisation of the removal rate of the bone tissue accompanied by an absolute minimum in the thermal damage of the cutting areal must be achieved before bone and cartilage treatment can be used clinically.

In this paper we intend to present an alternative laser namely the short pulsed grating tunable CO_2 laser together with a quantitative assessment of the differences in effectivity between the two lasers.

The laser in question is a 1.4 kV DC excited with 27 hPa driven CO_2 laser tunable to the wavelengths 9.2, 9.6, 10.4 and 10.6 μm.

If one compares the ablation rate of corticalis, the energy density threshold for both lasers is between 20 - 30 J/cm^2 at the start of the removal effect (fig. 1 and 2).

It is possible to attain an ablation rate of 60 μm per pulse at an energy density of 55 J/cm^2 established not only for the Er:YAG laser but also for the CO_2 laser.

Using a pulse half width value of 170 μs, the ablation rate of the wavelength 9.6 μm in the upper energy density range is marginally higher than at 10.6 μm.

The saturated energy density, i. e. the point at which the ablation curve flattens out, is at a higher level for the CO_2 laser (under the experimental conditions described here) than for the Er:YAG laser.

The question we asked ourselves is whether this advantage could be related to a higher cutting efficiency accompanied by reduced thermal damage to the bone?

In order to answer this question cutting experiments were carried out using an average energy of 11 J/mm cut length. Due to the low pulse repetition rate of the CO_2 laser which was 3 Hz, the cutting speed had to be reduced to 0,15 mm/s (see Table 1).

The cutting parameters obtained are shown in Table 2 and the pictures 3 - 5. Using a comparable average energy per mm length, the largest cut depth accompanied by the smallest thermal damage area is achieved with the Er:YAG laser, followed by the CO_2 laser at 9.6 μm.

The individual damage zones are more pronounced at 10.6 μm than at 9.6 μm. An important feature in order to be able to compare the healing process with the conventional osteotomy with a saw

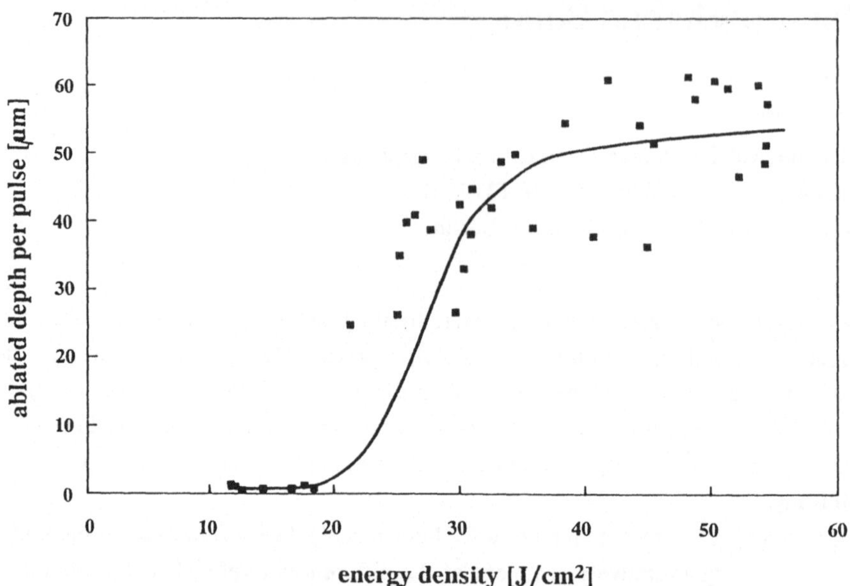

Fig.1: Measured characteristic curve of the ablation depth per pulse on bone for the Er:YAG laser at 2,94 μm. The pulse duration was 180 μs (FWHM) and the repetition rate 8 Hz.

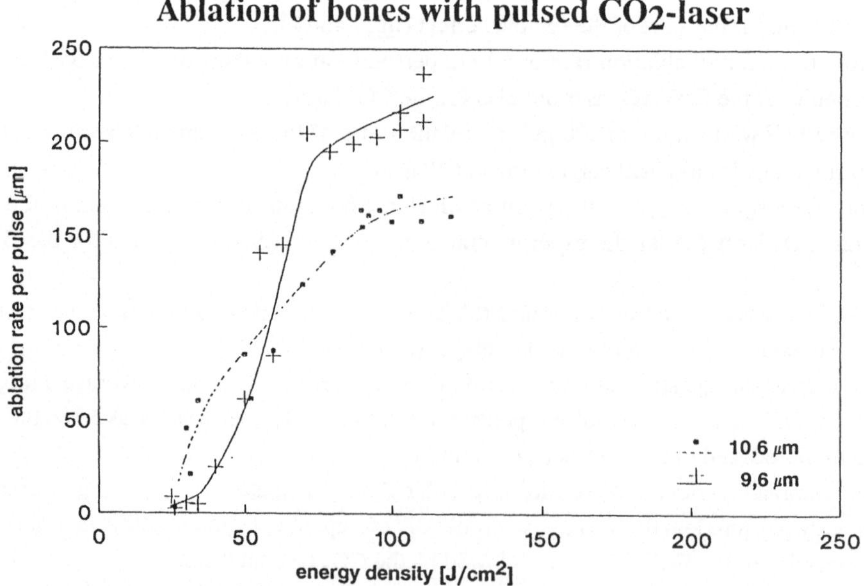

Fig.2: Measured characteristic curves of the ablation depth per pulse on bone for CO2 laser wavelength. The pulse duration was 170 μs (FWHM) and the repetition rate 4 Hz.

Tab.1: Laserparameter of pulsed CO_2-laser at bonecuts

laser	wavelength [μm]	cutting velocity [mm/s]	pulse duration (FWHM) [μs]	pulse frequency [Hz]	pulse energy [J]	average power [W]
CO_2	9,6/10,6	0,15	170	3	0,55	1,65

laser	peak power [W]	focus diameter [mm]	pulse energy density [J/cm^2]	peak power density [W/cm^2]	average power density [W/cm^2]	average energy per length of cut [J/mm]
CO_2	3235	1	69	$4 \cdot 10^5$	206	11

Tab. 2: Cutting depth, -width and damage zones of bone-cuts with the Erbium:YAG- and pulsed CO2-laser.

(average energy per length bonecut 11 J/mm)

Laser	cutting depth [mm]	cutting width [mm]	average carb. and crist. zone [mm]	average tran- sitionzone [mm]
Erbium:YAG	3,3	1,1	-	0,05
CO2 9,6 μm	2,83	1,0	0,025	0,025
CO2 10,6 μm	1,91	0,9	0,04	0,04

Tab.3: bone composition   Literature: [1] , [2]

20% organic matrix	95% collagen
	5% { ground substance consisting of glycosamino glycans / other proteins }
50 - 60% inorganic salts	85% hydroxyapatite $Ca_5OH\,(PO_4)_3$ (the most important crystalline modification of calcium phosphate $Ca_3\,(PO_4)_2$)
	10% calcium carbonate $CaCO_3$
	1,5% magnesium phosphate $Mg_3\,(PO_4)_2$
	0,3% calcium fluoride CaF_2
	0,2% calciumchloride $CaCl_2$
20% water	

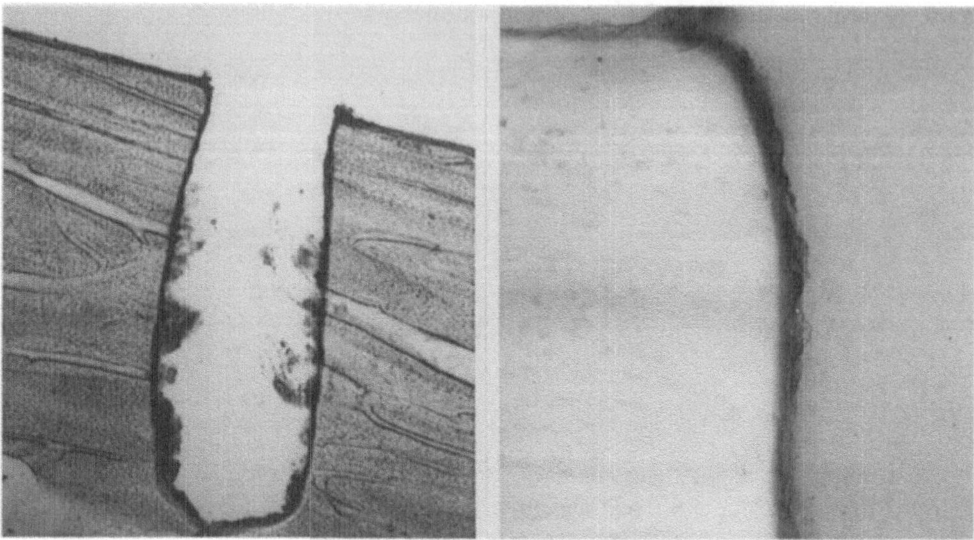

Fig.3: Histological autofluorescence picture of an Er:YAG-lasercut in bone without any crystallisation- and carbonisationzone but with a small transitionzone, left mag. 2.5, right mag. 20

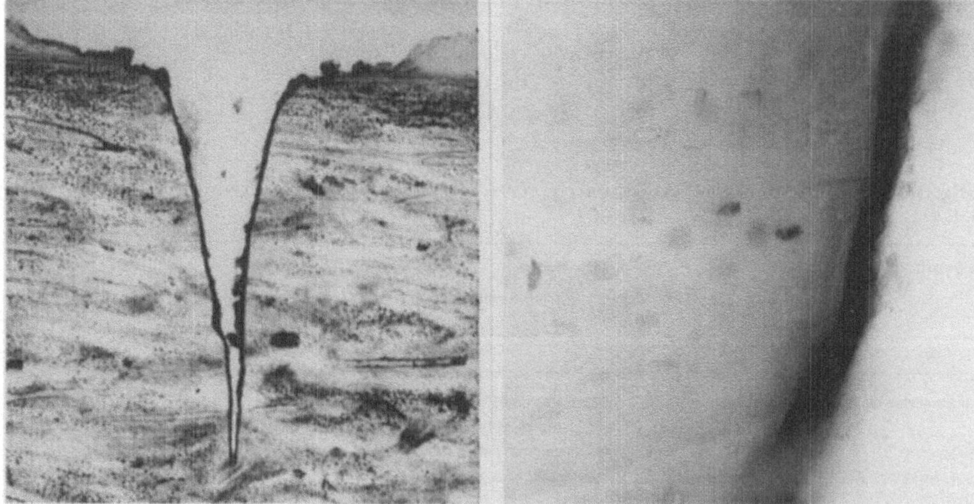

Fig.4: Histological autofluorescence picture of a pulsed CO_2-lasercut in bone, wavelength 9,6 μm, with a small crystallisation-, carbonisation- and transitionzone, left mag. 2.5, right mag. 40

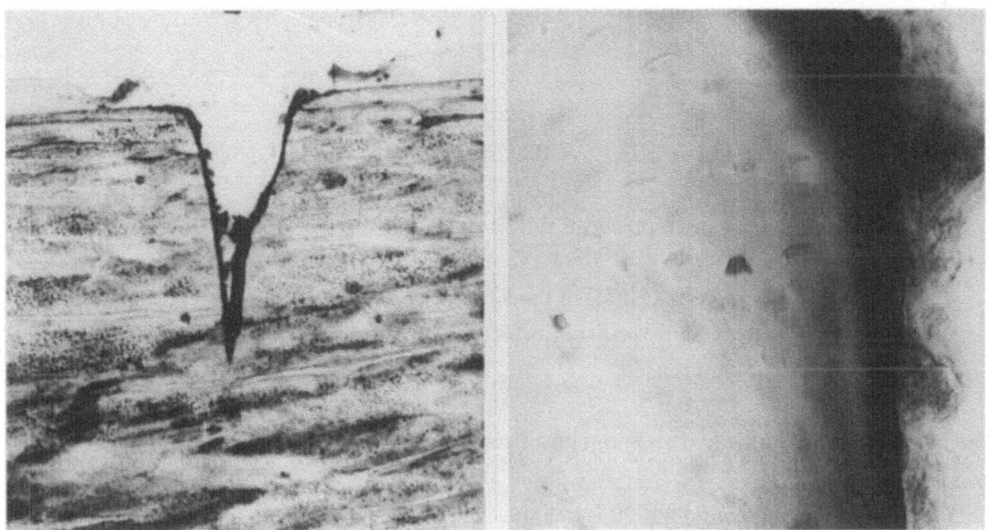

Fig. 5: Wavelength 10,6 μm compared to the bone-cut of Fig.4. The three damagezones are more pronounced (see table 2).

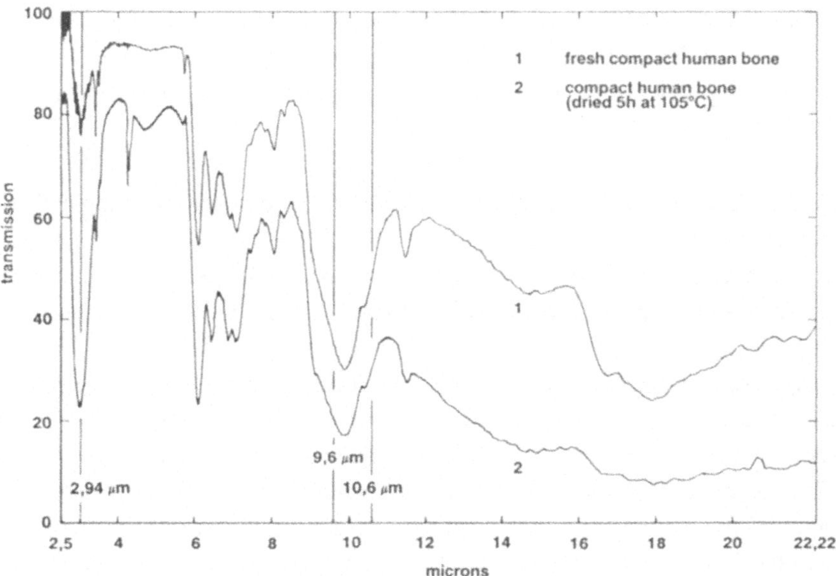

Fig.6   Transmission spectra of compact human bone in the mid IR region

is reduction of the carbonisation zone to a minimum. At the present time this is only possible with the Er:YAG laser.

This may be attributed to:

- better focussing characteristics, together with the associated higher energy density of the Er:YAG laser
- "spikes" with a higher peak power of the Er:YAG laser which are superimposed on the basic pulse curve
- the different absorption behaviour of the various laser wavelengths on bone, shown in fig. 6 in the form of a transmission spectrum, which results in different ablation mechanisms according to which laser type is used.

The most important individual components of compound bone material are given in percent as follows (table 3).

1) Water with a total content of 20% in bone
2) Collagen accounts for 95% of the organic matrix, with a total content of 25%
3) Hydroxyapatit, or alternatively calcium phosphate, accounts for 85% of the inorganic salts, with a total content of 50% - 60%.

The absorption coefficient of water is 7 - 10x higher for the Er:YAG laser than the CO_2 laser at both wavelengths (fig. 7). If one dries a fresh bone sample for 5 hours at 100°C, the transmission "valley" of water at 3 μm diminishes (see fig. 6). This reduction in the absorption can be attributed mainly to the water, but also to the destruction of the organic components in bone. The absorption of light at the wavelength 2.94 μm is, for example for collagen, 2 and 4x higher than at 9.6 μm and 10.6 μm respectively (fig. 8).

If one regards the absorption of the different wavelengths in hydroxyapatit the ratio of 9.6/10.6 μm is 7 and that of 9.6/2.94 μm is 2,5.

The transmission spectrum of tribasic calcium phosphate as a main constituent of mixed salt hydroxyapatit also shows the same tendency (faktor of 15 and 3,5 respectively in fig. 10).

The preliminary results, which must be confirmed by further experiments, indicate when using comparative laser parameters for the lasers described above the minimal formation of a carbonisation zone when removing bone with Er:YAG laser is due to coupling in water and organic consistuents. In the case of the CO_2 laser there is a lesser degree of coupling in water and according to the wavelength, an increased coupling with the inorganic salts in the bone matrix. In the next stage of our research the form and the composition of the carbonized material and that which has crystallized out, will be examined chemically and with the scanning electron microscope, in order to provide more information about the different removal mechanisms for both lasers and where possible, to facilitate the development of a biologically compatible new cutting instrument which is capable of effecting high ablation rates combined with a low level of thermal damage and no carbonization.

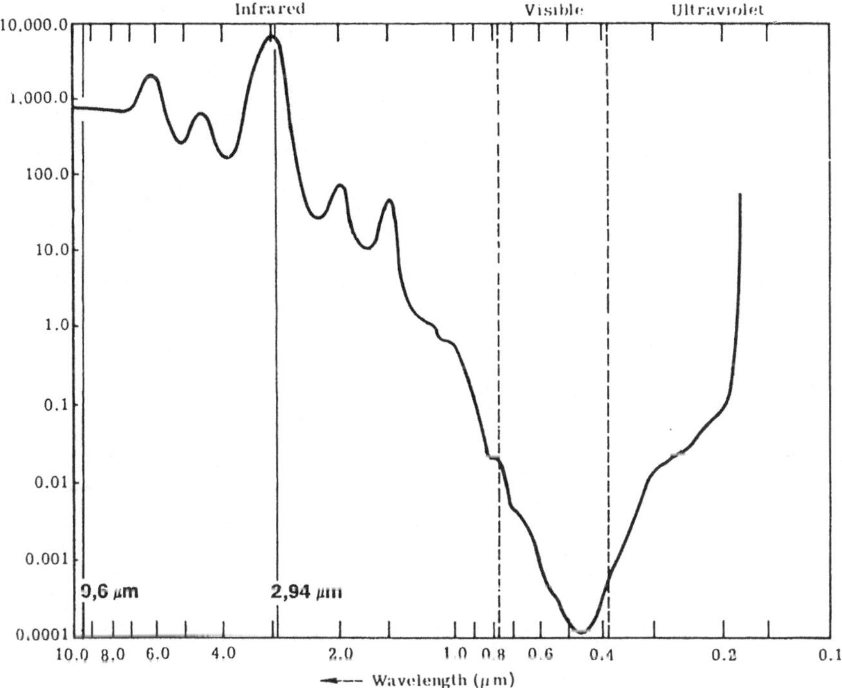

Fig.7: The absorption coefficient of water [6]

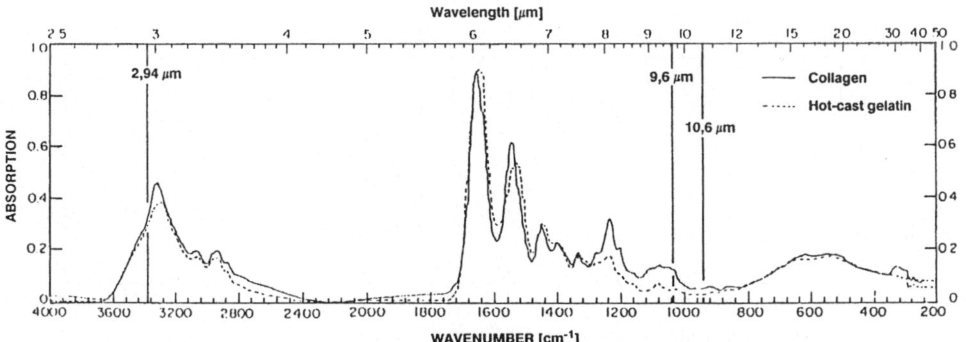

Fig.8: The IR absorption spectrum of collagen and hot-cast gelatin. Collagen film, thickness 2.5 μ, cast at 23 °C from 0.05 M acetic acid. Gelatin film, thickness 2.5 μ, cast at 65 °C from aqueous solution. Both films dehydrated under vacuum at room temperature. Lit.: [5]

74

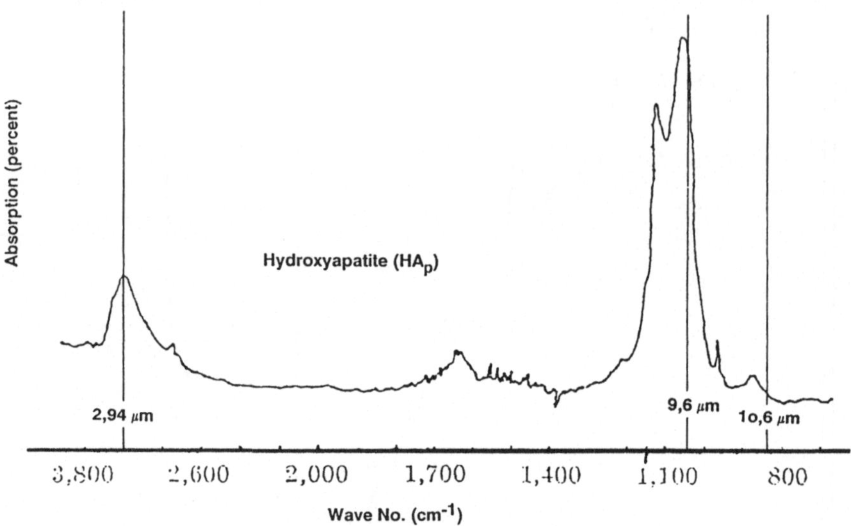

Fig.9   Infrared absorption spectra of hydroxyapatite   Lit.: [3]

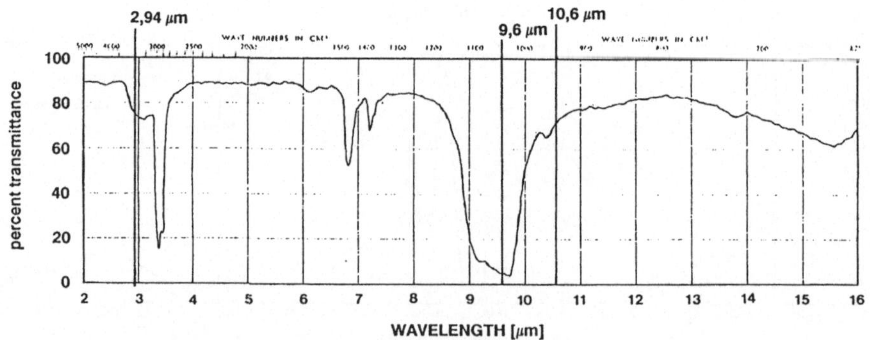

Fig.10:   Infrared spectra of Calcium phosphate tribasic, Ca₃(PO₄)₂, Lit. [4]

We would like to thank Frau L. Hirst for her help in translating this text.

Literature

[1] NUSS, R. L. et al: Infrared Lasers Bone Ablation. Lasers in Surgery and Medicine 8, 381-392, (1988)

[2] BERTROLINI, R.: Systematische Anatomie des Menschen. Fischer Verlag Stuttgart, P. 27, (1979)

[3] BEATON, J. D., CHARLTON, T. L., SPEER, R.: Identification of Soil-fertilizer Reaction Products in a Calcareous Saskatchewan Soil by Infrared Absorption Analysis. Nature, 1329, (1963)

[4] MILLER, F. A., WILKINS, C. H.: Infrared Spectra and Characteristic Frequencies of Inorganic Ions. Anal. Chem. 24, 1253-1254, (1952)

[5] YANNAS, J. V.: Collagen and Gelatin in the solid State. J. Macromol Sci. Rev. Macromol Chem. 1, 49-104, (1972)

[6] BOULNOIS, J.-L.: Photophysical Processes in Recent Medical Laser Development: A Review. Laser in Medical Science 1, 1, 47-66, (Jan. 1986)

The Excimer-Laser in Orthopedics

M. Zimmer, R. Birngruber[*], K. Bise[**], K. Fritsch, H.J. Refior, U. Seis

Orthopädische Klinik der LMU, Marchioninistr. 15, 8 München 70

[*] Augenklinik der LMU, Mathildenstr. 8, 8 München 2

[**] Institut f. Neuropathologie d LMU, Thalkirchnerstr. 36, 8 München 2

Physical principle of the Excimer Laser

The first Excimer Laser was demonstrated by BASOV in 1970 (1). Depending of their physical properties Excimer Lasers emit ultraviolet radiation in very short pulses (2). This is the most important difference to the infrared lasers, the CO_2- and the Neodym-Yag-Lasers, which are commonly used in medizine.

With shorter radiation time and higher power density the effect on biological tissue varies from photochemical to the thermal processes and further to non-linear processes. The effect caused by ultraviolet laser radiation is a non linear process called photoablation.

The photoablation was described by SRINIVASAN in 1982 (3). The radiation is thought to break the covalent bonds of the macromolecules throwing out the resulting molecular fragments in miniexplosions. This results in the ablation of material with very little thermal side effects.

Morphological and histological effects of infrared and ultraviolet laser radiation

The difference of thermal effects and photoablation on bovine meniscus was studied experimentally.

The lesions in bovine meniscus induced by a Neodym-Yag-Laser (1060 nm) and an Excimer Laser (308 nm) morphologically show a comparable thickness of the necrotic zone (fig. 1 and fig. 2). In contrast to the Excimer Laser, the Neodym-Yag-Laser produces an excessive carbonisation on the surface.

The microscopic and histologic comparison (fig. 3 and 4) indicates the following:

- No carbonisation,

- less necrosis and

- less derangement of the meniscus texture under
  the necrotic zone using the Excimer Laser.

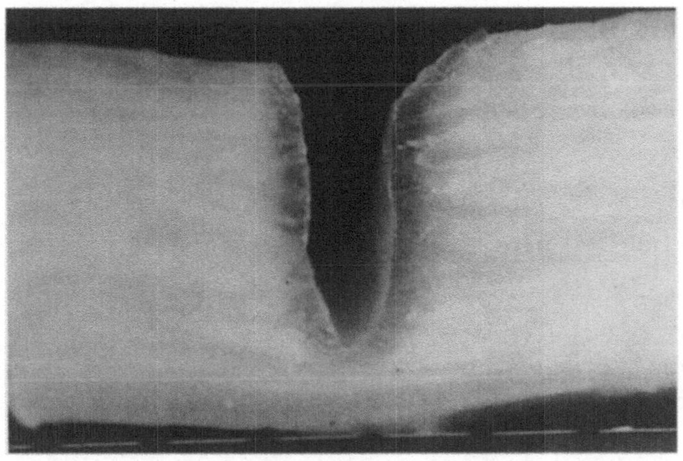

Figure 1: Bovine meniscus treated with an Excimer Laser having an puls energy of 40 mJ for 15 sec (124 Hz).

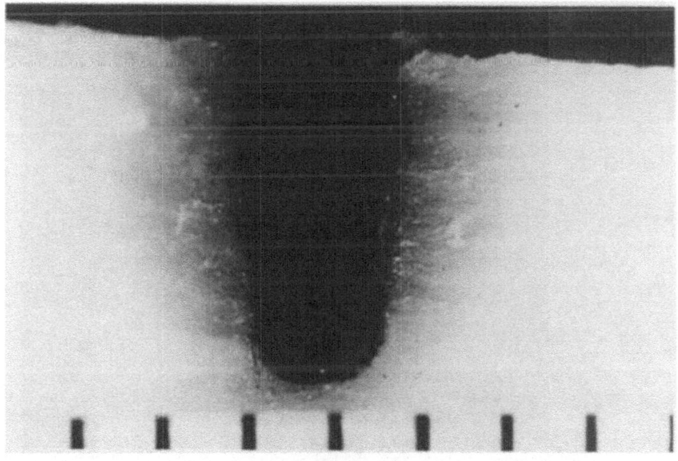

Figure 2: Bovine meniscus treated with a Neodym-Yag-Laser at 40 W for 15 sec.

The high resolution of figure 4 demonstrates that the homogeneous zone of necrosis consists of two parts when it is produced by the Neodym Yag Laser: the outer non stainable layer, where all cellular structures are destroyed, and the inner layer demonstrating intensive staining and lack of the cartilageous texture. The Excimer Laser does not produce the carbonized and the outer not stainable necrotic zone.

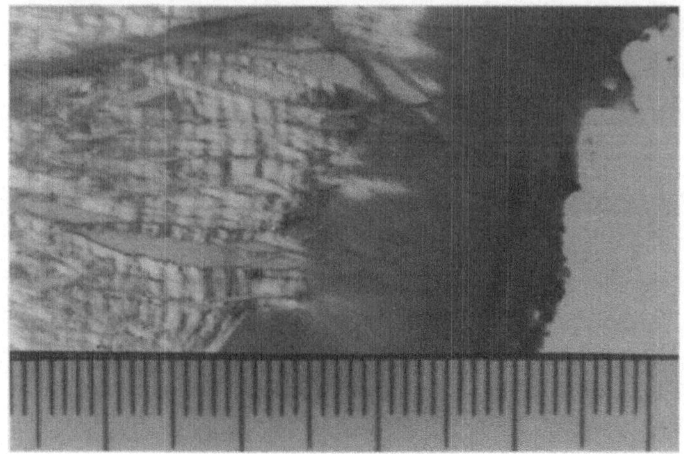

Figure 3: Histologic preparation of bovine meniscus treated with the Excimer Laser, as in figure 1.

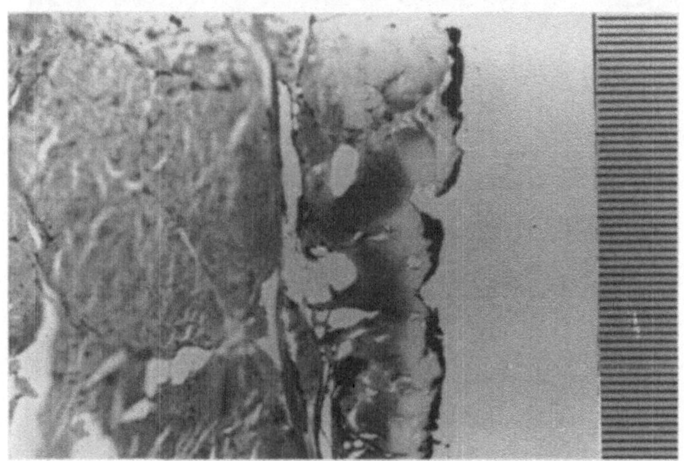

Figure 4: Histologic preparation of bovine meniscus treated with the Neodym Yag Laser, as in figure 2.

Potential orthopedic fields for Excimer Laser application

The advantages of the conventional thermal lasers in surgery are their non-contact surgery, simultaneous cutting and coagulation, precise visual localisation and depth control and easy handling in endoscopic and microscopic procedures.

79

he advantages of the Excimer Laser with its good depth control and
inimal thermal side effects as well as the disadvantage of decreased
oagulation offer different indications from those of the conventional
asers.

he Excimer Laser is not a tool for cutting, but rather one for
blating. This is the reason for its success in corneal surgery and
ngioplasty.

rthroscopy is the only orthopedic application where the Excimer Laser
s already used clinically. Whereas the nucleotomy or the removal of
one cement is in its experimental stage microsurgery and osteotomy
re still only theoretical applications.

n arthroscopy the Xenon Chlorid Laser (308 nm) is mainly used for
shaving cartilage (4). The rough surface of chondromatous lesions has
until now been smoothed using by mechanical shavers. Sharp edges often
result and the shavers are difficult to apply parallel to the
cartilage surface at times. The Excimer Laser produces a smooth
surface and is easy to handle by way of its flexible fibers, how
ever, is very slow. For this reason a complete meniscectomy is
presently not practicable, rather only the treatment of sharp edges
after mechanical resection.

Soft tissue treatment such as plica resection, lateral release
operation or synovectomy remain prospective applications until the
coagulating effect of the Excimer Laser has been evaluated.

Literature:

(1) N.G. BASOV, V.A. DANILYCHEV, Y.M. POPOV, D.D. KHODKEVICH: JETP
    Lett. 12, 329 (1970)
(2) F.K. KNEUBÜHL, M.W. SIGRIST: Laser. Teubner Studienbücher 276-289
    (1988)
(3) R. SRINIVASAN, B. BAREN, D.E SEEGER, R.W. DREYFUS: Macromolecules
    19, 916 (1986)
(4) G. HOHLBACH, K.O. MÖLLER, U. SCHRAMM, G. BARETTON: Z. Orthop. 127,
    216- 221 (1989)

Laser Blepharoplasty VS Surgical Blepharoplasty

M.A. Trelles M.D.Ph.D.*; J. Sanchez M.D.*; P. Sala M.D.*;
P. Abergel M.D.**; David M.D.**

INTRODUCTION

Surgical blepharoplasties have many inconveniences, as for
example, haemorrhages, ecchymosis or oedemas that occur
immediately after surgery o during the recovery stage. David has
described a new technique of blepharoplasty (1) using the CO2
laser, in which the fat of the lower bags, through the mucosa of
the eyelid is eliminated. This technique avoids the risks of
haemorrhages, bursting and scarring and , thanks to the CO2 laser
help, becomes more rapid in procedure, less traumatic and
permits, comparatively to conventional surgery, an earlier
reincorporation to duties.

In this paper the experience of the Instituto Médico
Vilafortuny of Cambrils / Tarragona is reviewed.

MATERIAL AND METHOD

Eighteen patients operated at the INSTITUTO MEDICO
VILAFORTUNY have on average age of 38 years, are examined in this
study. All of them haved excessive fat at the lower eyelid with
abnormally protudence of the same.

----

* Instituto Médico Vilafortuny,E-43850 CAMBRILS/Tarragona.Spain
** Hermosa Skin Clinic, Los Angeles, CA -USA

Procedure was as follow: All patients, previous to surgery, are informed of the characteristics of CO2 laser blepharoplasty and the visual condition controlled and Aspirin is forbidden to be taken for 10 days prior to surgery. Photographic control before and after blepharoplasty is carried out using Ektachrome 100 ASA film.

Ten miligrams Diazepan are given, intramuscular, to the patient 30 minutes before the operation. Desinfection of the all face is done with Armil (R) (Benzalconio Cloruro 1:5000) and several drops of Tetracaine Clorhidrato colirium are given to both eyes as well as a local post-injection of 2 ml Lidocaina with Norepinefrina at 2 %, in the lower eyelid, through transconjuntival route.

Protecting the eye with a jagger plate, incision of the palpebral mucosa, using CO2 laser CW 7W (focus 0'5 mm) is done, until the medium fat bag is reached (Graph I). At this point the fat bag is excised with the CO2 laser and the same procedure is done with the bag closer to the nose. (Graph II)

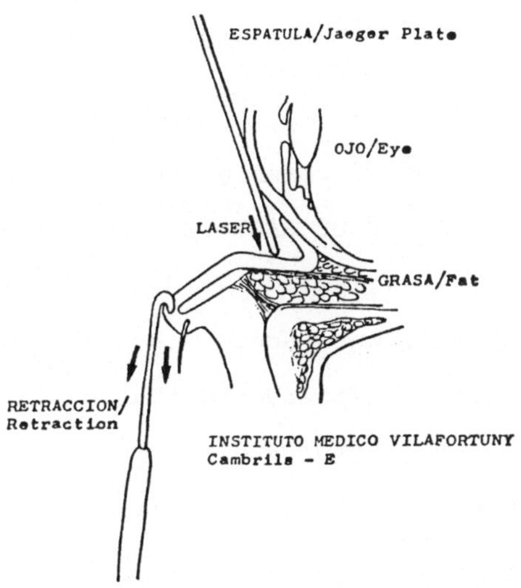

Graph I

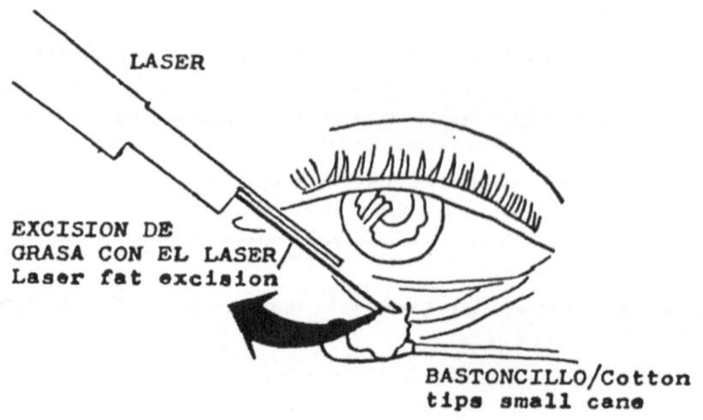

INSTITUTO MEDICO VILAFORTUNY/Cambrils-E   **Graph II**

When surgery is finished the eyelid is placed back to its normal position removing the jagger plate. No stitches are placed. Following, two drops of gentamicine colirium are applied and equal surgery procedure is done in the other eye.

After surgery, the patient is recommended to use ice-packs several times during the first day. Aspirin is forbidden to be taken for two weeks and Gentamicine colirium is prescribed three times per day, 2 drops for 8 days, as well as Eritromocine 500mg every 8 hours for 7 days.

Control of the results are done 24 hours, 72 hours, 7 days and 6 months after surgery. The out-look of the eyelid, as well as the visual condition, scars and aesthetic result is examined every time.

Results are evaluated according to an scale of 4 califications (Graph): **VERY GOOD RESULTS** were considered when patient and doctor are satisfied with the results of blepharoplasty. **GOOD RESULTS** when doctor is satisfied with the blepharoplasty but the patient considered that results could be better. **FAIR RESULTS** when doctor and patient estimated that blepharoplasty could have given better results and **BAD RESULTS**, when blepharoplasty does not give noticiable changes with rapport to the primitive condition.

RESULTS

All patients passed the controls of 24 and 72 hours as well as the control of 7 days after blepharoplasty, but it is difficult to have all patients to pass the control of the 6 months.

At the exam done 24 hours after the blepharoplasty, it is usual that no patient report any particular symptom buts bursing, small haematomas can be present. (Pictures 1-3)

From the analysis of 18 patients, results are as follows: 12

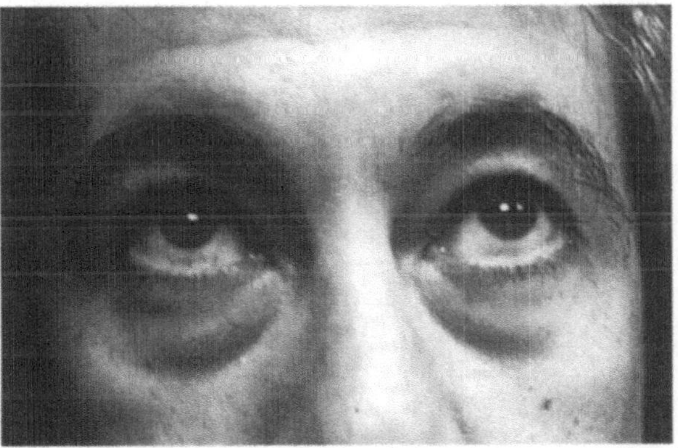

Picture 1:
Patient before Blepharoplasty

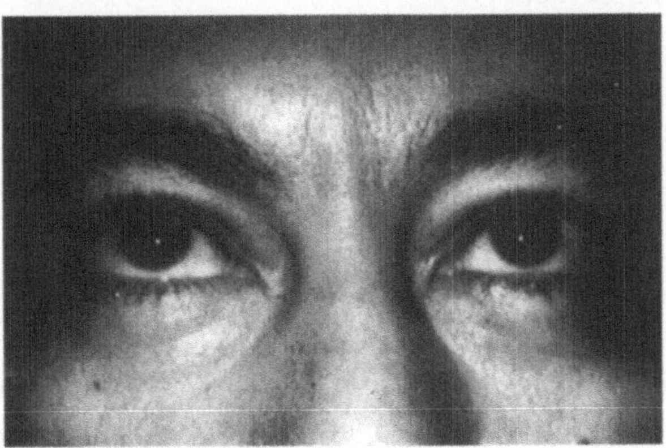

Picture 2:
Seven days after blepharoplasty

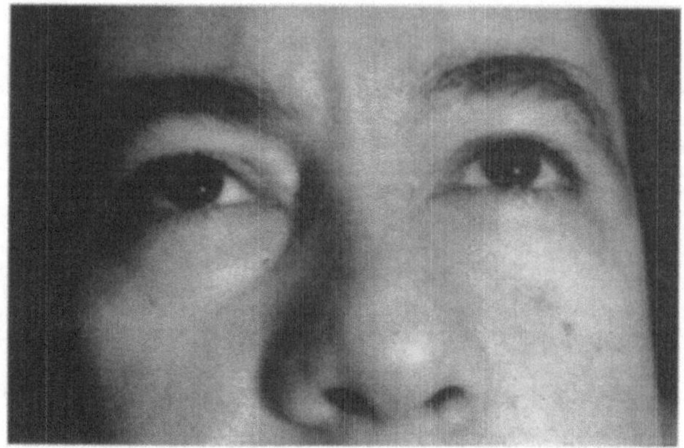

Picture 3:
Two weeks after blepharoplasty

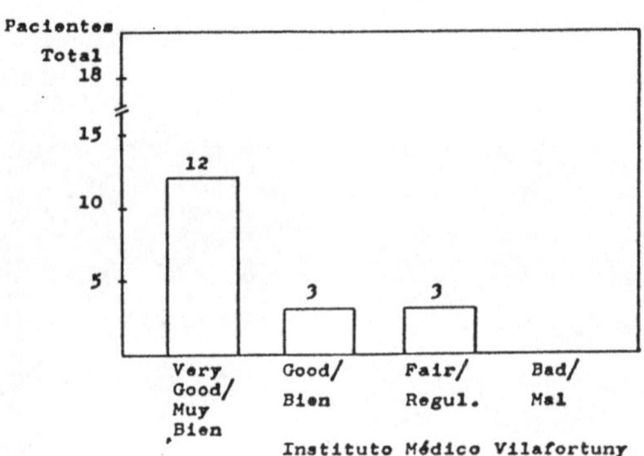

Graph III

VERY GOOD, 3 GOOD cases and 3 FAIR. No BAD results have been found so far. (Graph III)

COMMENTS

Blepharoplasty needs an accurate knowlege of the eye anatomy and the blepharo surgical technique (2).

This antiaesthetic defect of excess of fat of the eyelid lower bags is one basic reason for the tired and aged aspect of the face. David's technique should be incorporated as routine procedure for blepharoplasty in pastic surgery. The use of CO_2

laser, as haemostatic tool avoids the major risk of complications of blepharoplasty, as for example: haematomas, ectoprion, epihora and logophtalmos.

The examination of the blepharoplasty candidat should lead to the selection of the most suitable patient. The patient should have a loose or lax eyelid which permits for its easy movement and facilitates the procedure of laser surgery. It is noticed that those individuals who have lax eyelids are the most apt for using the transconjunctival blepharoplasty technique. In these patients the surgical eyelid mucosa area is larger and allows for an easier approach of the fat bags.

The Davids' technique renews the transconjunctival route proposed by Tessier (3), and Tomlison (4) that, by using the CO2 laser, the possible sequelae of scarring is avoied.

By using this blepharoplasty technique burting is minimal, and infections are prevented, leading to a rapid postoperative recovery and to an earlier reincorporation to duties.

The CO2 laser blepharoplasty then should be considered as a safe operation. Needless to say its protocol procedure has to be respect ed in order to avoid negative results.

REFERENCES

1.- David, L.M.; Sanders, G.H. (1987) Carbon Dioxide Laser Blepharoplasty: A Comparison to Cold Steel Knife Methods. Journal of Dermatologic Surgery and Oncology, 13:2, pp 110-114.

2.- Mir, L. (1989) Blefaroplastias. Cirugía Plastica Ibero-Latinoamericana. Vol XV. n.3 pp 175-179.

3.- Tessier, P. (1973) The Conjuntival approach to the Orbital Floor and Maxila in Congenital Malformation and Trauma. J. Maxilla-facial Surg. 1-3

4.- Tomlison, F.B.; Hovey, L.M. (1975) Transconjunctival Lower Lid Blepharoplasty for removal of Fat. Plast. Reconstr. Surg. 56-314.

Neurochirurgie
Neurosurgery

mechanischen elektrischen Irritationen des Steuerorgans Gehirn. Die thermischen Schädigungen selbst lassen sich bei exakter Vorauswahl der Bestrahlungsparameter wie Energie, Zeit, Fokusierung und Form der Zuführung (kontinuierlich oder supergepulst) minimieren. Das bisher Gesagte gilt in erster Linie für den CO_2-Laser, den wir als Mikroinstrument zum Schneiden, Verdampfen und Schweißen verwenden.

Neue Indikationen

Das Bestreben, chirurgische Eingriffe weniger invasiv zu gestalten, führte in der Folge zur vermehrten Anwendung des Neodymium Yag Lasers mit seinen verschiedenen Wellenlängen als endoskopisches Instrument. Dabei verfolgen wir derzeit drei Projekte mit neuen Indikationen:

1. Die percutane Rekanalisation von Carotiden mittels Laser in Lokalanästhesie,
2. die percutane Nucleus pulposus Denaturierung von degenerierten lumbalen Bandscheibenvorfällen in Lokalanästhesie und
3. die stereotaktisch geplante interstitielle Laserthermotherapie zentraler inoperabler Hirntumore unter gleichzeitiger MR-Kontrolle. Auch dieser Eingriff wird in Lokalanästhesie durchgeführt.

Über die beiden ersten therapeutischen Maßnahmen sprechen wir in zwei separaten Vorträgen auf diesem Kongreß. Wir haben bisher zur Vorbereitung des ersten Projektes an die 300 Rekanalisationen peripherer Gefäße durchgeführt und in einer ersten Auswertung noch nach 2 Jahren 75% der so rekanalisierten Gefäße offen gefunden.

Von den 160 Patienten, bei denen wir ohne exakte Indikationsstellung den Nucleus pulposus denaturierten als letzten Schritt in der nicht operativen Behandlung des Bandscheibenvorfalles, konnten wir 60% der Patienten ohne Operation nach Hause entlassen. Wir verwenden dazu den Neodymium Yag Laser mit der Wellenlänge von 1318µ.

Interstitielle Thermotherapie, Methode, Prinzip

In der Neurochirurgie sind manche Tumoren aufgrund ihres Sitzes funktionell oder absolut inoperabel. Das führt dazu, daß der eigentlich gutartige Tumor (niedergradiges Astrozytom) zur tötlichen Bedrohung unseres Patienten werden kann.
Die einzige Behandlungsart dieser Prozesse war bisher die interstitielle Bestrahlung durch stereotaktische Applikation von radioaktiven Seeds. –
1984 untersuchten wir einen 8jährigen Knaben mit Hemiparese links und fanden als Ursache im Computertomogramm eine Läsion im rechten Thalamus. Damals erprobten wir unser neues Encephaloskop und gewannen deshalb die histologische Probe nicht durch eine stereotaktische Biopsie sondern unter visueller Kontrolle transventrikulär mit unserem Encephaloskop. Die histologische Diagnose lautete "niedergradiges Astrozytom". –

mechanischen elektrischen Irritationen des Steuerorgans Gehirn. Die thermischen Schädigungen selbst lassen sich bei exakter Vorauswahl der Bestrahlungsparameter wie Energie, Zeit, Fokusierung und Form der Zuführung (kontinuierlich oder supergepulst) minimieren. Das bisher Gesagte gilt in erster Linie für den CO_2-Laser, den wir als Mikroinstrument zum Schneiden, Verdampfen und Schweißen verwenden.

Neue Indikationen

Das Bestreben, chirurgische Eingriffe weniger invasiv zu gestalten, führte in der Folge zur vermehrten Anwendung des Neodymium Yag Lasers mit seinen verschiedenen Wellenlängen als endoskopisches Instrument. Dabei verfolgen wir derzeit drei Projekte mit neuen Indikationen:

1. Die percutane Rekanalisation von Carotiden mittels Laser in Lokalanästhesie,
2. die percutane Nucleus pulposus Denaturierung von degenerierten lumbalen Bandscheibenvorfällen in Lokalanästhesie und
3. die stereotaktisch geplante interstitielle Laserthermotherapie zentraler inoperabler Hirntumore unter gleichzeitiger MR-Kontrolle. Auch dieser Eingriff wird in Lokalanästhesie durchgeführt.

Über die beiden ersten therapeutischen Maßnahmen sprechen wir in zwei separaten Vorträgen auf diesem Kongreß. Wir haben bisher zur Vorbereitung des ersten Projektes an die 300 Rekanalisationen peripherer Gefäße durchgeführt und in einer ersten Auswertung noch nach 2 Jahren 75% der so rekanalisierten Gefäße offen gefunden.

Von den 160 Patienten, bei denen wir ohne exakte Indikationsstellung den Nucleus pulposus denaturierten als letzten Schritt in der nicht operativen Behandlung des Bandscheibenvorfalles, konnten wir 60% der Patienten ohne Operation nach Hause entlassen. Wir verwenden dazu den Neodymium Yag Laser mit der Wellenlänge von 1318μ.

Interstitielle Thermotherapie, Methode, Prinzip

In der Neurochirurgie sind manche Tumoren aufgrund ihres Sitzes funktionell oder absolut inoperabel. Das führt dazu, daß der eigentlich gutartige Tumor (niedergradiges Astrozytom) zur tötlichen Bedrohung unseres Patienten werden kann.
Die einzige Behandlungsart dieser Prozesse war bisher die interstitielle Bestrahlung durch stereotaktische Applikation von radioaktiven Seeds. -
1984 untersuchten wir einen 8jährigen Knaben mit Hemiparese links und fanden als Ursache im Computertomogramm eine Läsion im rechten Thalamus. Damals erprobten wir unser neues Encephaloskop und gewannen deshalb die histologische Probe nicht durch eine stereotaktische Biopsie sondern unter visueller Kontrolle transventrikulär mit unserem Encephaloskop. Die histologische Diagnose lautete "niedergradiges Astrozytom". -

In unserer Niedergeschlagenheit, hier nicht helfen zu können, faßte der Autor
den Entschluß, den Tumor durch das Endoskop mit einer eingeführten Lasersonde
zu denaturieren. Gesagt, getan. Unter extremer psychischer Spannung denaturierten wir den Tumor mit ca. 50.000 Joule unter ständiger Kühlung mit physiologischer
Kochsalzlösung. Der Patient erwachte 2 Stunden später, der CT zeigte lediglich
die Biopsieläsion und innerhalb einer Woche bildeten sich die neurologischen Ausfälle völlig zurück. Intermittierend trat dafür ein Clüver Bucy Syndrom auf.
Eine 2 Monate später durchgeführte CT-Kontrolle zeigte keinen Tumor mehr. Da
damals nur nackte Lichtleiter zur Verfügung standen, war zu diesem Zeitpunkt
die Behandlung ventrikelnaher Tumore auf diese Art und Weise möglich.
    Diese Situation änderte sich 1986 grundlegend. Nun standen uns aber Saphir-
spitzen zur Verfügung und außerdem die magnetische Resonanz Untersuchung des
Gehirns (Geza Jako, persönliche Mitteilung September 1986).
Damit wurde es nun möglich, Tumore von ihrem Mittelpunkt aus langsam zu er-
hitzen und zu zerstören, ohne daß es zur Überhitzung der Lichtleiter kommt.
Darüber hinaus wird dieser "Kochvorgang" "real time" am Kontrollmonitor sichtbar.
Die Behandlung zentraler gut- aber auch bösartiger Tumore war nun ein rein
organisatorisches Problem.

Organisation

Die Ortung und Punktion des Tumors erfolgt stereotaktisch. Dazu wird dem
Patienten ein Ringsystem aufgesetzt und der Schädel in Lokalanästhesie trepaniert.
Nach diesem Vorgang werden die Koordinanten für den Zielpunkt der Sonde im CT
errechnet (Tumormittelpunkt), Winkel und Länge der Sonde bestimmt. Einführen
der Lasersonde unter normaler Röntgenkontrolle und Fixation der Sonde durch eine
Skalpschraube. Der nächste Akt findet im MR statt. Hier wird die Sonde an den
Laser angeschlossen und während der Kochphase (derzeit 3-10 Minuten) werden
laufende MR-Ableitungen beobachtet. Drei Minuten nach Beginn der Laserung
kommt es zum Auftreten von Signaländerungen am Monitor. Diese Signaländerungen
zeigen sich in allen Ableitungen am deutlichsten aber in der FFE. Wir verwenden,
um die Sonden zu schonen und aus Sicherheitsgründen, um den Vorgang kontrol-
lieren zu können, für das Kochen des Tumors 4 Watt über 3-10 Minuten (Neodymium Yag Laser 1.06µ). Mit dieser Technik konnten wir bisher die so behandelten Tumore eindeutig und komplett denaturieren.
Derzeit sind wir bemüht, das dazu benötigte Instrumentarium MR-kompatibel zu
bekommen und zu konstruieren. Darüber hinaus arbeiten wir daran, eine drei-
dimensionale Präsentation des Geschehens zu erhalten. Die physiologische Kontrolle,
Sprech- und Bewegungsübungen mit dem Patienten werden über eine Sprechanlage
und über den Kontrollmonitor bewerkstelligt.
Wir glauben, daß dieses Projekt unsere neuerlich aufgeflammte Laserbegeisterung
rechtfertigt.

Der Hirnstammtumor im Wandel der Therapie

O.J. Beck[1], E.Waidhauser[1], K. Bise[2]
1) Neurochirurgische Klinik der LMU, Klinikum Großhadern,
2) Neuropathologisches Institut der LMU, München.

Angaben über Operationen im Hirnstamm in der Literatur sind spärlich, rückblickende Betrachtungen desolat. So spricht BAILEY von einem traurigen Kapitel in der Geschichte der Neurochirurgie. Unter weitgehender Anlehnung an die Einteilung von EPSTEIN haben wir einen Hirnstammtumor wie folgt definiert: Ein Hirnstammtumor liegt dann vor, wenn nach dem Kernspin u n d dem operativen Eingriff die Geschwulst im Stamm lokalisiert ist (intrinsic brain stem tumor) oder aus dem Hirnstamm herauswächst (exophytic brain stem tumor). Chordome (DIA) und Plexuspapillome (DIA) zählen nicht zu den Hirnstammtumoren, auch wenn sie den Stamm erheblich verdrängen, sehr tief in den Stamm einwachsen und entsprechend hohe operative Anforderungen stellen können. Histologisch rechnen wir zu den Stammtumoren alle Gliome, einschließlich der pilocytischen Astrocytome. Ependymome, die den Hirnstamm umwachsen oder die Ventrikel austamponieren (DIA) finden keine Berücksichtigung, während Ependymome, deren Tumormasse zum großen Teil i m Stamm lokalisiert ist, zu den Stammtumoren gerechnet werden. Selten sind Gangliozytome, Gangliogliome oder Lindau-Tumore im Hirnstamm.
Aufgrund unzureichender neuroradiologischer Untersuchungsmethoden war es erst seit Einführung der Computertomographie, insbesondere aber der Kernspintomographie möglich, einen Hirnstammtumor exakt darzustellen. Pneumecephalographie, positive Ventriculographie und Myelographie mit Darstellung des cranio-cervikalen Überganges erlaubten nur indirekte Hinweise, keinesfalls jedoch eine direkte Darstellung, geschweige denn eine Aussage über die Ausdehnung des Stammtumorprozesses. Die operativen Möglichkeiten beschränkten sich im wesentlichen auf sogenannte Entlastungsoperationen, sei es durch Anlegen eines Shunts oder durch Dekompression des Stammes (z.B. Resektion des Atlasbogens usw.). LASSITER beschreibt 1971 die Eröffnung von Tumorzysten im Hirnstammbereich. Trotz genauer Ortung gebot die fehlende Kenntnis über die Ausdehnung der Geschwulst diese in der Regel in loco zu belassen (DIA).
Anatomisch wird der obere vom unteren Hirnstamm unterschieden, der die Medulla oblongata, die Pons und den cerviko-medullären Übergang enthält (DIA). Während operative Eingriffe im Bereich des oberen Hirnstammes nach wie vor nicht sehr erfolgversprechend sind, verdienen operative Eingriffe im unteren Hirnstammbereich unsere Aufmerksamkeit.

1980 hatte BILANIUK u.a. bereits auf die genaue Erkennung einer Stammgeschwulst im CT hingewiesen, HOFFMANN 1987 und EPSTEIN 1988 zusätzlich die Vorteile der Kernspintomographie beschrieben. So können computertomographisch nachgewiesene peritumoröse Ödemzonen im MR als diffuser Tumor entlarvt werden. Die Einteilung der Hirnstammtumore sollte deshalb in erster Linie nach dem MR erfolgen, wobei wir das Schema von EPSTEIN (DIA) übernehmen. Disseminierte Tumore können zur Zeit operativ noch nicht erfolgreich angegangen werden, sodaß dieser Punkt hier nicht weiter behandelt werden soll.

Intrinsic tumors (9 P.)

Bei den im Hirnstamm gelegenen Tumoren unterscheiden wir diffus (2 P.), d.h. größer als 2 cm, meist mit Ödem (DIA); zystisch (1 P.) mit und ohne randständiger Kontrastmittelaufnahme; fokal (1 P.), d.h. kleiner als 2 cm ohne Ödem (DIA) und cerviko-medullär (4 P.) häufig von Zystem durchsetzt (DIA).

Exophytic tumors (12 P.)

Das exophytische Wachstum (DIA) kann sich aus den Kleinhirnschenkeln nach dorso-lateral, aus dem Stamm nach ventro-lateral (DIA) in Richtung Kleinhirnbrückenwinkel oder aus dem Boden der Rautengrube nach dorsal in den vierten Ventrikel zu entwickeln (DIA).

Nach EPSTEIN und HOFMANN sind 10 % aller kindlichen Hirntumoren im Hirnstamm lokalisiert, nach PENDL und KOOS aber nur 0,9 % bei Erwachsenen. Während EPSTEIN keine Bevorzugung des Geschlechtes bei Kindern sieht, war bei unseren Kindern das Verhältnis deutlich zugunsten der Mädchen (sechs weiblich, zwei männlich) verschoben, während bei den Erwachsenen das Verhältnis annähernd gleich war.

Das relativ junge Durchschnittsalter (ca. 26 Jahre) ergibt sich durch den hohen Prozentsatz von Kindern (43 %).

Das k l i n i s c h e B i l d wird bestimmt von der Lokalisation der Geschwulst. So standen bei den exophytisch wachsenden Tumoren ein- bzw. doppelseitige Hirnnervenausfälle, bei den Prozessen in der Medulla oblongata schwere passagere Kreislaufinstabilität und bei den cerviko-medullären Tumoren eine spinale Ataxie im Vordergrund. Sehr exakte neurologische Untersuchungen ergeben zusätzlich fast immer Störungen der Oculomotorik, der Feinmotorik an den Extremitäten, Dys- und Parästhesien im Gesicht, an den Armen und Beinen. Sehr häufig werden Kopf- und Nackenschmerzen sowie rezidivierende Schwindelzustände angegeben. Eine lange Anamnese spricht in der Regel für benigne Prozeße, das rasche Auftreten von neurologischen Ausfällen für diffuses bzw. disseminiertes Wachstum. Das gleichzeitige Auftreten eines Hydrocephalus kann die Situation drastisch verschlechtern, ist aber beim Vergleich mit anderen Geschwülsten im Bereich der hinteren Schädelgrube relativ selten.

O p e r i e r t wurden 20 Patienten mit Tumoren des unteren Hirnstammes (ein Patient zweimal) unter Zuhilfenahme des Nd:YAG-Lasers (7 x 1,06 u und 14 x

94

1,32 u). Beide Laser werden zum Schrumpfen der Geschwulst (DIA), der besseren Markierung der Geschwulst gegenüber dem gesunden Gewebe und zur radikaleren Entfernung angewandt (DIA, DIA). Experimentelle Studien haben gezeigt, daß die Tiefe der Gewebsläsion beim Nd:YAG-Laser mit der Wellenlänge 1,32 auch von der Einwirkungszeit abhängt, wie es typisch für den CO^2-Laser mit der Wellenlänge 10,6 u ist. Bei Anwendung dünnerer Fasern (0,2 mm) kann die Leistungsdichte erhöht und somit die Schneideeigenschaften verbessert werden (DIA). Auch bei kleineren diffusen Blutungen im Hirnstamm hat sich der bessere Koagulationseffekt des 1,32 u-Lasers gegenüber dem 1,06 u-Laser ebenfalls bewährt. Die Anwendung des Nd:YAG-Lasers setzt eine andere Technik voraus als der Einsatz des CO^2-Lasers sie erfordert.

Neunmal wurde ein Tumor i m Hirnstamm und zwölfmal ein e x o p h y t i s c h wachsender Stammtumor entfernt. Ein Patient verstarb eine Woche postoperativ an einer Sinusthrombose bzw. rezidivierenden rechts frontalen Blutungen bei einwandfreien Verhältnissen im Bereich der hinteren Schädelgrube (DIA). 20 Patienten überstanden den Eingriff gut, 4 Patienten mußten passager tracheotomiert werden und hatten somit einen längeren Aufenthalt auf einer Intensivstation.

Lokalisation und präoperativ klinischer Befund bestimmen den Erfolg der Operation, die Histologie auch den weiteren Verlauf. Disseminierte Kontrastmittelaufnahme und rasch fortschreitende Entwicklung von ein- oder doppelseitiger Herdneurologie, insbesondere in Kombination mit Tumorkachexie sprechen g e g e n, gute Abgrenzbarkeit ohne Ödembildung im Kernspintomogramm f ü r einen operativen Eingriff. In Übereinstimmung mit EPSTEIN, HOFFMANN und WALKER war bei unseren Patienten die Prognose bei fokalen (2 P.) und cerviko-medullären Stammtumoren (4 P.) gut (DIA, DIA). Abgesehen von einem ventro-lateralen (1 P.) war die Prognose auch bei allen exophytischen Stammtumoren (11 P.) gut (DIA, DIA), bei einem zystisch-randständig kontrastmittelaufnehmenden Tumor (1 P.) und histologisch diffusen Astrozytomen (2 P.) á la longue gesehen schlecht.

Im Gegensatz zu EPSTEIN fanden wir bei den diffusen Intrinsic-Tumoren (2 P.) auch histologisch benigne Geschwülste, bei denen eine subtotale Entfernung für wenige Jahre Erfolg brachte (DIA, DIA, DIA). Während ältere Publikationen den Wert histologischer Befunde (meist von Probeentnahmen) gering einschätzen, halten wir den histologischen Befund für den Verlauf von maßgebender Bedeutung. Setzen wir die H i s t o l o g i e mit dem Ergebnis einer Verlaufsbeobachtung von über drei Jahren in Relation (DIA), so ergab sich bei 15 Patienten mit Grad I (7 pilocytische Astrocytome, 6 Ependymome, 1 Lindautumor) fünfmal ein sehr gutes und zehnmal ein gutes Ergebnis, bei vier Patienten mit Grad II (Astrocytome) dreimal ein gutes (bei zwei Patienten allerdings nur für wenige Jahre) und einmal ein schlechtes Ergebnis. Dieser Patient verstarb wie bereits erwähnt nach einer Woche an rezidivierenden

Blutungen rechts frontal. Bei einem Patient mit Grad III Astrocytom verschlechterte sich der klinische Zustand nach anfänglich gutem Ergebnis nach sechs Monaten progredient; einem Patienten, bei dem ein Ependymom Grad III total entfernt wurde, geht es nach einem Jahr ausgezeichnet.

Allgemeine Übereinstimmung herrscht heute, Probeexcisionen aus dem Hirnstamm abzulehnen, weniger die Gefährlichkeit einer oder mehrerer Probeentnahmen, sondern die große histologische Variabilität der Hirnstammtumore lassen eine Probeexcision nicht sinnvoll erscheinen.

Fast alle Autoren beschreiben bei malignen Geschwülsten eine beschränkte Lebenserwartung, sodaß diese Patienten besser nicht operiert werden sollten. Nach unserer Meinung können jedoch auch semimaligne oder maligne Geschwülste, wenn sie lokal begrenzt sind, insbesondere bei totaler Entfernung zu einem guten Ergebnisse führen. Die diagnostische Aussagekraft des MR ist für die Operationsindikation wertvoller als die PE.

Bei einer mittleren Beobachtungszeit von über drei Jahren fanden wir bei 12 t o t a l entfernten Geschwülsten sechsmal ein sehr gutes, fünfmal ein gutes Ergebnis (DIA). Die Tendenz zeigte bei diesen 11 Patienten nach oben. Ein Patient verstarb, wie bereits erwähnt, nach einer Woche. Bei neun Patienten wurde der Tumor s u b t o t a l entfernt. Postoperativ war das Ergebnis in allen Fällen gut. Vier Patienten zeigten jedoch in der Verlaufsbeobachtung ein Wachstum des Tumorrestes mit klinisch progredienter Verschlechterungstendenz (ein diffuser Hirnstammtumor nach vier Jahren, ein zystischer Hirnstammtumor mit randständiger Kontrastmittelaufnahme nach zweieinhalb Jahren und ein Patient mit exophytisch ventro-lateraler Tumorausdehnung bereits nach 6 Monaten). Bei einem 9-jährigen Mädchen wurde in erster Sitzung die Geschwulst subtotal, das Rezidiv mit gutem Erfolg total entfernt (DIA).

Wie weit ein Stammtumor total entfernt werden kann, oder ob es besser ist, einen Teil der Geschwulst zu belassen, ist meist eine schwierige Entscheidung. Die Grenze zum Gesunden zu finden, ist oft problematisch (DIA, DIA), die Entfernung geringer Mengen gesunden Gewebes unter Umständen von fatalen neurologischen Ausfällen gefolgt. Es kann auch nicht mit Sicherheit gesagt werden, inwieweit ein belassener Tumorrest zu einer Größenzunahme neigt (bei vier von neun Patienten), zumal dann, wenn er mit dem Laser nekrotisiert worden ist. Trotzdem sollte insbesondere bei Kindern die Totalentfernung einer Geschwulst angestrebt werden, da die Verlaufsbeobachtung bei diesem Patient in der Regel eine stete Aufwärtsentwicklung erkennen läßt (11 P.) (mehrere DIAs).

Zusammenfassung

21 Operationen bei 20 Patienten wurden Nd:YAG-Laser-assistiert an Hirnstammtumoren vorgenommen (9 intrinsic tumors, 12 exophytic tumors).

Postoperativ war das Ergebnis sechsmal sehr gut, vierzehnmal gut, d. h. 19 Patienten wurden wieder schul- bzw. arbeitsfähig. Ein Patient verstarb nach einer Woche an rezidivierenden Blutungen rechts frontal. Drei ungünstige Verläufe nach Jahren waren bestimmt durch eine zunehmende Hirnstammdestruktion infolge eines progredienten Tumorprozesses. Lokalisation und Verhalten der Geschwulst im MR sind heute wichtige Faktoren für die Beurteilung von Patienten mit einem Hirnstammtumor.

Laser-assistierte Mikrochirurgie der Neurinome des Kleinhirnbrückenwinkels

O.J. Beck, E.Waidhauser, J.L. Schönberger
Neurochirurgische Klinik der LMU, Klinikum Großhadern

Als Sir Charles BALANCE 1894 mit seinem Finger das erste Akustikusneurinom im Kleinhirnbrückenwinkel von der Pons löste, ahnte wohl niemand eine Entwicklung voraus, die erst in den letzten zehn Jahren ihren Höhepunkt erreicht haben dürfte. 1917 berichtete CUSHING über Teilentfernung von Kleinhirnbrückenwinkeltumoren bei einer Letalität von 40 %. 1955 konnte Mc KENZIE bei 142 Patienten die Geschwulst total entfernen und die Letalität auf 12,5 % senken. Mit Einführung des Mikroskop und der bipolaren Koagulation konnte die Letalität von YARSARGIL und SAMII unter 5 % gesenkt werden.

Die Untererregbarkeit des Vestibularsystem sowie die Hypakusis, die mit evozierten Potentialen und Audiogramm heute ganz genau erfaßt werden kann, gelten als die ersten Symptome in der Diagnostik eines Neurinoms im Kleinhirnbrückenwinkel. Während früher die neuroradiologische Diagnostik und damit die Früherkennung einer kleinen Geschwulst im Kleinhirnbrückenwinkel äußerst schwierig war, können seit Einführung der Computertomographie fast alle, und seit Bestehen der Kernspintomographie praktisch alle Neurinome im Kleinhirnbrückenwinkel, einschließlich der intrameatalen Neurinome aufgedeckt werden. So ist es unverständlich, daß auch heute immer noch ein Großteil der Patienten bei jahrelanger klinischer Symptomatik erst dann zum Neurochirurgen gelangt, wenn die Tumore eine erhebliche Größe erreicht haben (DIA). Bei der Einteilung der Akustikusneurinome haben wir uns weitgehend an das Schema von KOOS gehalten.

1. very small   - kleiner als 1 cm
2. small   - kleiner als 2 cm
3. medium   - kleiner als 3 cm
4. large   - kleiner als 4 cm
5. giant   - größer als 4 cm im Durchmesser

Zu den Neurinomen im Kleinhirnbrückenwinkel zählen neben den Akustikusneurinomen, bei denen es sich meist um Vestibularisneurinome handelt, die wesentlich selteneren Trigeminusneurinome, Facialis-, Glossopharyngikus-, Vagus- und Hypoglossusneurinome. Diese Neurinome machen meist frühzeitig durch Ausfälle ihres zugehörigen Nerven (DIA, DIA) auf sich aufmerksam, kommen aber ebenso wie die bereits erwähnten Akustikusneurinome erst nach Monaten oder Jahren in die entsprechende Behandlung eines Neurochirurgen.

Von 1980 bis 89 wurden 44 Patienten mit 47 Neurinomen im Bereich des Kleinhirnbrückenwinkels Nd:YAG-Laser-assistiert operiert. Die ersten Jahre wurde der Laser mit der Wellenlänge 1,06, die letzten fünf Jahre mit der Wellenlänge 1,32 u angewandt. 16 Patienten waren männlich, 28 Patienten weiblich. 39 mal handelte es sich um ein Akustikusneurinom-, vier-mal um ein Trigeminus-, zweimal um ein Facialis-, einmal um ein Glossopharyngikus- und ein weiteres Mal um ein Hypoglossus-neurinom. Vier Patienten hatten eine Neurofibromatosis Reckling-hausen, zwei Patienten zusätzlich eine generalisierte Meningeo-matosis. Zwei Patienten wurden wegen doppelseitiger Akustikus-neurinome beidseits und eine Patientin sogar ein drittes Mal wegen eines zusätzlichen Glossopharyngikusneurinoms operiert.

Von 39 Akustikusneurinomen waren 14 rechtsseitig, 25 linksseitig lokalisiert. Kein Akustikusneurinom in unserer Serie war "very small", viermal wurde die Größe mit "small", sechsmal mit "medium", sechzehnmal mit "large" und dreizehnmal mit "giant" bezeichnet.

Von 44 Patienten wurden 40 voll rehabilitiert, 2 Patienten sind wegen anderweitiger Leiden (Morbus Recklinghausen, Meningeomatose) gering bis mäßiggradig behindert. Zwei Patienten verstarben bei gleichzeitigem Vorliegen anderer Erkrankungen (cerebelläres Angiom, intramedulläre Neurinome).

Mit Ausnahme einer 70-jährigen Patientin wurden bei allen Patienten die Geschwülste t o t a l entfernt. Diese Patientin war präoperativ in einem derart schlechten Zustand, daß wir uns zu einer Enucleation entschlossen und die Tumorkapsel von innen mit dem Laser nekrotisierten. Die Kontrolluntersuchungen ergaben bis heute keine Größenzunahme des bekannten Resttumors. Klinisch geht es der Patientin sehr gut.

Kernspin-Nachuntersuchungen bei den Akustikusneurinomen zeigten nur e i n intrameatales Rezidiv, das anläßlich einer Glosso-pharyngikus-Operation bestätigt und entfernt wurde.

Die Totalentfernung eines Trigeminusneurinoms gestaltet sich in der Regel schwieriger als bei einem Akustikusneurinom, da die Tumorausdehnung über dem Cavum Meckeli nach supratenoriell von einem infratentoriellen Zugang nicht vollständig übersehen werden kann. So ergaben die Nachuntersuchungen bei einem Patienten ein Weiterwachsen des Tumors nach supratentoriell und bei einer Patientin ein cystisches Tumorrezidiv mit Kompression des Hirn-stammes, das zwischenzeitlich erfolgreich entfernt wurde.

Während die Kontinuität des Nervus facialis bei allen small- und medium-Neurinomen erhalten werden konnte, war dies bei den large-Neurinomen in zwei Drittel und bei den giant-Neurinomen bei der Hälfte der Fall (Dia). Die Funktion des Nervus facialis läßt sich am besten beurteilen, inwieweit postoperativ eine plastische Korrektur erforderlich wurde. Während small- und medium-Neurinome keine plastische Korrektur benötigten, wurde bei den large-Neurinomen bei drei Patienten, und bei den giant-Neurinomen bei vier Patienten eine Zügelplastik bzw. Nervenanastomose vorge-nommen. Die morphologische Kontinuität eines Nerven setzt nicht immer seine volle Funktionstüchtigkeit voraus, jedoch kann in den meisten Fällen damit gerechnet werden, daß sich die Funktion nach Wochen bis Monaten weitgehend einstellen wird. Andererseits konnte nach Durchtrennung des Nervus facialis in vier Fällen eine partielle Funktion festgestellt werden, sodaß ange-nommen werden muß, daß es bei den großen Neurinomen bereits präoperativ zu einer kontralateralen Innervation der Gesichtsmuskulatur kommen kann. Während bei den small-Neurinomen der Nervus akustikus morphologisch bei vier Patienten erhalten werden konnte, gelang dies bei den large-Neurinomen nur einmal, erfreulicherweise auch funktionell.

Laser und Cusa dienten bei den Neurinomen dazu, den operativen Eingriff zu erleichtern und zeitlich zu verkürzen (mehrere DIAs).

ZUSAMMENFASSUNG

Operiert wurden 44 Patienten mit Neurinomen im Kleinhirnbrücken-winkel. Berücksichtigt man die Zusammensetzung unseres Patienten-gutes bei den Akustikusneurinomen (nur ein Drittel small und medium, aber zwei Drittel large- und giant-Neurinome), sind die postoperativen Ergebnisse durchaus beachtenswert. Die Letalität mit 4,2 % war zwar relativ hoch, aber jeweils durch unglückliche Kombination mit anderen Leiden (Angiom, intramedulläre Tumore) bedingt. Während bis vor wenigen Jahren die Frage "Sein oder Nichtsein" den Ausgang von Neurinomoperationen im Kleinhirn-brückenwinkelbereich beherrschte, geht es heute im wesentlichen um die Erhaltung des Nervus facialis, bei kleineren Neurinomen auch des Nervus akustikus. Auch bei großen und sehr großen Neurinomen konnte der Nervus facialis in weit mehr als der Hälfte morphologisch und funktionell erhalten werden.

Laser-assistierte Mikrochirurgie bei bi-frontobasalen Meningeomen

E. Waidhauser, O.J. Beck
Neurochirurgische Klinik, Klinikum Großhadern, D-8000 München 70

Da frontobasale Meningeome in einer relativ stummen Region des Gehirns wachsen, sind sie meist sehr groß, wenn die Patienten zur Behandlung in neurochirurgischen Kliniken aufgenommen werden. So reichen die Tumore in der Regel auf beide Seiten der Frontobasis, daher der Terminus "bi-frontobasale Meningeome".

Mit der Tumorgröße verbunden ist eine Beziehung der Geschwülste zum Nervus opticus, zum Chiasma opticum, zur Arteria carotis interna, zur Arteria cerebri anterior, zu den die Stammganglien versorgenden Blutgefäßen und zum Hypothalamus.

Darüberhinaus sind frontobasale Meningeome gut vaskularisiert und so sind intraoperative hohe Blutverluste zwar nicht die Regel, aber auch nicht ungewöhnlich.

Die subfrontale Operation über einen fronto-lateralen Zugang unter Einsatz des Operationsmikroskops brachte einen entscheidenden Fortschritt indem nun die wichtigen Strukturen, wie der Sehnerv oder die Carotis interna bzw. die Arteria cerebri anterior in der Frühphase der Operation dargestellt und erhalten werden können. Die Unterbrechung der Blutzufuhr des Tumors von der Schädelbasis her, erleichterte die Resektion des Tumors.

Besondere Probleme bereiten jedoch die Fälle, bei denen die Geschwulst eine invasive Wachstumstendenz zeigt. Diese Tumore haben dann die Rhino-Frontobasis durchbrochen und erlauben keine Totalextirpation in einer Sitzung. Von HNO-ärztlicher Seite werden dann in einer zweiten Sitzung die Tumorreste im Gebiet der Nasennebenhöhlen entfernt. Bei diesen Meningeomen mit einer invasiven Wachstumstendenz sind Tumorrezidive häufig.

Im Zeitraum von 1981 bis 1989 wurden 36 große, bi-frontobasale Meningeome in unserer Klinik Laser-assistiert mikrochirurgisch extirpiert. Das Alter der Patienten reichte von 27 Jahren bis zu 73 Jahren, bei einem Durchschnittsalter von 58 Jahren.

Bemerkenswert ist, daß 7 der 36 Patienten zum Zeitpunkt der Operation über 70 Jahre alt waren. Dieser hohe Anteil von betagten Patienten ist bei der Diskussion und Bewertung der Ergebnisse zu berücksichtigen. Bei den Patienten überwog das weibliche Geschlecht mit 29 Patientinnen. Der Tumordurchmesser betrug durchschnittlich 6 cm. In 16 Fällen fand sich die Tumoransatzstelle in der Olfaktoriusrinne, in 17 weiteren Fällen am Planum sphenoidale und in 3 Fällen im Falx/Basis-Winkel.

Alle 16 Patienten mit einem Olfaktoriusmeningeom hatten praeoperativ ein Psychosyndrom und eine Riechstörung, 7 Patienten zusätzlich auch eine Visusminderung. Von den 17 Patienten mit einem Tuberkulum sellae Meningeom war bei 12 eine Visusminderung festzustellen. Bei 11 Patienten bestand ein Psychosyndrom und 11 Patienten klagten über Kopfschmerzen.

In unserem Krankengut zeigten 4 Olfaktoriusmeningeome eine invasive Wachstumstendenz und durchbrachen die Rhino-Frontobasis. Die postoperativen CT-Kontrollen zeigten bei diesen Patienten Tumorreste, die dann in einer zweiten Sitzung rhinochirurgisch entfernt wurden. Bei 3 der 4 Patienten kam es im weiteren Verlauf zu einem Rezidivtumor, der operiert werden mußte. Hierbei handelt es sich aber nicht um ein Rezidiv im eigentliche Sinne, sondern um das Wachstum eines Tumorrestes, der trotz des Vorgehens in zwei Sitzungen aufgrund des invasiven Wachstums verblieb.

In einem weiteren Fall war eine Patientin schon 1964 an einem großen bi-frontobasalem Meningeom operiert worden. Damals, also noch vor Einführung des Operationsmikroskops, konnte der linke Sehnerv bei dem Eingriff nicht erhalten werden. Diese Patientin kam mit einem ausgedehnten Tumorrezidiv in unsere Behandlung. Hier kam nur noch eine subtotale Tumorentfernung in Frage um den rechten Sehnerv zu entlasten, denn der Tumor hatte bereits beide Carotiden ummauert und nach retrosellär den Hirnstamm verdrängt. Praeoperativ bestand ein Visus auf dem rechten Auge von 0,2 bei einem röhrenförmigen Gesichtsfeldrest. Nach subtotaler Tumorentfernung besserte sich der Visus auf 0,5 und das Gesichtsfeld wurde größer.

Eine 60jährige Patientin verstarb ein Jahr nach der Operation an einer Aspirationspneumonie während eines Coma hepaticums im Zusammenhang mit einer Leberzirrhose, nachdem der initiale postoperative Verlauf zufriedenstellend gewesen war.

Letale Verläufe waren nur zweimal bei sehr ungünstiger Ausgangslage zu verzeichnen. Zwei der sieben über 70jährigen Patienten verstarben in mittelbarem Zusammenhang mit der Operation. Einmal in Folge einer Sepsis mit Verbrauchskoagulopathie, im anderen Fall an einer Lungenembolie.

27 Patienten konnten wieder voll eingegliedert werden, 5 Patienten verblieben mit einer leichten Behinderung, ein Patient doppelseitig amaurotisch.

Die postoperativen Kontrolluntersuchungen ergaben einen rezidivfreien Verlauf bei 29 Patienten über einen durchschnittlichen Beobachtungszeitraum von 6 Jahren.

Insgesamt waren nach Laser-assistierter, mikrochirurgischer Operation, soweit es sich nicht um invasive Tumore oder um einen palliativen Eingriff handelte, in allen Fällen rezidivfreie Verläufe bei einem durchschnittlichen follow-up von 6 Jahren zu beobachten.

Mit einer erfolgreichen Rehabilitation von 27 Patienten war somit in 75 % der Fälle die Lebensqualität postoperativ sehr gut. Bei Patienten mit einem Olfaktoriusmeningeom war eine vollständige Rückbildung des Psychosyndroms bei 11 Patienten festzustellen. Die Riechstörung blieb allen Patienten. Eine Verschlechterung einer praeoperativen Visusminderung war nicht zu beobachten, eine postoperativ neu aufgetretene Visusstörung in keinem Falle.

Von den Patienten mit einem Tuberkulum sellae Meningeom verschlechterte sich der praeoperative Restvisus mit Papillenatrophie zur einseitigen Amaurose bei zwei Patienten und zur beidseitigen Amaurose bei einem Patienten. In 2 weiteren Fällen war eine neuroendokrine Insuffizienz aufgetreten. Bei allen anderen Patienten war eine Besserung von Visus, Kopfschmerz und Psychosyndrom festzustellen.

Der intraoperative Blutverlust war mit ca. einem Liter im Durchschnitt gering.

An Komplikationen waren 4 Nachblutungen, 3 subdurale Ergüsse und 2 Wundheilungsstörungen zu verzeichnen, allesamt operationsbedürftig und ohne bleibende Schäden für die Patienten. Die Nachblutungen erfolgten aus hämorrhagisch erweichten Hirnarealen.

Der Neodym-YAG-Laser der Wellenlänge 1318 nm mit einem Fiberoptiklichtleiter von 0,6 mm Querschnitt wurde zur Koagulation und zum Schrumpfen des Tumors eingesetzt, was die Extirpation erleichterte. Besonders die Koagulation der gefäßreichen Tumoroberfläche war hilfreich. Die Nekrotisierung der Tumoransatzstelle durch Bestrahlung mit dem Neodym-YAG-Laser hat sicherlich zu dem rezidivfreien Verlauf bei den Patienten beigetragen.

Die Einsparung von Bluttransfusionen und der rezidivfreie Verlauf bei den Patienten mit nicht invasiven Tumoren sind die Argumente für den Einsatz des Neodym-YAG-Lasers.

Zusammengefaßt waren also bei 36 Patienten mit großen bi-frontobasalen Meningeomen günstige Ergebnisse zu verzeichnen.

Der Einsatz des Lasers in der Mikrochirurgie der Craniopharyngeome

E. Waidhauser, O.J. Beck, R. Oeckler

Neurochirurgische Klinik, Klinikum Großhadern, D-8000 München 70

Die Mikrochirurgie der Craniopharyngeome ist problematisch, da eine radikale Tumorentfernung mit dem hohen Risiko einer bleibenden Behinderung verbunden ist. In erster Linie handelt es sich dabei um eine Sehverschlechterung durch die mikrochirurgische Abpräparation der Tumorkapsel vom Nervus opticus, dem Chiasma opticum bzw. dem Tractus opticus, sowie um hypothalamische Störungen im Zusammenhang mit der mikrochirurgischen Abpräparation von Tumorkapselanteilen vom Hypothalamus. Die subtotale Tumorentfernung bietet zwar den Vorteil der Funktionserhaltung, jedoch um den Preis einer baldigen operativen Revision aufgrund des Wachstums des Resttumors.

Dank der Computertomographie und insbesondere seit Einführung der Kernspintomographie bietet sich die Möglichkeit bereits präoperativ genau zu differenzieren zwischen zystischen und soliden Craniopharyngeomanteilen. Das Kernspintomogramm ist heute die Grundlage der Operationsplanung. Solide Craniopharyngeome erfordern ein mikrochirurgisches Vorgehen. Je nach Ausdehnung des Tumors erfolgt dabei die Freilegung auf transsphenoidalem, fronto-lateralem oder praezentral-transventrikulärem Wege.

Für die zystischen Craniopharyngeomrezidive stellt die stereotaktische Zystenpunktion und intracavitäre Radiotherapie heute die Methode der Wahl dar. Die stereotaktische Punktion mit Aspiration des Zysteninhalts führt zu raschen klinischen Verbesserungen und die intracavitäre Radiotherapie zu günstigen Verläufen.

Craniopharyngeome mit größtenteils intrasellärer Lokalisation werden transsphenoidal freigelegt. Craniopharyngeome mit suprasellärer Lokalisation ohne Ausdehnung in den 3. Ventrikel hinein werden subfrontal angegangen bei fronto-lateraler Freilegung. Craniopharyngeome mit einer suprasellären Lokalisation und Ausdehnung in den 3. Ventrikel hinein bis hin zur Blockade des Foramen Monroi werden praezentral-transventrikulär operiert.

Unser Krankengut umfaßt 15 Patienten mit Craniopharyngeomen, die Laser-assistiert mikrochirurgisch operiert wurden. Sechs Patienten waren männlich, neun weiblich. Das Alter der Patienten reichte von 16 Jahren bis 70 Jahren bei einem Durchschnittsalter von 36 Jahren. Diese Patienten wurden in unserer Klinik im Zeitraum von 1983 bis 1989 operiert. Die durchschnittliche Beobachtungszeit postoperativ betrug drei Jahre. Drei Patienten wurden transsphenoidal freigelegt, zwei Patienten praezentral-transventrikulär und zehn Patienten fronto-lateral.

Die zur Funktionserhaltung belassenen Kapselanteile im Bereich des Nervus opticus, Chiasma opticum, Tractus opticus, Carotis interna und der, die Stammganglien versorgenden Gefäße, insbesondere des Hypothalamus wurden mit dem Neodym-YAG-Laser bestrahlt.

Bei den transsphenoidalen Operationen wurde hierzu der Neodym-YAG-Laser der Wellenlänge 1064 nm eingesetzt. Alle anderen Operationen wurden mit dem Neodym-YAG-Laser der Wellenlänge 1318 nm durchgeführt, abgesehen von den beiden ersten Operationen mit fronto-lateraler Freilegung für die der Laser der Wellenlänge 1064 nm zur Verfügung stand. Der Faserquerschnitt des Lichtleiters betrug 0,6 mm.

Aufgrund der physikalischen Eigenschaften der Strahlung des Neodym-YAG-Lasers der Wellenlänge 1318 nm scheint dieser Neodym-YAG-Laser der geeignetere Laser zu sein. Durch die Bestrahlung mit dem Neodym-YAG-Laser wurde zum einen rasch eine gute Blutstillung erreicht, zum anderen konnten die Tumorreste an der Innenseite der Tumorkapsel selektiv nekrotisiert werden.

Die postoperativen Kontrolluntersuchungen zeigten bei zwei Patienten, die subfrontal operiert wurden, Tumorreste im Bereich der Cisterna suprachiasmatica. In weiteren Kontroll-Kernspintomographien zeigte sich bei diesen beiden Patienten kein Wachstum dieser Tumorreste, in einem Falle über einen Zeitraum von sechs Jahren und in dem anderen Falle über einen Zeitraum von drei Jahren. Bei allen anderen Patienten konnten keine Tumorrezidive oder ein erneutes Tumorwachstum festgestellt werden.

Keiner der 15 Patienten mit Laser-assistierter mikrochirurgischer Operation mußte bei einem durchschnittlichen follow-up von drei Jahren erneut operiert werden.

Soweit praeoperativ eine Sehverschlechterung bestand, hat sich diese nach der Operation bei allen Patienten verbessert. Bei zwei Patienten kam es postoperativ zu einer geringen hypothalamischen Eßstörung. Eine neuroendokrine Insuffizienz war erwartungsgemäß postoperativ regelmäßig festzustellen.

Insgesamt bleibt festzuhalten, daß bei einer kleinen Serie von 15 Patienten mit Laser-assistierter mikrochirurgischer Operation bei gleichzeitig guter Funktionserhaltung kein Tumorwachstum mehr zu verzeichnen war und keine erneuten Operationen erforderlich waren. Nach diesen ersten Resultaten scheint der Einsatz des Neodym-YAG-Lasers die Behandlungsergebnisse bei Patienten mit Craniopharyngeomen vielversprechend zu verbessern.

The Laser in the Surgical Treatment of Cerebral Gliomas Results

Lombard G.F., Gallo Lassere E., Fontanella M.
ISTITUTO DI NEUROCHIRURGIA UNIVERSITA' DI TORINO

SUMMARY

Detailed clinical studies on the surgical results in patients with cerebral tumor operated with lasers or traditional technique are lacking in literature. For this reason we considered on a series of 198 cases of cerebral gliomas treated with laser the postoperative morbidity, time and quality of survival. The study shows a reduction of the postoperative morbidity and an improvement of the quality of life in patients treated with laser; time of survival is not influenced by the surgical technique.

INTRODUCTION

Since 1978 we have introduced the laser as a cutting, vaporizing and haemostatic instrument in the surgical treatment of cerebral gliomas. CO_2 and Nd-YAG lasers are routinely used usually associated with CUSA (3-6).
The former is used for the dissection and the vaporizing manouvres in limited areas (7-8). It has a limited penetration and thermic effect and a poor haemostatic potential. The latter has a greater depth of penetration and a more complete haemostatic effect that is sufficient for arteries with a diameter up to 1 mm and veins up to 2-3 mm. It can be used for irradiation and for conctact by means of a sapphire tip connected to optic fibers (1-2). The CUSA bases its action on the association of two manouvres: the fragmentation and the aspiration of the pathologic tissue (4-5).

MATHERIAL AND METHODS

Our paper concerns 198 cases of supratentorial gliomas operated in the period 1978-84. 98 cases were treated with the traditional technique (group A) and 100 with the help of advanced surgical technique (group B). For the evaluation of the cases we used the following parameters: grade of malignancy, histological type, site of the lesion and preoperative neurological picture. On the base of the histological type we separately considered malignant gliomas (112 cases, of which 50 in group A and 62 in group B) and low malignancy gliomas (86 cases, of which 48 in group A and 38 in group B).
In relation to the site of the lesion it was seen that 154 cases (76 in group A and 78 in group B) were localized in areas with an high functional activity. The remaining cases (44, of which 22 in group A and 22 in group B) were located in not critical areas. For the clinical evaluation we used he Karnofsky scale with modifications so as to include the presence and the degree of neurological deficits and/or consciousness disturbances. This was necessary for an immediate evaluation of the results of the operation bearing in mind the possibility of reintroducing the patients into the normal social life.

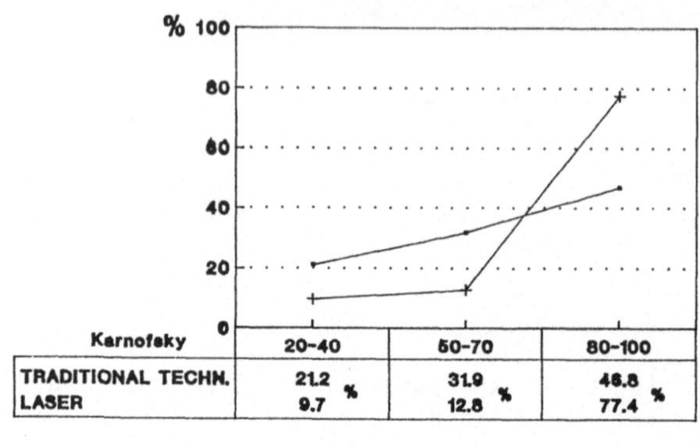

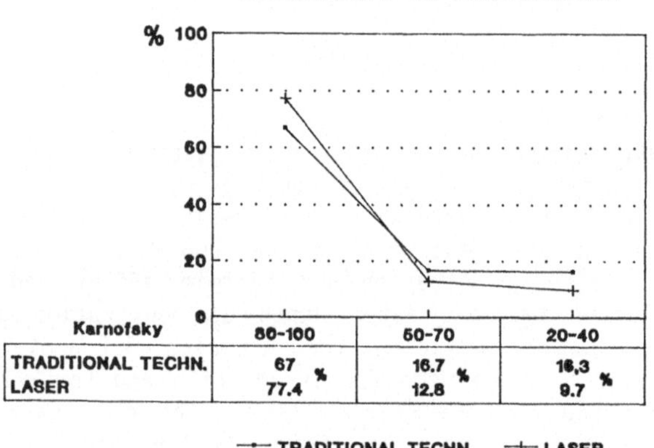

Graphic 1
Patients with postoperative Karnofsky score above 80

RESULTS

We considered the postoperative morbidity, the neurologic conditions at discharge from hospital, the quality and the duration of survival. As concerns morbidity it was seen that definitive improvement in patients treated with laser both immediately after operation and at discharge from hospital was visible. Examining for example patients who had at hospitalization a Karnofski score above 80, it was seen that this value immediately after operation remained unchanged in the 77.4% of the patients treated with laser against 46.8% of those patients treated with traditional techniques (graphic 1).
The quality of life was evaluated in gliomas both with a high and a low degree of malignancy with follow-up performed respectively at 6 , 12 , 24 and 12 , 24 , 36 months after operation.
It was seen that in both cases, patients treated with laser remained for a longer period in the same Karnofsky group in which they were at the discharge (graphic 2).

HIGH MALIGNACY GLIOMA

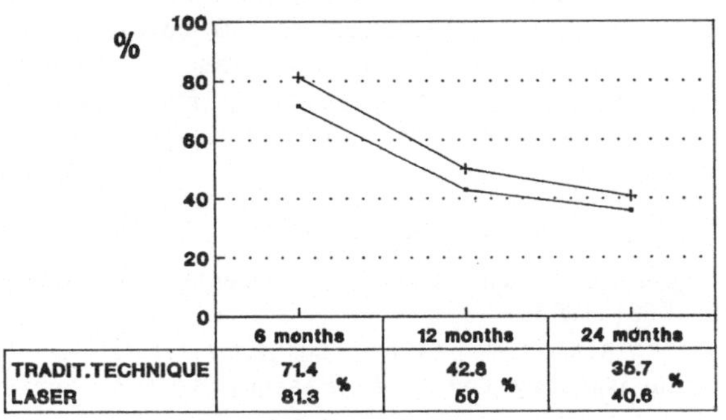

LOW MALIGNACY GLIOMA

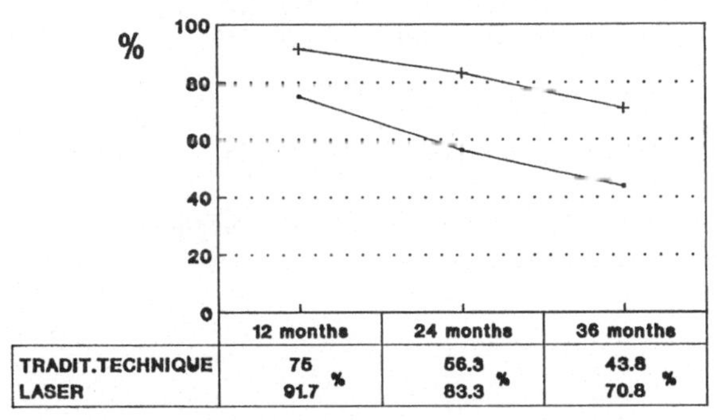

Graphic 2
Quality of life in patients with Karnofsky score at discharge above 80.
Percentage of patients with Karnofsky score above 80 in high and low malignacy glioma at 6, 12, 24, 36 months after operation.

Mean survival for malignant gliomas was 17.7 months for gliomas operated with traditional techniques, against 17.6 mo nth for the group operated with the laser. In case of slow evolution gliomas survival was respectively 38.4 and 39 months.

CONCLUSIONS

The results show the effectivenes of the laser and the advanced techniques associated in treating surgically cerebral gliomas.
The advantages offered by laser surgery in relation to the traditional surgical technique are as follows:
a) greater radicality of removal;
b) reduction of intraoperative blood loss and postoperative edema;
c) reduction of morbidity;
d) improvement of quality of life.

The technical evolution of laser is still underway and further improvements can be achieved in the surgical manouvres with the introduction of new lasers sources.
We have studied the biological effect of Nd-YAG conctact laser and new studies concern the excimer laser and the X Gamma ray laser. It can be said that aim of these studies is to substituite the thermic effect with the mechanical one (photoablation) in removing tumoral lesions so as to reduce thermic damages of the normal cerebral tissue.

REFERENCES

1)Edwards M.S., Boggan J.E. and coll.: The laser in neurological surgery. J. Neurosurg. 59,555-566; 1983.
2)Fasano V.A.: Principles of laser surgery. In: Advanced Intraoperative Technologies in Neurosurgery (ed. V.A. Fasano) 97-102, Springer - Verlag, Wien; 1986.
3)Fasano V.A., Urciuoli R. and coll.: The effects of new technologies on the surgical management of brainstem tumors. Surg.Neurol. 25,3,219-226; 1986.
4)Fasano V.A., Zeme S. and coll.: Ultrasonic aspiration in the surgical treatment of intracranial tumors. J.Neurosurg. Sci. 25,35-40; 1981.
5)Flamm E.S., Ransohoff J. and coll.: Preliminary experience with ultrasonic aspiration in Neurosurgery. Neurosurg. 2,240-245, 1978.
6)Hara M., Okada J. and coll.: Evaluation of brain laser surgery. In: Laser Surgery III part one (Kaplan I.,ed ı) 158-165. Tel-Aviv : OT-PAZ, 1979.
7)Perria C., Francaviglia N. and coll.: The value and limitations of the CO_2 laser in Neurosurgery. Neurochirurgia 26,6-11; 1983.
8)Verschueren R.: The CO_2 laser in tumor surgery. Medical Series NR 232. Assen-Amsterdam: Van Gorcum; 1986.

Laser-Assisted Adventitia Patch Technique with the 1.318 µm Nd:YAG-Laser

F. Ulrich and S. Dohle

Department of Neurosurgery, Heinrich-Heine-University of Düsseldorf
Moorenstr. 5, 4000 Düsseldorf, Federal Republic of Germany

Key words: Experimental aneurysm, Laser, Microsurgery,
           Adventitia patch technique

<u>Summary</u>

The pathology of CO_2-milliwatt-Laser induced aneurysms has previously described in detail (1). In our experiments the modified 1.318 µm Nd:YAG-Laser
was used in a reconstructive fashion, producing laser-assisted adventitia
patches. Aneurysms were present at the patch site in 29 of 30 animals. Although aneurysm clipping is commonly done in patients, there are aneurysms
with broad base, where clipping, wrapping or coating may not be possible.
Our aneurysm model seems to be an effective model to study obliterations of
broad base aneurysms by laser or balloons.

Introductions

Attempts at the production of intracranial aneurysms in sizeable animals
have been accompanied by low success and high mortality secondary to the
numerous and complex vascular manipulation required by microsurgical technique used. The CO_2-milliwatt-laserinduced aneurysm model has previously
been described in detail (1). We have devised a broad base aneurysm model,
but used the reconstructive properties of the 1.318 Nd:YAG-Laser.

Materials and Method

Thirty adult Wistar rats between 300 and 500 g in weight with a common carotid artery of 0.8-1.2 mm diameter underwent surgery. The rats were anes-
thetizised intramuscularly with Hypnorm (9.0 mg/kg body weight). The fixation of the rat was carried out in the supine position with front paws ro-
tated outward on a working plate with adhesive bands.
To carry out the operation, a binocular surgical microscope from Zeiss,
West Germany (OPMI-1) with six- to twenty-fold magnification was used. The
exposure of the right common carotid artery was commenced with a median
neck incision from the mandible to the sternum. Afterward, the sternocleidomastoid muscle was dissected out and abducted. The omohyoid muscle had
to be severed in order to attain a complete exposure of the vasculoneural

110

sheath. The vagus nerve with the tiniest vessels was now dissected by means
of microscissors and microforceps over a length of 3 cm along the common
carotid artery. In order to keep perivascular tissue away for contrasting,
a blue rubber foil was laid under the vessel. Regular moistening with physiological saline prevented drying out of the surgical area. The carotid
artery, measuring 0.8-1.2 mm in diameter in the rat, was placed under ten-
sion in an approximator clip from Aesculap-Werke AG, Tuttlingen, West Germany. The clipped vessel was then half severed transversely with microscissors. By flushing with sodium chloride-heparin (1,000 IU), intravascular
blood residues were washed out of the vascular lumen.
The lesion was then repaired by welding an adventitia patch over it, always
using the 1.318 µm Nd:YAG-Laser. The laser (MBB-Medizintechnik, Munich,
West-Germany) was adapted to 12.5 watts and 0.1 second application time
checked by a power meter (MBB-AT). The 200 µm light conductor was afterwards connected to a micromanipulator from Zeiss, and the focussed pilot
light conductor was directed to the vessel ends to be welded with mobilized
adventitia assisted by two pairs of microtweezers.
After stepwise removal of the clips, a good retrograde filling could be detected in all 30 cases. The patency was checked according to O'Brian.
Postoperative coagulant therapy was not administered. The wound was closed
with single-button sutured. The animals were reoperated at different intervals (immediately to ~ 8 month), and a segment of the treated common carotid artery approximately 5 mm long was exercised.

Results

Aneurysms were present at the patch site in 29 animals. 2 of them died as a
consequence of their aneurysm rupture several days after the procedure.
Animals sacrificed immediately or up to 72 hours after surgery did not show
evidence of aneurysm formation. No animal died of nonhemorrhage complication and 5 died because of premature detachment of the patch from the artery.
The aneurysms usually had a broad neck and ranged in major diameter from
2-4 mm. There was abundant scar tissue between the aneurysm and the over-
lying sternocleidomastoid or omohyoid muscle.
Histological findings will be presented elsewhere.

Discussion

The cause of circumscribed dilatations is unclear. Laser-assisted induced
aneurysma formations replicates with some resemblance the histology of human cerebral aneurysm to an extent unmatched by vein patch or hypertension
(2). Our histological findings will be presented in detail elsewhere.

The pathology of CO_2-milliwatt-laser-induced aneurysms has previously been
described in detail (1). In our experiments the modified 1.318 Nd:YAG-Laser
was used in a reconstructive fashion only.
Both techniques which are used are simple, require minimal vessel exposure,
minimize the vessel manipulations needed, and do not require sutures. All
these factors make laser-induced aneurysma models suitable for application
to the intracraniel carotid artery of larger animals (1).
Although aneurysm clipping is commonly done in patients there are aneurysms
with broad base where clipping, wrapping or coating may not be possible.
Our aneurysma model seems to be an effective model to study obliterations
of broad base aneurysms by laser or balloons.

This work is supported by "Deutsche Forschungsgemeinschaft" (DFG), Bonn,
Bad Godesberg, 66/2-1.

Address reprint requests to
Priv.Doz.Dr.F. Ulrich, Neurochirugische Klinik,
Heinrich-Heine-Universität Düsseldorf,
Moorenstr. 5, 4000 Düsseldorf 1, FRG.

References
(1) M. AMMIRATI, H. OSTERTAG, E. RABIN, and I. CIRIC:
    Pathology of laser-induced Experimental Aneurysms
    Lasers in Surgery and Medicine 8: 308-317 (1988)
(2) M.R. QUIGLEY, J.E. BAILES, H.C. KWAAN, L.J. CERULLO, and J.TH. BROWN
    Aneurysm Formation after Low Power Carbon Dioxide Laser-assisted
    Vascular Anastomosis
    Neurosurgery, 18: 292-299 (1986)

Clinical Use of KTP-Laser in Neurosurgery

F.W. Gamache

The New York Hospital-Cornell Medical Center, New York/USA

KTP laser has recently gained use in clinical neurosurgery. No data have been published regarding the safety or efficacy of KTP in the treatment of brain or spinal cord lesions. The author wishes to report a series of lesions treated with KTP laser documenting clinical safety and efficacy.

KTP laser light is delivered through a fiberoptic cable which may be hand-held or used with a joy stick attached to an operating microscope. The flexible fiber makes use in the operating room less cumbersome than a CO_2 device which requires articulated mirrors, etc.

The KTP laser was utilized for a spectrum of cases (30) in the last several months. Such cases included: acoustic neuroma, neuroblastoma, clivus meningioma, malignant glioma, syrinx, metastatic tumors. The KTP laser was found to be moderately more useful than CO_2 laser in many situations insofar as it provided better hemostasis. The angled hand-pieces were especially useful in negotiating bony corners where aiming a straight laser beam would be awkward. In addition, the light-weight handpiece adds additional tactile appreciation which laser surgery often does not afford. The KTP was especially useful in performing myelotomy, again because of improved hemostasis. In the case of a vascular meningioma, tumor debulking and hemostasis were clearly better than with CO_2. In the case of certain very firm tumors, with associated calcium, ultrasonic aspiration would be more useful than CO_2 or KTP laser.

In conclusion, KTP laser is an additional instrument in the neurosurgeon's armamentarium for treatment of brain and spinal cord lesions. Its ease of handling and hemostatic properties provide advantages over CO_2 laser. Certain lesions may still be better dealt with utilizing ultrasonic aspiration rather than lasers currently available for clinical practice.

Histopathological Effects of CO_2 Versus KTP Laser in Brain and Spinal Cord: A Canine Model

F.W. Gamache

The New York Hospital-Cornell Medical Center, New York/USA

KTP laser has recently been introduced for use in neurological surgery. There are no data available concerning the tissue effects of KTP laser on central nervous tissue. A study was performed comparing the histopathological effects of CO2 and KTP lasers on brain and spinal cord tissue.

Ten mongrel dogs (10-15 kg) were anesthetized with intravenous pentobarbital, intubated, and placed on a large animal ventilator. Standard surgical techniques were employed to expose a 5 cm. segment of thoracic spinal cord and a 4 cm. diameter area of right and left cerebral hemisphere. Using the operating microscope, spinal cords were irradiated with 0.1 second pulses (5 or 10) with spot sizes of 1 or 2 mm. over a range of 1-10 watt. Brain tissue was irradiated with 10 pulses of 0.1 second duration with spot sizes of 1 or 2 mm over a range of 1-10 watts. Segments of untreated tissue served as controls. Tissue was excised and immediately placed in formalin for pathologic analysis.

The threshold for injury to spinal cord tissue appeared to occur between 2.5 and 5 watts when the spot size was 1mm, and between 5 and 7.5 watts when the spot size was 2mm. KTP laser lesions appeared more superficial than those produced by CO2 laser and were less hemorrhagic.

The threshold for injury for brain tissue with a spot size of 1mm occurred around 5 watts. Again, histologically, the CO2 lesion extended a bit deeper below the surface and appeared moderately more hemorrhagic. For a spot size of 2mm the threshold for injury appeared around 7.5 watts with the same qualitative differences noted above for CO2 and KTP laser.

KTP laser energy may be applied to spinal cord or brain with perhaps lesser with degree of tissue penetration but with moderate hemostatic advantage.

Gynäkologie
Gynecology

CO_2-Laser Treatment for CIN

Ulrich Heckmann
Dortmund - West Germany

New approaches with the CO_2 - laser are intended to tailor the defect incorporating
only the diseased tissue by microsurgical techniques. The geometry of Cin is based
on a cylinder, not a cone. Therefore the gynecologist can use the laser to remove
precisely the cervical glandfield by a cylinder dissection of the cervix. 1)
The need for a histological specimen is based on lesion location - endocervical lesion, disparity of cytology, colposcopy and histology, and to rule out early stroma
invasion. 2)
The technical data of the Coherent laser 450 obtained a maximum power out-put of
40.0 Watts, an objective focal length of 30.0 mm and an effective laser beam imprint
of 1.5 mm. The mean power densilly was ranging from 1, 400 to 1,600 Watts/cm^2 for
the excisional procedure, and 400 to 600 Watts/cm^2 for the vaporization. The geometry of the cervical glandfield is outlined by instillation of 1 % methylen blue solution into the cervical canal. Under control of the colposcope involved crypts close to the treatment margin will be included into the specimen.
To ensure a bloodless operating field a vasoconstrictive solution (POR 8 Sandoz),
1 ml is mixed with 29 ml of 1 % Xylocaine, is injected subepithelial into the cervix,
about 1.5 cc for each quadrant. For an office procedure local anesthesia renders the
procedure completely painless for the patient. General anesthesia was administred
only when specifically requested by the patient. 3)
The peripheral extent of the cylinder is outlined by imprinting a series of circular
spots on the portio. The initial cut is made into the cervix, usually with a penetration to a depth of 5.0 to 8.0 mm. Then traction is placed on the cervical tissue by a laser hook. As the hook is moved around the periphery of the specimen, the
laser beam simultaneously cuts into the unterlying stroma and the specimen is completely freed up, usually to a height of 25.0 mm.
The apical pole of the cylinder is then cut at the endocervical margin with a sharp
scalpel to preserve clear treatment margins.

Using the laser beam for the dissection of the apical pole the margins of the speci-
men have presented no difficulty for pathologic interpretation.
In the years 1984 to 1989, CO_2 - laser treatment of CIN was performed in 180 cases.
Table: I. The disease extended the transformation zone into the endocervix in 93 %.
The results of CO_2 laser treatment of CIN with minimum 6 months follow-up include
157 patients. Table: II. The specimen incorporating the diseased tissue within the

Table: I. CO_2 Laser treatment for CIN
Localisation of the disease

Initial diagnosis based on cytology, colposcopy, histology	Total cases	ecto-cervical	endo-cervical	ecto- and endocervical
CIN grade I	12 (7 %)	--	12	--
CIN grade II	109 (60 %)	11	77	21
CIN grade III	59 (33 %)	2	41	16
	180 (100 %)	13 (7 %)	130 (72 %)	37 (21 %)

endocervical
disease
93 %

Table:II. Results of CO_2 Laser treatment for CIN
Specimen incorporating the diseased tissue

Grade of	Cure	Persistence	Total
1	9	--	9
2	94	1	95
3	47	6	53
total	150 (96 %)	7 (4 %)	157 (100 %)

Table: III. CO_2 Laser treatment for CIN
Histological Specimen

	Diameter mm	Length mm	Volume cc
excisional conization n = 35	17	24	3.1
cylinder dissection n = 64	15	19	1.9
total n = 99	16	21	2.4

margins of the cervical cylinder was 96 % by the first treatment. The lesion location in 4 % of the patients with persistence of disease was multifocal.
The persistance was always present at the endocervical treatment margin.

Biopsy specimen:
The average specimen of the cylinder dissection measuring 15.0 mm in diameter and
19.0 mm in length was of a mean volume of 1.9 cc. Compared to the excisional conization a reduction of 40 % in the volume of the histological specimen is evident.
Table: III. The difference between conical and cylindrical shapes is illustrated
in the Figure of Wright (1986). 1) The geometry of an endocervical lesion extending 15.0 mm up the canal and 5.0 mm into cervical crypts, shows using a cone,
twice as much tissue volume is removed. A cylindrical specimen of the endocervix,
not a cone-shaped one, will preserve more connective tissue and reduce the stroma
defect.

Conclusions: 4)

1) Laser operations for the treatment of cervical intraepithelial neoplasia by cylindrical shape excision allow the surgeon to most appropriately tailor the operation to fit the geographic extent of the disease.

2) The biopsy specimen of a cylindrical excision, by providing extensive material
for sampling, results in a copious specimen for the pathologist.

120

3) <u>The quality of the laser cylinder</u> is exceptionally good, the margins have presented no difficulty for pathologic interpretation.

4) No difficulty was encountered in establisling whether margins were clear after
laser cylindrical excision since <u>the endocervical extremity was cut with the scal-</u>
pel.

<u>A cylindrical specimen of the cervix:</u>

5) - will preserve more connective tissue
- maintain an outer rim of the cervix for better regeneration
- the stroma defect was reduced up to 50 % compared to a cone shape of a similiar
cervix figuration.

6) - The organ mass was restored after three weeks
- the new squamocolumnar junction formed at the external os
- no postoperative cervical stenosis developed
- normal organ function was preserved.

1)
WRIGHT, V.C.
Use cylindrical, not conical, defect
to treat CIN, protect normal tissue.
Laser Practice Report Vol. 2, Nr. 2, Pp. 1. S - 4. S (1986)
In: Clinical Laser Monthly
Vol. 4, Nr. 2, Febr. 1986

2)
WRIGHT, V. C; E. DAVIES; M. A. RIOPELLE
Carbon dioxide laser surgery for
cervical intraepithelial neoplasia.
Principles and results.
Am. J. Obstet. Gynecol 145; 181 (1983)

3)
BAGGISH, M. S.
A comparison between laser excisional
conization and laser vaporisation for
the treatment of cervical intraepithelial neoplasia.
Am. J. Obstet. Gynecol. 155; 39 - 44 (1986)

4)
HECKMANN, U.
Die CO$_2$ - Laseranwendung an der Cervix uteri.
In: Angewandte Lasermedizin,
Gynäkologie III - 3.13.1, S. 5. - 10.
ecomed Landsberg, München, Zürich 1989

CO$_2$-Laser for Treatment Cervical Intraepithelial Neoplasia (CIN) and Human Papilloma Virus (HPV)

ROLF KIRSCHNER MD.
DEPARTMENT OF OBSTETRICS AND GYNAECOLOGY, ULLEVÅL
SYKEHUS, OSLO, NORWAY.

In the above department, the treatment of CIN and cervical HPV-lesions with CO2-laser started in 1983. Between april 1983 and june 1988 one operator was responsible for the treatment, thus the treatment figures will reflect the importance of the operators' improved dexterity. Also, the treatment figures may show the importance of not spreading such an activity on too many hands.

METHOD.

From the start, the programme for investigation, CO2-laser treatment and control, was planned as totally out-patient. All patients referred for suspect cytological findings, were investigated with colposcopy and histology in the out-patient department. The histological investigation consisted of colposcopically directed or quadrant biopsies of the cervix, together with endocervical curettage. The patients were as a rule given para-cervical block-anaesthesia (PCB) by Xylocaine/adrenaline. Very rarely was general anaesthesia required, usually if a dilatation and curettage (D+C) was ordered due to other conditions.
The patients had no special preparations prior to the laser treatments. A SHARPLAN 791 CO2-laser were used, connected to a regular ZEISS colposcope. A focal length of 300 mm were used, producing a spot-size of 1,5 mm, the laser set at 30 watt.
Apart from the first few operations that were done in general anaesthesia, PCB were used. In selected cases, Diazepam were given orally preoperatively or by iv. peroperatively.
Smoke-evacuation was facilitated by specially designed GRAVES-speculae. Otherwise, only woven pads, forceps and dura-hooks were used for assistance.
From the start, conisation a.m. DORSEY was the goal. Routinely, the crater was vaporised to a depth of 3 mm all over after the cone was removed. Peroperative bleeding was mastered by vaporisation or injection of additional anaesthetic solution. Sutures were avoided

122

if possible.
Postoperatively, usual information about avoidance of intercourse,
tampons and strong physical activity for three weeks were given.
Where required, sick-leave for up to one week were given. At signs
of complications, like haemorrhage or infection, the patients were
asked to call the operator.
The patients were called for controls at regular intervals with the
operator, first at three-monthly intervals. As the results of the
first series were analysed, the intervals were increased to 6 months.
At the controls, cytology, colposcopy and endocervical curettage were
done on all patients. Controls were terminated after one year, the
patients referred back to their own physicians for controls after 6
months, then at yearly intervals.
A special chart was kept for each patient from the moment they
entered the programme. The operator (RK) supervised the programme
and were the liaison to all the patients. At irregularities along
the course of treatment, the operator made decisions about
supplemental treatment.
From the start of the programme, heavy emphasis were made on
information to the patients about the nature of the disease, treatment
and controls. Information was both written and by personal
instructions during the numerous visits. The fact that one operator
saw all patients several times, facilitated good information and
follow-up.

DEFINITIONS.

PERSISTENCY: histological CIN at the first control.
RECURRENCY: histological CIN at any other time during the control
period.
TREATMENT RATE: the percentage of patient where no histological CIN
has been found during the control period.

MATERIAL.

SERIES NO. 1: The first group consisted of 64 women aged 20 to 55
years, averaging 30,6 years. The commonest reason for referral w
a class III cytologic atypia on Papanicolau smear. The commonest
colposcopic findings were mosaic and punctuations. All patients had
histological CIN, the commonest being a grade III lesion on the
ectocervix. A majority had a combined endo- and ectocervical lesion.
One specimen showed HPV.

The first five patients were given general anaesthesia, the rest had
PCB. Initially, conisation was not mastered, and vaporisation was
done in 27 instances, though often as a combined technique.
Conisation has been the preferred technique since. Two peroperative
and 5 postoperative haemorrhages were seen, all were treated
conservatively, by tamponade, injection or mere observation. One
cone showed microinvasive carcinoma.
At controls, there were seven persistensies, four showing less degree
of dysplasia, three equal degree of dysplasia.
Five recurrencies were seen, of which four were of a reduced and one
of equal degree.
These twelve patients were treated individually, five were reconised,
the rest controlled at extra intervals, all later showing normal tests.
Eight pregnancies were seen during the control period, the five that
wanted the pregnancy had normal pregnancies and births.
The treatment rate was 81,25 %.

SERIES NO 2: The following year 123 women were treated. They were aged
twenty to 55 years, the majority being in the age-group 30-35 years.
The reason for referral   was cytology class III in fortyone cases,
class IV in 46 cases.
A majority of patients showed histological grade III CIN changes both
endo- and ectocervically. All of 23 specimens showed HPV-changes.
Conisation was performed in 120 cases, HPV was found in 12 cones.
One case needed local infiltration and sutures because of peroperative
bleeding. Fourteen cases were seen postoperatively due to bleeding,
only seven needed conservative treatment. One patient was coned
puerperally and developed a cervical stenosis that were treated with
dilatation in general anaesthesia.
Five cases of persistency were seen, three of a reduced and one of an
increased degree of CIN.
Recurrency was seen in four cases, of which 3 were of a reduced and
one of an equal degree of CIN.
Nine pregnancies were seen during controls, one aborted spontaneously,
5 carried uneventfully to term, including one twin pregnancy.
The treatment rate was 92,7 %.

SERIES NO 3: One hundred and twentythree women between 19 and sixty-
three years of age, average age 33,5 years, were treated during the
third year. Cytology class III and IV again were the commonest
cause of referral.
At histology, endo- and ectocervical CIN III was the commonest

finding. Thirty-nine cases of HPV were found.

All patients were coned, one combined conisation/vaporisation included. One cone showed microinvasive cancer. There were four cases of peroperative haemorrhage, one only observed. Eleven patients called for postoperative bleeding episodes, of which 5 needed conservative treatment. During the control period, five cases of relative stenosis were seen, four were dilated in PCB at control, one patient was treated by dilatation in general anaesthesia. No persistencies were found.

Three cases of recurrencies were seen, one of reduced and two of equal degree of CIN.

Eleven pregnancies were observed, one aborted spontaneously, four carried to term, where one had a Caesarean section due to stenosis. She had been pregnant at the initial treatment. Three pregnancies were still ongoing uneventfully at the end of controls.

The treatment rate was 97,6 %.

CONCLUSION

The initial cost of a CO2-laser is high. Once in use, as our series of a total of 310 patients show, it is well suited for the treatment of CIN and HPV-lesions on the cervix. With increasing experience, the treatment rate is comparable to what is seen with other methods. The complications, especially with regard to fertility, are few and mild. The patient tolerance is high. The costs of the treatment are low.

As our cases of microinvasive cancer shows, one should endeavour to obtain a specimen for histological analysis, thus concentrate on refining the technique of conisation.

To obtain the best results, the treatment should not be spread on too many operators. As in all conservative treatment programmes, a proper pre- and postoperative investigation- and control-scheme must be adhered to.

Die Anwendung des CO_2-Lasers bei Erkrankungen des unteren weiblichen Genitaltraktes

W. Albrich
Frauenklinik im Klinikum Großhadern der Ludwig-Maximilians-Universität München (Dir.: Prof.Dr. H. Hepp),
Marchioninistr. 15, D-8000 München 70

Einleitung:

Der CO2-Laser ist der am häufigsten in der Gynäkologie eingesetzte Lasertyp. Etablierte Indikationen sind die dysplastischen Erkrankungen von Zervix, Vagina und Vulva sowie die zunehmenden Infektionen mit spitzen Condylomen. Seit 1981 wird auch an unserer Klinik ein CO2-Lasergerät verwendet. Neben den erwähnten Erkrankungen behandelten wir auch Patientinnen mit invasiven Vulvakarzinomen. Darüber hinaus sahen wir gute Ergebnisse bei einigen seltenen Erkrankungen des vulvären Lymphgefäßsystems.

Hauptteil (Krankengut):

Von März 1981 bis April 1989 wurden an unserer Klinik 138 Operationen mit dem CO2-Laser durchgeführt. 75 Eingriffe (=54,3%) erfolgten wegen gutartiger Erkrankungen im Bereiche der Vulva und Vagina, 63 mal wur-den maligne Tumoren reseziert (Tabelle 1):

Tabelle 1: Indikationen zur Lasertherapie:
III/81 bis IV/89   (n = 138)

	n	%
maligne Erkrankungen	63	45,7
benigne Erkrankungen	75	54,3

Von 1981 bis Mitte 1984 war die Laservulvektomie mit simultaner konventionell chirurgischer inguinaler Lymphonodektomie unsere Standardtherapie beim invasiven Vulvakarzinom. In Einzelfällen wählen wir diese Therapieform als palliative Maßnahme bis heute. So wurden bis jetzt 40 Laseroperationen bei Vulvakarzinomen durchgeführt. 8 Operationen erfolgten zur Behandlung eines rezidivierenden Vulvakarzinoms. 11 weitere eingeschränktere Lasereingriffe erfolgten wegen praeinvasiver Karzinome von Vulva und Vagina. 3 Patientinnen litten an einem malignen Melanom der Vulva oder Vagina. Je 1 x wurde ein Sarkom der Vulva, ein Analkarzinom und ein Urethralkarzinom behandelt. Bei 6 weiteren Patientinnen wurden vulväre und vaginale Metastasen höher gelegener Genitalmalignome palliativ mit dem CO_2-Laser bestrahlt (Tabelle 2).

<u>Tabelle 2:</u> Laseroperationen wegen maligner Erkrankungen: III/81 bis IV/89   (n = 63)

Carcinoma vulvae	40	
davon Rezidive		8
Carcinoma vulvae in situ	9	
Carcinoma vaginae in situ	2	
Melanoma malignum	3	
Sarkoma vulvae	1	
Carcinoma ani	1	
Carcinoma urethrae	1	
Vulväre Metastasen	1	
Vaginale Metastasen	4	
Lymphangiosis carcinomatosa der labia minora	1	

Die Laservulvektomie erfolgte in Anlehnung an die von BERVEN und WEGHAUPT beschriebene Elektroresektion, die auch wir von 1973 bis 1981 an unserer Klinik durchführten. Dabei wird die vulväre Wunde nach Resektion des äußeren Genitales zur Granulationen offen gelassen. Nach der Laserresektion heilten die Wunden deutlich rascher als nach der Elektroresektion (ALBRICH et al.). Da in den letzten Jahren Patientinnen mit Vulvakarzinomen deutlich früher zur Erstbehandlung kommen, sind die besseren 5-Jahresüberlebensraten mit der Lasertherapie auch in diesem Zusammenhang zu sehen.(Abb. 1).

Sinnvoller erscheint der Vergleich lokaler Rezidive nach Behandlung gleicher Tumorstadien (Abb. 2).

Die Laserresektion zeigte eine etwas bessere Tendenz, auch wenn sich statistisch kein signifikanter Unterschied ergibt. Nachteile der Lasermethode sind die etwas längere Operationszeit und eine im Heilungsverlauf auftretende narbige Schrumpfung des Introitus vaginae. 75 Laseroperationen erfolgten wegen gutartiger Erkrankungen des unteren Genitaltraktes (Tabelle 3):

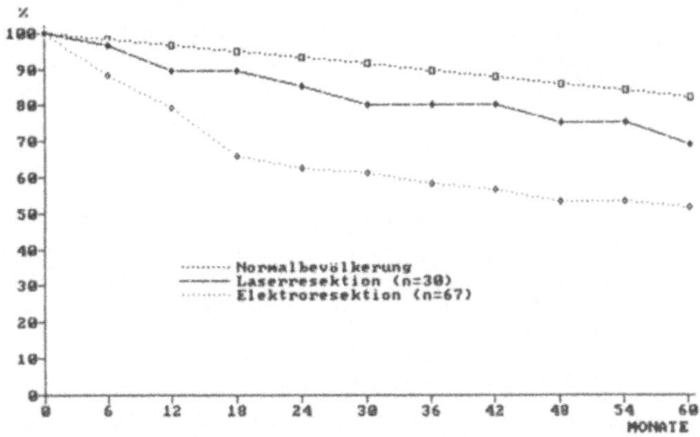

Abb. 1: Überlebenswahrscheinlichkeit des Vulvakarzinoms in Abhängigkeit von der Therapieform (n = 97).

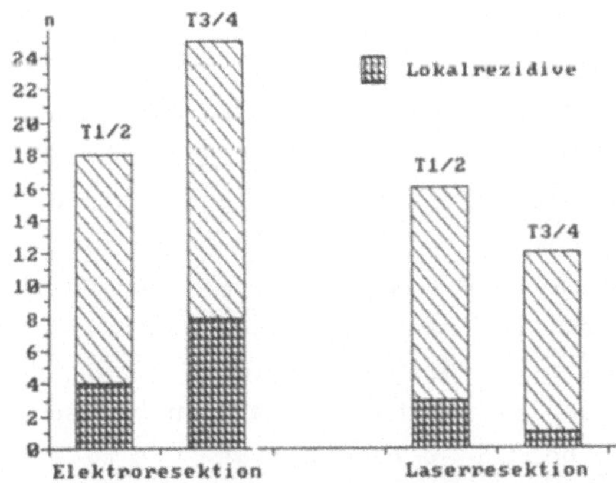

Abb. 2: Lokalrezidive beim Vulvakarzinom (n =97) in Abhängigkeit von
der Therapieform bezogen auf das Tumorstadium

Condylomata acuminata waren die häufigste Indikation zur Laserbestrahlung. Bei 9 Frauen bestand eine rezidivierende und bei 6
weiteren eine persistierende Virusinfektion. Eine Patientin litt an
flachen Condylomen. 4 Patientinnen wurden wegen eines Lichen sclerosus
et atrophicus, 1 Patientin 2 mal wegen eines Lichen ruber planus
behandelt. Bei 3 Patientinnen bestanden ungewöhnliche Erkrankungen des
vulvären Lymphgefäßsystems: 2 Frauen litten an einer Lymphangiosis
circumscripta, ein junges Mädchen an einer monströsen Elefantiasis,
die bereits 2 mal erfolglos auswärts operiert worden war. Die Laserresektion der befallenen Hautabschnitte mit primärem Wundverschluß

<u>Tabelle 3:</u> Laseroperationen wegen benigner Erkrankungen:
III/81 bis IV/89   (n = 75)

Condylomata acuminata	58	
davon Rezidive		9
davon Persistenzen		6
flache Condylome	1	
Lichen sclerosus et atroph.	4	
Lichen ruber planus	2	
Lymphangiosis circumscripta vulvae	2	
Elefantiasis vulvae	1	
verschiedene andere Erkrankungen	7	

erbrachte in allen Fällen ein objektiv ausgezeichnetes Ergebnis, mit dem auch die betroffenen Patientinnen sehr zufrieden sind. Augenscheinlich steht das gute Resultat mit der lymphgefäßverödenden Laserwirkung in Zusammenhang. Auch bei der Condylomtherapie ist die gute kosmetische Abheilung nach der Laserbestrahlung hervorzuheben, ganz abgesehen von den niedrigen Rezidiv- bzw. Persistenzraten. Erwähnenswert ist, daß 8 von 58 Operationen bei schwangeren Frauen durchgeführt wurden, bei 6 weiteren war die Immunitätslage nach Chemotherapie oder durch Drogenabusus beeinträchtigt.

1 Pat. war HIV positiv. Die Problematik der Condylombehandlung sehen wir in dem Umstand, daß wir in Ermangelung besserer Alternativen eine Virusinfektion mit chirurgischen Maßnahmen behandeln. Dabei können nur makroskopisch oder kolposkopisch sichtbare Veränderungen erfaßt werden, wogegen sich subklinisch erkrankte Haut- und Schleimhautareale der operativen Behandlung entziehen. Auch die von BAGGISH angegebene "Brush-technik" trägt diesem Umstand nur unvollständig Rechnung, weshalb wir zusätzlich in letzter Zeit adjuvante medikamentöse Maßnahmen anbieten. Neben der obligaten Mituntersuchung und gegebenenfalls - therapie des Partners empfehlen wir eine Interferontherapie nach der Laseroperation. Es gibt Anhaltspunkte, daß mit der Interferonbehandlung die Rezidiv- bzw. Persistenzquote weiter gesenkt werden kann. (HOHENLEUTNER et al.,TIEDEMANN u. ERNST)

Zusammenfassung:

Neben den gängigen und etablierten Indikationen der CO_2-Lasertherapie setzten wir den CO_2-Laser auch bei 40 Patientinnen mit invasiven Vulvakarzinomen erfolgreich ein. 45,7% unserer Laseroperationen erfolgten wegen maligner Erkrankungen des unteren Genitaltraktes. Unter den gutartigen Erkrankungen, die wir mit dem Laser behandelten, dominierten Condylomata acuminata. Günstige Ergebnisse erzielten wir darüber hinaus bei 3 Frauen mit seltenen Erkrankungen des Lymphgefäß-systems der Vulva.

Literatur.
(1) W.ALBRICH, A.GÖTZ, G.STEIN, G.SCHUBERT-FRITSCHLE,
    W. WAIDELICH: Erfahrungen mit der CO_2-Laserbestrahlung bei der
    Therapie des Vulvakarzinoms. In W. WAIDELICH, P.KIEFHABER (Eds.):
    Laser/Optoelektronik in der Medizin. Springer, Berlin (1986),p.50
(2) M.S.BAGGISH: Improved laser techniques for the elimination of
    genital and extragenital warts. Am. J. Obstet. Gynecol. 153, 545
    (1985)
(3) E. BERVEN: 117 Fälle mit primärem Vulvakarzinom. Acta radiol. 22,
    99 (1944)
(4) V. HOHENLEUTNER , M. LANDTHALER, O. BRAUN-FALCO, C. SCHMOECKEL,
    D. HEINE: Condylomata acuminata gigantea (Buschke Löwenstein-
    Tumor). Dtsch. med.Wschr. 113, 985 (1988)
(5) K.-H.TIEDEMANN,Th.-M.ERNST: Kombinationstherapie von rezidivieren-
    den Condylomata acuminata mit Elektrokaustik und Alpha-2- Inter-
    feron. Aktuelle Dermatologie 14, 200 (1988)
(6) K.WEGHAUPT: Elektroresektion und Elektrokoagulation als Therapie
    des Vulvakarzinoms. Fortschr.Med. 96, 1629 (1978)

Untersuchungen zur in-vivo-Neodym-YAG-Laserwirkung auf intakte Schwangerschaftsanlagen im Rattenuterusmodell

U.Herrmann, L.Heischkel u. I.Schildhaus
Charité/Berlin

Zusammenfassung

Auf 12 - 15 Tage alte Schwangerschaftsanlagen der Ratte erfolgte
per laparotomiam die Nd-YAG-Laserstrahl-Einwirkung (Leistung 55 W,
Betriebsart kontinuierlich, Einwirkdauer 2 - 4 s, Nd-YAG-Laser "mediLas 2").
Es wurden mehrere Gruppen gebildet, abhängig vom Zeitpunkt der Uterusexstirpation nach der Nd-YAG-Laser-Einwirkung. Die in-situ-Beurteilung
wurde mittels Lupenvergrößerung durchgeführt. Die histologische Untersuchung der exstirpierten Uteri bezog sich auf folgende Kriterien:
Plazenta-Heterolyse, Rattenfetus-Autolyse, Uteruswand-Reaktion,
Uteruslumen-Zustand.
Die experimentelle Studie bildete die Grundlage für die translaparoskopische Nd-YAG-Laser-Koagulation als konservativ-chirurgischer Therapieform bei nicht-rupturierter isthmischer bzw. isthmo-ampullärer Tubargravidität.

Summary

The influence of the Nd:YAG laser beam per-laparotomiam was carried out
on intact rat pregnancies at the age of about 12 to 15 days (laser power
55 W, laser mode continuous wave, impact time 2 to 4 s, Nd:YAG laser
"mediLas 2"). Several groups were formed, dependent on time-distance
between the hysterectomy and the Nd:YAG laser influence. The in-situ
evaluation was performed by means of magnifying glasses. The histological
examination of the extirpated uteri was refered to following criterions:
placental heterolysis, fetal autolysis, alteration of the uterine wall
area, state of the uterine lumen.
The experimental study was the basis for the translaparoscopic Nd:YAG
laser coagulation as a conservatively surgical therapy in case of
unruptured isthmic resp. isthmo-ampullary tubal pregnancy.

key words: Gynecological laser application, Nd:YAG laser therapy,
           tubal pregnancy, laparoscopic Nd:YAG laser treatment,
           experimental laser study

Einleitung

Die Fortschritte in der Diagnostik der Extrauteringravidität haben u.a.
dazu geführt, daß Tubargraviditäten zunehmend frühzeitiger festgestellt
werden. Dies bedeutet die verstärkte Herausforderung, konservative Konzepte zur Therapie der Extrauteringravidität zu entwickeln und zu realisieren. Mehrere konservative Behandlungsverfahren sind bereits bekannt -
das Abwarten der Spontanresorption, die Applikation von Methotrexat, von
Prostaglandinen, von Kaliumchlorid oder von Fibrinkleber - ohne daß diese
Eingang in die Praxis gefunden haben. Der Grund dafür dürfte vor allem
in der Wirkungsunsicherheit bzw. den Nebenwirkungen bestehen.
Die folgenden tierexperimentellen Untersuchungen fügen sich ein in das
Erkundungsspektrum weiterer Ansätze zur konservativen Behandlung der
Extrauteringravidität. Die Untersuchungen beziehen sich vor allem darauf,
die Wirkung der selektiven Nd-YAG-Laser-Koagulation der Plazenta im
Tiermodell nachzuweisen.

Material und Methode

Für das Experiment wurden 20 weibliche Wistar-Ratten eines Inzuchtstammes (Zentrale Versuchstierhaltung der Charité/Berlin) eingesetzt. Das mittlere Körpergewicht der Tiere betrug 300 g, deren mittleres Lebensalter 4 Monate. Die Ratten waren zwischen 12 und 15 Tagen trächtig.

Bei allen Tieren erfolgte per laparotomiam die selektive Nd-YAG-Laser-Koagulation der Plazenta der jeweils obersten Schwangerschaftsanlage des rechten Uterushornes (Abb. 1). Als Laserstrahlungsquelle wurde der Nd-YAG-Laser "mediLas 2" (Fa. MBB-Medizintechnik) benutzt. Wie durch Voruntersuchungen zum Optimum der Laserstrahleffizienz in bezug auf Plazentakoagulation ermittelt, wurde eine Laserleistung von 50-55 W bei einer Einwirkungszeit von 2-4 s angewendet. Der Nd-YAG-Laserstrahl wurde über eine 600 µ-Quarzfiber im Abstand von 2 mm zwischen Faserende und Gewebeoberfläche appliziert.

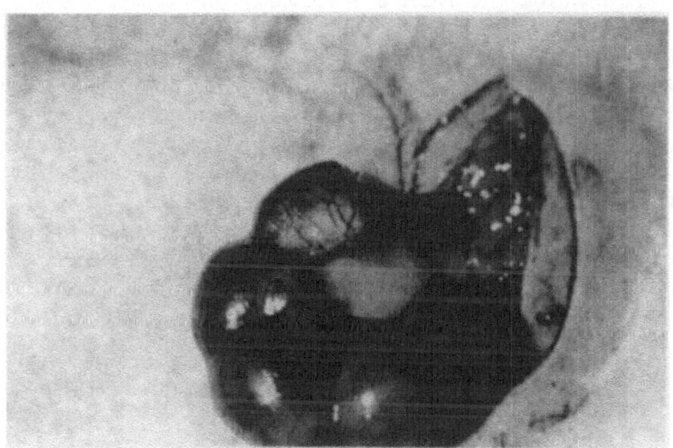

Abb. 1 Oberste Schwangerschaftsanlage im rechten Uterushorn unmittelbar nach Nd-YAG-Laserkoagulation (in situ)

Tab. 1 Übersicht zur operativen Vorgehensweise bezogen auf die Untersuchungsgruppen

Eingriff	Gruppe A	Gruppe B	Gruppe C	Gruppe D
Laparotomie	+	+	+	+
Plazenta-koagulation	+	+	+	+
Uterus-exstirpation	+			
Laparotomie-Naht		+	+	+
Relaparotomie u. Uterus-exstirpation		+ 7.Tag p.op.	+ 21.Tag p.op.	+ 42.Tag p.op.

In Abhängigkeit vom Zeitpunkt der nach dem Lasereingriff durchgeführten Uterusexstirpation wurden vier Untersuchungsgruppen zu jeweils 5 Tieren gebildet (Tab. 1). Bei den Tieren der Gruppe A wurde der Uterus jeweils unmittelbar nach Laserkoagulation der Plazenta exstirpiert. Bei den Tieren der drei anderen Gruppen wurde jeweils die Laparotomiewunde durch zweischich-

132

tige Naht verschlossen. Relaparotomie und Uterusexstirpation nach 7 Tagen
erfolgten bei Gruppe B, nach 21 Tagen bei Gruppe C und nach 42 Tagen bei
Gruppe D. Vor Exstirpation des Uterus wurde die Bildung von Adhäsionen in
der Koagulationsregion des Uterushornes lupenoptisch kontrolliert.
Die exstirpierten Rattenuteri wurden histologisch untersucht (Standard-
Zuschnitt, HE-Färbung). Dabei wurden folgende Kriterien bewertet:
- Plazenta-Heterolyse
- Rattenfetus-Autolyse
- Uteruswand-Regeneration
- Uteruslumen-Zustand
- Adhäsionsbildung

Ergebnisse

Alle Tiere der Untersuchungsgruppen B - D zeigten einen komplikationslosen
postoperativen Verlauf. Die Ratten der Gruppe B hatten vor der Relaparotomie
vollzählig geworfen. Bei allen Tieren der Gruppen B - D verliefen die Gebur-
ten ohne Komplikationen.
Bei einem Tier der Gruppe B wurden Adhäsionen mit dem peritonealen Fettkörper,
bei einem Tier der Gruppe C wurden einige perikornuale Adhäsionen, die zart
und leicht lösbar waren, festgestellt. Bei den übrigen Tieren, einschließlich
denen der Gruppe D, wurden keine Adhäsionen gefunden (Tab. 2, Abb. 3).
Die Querschnittuntersuchung des rechten Uterushornes im Vergleich zum linken
Uterushorn ergab bei den Tieren der Gruppe D keinen Anhalt für Stenosierung
im ursprünglich laserkoagulierten Uterushornabschnitt (Tab. 3).

Tab. 2 Perikornuale Adhäsionsbildung
       nach Laserkoagulation der Plazenta
       (Ø keine Adhäsionen, (+) zarte,
       lösbare Adhäsionen, + Fettkörper-
       Adhäsionen)

Adhäsions- bildung	Gruppe B	C	D
Ø	4	4	5
(+)	-	1	-
+	1	-	-

Tab. 3 Uteruslumen-Zustand 6 Wochen nach
       Laserkoagulation der Plazenta

Uteruslumen- Zustand	Gruppe D
kein Unterschied zum li. Ut.horn	5
kein Unterschied zum tiefergeleg. re. Ut.hornant.	5
keine Stenosier. im Längsschnitt d. re. Ut.horn	5

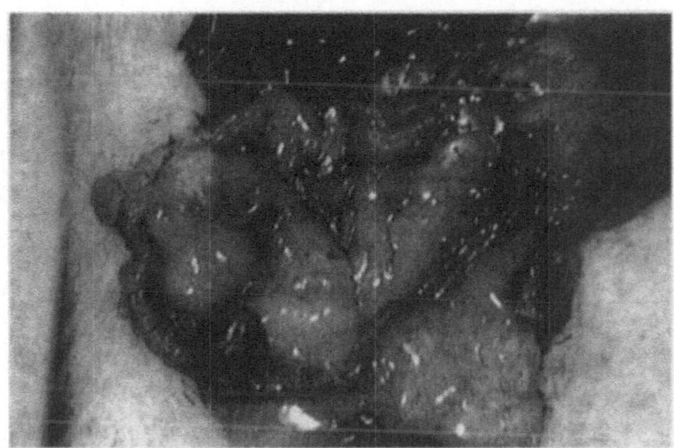

Abb. 2 Schwangerschaftsanlage 21 Tage nach Nd-YAG-Laserkoagulation
(in situ)

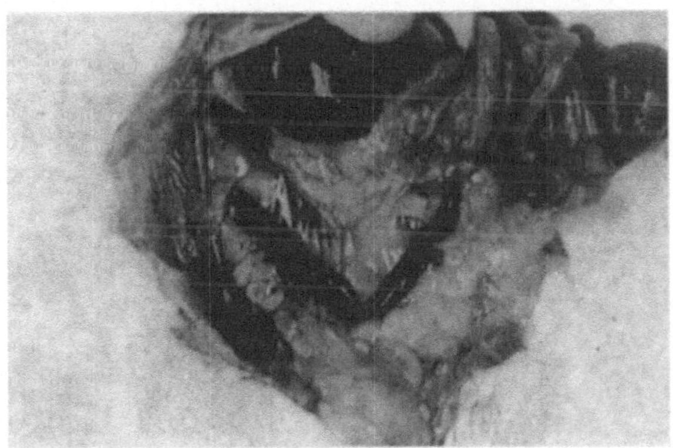

Abb. 3 Rattenuterus 42 Tage nach Nd-YAG-Laserkoagulation (in situ)

Bei den Tieren der Gruppe C wurde nach 21 Tagen an der Stelle der laser-
koagulierten Schwangerschaftsanlage eine kleine Resorptionszyste vorgefunden
(Abb. 2).
Die histologische Untersuchung der Schwangerschaftsanlage einschließlich
des zugehörigen Uterushornabschnittes ergab, abhängig von der zeitlichen
Distanz zur Nd-YAG-Lasereinwirkung auf die Rattenplazenta, folgende Resul-
tate:
a) unmittelbar nach Laserkoagulation (Abb. 4)
   Plazenta: frisch-herdförmige Destruktion des Plazentagewebes
   Uteruswand: herdförmige Destruktion des Muskelfasergewebes
   Fetus: ohne erkennbare Schädigung
b) 7 Tage nach Laserkoagulation (Abb. 5)
   Plazenta: fast komplett nekrotisch
   Uteruswand: Infiltration von Granulozyten und Makrophagen, stellenweise
   Fibroblastenproliferation, Serosa-Adhäsion mit Fettgewebe
   Fetus: fast vollständig autolytisch

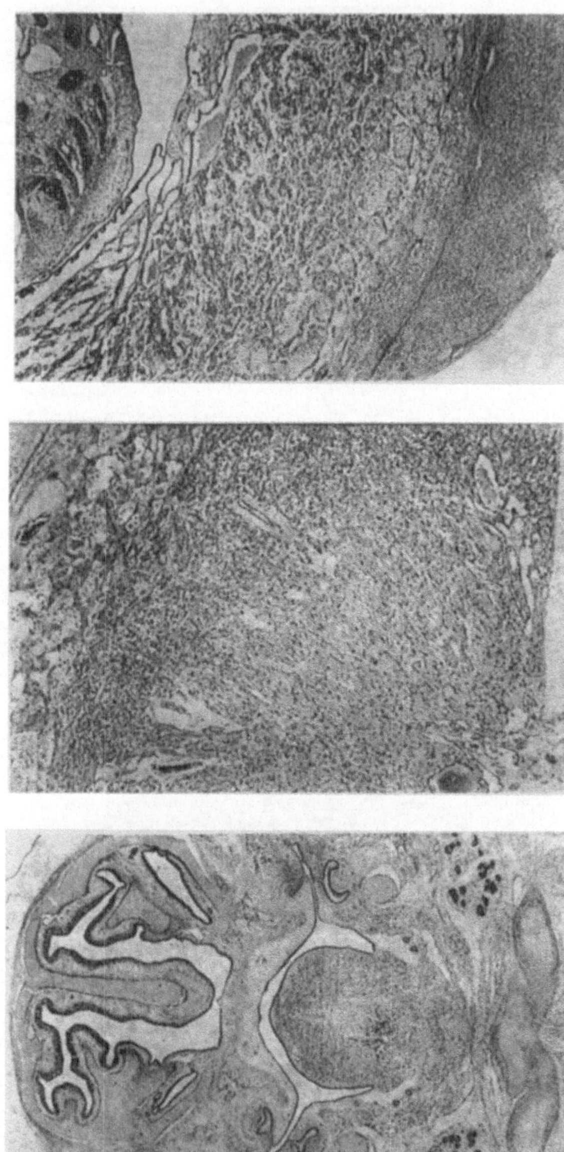

Abb. 4 Histologischer Querschnitt durch
a) die Schwangerschaftsanlage ohne Lasereinwirkung (Vergröß. 10 x)
b) die Schwangerschaftsanlage unmittelbar nach Lasereinwirkung
   (Vergröß. 10 x)
c) den Fetus unmittelbar nach Laserkoagulation der Plazenta.
   (Vergröß. 7 x)

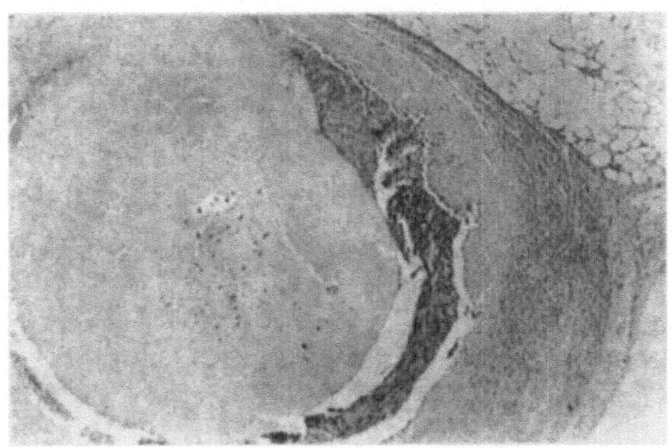

Abb. 5   Histologischer Querschnitt durch die Schwangerschaftsanlage
7 Tage nach Lasereinwirkung (Vergröß. 7 x)

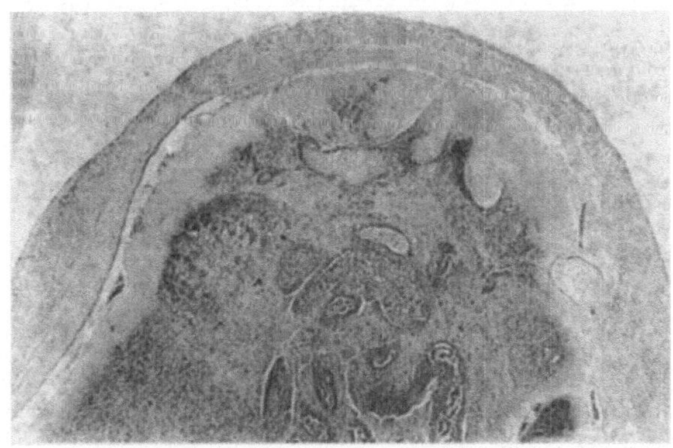

Abb. 6   Histologischer Querschnitt durch die Schwangerschaftsanlage
21 Tage nach Lasereinwirkung (Vergröß. 7 x)

c) 21 Tage nach Laserkoagulation (Abb. 6)
   Plazenta und Fetus: größtenteils resorbiert
   Uteruswand: granulozytär durchsetztes Restgewebe, beginnende Endometrium-
   regeneration, Serosa-Adhäsion mit Umgebung
d) 42 Tage nach Laserkoagulation (Abb. 7)
   Plazenta und Fetus: restlos resorbiert
   Uteruswand: Regeneration von Endo- und Myometrium

Diskussion

Die Empfehlung, eine bestehende Tubargravidität durch Abtöten und nachfolgende Resorption zu behandeln, geht auf K.v.Basedow (1836) und F.Ritgen
(1840) zurück (3). Letztlich ist diesem Behandlungskonzept auch die selektive Nd-YAG-Laserkoagulation der ektopisch sitzenden Plazenta zuzuordnen.
Von J.Lund (1955) wurde gefunden, daß durch exspektative Vorgehensweise bei
subakuter Tubargravidität (119 Patienten) in 57 % Spontanresorption erfolgte
(2).

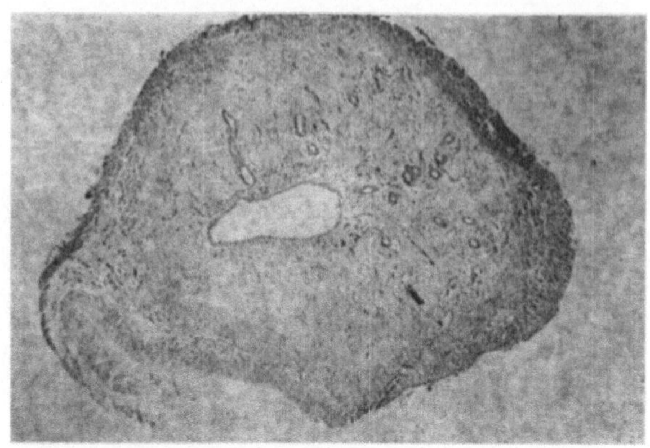

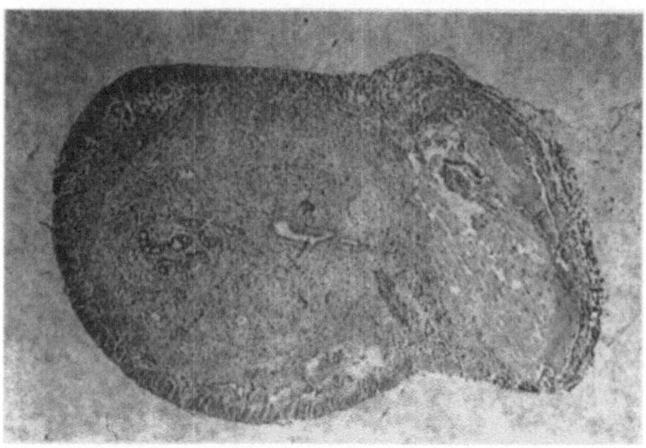

Abb. 7   Histologischer Querschnitt durch
   a) das linke Uterushorn ohne Lasereinwirkung, 42 Tage post laparo-
      tomiam (Vergröß. 10 x)
   b) das rechte Uterushorn, 42 Tage nach Lasereinwirkung
      (Vergröß. 10 x)

Bei den durchgeführten tierexperimentellen Untersuchungen wurde die Spontanresorption mittels selektiver Nd-YAG-Laserkoagulation der Plazenta bei in-
takter Gravidität induziert. Die Lasereinwirkung führte dabei mit einer Zuverlässigkeit von 100 % zur Resorption der betreffenden Schwangerschaftsanlage.
Durch die selektive Nd-YAG-Laserkoagulation werden differenzierte Gewebe-
veränderungen in der Schwangerschaftsanlage bewirkt (Tab. 4).
Die normotope Schwangerschaftsanlage im Uterushorn der Ratte wird als Modell
der menschlichen isthmischen Tubargravidität in bezug auf die Merkmale
Größenverhältnisse, Topografie und Zottenverteilung (Placenta discoidalis)
aufgefaßt (1).
Bei 2 Patientinnen wurde eine nicht-rupturierte isthmische Tubargravidität
durch translaparoskopische Nd-YAG-Laserkoagulation erfolgreich behandelt.
Mittels Quarzfaser wurden im mesosalpingealen Pol der Tubargravidität
mehrere Koagulationspunkte (Laserleistung 50 - 55 W) gesetzt. Die Patienten
wurden durch Vaginosonografie vorausgewählt und danach laparoskopiert. Im
Anschluß an die Laserkoagulation wurden die Patienten vaginosonografisch

Tab. 4 Übersicht zu den nach Nd-YAG-
         Laser-Koagulation der Ratten-
         plazenta ablaufenden Gewebe-
         veränderungen

Nd-YAG-Laserstrahlung
———→ Plazenta
↓
Plazenta-Denaturierung
↓
Heterolyse von Plazenta
und Uteruswandareal
↓
Regeneration des Uterus-
wandareal
↓
Autolyse des Fetus

Tab. 5 Übersicht zu den Charakteristika der
         Nd-YAG-Lasertherapie bei nicht-ruptu-
         rierter isthmischer Tubargravidität

Charakteristika des Nd-YAG-Lasereingriffes:

1) konservativ-operatives Management
   (Erhaltung des Eileiters)

2) geringe operative Invasivität
   (translaparoskopischer Eingriff)

3) diagnostisch-therapeutische Einzeitigkeit
   (per laparoscopiam)

4) singuläre Applikation
   (Einmaltherapie)

5) ambulanter Behandlungsmodus
   (Begleitperson)

6) präoperative Selektierbarkeit
   (Vaginosonografie)

7) postoperative Kontrollierbarkeit
   (Vaginosonografie)

nachkontrolliert. Der Resorptionsvorgang konnte dabei deutlich nachgewiesen
werden (Abb. 8). Die Patientinnen wurden nach 7 Tagen im beschwerdefreien
Zustand entlassen.
Die Vorzüge des Nd-YAG-Lasereinsatzes bei nicht-rupturierter isthmischer
Tubargravidität ergeben sich aus dessen Anwendungscharakteristika (Tab. 5).

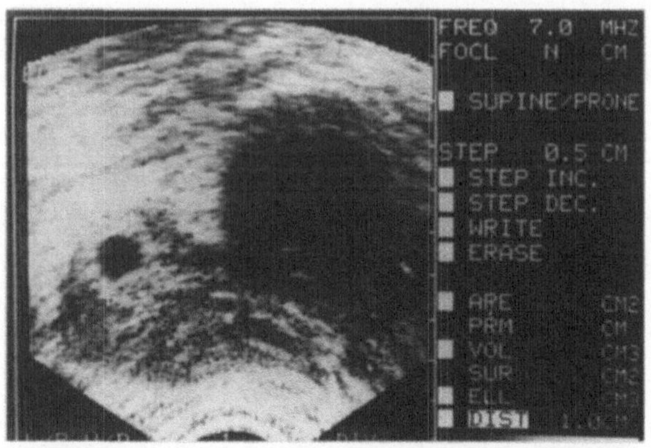

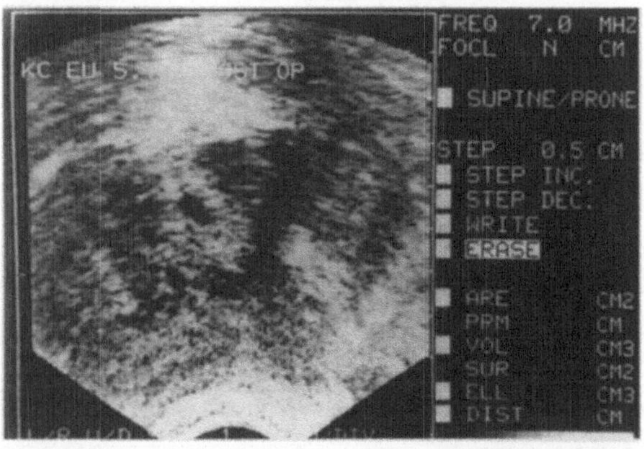

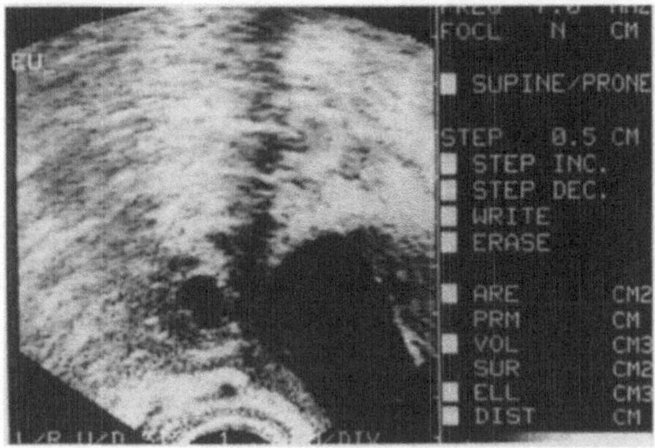

Abb. 8 Vaginosonografische Verlaufskontrolle bei selektiver Nd-YAG-Laser-
Koagulation der isthmischen Tubargravidität
a) vor dem Lasereingriff
b) 3 Tage nach dem Lasereingriff
c) 7 Tage nach dem Lasereingriff

Literatur

1) Remane,A.;Storch,V.;Welsch,U.:Kurzes Lehrbuch der Zoologie; Gustav-Fischer-Verlag, Jena, 1978, S.234/235
2) Lund,J.:Early ectopic pregnancy (comments on conservative treatment)
   J.obstet.gynaecol.Brit.Emp. 62 (1955) 70-76
3) Fischer,J.: Historischer Rückblick über die Leistungen des XIX. Jahrhunderts auf dem Gebiete der Geburtshilfe und Gynäkologie. In: Biologie und Pathologie des Weibes, hrsg. v. J.Halban u. L.Seitz, Urban&Schwarzenberg, Berlin/Wien, 1928, S.1371/72

Dosis-Wirkungs-Beziehungen bei gynäkologischen Karzinomzellinien nach Photodynamischer Therapie – PDT

W. Eiermann[1], G. Raab[1], A. Schneider[1], H. Gottschalk-Deponte[1],
R. Baumgartner[2], W. Beyer[2].
1: Onkologisches Labor Frauenklinik Großhadern, Marchioninistr. 15
2: Zentrales Laserlabor GSF, Ingolstädterstr. 1, D-8000 München

Einleitung

Das Prinzip der photodynamischen Therapie mit Applikation eines photosensibilisierenden Stoffes, dessen tumorselektiven Mehranreicherung, Bestrahlung mit Laserlicht und nachfolgender selektiven Tumorzerstörung, macht in vitro Untersuchungen an Karzinomzellinien nötig, bevor die Anwendung auch in vivo eingeführt werden kann. Wirkungsmechanismen liegen in Membranschädigungen an Zelle, Zellkern, und Mitochondrien sowie Inaktivierung mitochondrialer Enzyme. In vivo werden zudem Beeinträchtigungen der Tumormikrozirkulation beschrieben.

Ziel dieser Untersuchungen ist es, herauszufinden, ob die Wirkung der PDT in vitro von der Konzentration des Photosensibilisators, dessen Inkubationszeit, der Zeit nach der Bestrahlung und der Zellinie abhängig ist.
Dazu wurden Vitalitätsbestimmungen an vier gynäkologischen Karzinomzellinien durchgeführt (Endometriumskarzinom HEC-1-A, Ovarialkarzinom OvCar-3 und Mammakarzinom MDA-MB und MCF-7). Als Photosensibilisator wurde Photosan III[R] verwendet. Dies ist eine Porphyrinzusammensetzung aus Dihämatoporphyrinester und -ether (P III).

Methodik

Die Zellen wurden als Monolayer kultiviert, P III wurde in der log-Phase des Wachstums zugegeben, anschließend folgte eine Inkubation bei 37° C und 5% CO_2. Danach wurde mit 630 nm Rotlicht von einem Argon-Ionen gepumpten Farbstofflaser bestrahlt. Erneut Inkubation und im Anschluß daran wurden die Zellen trypsiniert und die Vitalität mittels Trypanblau-Test bestimmt. Alle Schritte außer der Bestrahlung, erfolgten unter Lichtschutz.
Voraussetzungen für sinnvolle Untersuchungen sind der Ausschluß toxischer Effekte von P III alleine und die Konstanthaltung der Temperatur während der Bestrahlung. Ersteres wird durch ständiges Mitführen von Kontrollen gewährleistet; die Temperatur bleibt, wie wir zuvor untersuchten, bei einer Bestrahlungsenergie von $10J/cm^2$ und einer

Leistungsdichte von 80mW/cm^2 unverändert. Daher wurden diese Parameter
für alle Versuche konstant bei diesen Werten gehalten.

Ergebnisse
1. Abhängigkeit der Zellvitalität von der P III - Dosis (Abb. 1).

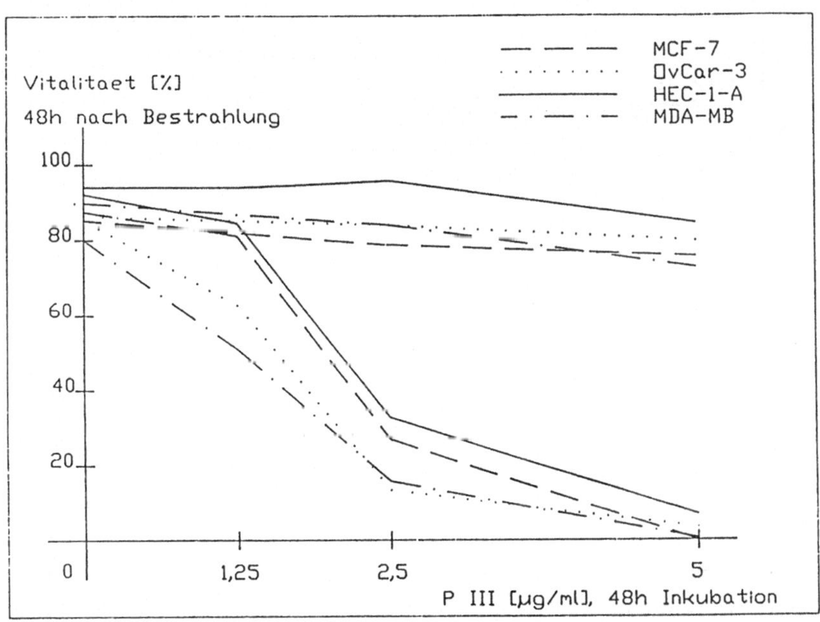

Der Verlauf der Kontrollen, die nur P III erhielten, ist gleichblei-
bend bei steigender P III - Dosis. Am Kurvenverlauf der mit P III und
Licht behandelten Zellen aller Linien wird deutlich, daß alle Zell-
linien mit gleichen Vitalitätsverlusten auf ansteigende P III Konzentrationen reagieren. Lediglich bei 1,25µg/ml P III zeigen sich signifikante Unterschiede zwischen den Linien OvCar-3, MDA-MB und HEC-1-A,
MCF-7, die hier noch nicht auf die Bestrahlung reagieren. Bis zur
doppelten P III Konzentration von 2,5µg/ml fällt die Vitalität bei
allen Zellen steil auf 10 bis 30% ab. Danach beginnt ein Sättigungsbe-
reich, in dem die Vitalität noch auf 0 bis 10% bei 5µg/ml P III reduziert wird. Diese Abnahme ist jedoch nur bei MDA-MB und HEC-1-A signifikant.
5µg/ml P III für 48h inkubiert sind somit notwendig, um die Vitalität
aller untersuchten Zellinien 48h nach Bestrahlung bis unter 10% zu
senken.

2. Abhängigkeit der Zellvitalität von der P III - Inkubationszeit
   (Abb. 2).

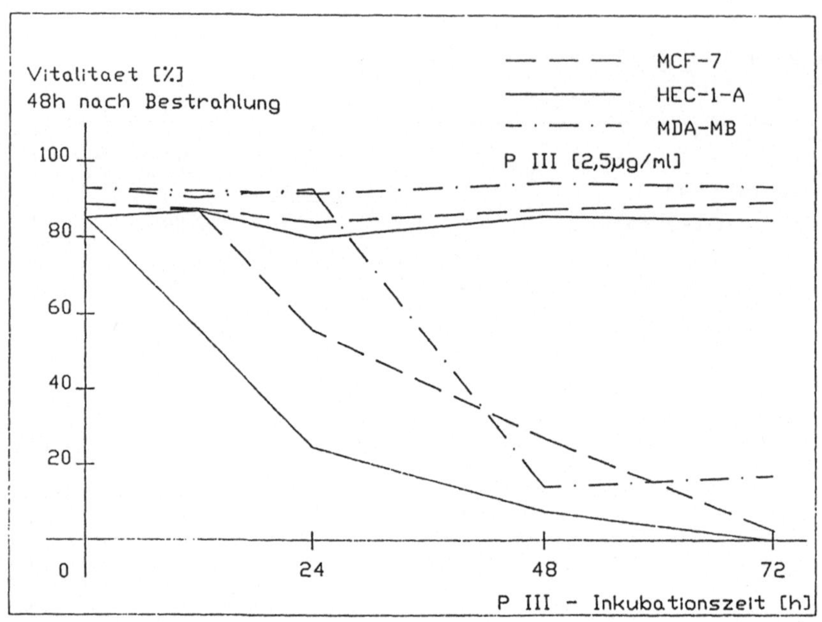

Die P III - Dosis ist hier konstant bei 2,5µg/ml, um eventuelle Verbesserungen des photodynamischen Effektes erfassen zu können. Die
OvCar-3 Linie ist nicht enthalten.
Die Kontrollkurven verlaufen erneut mit gleichbleibender Vitalität.
Im Vergleich der mit PDT behandelten Zellinien erkennt man, daß die
HEC-1-A Zellen bereits nach 12h Inkubation eine Vitalitätsabnahme auf
60% aufweisen, die sich bis auf 0% nach 72h fortsetzt. Die Vitalität
der MCF-7 Zellen fällt dagegen erst nach 24h Inkubation auf 60% ab
und danach weiter bis fast 0% nach 72h. Die MDA-MB Zellen erreichen
60% Vitalität nach 36h. Anschließend fällt sie bis auf 20% nach 72h ab.
Zwischen 48 und 72h Inkubationszeit sind die Vitalitätsänderungen jedoch bei keiner Zellinie signifikant. Auch im Vergleich der Zellinien
untereinander ergeben sich sowohl nach 48h als auch nach 72h keine
signifikanten Unterschiede.
Eine 48-stündige Inkubation mit 2,5µg/ml P III erweist sich als geeignet, um die Vitalität der hier untersuchten Zellinien 48h nach Bestrahlung auf 0 bis 30% zu reduzieren.

3. Abhängigkeit der Zellvitalität von der Zeit nach Bestrahlung
   (Abb. 3).

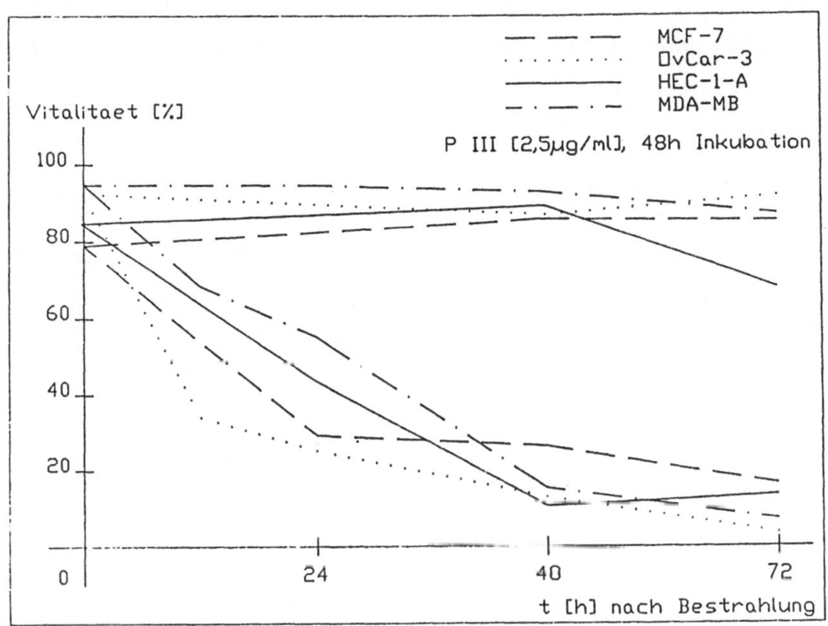

P III wurde in einer Konzentration von 2,5µg/ml für 48h inkubiert. Der
Verlauf der Kontrollen zeigt keine signifikanten Vitalitätsänderungen.
Am Gesamtverlauf der Therapiegruppe erkennt man,daß sich dieeinzelnen
Zellinien in ihrer Vitalität nach12 und 24h deutlich, zum Teil signifikant unterscheiden, nach 48 und 72h jedoch keine signifikanten Vita-
litätsunterschiede mehr auftreten. Bei OvCar-3 fällt die Vitalität
schnell nach 12h auf 35% ab und danach langsam weiter bis auf 5% nach
72h. Die MCF-7 Zellen erreichen 30% Vitalität nach 24h und verändern
diese bis 72h nach Bestrahlung nicht weiter. Die beiden anderen Zell-
linien, MDA-MB und HEC-1-A, verhalten sich gleich. Hier fällt die Vitalität gleichmäßig während 48h auf 10 bis 15% ab, und weist bis 72h
keine signifikanten Veränderungen mehr auf.
Trotzdem daß die Zellinien unterschiedlich schnell nach Bestrahlung
absterben, erreichen doch alle nach 48h den gleichen Vitalitätsbereich
zwischen 10 und 30%, sodaß dieser Zeitpunkt am besten zur vergleichen-
den Vitalitätsbestimmung geeignet ist.

Schlußfolgerungen:
Alle untersuchten Zellinien reagieren sensibel auf PDT. Diese Reaktion
ist abhängig von der P III - Dosis, dessen Inkubationszeit und der Zeit
der Vitalitätsbestimmung nach der Bestrahlung.

Sie ist jedoch unabhängig von der Zellinie, da alle bei gleichen
Parameterkombinationen einen sublethalen Vitalitätsbereich von 0 bis
30% erreichten. Es wurde auch deutlich, daß verschiedene Zellinien
P III verschieden schnell aufnehmen, und unterschiedlich schnell nach
Bestrahlung absterben.

Literatur

(1) S.L. GIBSON, R. HILF: Cancer Research 43: 4191 (1983)
(2) R. HILF, D.B. SMAIL, R.S. MURANT: Cancer Research 44: 1483 (1984)
(3) D. KESSEL: Cancer Research 41: 1318 (1981)
(4) J. MOAN, T. CHRISTENSEN: Am J Pathol 109: 184 (1982)
(5) D.S. PERLIN, R.S. MURANT, S.L. GIBSON:Cancer Research 45:653(1985)
(6) W.M. STAR, H.P.A. MARIJNISSEN: Cancer Research 46: 3532 (1986)

Destruction of the Rabbit Endometrium Using a Low-Powered Neodymium-YAG-Laser

M D Judd[a], P D Hill[a], L A Potter[a], S G Bown[a] and I McColl[b]
National Medical Laser Centre, University College[a] and
Department of Surgery, Guy's Hospital[b].
London, England

Menorrhagia[1] is a common and debilitating symptom among women but methods for local endometrial destruction have met with limited success. Not until Goldrath[2][3] ablated the endometrium using a high powered (55-60W) Nd-YAG laser under hysteroscopic control did a successful local method become available. This procedure had a 93% success rate after one application and had minimal morbidity.

The aim of this study was to assess the ability of a low-powered (1-3W) Nd-YAG laser system to both destroy and prevent the regrowth of endometrium. By this means it was hoped that gentler, more uniform coagulation of the endometrium could be achieved which could produce more complete endometrial destruction by a technique that may not require hysteroscopy.

METHOD

A modified fibre tip was used which reflected light in a disc-shaped distribution and produced circumferential lesions. The length of the tip was 20mm and its diameter 3mm. A copper-constantin thermocouple was used in conjunction with a display unit to monitor the temperature changes produced on the serosal surface of the uterine horn.

A total of 44 mature, female New Zealand White rabbits had a small lower abdominal laparotomy and the fibre tip was passed transcervically through a small vaginal incision into the uterine cavity. This was exposed to laser light either to produce single lesions or to destroy the entire endometrium. The maximum exposure time was 100 seconds. However, when treating entire horns, two areas of endometrial tissue were found to be difficult to treat: the upper 5mm of the cornual end of each horn and the lower part of the cervix. Therefore, the upper part of each uterine horn was ligated with only the area below this treated and the cervix was exposed to light for a maximum duration of 200seconds.

Animals were killed at intervals from 24 hours to 14 weeks after treatment. The length of discrete lesions were measured and the amount of circumferential damage noted. Specimens were processed and stained with Harris' haemotoxylin and eosin. The untreated horn served as a histological control in each case.

RESULTS

1.Single lesions

89% of lesions produced at 2Wx100s were symmetrical. At serosal temperatures of 51-70°C, 84% of these lesions had full endometrial damage, whereas with temperatures up to 50°C only 11% of lesions had any significant damage. The mean lesion length was 6.3mm. At other powers the lesions tended to be more asymmetrical and caused patchy instead of uniform damage.

TABLE 1 : Results of the horns treated with overlapping lesions. The upper end of each ligated horn was tied off with sutures and only the endometrium below this treated.

Survival (days)	Uterine horns		Macroscopic appearance	Microscopic appearance
4-8	non-ligated	4	Haemorrhagic	Full thickness lesions except upper 5mm and cervix.
	ligated	4		
14-21	non-ligated	1	Normal	Intact endometrium.
	ligated	10	Thinned, necrotic and haemorrhagic.	Incomplete surface epithelium. Few villi and glands.
28-34	non-ligated	5	Horn absent (1) Distorted (4)	Intact surface epithelium. Few villi and glands.
	ligated	2	Distorted	
63-98	non-ligated	5	Horn absent (4) Normal (1)	Intact surface epithelium. Few glands and villi.
	ligated	4	Horn absent	

2.Overlapping lesions

The results are summarised in Table 1. The endometrium within 35 horns was treated at overlapping sites; of these 15 had the entire endometrium treated and 20 had the upper part of the horn tied of and the lower part treated.

Thirty seven animals remained well following the procedure and were killed at the appropriate histological time intervals. Six animals had surgical complications which included 1 anaesthetic death, 1 case of peritonitis, 1 uterine perforation, 2 wound dehiscences and 1 case of septicaemia but there was no damage to the bowel or bladder even in those animals with absence of an entire uterine horn.

CONCLUSIONS

The results show that a low-powered Nd-YAG laser can be used effectively to destroy rabbit endometrium. There were two main finding: either the entire uterine horn was absent and replaced by a fibrous strand or regeneration of the endometrium occurred with abnormal regrowth of villi and reduction in the number of glands. These results show that in this animal model if there is inadequate endometrial destruction there is glandular regrowth. However, because of the extreme thinness of rabbit myometrium (1-3mm approx.) the depth of destruction needed was a fine balance between either too much causing entire horn loss or too little leaving undamaged areas which subsequently regenerated to replace all endometrial components.

The technique was safe with the bowel and bladder suffering no thermal damage. Animals remained well even when an entire uterine horn was destroyed and replaced by a fibrous strand. At post-mortem even in this group there was no evidence of peritonitis, bowel or bladder damage and adhesion formation was minimal. These animals were possibly able to reabsorb the necrosed uterine tissue over many weeks and the process appeared to be well tolerated. The complete absence of a horn was first noted at 32 days. A similar phenomenon was described when canine bladder was completely destroyed at temperatures ranging from 59° to 69°C and replaced by a fibrous nodule[4].

This low-powered technique has been shown to be effective simple and safe and is now ready for clinical trials in the treatment of women suffering from menorrhagia.

REFERENCES

(1) M REES: Menorrhagia. Br Med J 1987;**294**:759-762

(2) M H GOLDRATH, T A FULLER, S SEGAL: Laser photovaporization
of endometrium for the treatment of menorrhagia.
Am J Obstet Gynecol 1981;**140**:14-19

(3) M H GOLDRATH: Gynaecological laser surgery. In:Proceedings of the
18th Study Group of the RCOG. (Sharp F & Jordan JA, eds),
Perinatology Press, New York pp253-65

(4) C LINKE, A ELBADAWI, V NETTO, A ROBERTS, M RUSSO: Effect of
marked hyperthermia upon the canine bladder.
J Urology 1972;107:**599**-602

Urologie
Urology

Laser in der Urologie

A. Hofstetter

Aus der Urologischen Klinik und Poliklinik der Ludwig Maximilians-Universität, Klinikum Großhadern und dem Medizinischen Laserzentrum Lübeck (Direktor: Prof.Dr.A. hofstetter)

17 Jahre Beschäftigung mit Lasern in der Urologie hat dazu
geführt, daß trotz erheblicher Widerstände und Unverständ-
nis, Lasertechnologien auch in unser Fachgebiet vorgedrungen
sind und sogar zu Standardverfahren wurden. Darüberhinaus
haben wir Forschungsprogramme entwickelt, die dem Las1erein-
satz in Diagnostik und Therapie vielversprechende, neue Wege
weisen.

Alle Möglichkeiten der Laser-Gewebsinteraktionen sind für
die Urologie relevant, begonnen von den photobiologischen
über die Wärme - bis zu den High-power-Effekten (Abb. 1).

LASEREINSATZ IN DER UROLOGIE

Behandlungsziel	Laserart	Indikation (gesichert)
a) Tumorzerstörung	Neodym-YAG	superfiziale NBKS- und Ureterkarzinome, Blasen-, Urethra-, Penis-Karzinome, Tumoren des äußeren Genitales
	Dye	superfiziale Harnblasen-Karzinome, Cis
b) Lithotripsie	Neodym-YAG	Ureter- u. Nierenbecken-steine
	Dye	
c) Entzündungshemmung	Neodym-YAG	Interstitielle Zystitis, Strahlenzystitis

Bei der therapeutischen Ausnutzung der Laserlichtwirkung ist
das weite Feld der photodynamischen Wirkungen von besonderem
Interesse. Das bekannte Prinzip der Aktivierung von Photo-

sensitizern durch Licht wird hier mit Hilfe von Argon-Ionen-
und Dye-Lasern verwirklicht.

Für die Urologie von Bedeutung sind hierbei die Behand-
lungsmöglichkeiten des multifokal wachsenden Harnblasenkar-
zinoms, das durch die heute zur Verfügung stehenden therapeutischen Möglichkeiten kaum oder nur schwer in den Griff
zu bekommen ist. Das derzeit gängige Verfahren der Photosen-
sibilisierung unter Verwendung von HPD-Derivaten, setzt sich
nur langsam durch, da das HPD nicht allgemein zur Verfügung
steht und unter Umständen mit beträchtlichen Nebenwirkungen
zu rechnen ist.

Wir suchten daher nach alternativen Substanzen und haben
gefunden, daß bestimmte, bereits zugelassene Zytostatika
(Epirubinin, Mitomycin) photodynamische Eigenschaften haben.
Dies wäre ein weiterer Fortschritt, da hiermit zwei Effekte,
nämlich der zytostatische und photodynmaische kombiniert
werden können.

Was die Umwandlung von Laserlicht in Wärmeenergie betrifft,
kann ich mich kurzfassen, da hierüber in den letzten Jahren
zahlreiche Publikationen erschienen sind.
So wurde von mir und der Münchener Arbeitsgruppe in den
Jahren 1972 bis 1976 die experimentelle Basis für die offene
und endoskopische Tumorzerstörung erarbeitet.
Wir haben bis heute mehr als 1000 Patienten mit oberflächlichen und infiltrierenden Harnblasenkarzinomen unter Verwendung eines Neodym-YAG-Lasers behandelt. Hierbei war besonders interessant, daß verglichen mit der transurethralen
Resektion, die lokale Rezidivrate wesentlich gesenkt werden
konnte. Dies hängt offensichtlich mit der Tatsache zusammen,
daß durch die Neodym-YAG-Laser-Applikation der Harnblasen-
tumor berührungsfrei bei gleichzeitigem Verschluß der Blut-
und Lymphgefäße zerstört wird. Abgesehen davon, bietet die
fehlende Blutung während des Eingriffes hervorragende Sicht-
verhältnisse, so daß kleinere Tumoren nicht übersehen werden.

Prospektive Studien von MEIER, BEISLAND und GUILLARD haben
unsere Ergebnisse bestätigt.

Die Laserbehandlung von Tumoren der oberen Harnwege ist
ebenfalls vielversprechend, sollte jedoch wegen der hierfür
erforderlichen Spezialerfahrung zunächst auf bestimmte Kliniken beschränkt bleiben.

Interessante Ergebnisse im Zusammenhang mit der Behandlung
des Prostatakarzinoms mit dem Neodym-YAG-laser wurden von
BEISLAND und Mitarbeitern vorgelegt. Langzeitergebnisse
stehen jedoch noch aus.

Gut- und bösartige Tumoren des äusseren Genitales sind ebenfalls mit dem Neodym-YAG-Lasers hervorragend zu behandeln,
wobei neben der Tumorzerstörung, dem kosmetischen Ergebnis
besondere Bedeutung zukommt.

Bei Patienten mit radiogener oder interstitieller Cystitis
konnten wir unter der Laserbestrahlung eines antiphlogisti-
schen und analgetischen Effekt beobachten,
der von SHANBERG und Mitarbeitern bestätigt wurde.

Was die Behandlung von Harnröhrenstrikturen (Abb. 2) mit dem
Laser betrifft, so gibt es hier verschiedene neue Denkan-
sätze, nachdem die ursprünglichen Versuche nicht den gewünschten Erfolg gebracht haben. Lediglich die von ROTHAUGE
propagierte Urethrotomie mit dem Argon-Laser soll brauchbare
Ergebnisse aufweisen können.

LASEREINSATZ IN DER UROLOGIE

Behandlungsziel	Laserart	Indikation (klinische Erprobung)
a) Strikturbeseitigung	Neodym-YAG Argon CO_2	Harnröhren- u. Ureter- strikturen
b) Angioplastie	Neodym-YAG Dye Argon Eximer CO_2	Gefäßrevaskularisierung (art. renalis, iliaca, obturatoria, penis)
c) Ureterverschluß	Neodym-YAG	Verhinderung der Urin-Passage

Thermische Lasereffekte spielen in der Urologie auch auf
anderen Gebieten eine nicht unwichtige Rolle.
Ich darf in diesem Zusammenhang an die laser-assistierte
mikrochirurgische Gefäß- oder Ductus deferens-Anastomo-
sierung, die Angioplastie oder Ureterverschlüsse erinnern.

In den letzten Jahren haben wir uns besonders mit der laserinduzierten Steinzertrümmerung befaßt, wobei wir zur Schock-
wellenerzeugung einen gepulsten Neodym-YAG-Laser unter Verwendung eines optomechanischen Kopplers bzw. einen gepulsten
Farbstofflaser benützten.
Z.Zt. wird am MLL der Alexandrit-Laser zur Steinzertrümmerung erprobt.

Die intrakorporale laserinduzierte Schockwellenapplikation
stellt nicht nur einen Fortschritt in der Urologie, sondern
auch in der Gastroenterologie, Allgemeinchirurgie, HNO usw.
dar, da mit Hilfe dieser Methode auch Gallen- und Pankreas-
steine sowie Speichelsteine zerstört werden können.

Die interferometrische Holographie sowie die laserinduzierte
Fluoreszenz mit Hilfe von Mikro- und Nanosekunden-Laserim-
pulsen eröffnen neue Möglichkeiten der Analyse von normalem
und tumorös verändertem Gewebe und bieten somit die Möglichkeit dem Ziel der Frühdiagnose des Karzinoms näher zu kommen. (Abb. 3)

LASEREINSATZ IN DER UROLOGIE

Diagnostik	Laserart	Indikation (Experiment)
a) Interferometrische Holographie	Rubin	Tumorinfiltration
b) Photochemische Prozesse	Dye	Cis-Erkennung

Die Photoablation, eine Lasereigenschaft, die erst jüngst
von uns mit urologischen Problemen in Zusammenhang gebracht
wurde, erfordert eine hohe Absorption der Ultraviolett-

strahlung mit Energiedichten von mehreren MW pro Quadratzen-
timeter. Hierbei führt die Herauslösung von Molekülen aus
Molekülverbänden zu der Möglichkeit des nichtthermischen
Schneidens.
Dieses Verfahren könnte im Zusammenhang mit der Angioplastie
eine große Bedeutung erlangen, wenn es gelingt, die spektro-
skopische Gewebserkennung damit zu kombinieren, um die klinische Anwendbarkeit zu sichern.

Meine Damen und Herren,
dies war ein kurzer Überblick über Möglichkeiten der Laseranwendung in der Urologie, wobei ich Ihnen bewußt Etablier-
tes und Zukünftiges gleichzeitig darstellen wollte.
Was das Zukünftige betrifft, so wird die in verschiedenen
Zentren betriebene Forschung klare Antworten bringen müssen,
während wir mit dem inzwischen Etablierten doch sehr zufrieden sein können.

Neodym-YAG-Laser in der Urologie

K. H. Rothenberger
Urologische Abteilung, Städt. Krankenhaus Landshut
Robert-Koch-Straße 1, D - 8300 Landshut

Nach gemeinsamen Arbeiten mit Hofstetter benützen wir seit 1983 den Neodym-YAG-Laser am Städt. Krankenhaus Landshut. Es gilt einen kurzen Erfahrungsbericht über Indikationen und Ergebnisse des Lasereinsatzes in der Urologie aus unserer Sicht zu geben.

Als klassisch sind folgende Indikationen zu bezeichnen:
Zerstörung von oberflächlichen Tumoren des männlichen und äußeren weiblichen Genitale wie Condylomata accuminata und Peniscarcinom.
Endoskopische Zerstörung von Schleimhauttumoren der Harnröhre, Harnblase und Harnleiter bis zum Stadium T 2 nach UICC.
Erfolge sind auch zu erwähnen in der Therapie von Carcinomen des Nierenbeckens und der Vulva, wobei hier die Indikationsstellung unter strengen Kriterien zu erfolgen hat, d.h. daß in den jeweiligen Fällen andere herkömmliche Therapien nicht den gewünschten Erfolg bringen.
Chronische Entzündungen der Harnblase, besonders mit interstitieller Beteiligung, wie das Hunner'sche Ulcus und die Strahlencystitis können durch den Neodym-YAG-Laser erstaunlich gut beeinflußt werden:
Zunahme der Blasenkapazität, Abnahme der Drangsymptomatik und Blutstillung sind quantifizierbare Erfolge.

Bislang beobachteten wir zwei Patienten mit massiver Blutung aus einem cavernösen Hämangiom der Harnröhre. Durch die endoskopische Laserapplikation in mehreren Sitzungen kam es zur vollständigen Rückbildung der Hämangiome ohne Strikturierung.

In der Behandlung von Harnröhrenstrikturen konnten wir die andernorts gemachten guten Erfahrungen leider nicht nachvollziehen.

Technik
Zur Technik der Lasertherapie wurde bereits oft berichtet, so daß ich diese Wiederholung gerne vermeiden möchte. Hinweisen möchte ich jedoch auf zwei operationstechnische Erleichterungen.
Tumoren im Bereich des Sphinkter internus, der Harnblase, können zum Teil kaum oder zumindest nur tangential mit dem Laserstrahl erreicht werden. Angegebene Methoden,

mit dünneren Quarzglasfasern, über flexible Endoskope oder mittels Spezialarbeitseinsätzen für starre Cystoskope die Faser soweit zu biegen, um gleichsam rückwärts auf die Tumoren einzustrahlen, erfordert eine zusätzliche apparative Ausstattung. Zudem wird die endoskopische Sicht aufgrund der schlechteren Spüleigenschaften erschwert. Problemlos lassen sich mit dem gewohnten Instrumentarium Tumoren der Blasenhalsregion über eine Trokarfistel erreichen. Es bedeutet keinen großen Aufwand, während des Eingriffs unter Sicht eine Trokarfistel zu legen, durch die das Lasercystoskop in die Blase eingeführt wird. So liegen die zu behandelnden Läsionen antegrad vor dem Operateur. Lediglich multilokuläres Tumorwachstum an der Blasenvorderwand stellt eine Kontraindikation für diese Methode dar. Diese Technik wurde bereits von Beisland zur Lasertherapie des vorher resezierten Prostatacarcinoms angegeben. Nach dem Eingriff kann die Trokarfistel ersatzlos entfernt werden (Abb. 1 und 2).

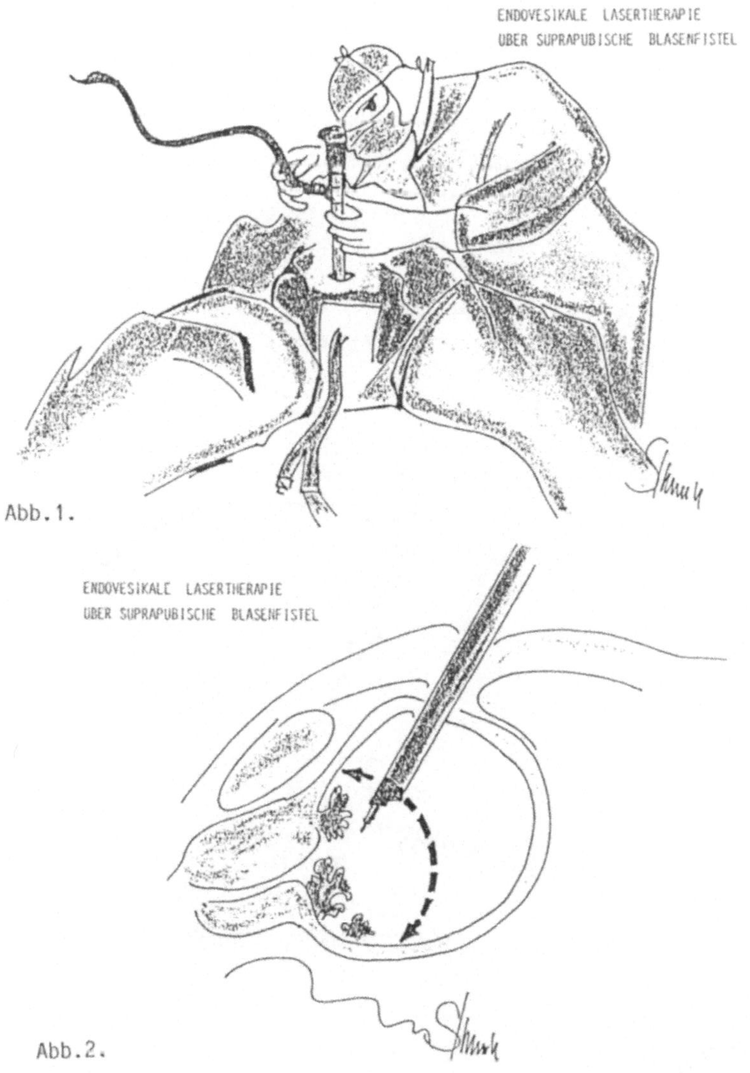

Abb. 1.

Abb. 2.

Zu den besonders leidvollen Erfahrungen eines Lasertherapeuten gehören thermische Verletzungen des Dünndarms bei der Laserapplikation im Bereich von Blasenwandanteilen, die vom Peritoneum bedeckt sind. Durchschnittlich zwölf Stunden nach der Laseranwendung kommt es bei mechanisch dichter Blase zu einem akuten Abdomen, dessen Ursache thermische Wandnekrosen im Dünndarmbereich sind. Dieser Gefahr der thermischen Verletzung des Dünndarms kann für entsprechende Blasenareale dadurch begegnet werden, daß ein Assistent laparoskopisch die entsprechenden Darmschlingen von der Blase fernhält und gleichzeitig den Therapieerfolg mittels der erkennbaren Weißverfärbung der äußeren Blasenwand kontrolliert (Abb. 3 und 4).

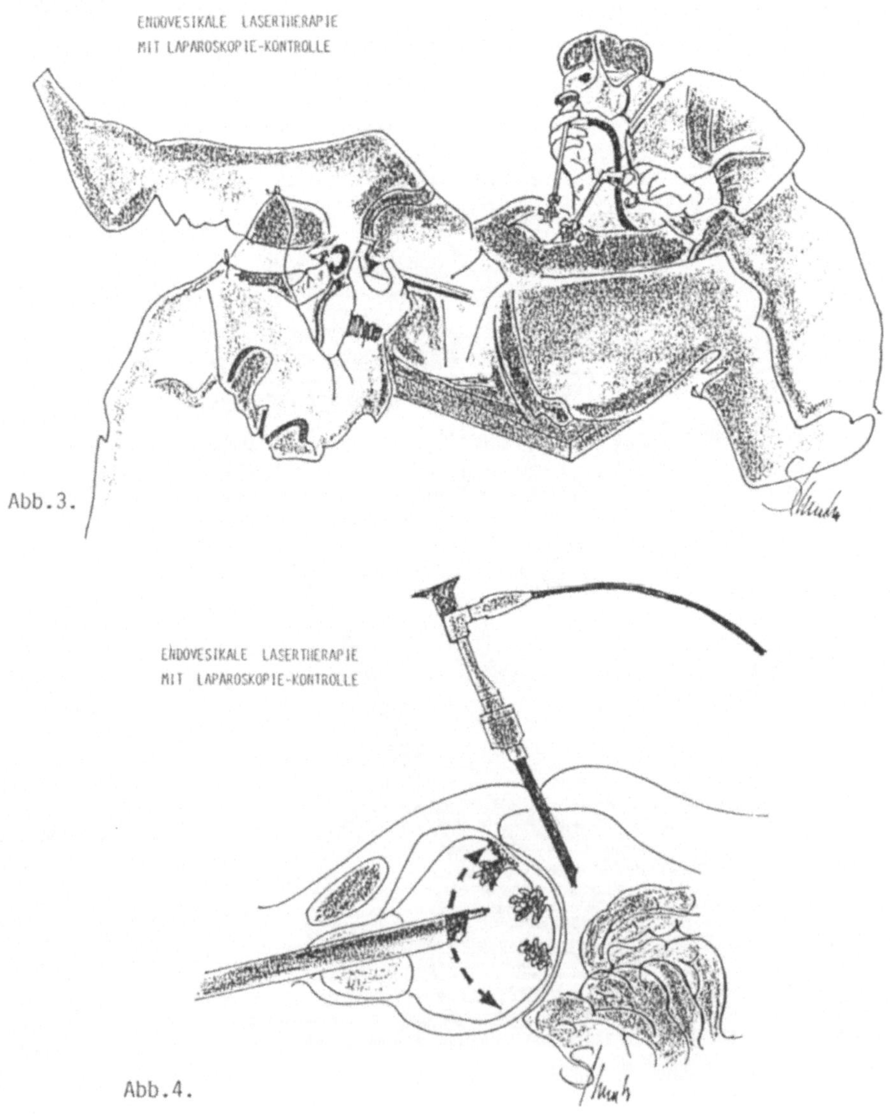

Abb.3.

Abb.4.

<u>Ergebnisse</u>

In einer früheren Untersuchung mit Hofstetter ermittelten wir bei der Therapie der Condylomata accuminata eine Rezidivrate von 7 %, wobei in dieser untersuchten Patientengruppe ein hoher Anteil an bereits mehrfach erfolglos vortherapierten Patienten war. In einer späteren Untersuchung von Schmeller und Hofstetter konnten noch bessere Ergebnisse vorgestellt werden.

Wir können inzwischen 22 Patienten mit Peniscarcinomen im Stadium T 1 bis T 2 und fünf Patienten mit zusätzlichen Lymphknotenmetastasen verfolgen. Bei den 22 nicht metastasierenden Patienten konnten wir eine Fünfjahres-Überlebensrate von über 95 % nachweisen, d. h. nur 1   starb. Ein zweiter Patient zeigte in diesem Beobachtungszeitraum ein lokales Rezidiv (Abb. 5).

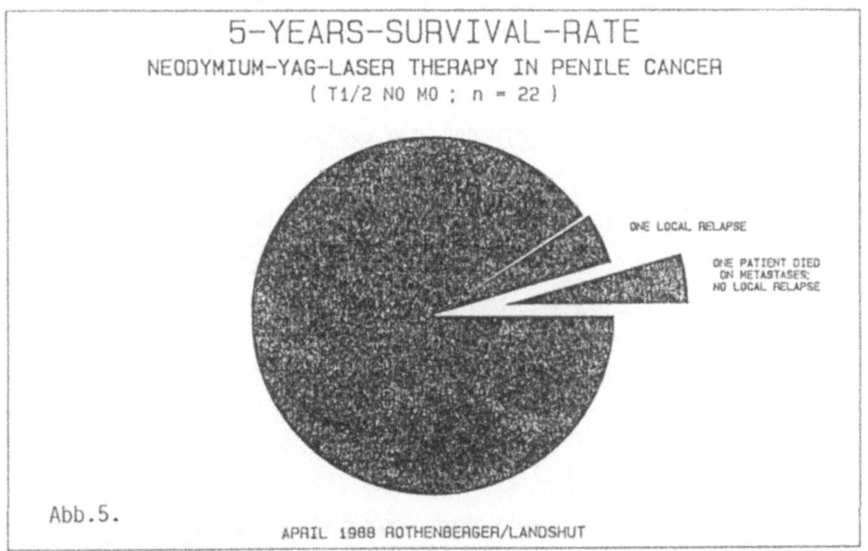

Wir behandelten auch fünf Primärtumoren bei Patienten, die bereits Metastasen hatten. Ein Patient verstarb nach beinahe fünf Jahren an einer anderen Erkrankung,ein zweiter Patient ist nach fast acht Jahren weiterhin tumorfrei, zwei Patienten verstarben an ihren Metastasen ohne lokales Tumorrezidiv und der fünfte Patient verstarb an der Tumorerkrankung (Abb. 6).

An dieser Stelle möchte ich noch einmal ausdrücklich auf die Notwendigkeit des operativen Lymphstaging hinweisen. Die gezeigten Ergebnisse sind zumindest gleich, wenn nicht besser als die nach verstümmelnden Operationen.

Wir übersehen nun 110 Patienten mit Blasencarcinomen im Stadium T A bis T 2, die wir kombiniert durch transurethrale Resektion und Laserapplikation behandelt haben. Erwähnenswert erscheint mir der relativ hohe Anteil an pT 2 - Tumoren von 14,5 %. In einem durchschnittlichen Nachbeobachtungszeitraum von 26 Monaten beobachteten

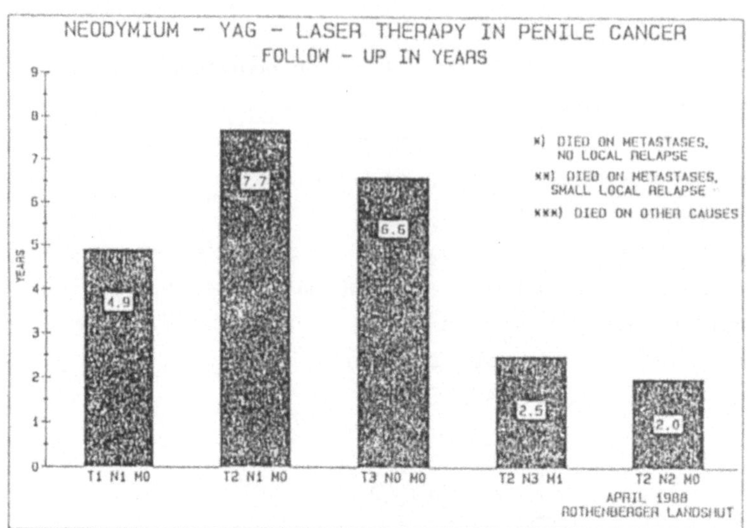

Abb.6.

LASERTHERAPIE BLASENCARCINOM
n = 110

pT_2-Tumoren	n=16 (14.5%)
Rezidive	n=16 (14.5%)
multiloculär	n= 8 (50.0%)
pT_2	n= 2 (12.5%)

Intervall bis zum Rezidiv

	1. Jahr	n= 7
	2. Jahr	n= 5
bis	4. Jahr	n= 4

Rothenberger Juni 89

Abb.7.

KOMBINIERTE NEODYM-YAG-LASER THERAPIE
BLASENCARCINOM T_{A-2} N_0 M_0 , G_{1-3}

	Primärtumoren		Rezidivtumoren	
	ohne	mit	ohne	mit
		Mitomycin		Mitomycin
Patientenzahl	61	30	10	9
Beobachtungs-zeitraum(Monate)	1342	1051	255	266
Durchschnittl. Beob.zeitraum	22.0	35.0	25.5	29.6
Rezidive	6	3	3	4
Rezidivrate	0.45	0.29	1.18	1.50
Rezidive in %	9.8	10	30	44
%-Satz pT_2-Tumoren	16.4	13.3	10.0	11.1

Abb. 8.

Rothenberger Juni 89

wir 14,5 % Rezidive. Wie zu erwarten, war der Prozentsatz der multilokulären Tumoren in der Rezidivgruppe besonders hoch, d. h. jedes zweite Rezidiv war durch multilokuläres Wachstum bedingt. Entgegen der Erwartung lag der Prozentsatz der rezidivierenden T 2 -Tumoren nicht höher als bei den weniger invasiven Carcinomen.Wie zu erwarten fanden wir die meisten Rezidive (7) im ersten Jahr, allerdings zeigen sich 4 der 16 Rezidive nach dem zweiten Kontrolljahr, so daß hier die Empfehlung auch auf längerfristige endoskopische Nachkontrollen dieser Patienten zu geben ist (Abb. 7).

Aufgrund der eindeutig besseren Ergebnisse der lasertherapierten Patienten haben wir die gemeinsam in der Thalkirchner Straße begonnene randomisierte Studie TUR-versus Laser verlassen. In gleicher Weise wie in der genannten Studie sind unsere 110 Patienten in Primärtumoren und Rezidivtumoren mit und ohne Mitomycin-Instillationsbehandlung aufgeschlüsselt (Abb.8). Der Anteil der tief-invasiven Tumoren im Stadium pT 2 ist in allen Gruppen ähnlich, wir haben die Rezidivrate nach der von Hofstetter angegebenen Formel $\dfrac{\text{Zahl der Rezidive x 100}}{\text{Gesamtbeob.zeitraum (Monate)}}$ errechnet und fanden äußerst günstige Ergebnisse mit von 0,29 bis 1,5, zumal in der Münchner und in der Wiener Studie diese Raten für ausschließlich durch TUR behandelte Patienten zwischen fünf und zehn lag. Bezieht man jedoch die Rezidive in Prozent auf die Patientenzahl so liegen die Ergebnisse bei Patienten mit Primärtumoren mit ca. 10 % Rezidiven äußerst günstig, ebenfalls wesentlich günstiger als die Literaturangaben für reine transurethrale Resektion. Extrem schlecht aber kommen Patienten mit rezidivierenden und insbesondere multilokulären Tumoren weg. So liegt der Anteil der Rezidive bis 44 %. Die günstigen Ergebnisse der Neodym-YAG-Laser-Therapie bei den genannten Indikationen unterstreichen den Wert dieser Methode.

Laserkoagulation von Peniskarzinomen
Eine Alternative zur Penisamputation

M. Kriegmair, K.H. Rothenberger, N. Schmeller, A. Hofstetter
Urologische Klinik der Ludwig-Maximilians-Universität
München, Klinikum Großhadern, Marchioninistr. 15,
8000 München 70

<u>EINLEITUNG</u>

Weniger als 1 % aller malignen Neoplasin der männlichen
Bevölkerung sind Plattenepithelkarzinome des Penis. In Mit-
teleuropa findet man jährlich durchschnittlich einen Fall
auf 100.000 Einwohner pro Jahr. Als ätiologische Faktoren
werden vor allem die Smegmaretention und chronisch rezidivierende Entzündungen infolge einer Phimose oder schlechter
hygienischer Verhältnisse diskutiert (1). In Ländern, in
denen aus religiösen Gründen, wie z.B. in Israel, generell
eine Circumcision durchgeführt wird, ist die Häufigkeit von
Peniskarzinom um mehr als ein zehnfaches geringer. Der Al-
tersgipfel der Erkrankung liegt zwischen 55 und 58 Jahren.

Standardtherapie des Peniskarzinoms ist die totale Penisamputation. Sie kann subtotal erfolgen, falls der proximale
Absetzungsrand 2 cm im gesunden verläuft. Die elektrochirur-
gische Abtragung und Strahlentherapie haben sich wegen hoher
locoregionärer Rezidivraten und unbefriedigenden kosmetischen Ergebnissen nicht bewährt. Alternativ hat sich die
Bestrahlung mit dem Neodym-YAG-Laser etabliert. Wir berichten über unsere nahezu 10-jährige Erfahrung mit dieser or-
ganerhaltenden Therapieform.

MATERIAL UND METHODIK

Die Bestrahlung der Penistumoren erfolgte mit einem Neodym-YAG-Laser. Die Leistungsvorwahl betrug 50 bis 60 Watt. Nach Entnahme einer Probeexzision und Circumcision wurden die Tumorläsionen circulär, von peripher nach zentral homogen laserkoaguliert. Exophytäre Tumormassen wurden nach der Laserbestrahlung chirurgisch abgetragen und der Tumorgrund erneut mit dem Neodym-YAG-Laser koaguliert.

Seit 1979 haben wir 34 Patienten in dieser Weise therapiert. 15 Patienten hatten T_1, 11 Patienten T_2 und 2 Patienten T_3 Tumoren. Bei 28 Patienten bestand klinisch oder pathologisch kein Anhalt für inguinale Lymphknotenmetastasen. Bei 6 Patienten fand sich im Rahmen der Lymphadenektomie eine inguinale bzw. ileoinguinale Lymphknotenmetastasierung. Der jüngste Patient war 29, der älteste 86 Jahre alt (median 60,4 Jahre). Der Nachbeobachtungszeitraum liegt zwischen 1,2 und 8,8 Jahren.

ERGEBNISSE

Von den 28 Patienten ohne Lymphknotenmetastasen leben 19 Patienten respektive 86 % rezidivfrei bei einem mittleren Follow up von 4,7 Jahren. 5 Patienten sind rezidivfrei, nicht tumorbedingt nach durchschnittlich 6,0 Jahren verstorben. Ein Patient hat knapp ein Jahr später ein locoregionäres Rezidiv entwickelt, das erneut laserkoaguliert wurde. Ein Patient hat mittlerweile inguinale Lymphknotenmetastasen und 2 Patienten sind infolge eines progredienten Tumorwachstums nach 4,4 bzw. 6,5 Jahren verstorben.

3 von 6 Patienten mit locoregionären Lymphknotenmetastasen sind rezidivfrei nach 3,0, 4,9 und 7,7 Jahre nach Laserthe-

164

rapie und beidseitiger inguinaler Lymphadenektomie. Die 5-
Jahresüberlebenswahrscheinlichkeit für Patienten mit nachge-
wiesener Lymphknotenmetastasierung zum Zeitpunkt der Diagnose liegt bei 25 %, für Patienten ohne Metastasierung beträgt
sie 84 %.

Bei allen T_1 und T_2 Tumoren fanden wir ein hervorragendes
kosmetisches Ergebnis. Die Abheilung erfolgt in der Regel
ohne größere narbige Defekte. Insgesamt fanden wir bei 2 von
34 Patienten respektive 6 % ein locoregionäres Rezidiv.

<u>DISKUSSION</u>

Die 5-Jahresüberlebenswahrscheinlichkeiten nach Laserkoagulation von Peniskarzinomen decken sich mit den bisher in der
Literatur beschriebenen Ergebnissen nach totaler bzw. subtotaler Penisamputation. Bei lymphknotennegativem Status liegen sie in einer Größenordnung zwischen 64 und 90 % (2, 3).
Bei Befall der inguinalen Lymphknoten lassen sich bei zusätzlich inguinaler Lymphadenektomie 5-Jahresüberlebensraten
zwischen 20 und 47 % erreichen (4, 5). Im historischen Vergleich ist somit die Lasertherapie ebenso effektiv wie die
Penisamputation. Ein randomisierter Vergleich ist aufgrund
geringer Patientenzahlen nicht möglich und unseres Erachtens
aufgrund der vorliegenden hervorragenden Ergebnisse ethisch
auch nicht zu rechtfertigen. Die Radikalität der Laserbestrahlung ist mit einer lokalen Rezidivrate von 6 % der
Strahlentherapie deutlich überlegen. Im Durchschnitt mußte
bei über der Hälfte der Patienten nach Strahlentherapie
sekundär eine Penisamputation durchgeführt werden (6).
Durch die Neodym-YAG-Laserbestrahlung von Peniskarzinomen
läßt sich, bei einer der Penisamputation entsprechenden

Radikalität, ein Organerhalt mit optimalem kosmetischen Ergebnis erreichen. Hervorragende Resultate wurden auch beschrieben in der Therapie des Morbus Bowen, der Erythroplasie de Queyrat und beim malignen Melanom des Penis (7).

LITERATUR

1. D.G. Reddy, I.K.S.M. Baruah:
   Arch.Pathol. _75_, 414 (1963)

2. D.E. Johnson, D.E. Fuerst, A.G. Ayala:
   Urology _1_, 404 (1973)

3. R. Cabanas: Cancer _39_, 456 (1977)

4. D.G. Skinner, W.F. Leadbetter, S.B. Kelly:
   J Urol _107_, 273 (1972)

5. J.H. Beggs, J.S. Spratt:
   J.Urol. _91_, 166 (1961)

6. L.E. Almgard, F. Edsmyr
   Scand.J.Urol. Nephrol. _7_, 1 (1973)

7. K. Rothenberger, A. Hofstetter, J. Pensel, E. Keiditsch:
   Fortschr.Med. _39_, 1806 (1982)

First Results of Ultrasound Controlled Laserresection in Wilmstumors in Children

H. Meier
Clinic of Pediatric Surgery (Head: Prof. Dr. G.H. Willital)
Albert-Schweitzer-Straße 33, D - 4400 Münster

The physiological characteristics of newborn children and small
infants suit the laser method. These characteristics are the
smallness of organs and the small diameter of the vessels and lymph
channels. A number of technical possibilities have made operations
on parenchymatous organs such as liver, spleen and especially kidney
safer, with the loss of blood being considerably reduced. The
interaction of the laser beam with tissue consists above all thermal
effects. At moderate energy supply the heat being generated during
absorption of laser radiation causes denaturation of proteins (2).
At higher temperatures, the tissue is vaporized, thus a cutting
effect being achieved. Cutting is therefore a combination of
vaporization in the center and coagulation at the edges. A very
important result of coagulation is the closing of vessels, thus the
laser method allowing surgery with the low loss of blood. Histological
and EM-investigations demonstrate the occlusion of the lymph passways
and the zone of cellular destruction of parenchymatous tissue by the
laser beam (3). During a period of 14 to 21 days a neocapsula
developed thus being caused by fibroblast grafting. On an average, a
necrosis seam on 5-7 mm formed. Thus a safe closure of the vessels
situated in the tissue could be obtained (4, 5, 6).
Calculated laser therapy requires besides exact knowledge of the

morphological findings also an exact knowledge of the physical data of this new technique. There are several laser applicators available for the laser resection method. It is absolutely necessary to know all the physical data of the individual applicators to made a controlled resection method possible. There is a difference between the focused free laser beam, the non-focused free laser beam and the contact-laser. Depending on the indication different laser applicators with different powers are used during the same operation (1).

Clinical experience

During the period form 1985 to 1988, we made a laser resection on 34 children. In the case of 13 children, i.e. 38 %, the cause was a malign tumor. 5 children had a Wilmstumor, 4 children a neuroblastoma, 2 children a sacrococcygeal teratoma, 1 child an ovarian tumor, another child a malign lymphoma. In 56 % (n = 19) of the cases, malign tumors were concerned. In 15 cases, it was a cavernous hemangioma, in 4 cases a lymphangioma. On 2 children, we used the laser for resection of pancreas tissue. In one case, it was a pancreas pseudocyst; in the other case, a nesidioblastosis requiring a 8/9 resection to be made.

Intraoperative Sonography

In all cases we combined the laser resection method with intraoperative sonography. The ultrasound head was based directly on the tumor and showed the characteristic vessel arrangement in this area. The application of laser combined with ultrasound enables a much safer organ preserving technique. In addition the laser resection line can be controlled and guided by intraoperative ultrasound examinations (Fig. 1).

<table>
<tr><td colspan="6" align="center">INTRAOPERATIVE ULTRASOUND
CLINICAL FINDINGS
n = 25</td></tr>
<tr><td></td><td>n</td><td>Liver
infiltration</td><td>Displacement
of aorta</td><td>Compression
of vena cava</td><td>Metastases</td></tr>
<tr><td>WILMS – TUMOR</td><td>8</td><td>4</td><td>2</td><td>4</td><td>-</td></tr>
<tr><td>NEUROBLASTOMA</td><td>8</td><td>4</td><td>3</td><td>5</td><td>1</td></tr>
<tr><td>TUMOR OF LIVER</td><td>3</td><td>-</td><td>1</td><td>1</td><td>-</td></tr>
<tr><td>TUMOR OF PANCREAS</td><td>1</td><td>-</td><td>-</td><td>-</td><td>-</td></tr>
<tr><td>TERATOMA</td><td>2</td><td>-</td><td>-</td><td>-</td><td>-</td></tr>
<tr><td>OVARIAN TUMOR</td><td>1</td><td>-</td><td>-</td><td>-</td><td>-</td></tr>
<tr><td>LIVER ABSLESS</td><td>1</td><td>-</td><td>-</td><td>-</td><td>-</td></tr>
<tr><td>MED. NECK CYST</td><td>1</td><td>-</td><td>-</td><td>-</td><td>-</td></tr>
</table>

Fig. 1:
In 25 intraoperative sonography controlled and guided the laser resection of the tumor.

Till now in 8 children we used laser resection in Wilmstumors. They were 3 females and 5 males. The average age was 7.5 months. In all cases there was the stadium 3 or 4 with an infiltration of the liver tissue. In all cases we did an en bloc-resection of the tumor, the kidney, the lymphonodes and infiltrated liver tissue. The first step was the ligature of the vessels of the kidney. Then the resection was done by a Nd:YAG-Laser (Fig. 2).

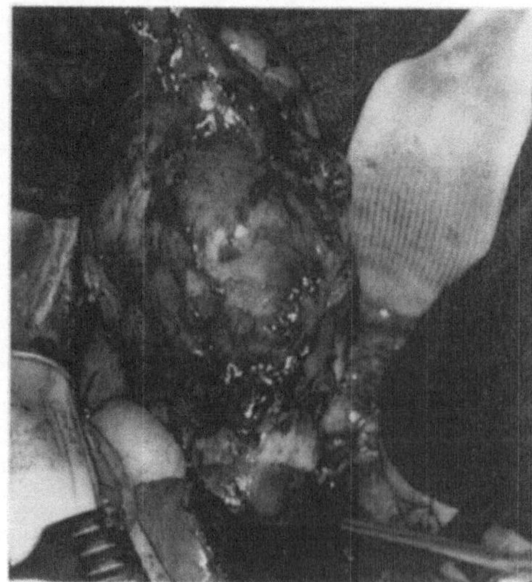

Fig. 2:
En bloc resection of the wilmstumor with the laser technique. In this case a part of the right lobe of the liver was in-filtrated by the tumor.

The advantage of the laser resection was the closing of vessels as well as the closing of lymph passways. Therefore a spreading of tumorcells during the tumorresection could be avoided. In all cases there were no more blood loss then 25 ml. With this technique we could shorten the time of operation.

Postoperatively there were no complications, especially no wound healing, no abscess and no bleeding. All children are alive. At the moment time is to short to give a definitive follow up in all cases.

Literatur
(1) F. FRANK, E. UNSÜLD: EBM Verlag GmbH, München, Zürich (1985)
(2) E. KEIDITSCH, P.W. ASCHER, F. FRANK: EMB Verlag GmbH, München, Zürich, 240, (1985)
(3) R.R. LEHMANN, H. MEIER, G.H. WILLITAL: Laser med. Surg. 4, 116 (1988)
(4) H. MEIER: Laser med. Surg. 2, 10 (1982)
(5) H. MEIER: Vortrag Bayer. Chir. Kongreß, München (1983)
(6) H. MEIER: Habilitationsschrift, Universität Erlangen (1983)

Lithotripsie
Lithotripsy

Laserinduzierte Stoßwellenlithotripsie

N.T. Schmeller[1], A.G. Hofstetter[1], F. Frank[2],
S. Hessel[2], S. Thomas, F. Wondrazek[2]
Urologische Klinik im Klinikum Großhadern der Ludwig-
Maximilians-Universität München[1]
und MBB Medizintechnik GmbH, Ottobrunn b. München[2]

ZUSAMMENFASSUNG

Das Problem geeigneter Energieübertragung und Energiewandler
zur intrakorporalen Lithotripsie ist noch nicht ausreichend
gelöst. Die laserinduzierte Stoßwellenlithotripsie (LISL)
erscheint als eine erfolgversprechende Lösung für dieses
Problem. Wir berichten erste klinische Ergebnisse bei der
Anwendung eines gütegeschalteten Neodym-YAG-Lasers, der auf
der Metalloberfläche eines optomechanischen Kopplers eine
Stoßwelle erzeugt. Hierdurch wird ein danebenliegender Harnstein in feine Fragmente zerlegt. An biologischem Gewebe
treten nur minimale Nebeneffekte auf. Durch Fortentwicklung
des Kopplers wurde die steinzerstörende Wirkung deutlich
gesteigert ohne Zunahme der Nebeneffekte. Hierdurch wurde
auch die Anwendung unter alleiniger Durchleuchtungskontrolle
möglich, die etwa bei der Hälfte der Fälle ausreichend erscheint, bei der anderen Hälfte muß eine optische Kontrolle
durch Ureteroskopie erfolgen. Die laserinduzierte Lithotripsie ist die einzige Technik, bei der ein flexibles System
zur Energieübertragung zum Einsatz kommt, die zu einer sehr
feinen Desintegration von Steinen führt und die gleichzeitig
frei ist von gravierenden Nebeneffekten auf Gewebe, d.h. bei
der keine Wandperforation des Harnleiters auftritt.

EINLEITUNG

Bereits wenige Jahre nach Entdeckung der Laserstrahlen wur-

den erste Versuche durchgeführt, Harnsteine durch Laserstrahlung mit Hilfe eines CO_2-Lasers oder eines Rubin-Lasers
zu zerstören (4). 1981 veröffentlichten Pensel, Hofstetter
und Mitarbeiter (5) Untersuchungen zur Anwendung von Dauer-
strichlasern, sowie gepulsten Lasern und optoakustischen
Kopplern. Die Laserpulse werden durch einen Resonator erzeugt, bei dem der Auslaßspiegel elektronisch geöffnet oder
geschlossen werden kann (sogenannte Pockelszelle). Bei diesem gütegeschalteten Laser, auch Q-Switch-Anordnung genannt,
entstehen extrem kurze Laserpulse von wenigen nsec Dauer.
Bei Bestrahlung verschiedener Harnsteine durch derartige
Laserpulse unter Luft kommt es zu einem Abspringen kleinster
Steinteile, wobei die Steinzerstörung von der Absorption der
Laserstrahlung in dem Stein abhängt und somit nur dunkel
gefärbte Steine vollständig fragmentiert werden können. Um
Harnsteine unabhängig von der Oberflächenfarbe und chemi-
schen Zusammensetzung zu fragmentieren, wurde der Laserpuls
durch ein Linsensystem auf einen kleinen Punkt fokusiert.
Für die Dauer des extrem kurzen Pulses wird also eine große
Energiemenge auf eine kleine Fläche gebracht. Die dabei
auftretende hohe Leistungsdichte führt zur Bildung eines
Plasmas, das heißt die Moleküle im Zielfeld werden in Atom-
kerne und Elektronen zerlegt. Dieser sogenannte "optische
Durchbruch" kann als kurzer Lichtblitz, begleitet von einem
leisen Geräusch, beobachtet werden. Das Geräusch entsteht
dadurch, daß sich das Plasma mit Überschallgeschwindigkeit
ausdehnt. Die dabei entstehende Stoßwelle hat eine sehr
steile Anstiegsflanke und einen hohen Maximaldruck. Beim
Kollaps der entstehenden Kavitationsblase werden weitere
Druckstöße abgegeben. Weil das Steinmaterial den extrem
steil ansteigenden Drucken und dem hohen Maximaldruck der

Stoßwelle nicht standzuhalten vermag, werden feinste Fragmente aus der Oberfläche des Steines abgesprengt. Dieser
Effekt wurde von Bell bereits 1967 erstmalig untersucht (1)
und kann nun durch Fortschritte in der Lasertechnologie seit
wenigen Jahren auch in der klinischen Praxis eingesetzt
werden.

Bei dem von uns ursprünglich entwickelten und tierexperimen-
tell und klinisch getesteten System wurde der Laserstrahl
mit Hilfe eines Linsensystems fokusiert. Hierdurch kann eine
zuverlässige und schnelle Destruktion von Steinen jeder
chemischen Zusammensetzung erreicht werden. Die tierexperimentellen und klinischen Ergebnisse zeigten, daß nur minimale oberflächliche und klinisch zu vernachlässigende Neben-
erscheinungen an biologischem Gewebe, z.B. Nierenbecken und
Harnleiter, auftraten (2). Als Alternative dazu wurde von
anderen eine Quarzglasfaser mit sphärischer Austrittsfläche
entwickelt, die zu einer Fokusierung des Laserpulses führt
(3).

METHODE

Das klinische Interesse an der intrakorporalen laserinduzierten Stoßwellenlithotripsie konzentriert sich auf Harn-
leitersteine, da diese oft in Knochendeckung liegen und fest
inkarzeriert sind, so daß eine extrakorporale Stoßwellenlithotripsie (ESWL) nicht möglich bzw. nicht effektiv ist.
Somit darf der Außendurchmesser des verwendeten Transmissionssystems für die Laserpulse nicht über 2 mm liegen. Das
von uns ursprünglich verwendete Linsensystem kann aus technischen Gründen nicht auf diese kleinen Abmessungen gebracht
werden, so daß zur Erzeugung der Stoßwelle an der Spitze der
flexiblen Quarzglasfaser ein optomechanischer Koppler ange-

bracht wurde. Hierbei wurde ein Metallhülse auf das Faserende aufgesetzt, die einen kleinen, quer zur Strahlachse liegenden Metallstab enthält. Durch die hohe Laserabsorption durch das Metall kommt es auf der Oberfläche des Metallstabes zu einem optischen Durchbruch und es entsteht eine Stoßwelle. Auf der Metalloberfläche treten Vaporisations- oder Schmelzeffekte auf und so muß der optomechanische Koppler je nach Material nach 2000 bis 6000 Stoßwellen ausgetauscht werden. Dieser ursprünglich verwendete "Stabwandler" (6) hat den Nachteil, daß der Metallstab zwischen optischem Durchbruch und Harnstein zu liegen kommt, was zu einer Abschwächung der erzeugten Stoßwelle führt. Hieraus erklären sich die unten angeführten und noch nicht voll zufriedenstellenden Ergebnisse. Der optomechanische Koppler wurde nun derart modifiziert, daß die Laserstrahlung auf eine schräg liegende Metalloberfläche trifft. Die Stoßwelle tritt nun seitlich aus und kann ungehindert auf den daneben liegenden Stein

einwirken. Bei diesem System muß die
Faserspitze neben den Stein gebracht werden und unter Durchleuchtung bzw. Sichtkontrolle derart gedreht werden, daß das Austrittsfenster für die Stoßwelle in Richtung auf den Stein liegt. Bei fest inkarzerierten Harnleitersteinen
ist es unter Umständen nicht möglich, die Faserspitze neben dem Stein zu plazieren. Daher wurde vor kurzem eine weitere Modifikation des optomechanischen Kopplers entwickelt, bei dem die Austrittsöffnung für die Stoßwelle nur gering exzentrisch angebracht ist, so daß der Wandler an
einen inkarzerierten Harnleiterstein axial herangeführt werden kann.

Der optomechanische Koppler sitzt immer auf dem Ende eines etwa 2 mm starken PVC-Schlauches, in dem konzentrisch die

Quarzglasfaser liegt, die den Laserpuls in die Metalloberfläche des Wandlers leitet. Um die Quarzglasfaser herum läuft durch den Schlauch eine kontinuierliche Spülung mit physiologischer Kochsalzlösung mit 8 bis 40 ml/min, die durch die Abstrahlöffnung des Wandlers austritt. Hierdurch bleibt das Austrittsfenster stets frei von Verunreinigungen und abgesprengte Steinfragmente werden sofort weggespült, so daß die Steinoberfläche stets als Angriffspunkt für die nachfolgenden Stoßwellen freiliegt.

Der Generator liefert Pulse eines Neodym-YAG-Lasers (Wellenlänge: 1064 nm) mit einer Impulsenergie von 0 bis 40 mJ, einer Wiederholfrequenz von 0-25 Hz, einer Anstiegszeit des Pulses von 5 ns und einer Halbwertsdauer von 13 ns.

Die klinischen Ergebnisse erstrecken sich auf Erfahrungen bei 52 Patienten mit Harnleiterstein, der aufgrund seiner Größe oder Liegedauer als nicht abgangsfähig eingestuft wurde und der für eine extrakorporale Stoßwellenlithotripsie (ESWL) nicht geeignet erschien, weil er in Knochendeckung lag oder fest inkarzeriert war. Bei den ersten 31 Behandlungen wurde der Stabwandler eingesetzt, bei den folgenden 20 Behandlungen der Schrägwandler, und im letzten Fall die "Olive".

Initial wurde stets eine Ureteroskopie durchgeführt und nach Erreichen des Konkrementes wurde der Stabwandler durch den Instrumentierkanal des Ureteroskopes eingeführt und die Steinfragmentation erfolgte unter kontinuierlicher Sichtkontrolle. Hier wurden, ebenso wie bei den bereits veröffentlichten tierexperimentellen Untersuchungen, keine wesentlichen Nebenwirkungen auf die Harnleiterwand beobachtet, insbesondere keine Harnleiterperforationen. Daher gingen wir dazu über, die flexible Sonde zur laserinduzierten Stoßwellenlithotripsie (LISL) zunächst unter Durchleuchtungskontrolle nach der Art eines Ureterkatheters einzuführen und am Stein zu plazieren. Nur wenn dies nicht möglich war, oder der Behandlungserfolg im Röntgenbild nicht sicher beurteilt werden konnte, wurde eine Ureteroskopie und Steinzerstörung unter Sichtkontrolle durchgeführt.

ERGEBNISSE

Die laserinduzierte Stoßwellenlithotripsie unter Sicht mit dem Stabwandler bei 31 Patienten war in 17 Fällen (55 %) voll erfolgreich. Bei 9 Patienten wurde der Harnleiterstein teilweise fragmentiert, so daß zur vollständigen Zertrümmerung die Anwendung anderer Techniken erforderlich wurde. Bei 4 dieser 9 Fälle wurden große Bruchstücke in das Nierenbecken zurückgespült, so daß nachfolgend noch eine ESWL durchgeführt werden mußte, bei 5 Patienten konnte nur eine teilweise Fragmentation des Steins erreicht werden, worauf die Operation durch Einsatz der Ultraschall-Lithotripsie erfolgreich abgeschlossen wurde. In 5 Fällen konnte der Stein durch LISL nicht fragmentiert werden, 2x wegen eines technischen Defektes und 3x bei sehr hartem Stein trotz einwandfreier technischer Funktion. Hier wurde auch eine Ultraschallithotripsie im Harnleiter bzw. eine ESWL nach Reposition des Steins in das Nierenbecken durchgeführt. Diese nicht zufriedenstellenden Ergebnisse sind teilweise durch das System des Stabwandlers bedingt, bei dem der Stein im Schallschatten des Metallstabes liegt. Hinzu kamen die technischen Schwierigkeiten der Anfangsphase, die bei den verwendeten Prototypen im Bereich der Einkoppelung und der Transmission auftraten. Mittlerweile wurde der Lasergenerator und das Fasertransmissionssystem zur Serienreife

weiterentwickelt, so daß technische Defekte weitgehend ausgeschlossen sind. Zudem wurde zwischenzeitlich der Schrägwandler in die klinische Anwendung eingeführt. Die steinzerstörende Wirkung dieses Systems ist um den Faktor 2 gesteigert. Bei 20 mit diesem System behandelten Patienten war die
Laserlithotripsie in 15 Fällen (75 %) voll erfolgreich. Bei
2 Patienten war der Stein teilweise zertrümmert und größere
Bruchstücke wurden in das Nierenbecken hochgespült, so daß
noch eine ESWL erforderlich war. Bei 3 Patienten war die
Behandlung erfolglos. Davon einmal durch einen technischen
Defekt im Spülsystem (anschließend Ultraschallithotripsie),
einmal durch Hochspülen des intakten Steines in das Nieren-
becken (anschließend ESWL) und im dritten Fall bei einem
extrem harten Stein, der auch bei Einsatz der Ultraschallithotripsie und sogar bei elektrohydraulischer Lithotripsie
(EHL) mit niedriger Leistung nicht fragmentiert werden konnte. Erst bei EHL im mittleren Leistungsbereich zerbrach das
Konkrement in große Bruchstücke, die extrahiert wurden.
Die erste Behandlung mit dem optomechanischen Koppler in
Olivenform war voll erfolgreich.
Die intraureterale Laserlithotripsie unter Durchleuchungs-
kontrolle wurde bei den letzten 13 Patienten erprobt, nachdem die ersten 8 Behandlungen mit dem Schrägwandler gezeigt
hatten, daß die steinzerstörende Wirkung der Sonde erheblich
verstärkt worden war. In 7 der 13 Fälle konnte die Behandlung vollständig unter Durchleuchtungskontrolle durchgeführt
werden. Nur einmal blieb sie erfolglos, da der intakte Stein
in das Nierenbecken hochgespült worden war. Bei den anderen
6 Patienten wurde eine Ureteroskopie durchgeführt, da die
Sonde entweder nicht an den Stein heranzuführen war bzw. der
Behandlungserfolg bei schwach schattengebenden Steinen im
Röntgenbild nicht sicher dokumentiert werden konnte.

180

DISKUSSION

Trotz großer Fortschritte bei der konventionellen endoskopischen Lithotripsie von Harnsteinen ist das Problem der Energiewandler zur Steinfragmentation noch nicht zufriedenstellend gelöst. So bietet die Ultraschallsonde zwar eine ausreichende Wirksamkeit und Sicherheit, ist jedoch nicht flexibel und deshalb für den blinden Einsatz im Harnleiter nicht geeignet. Die Anwendung der elektrohydraulischen Lithotripsie führt zu einer schnellen, relativ groben Steinfragmentation, ist jedoch mit dem Risiko einer Perforation bei Anwendung in unmittelbarer Nähe der Nierenbecken- oder Harnleiterwand behaftet.

Ein idealer Energiewandler zur Harnsteinzerstörung müßte flexibel und für Gewebe vollkommen unschädlich sein, sowie zu einer ausreichend schnellen Steinzerstörung führen. Diese Voraussetzungen werden durch die von uns beschriebene laserinduzierte Stoßwellenlithotripsie erfüllt.

Die direkte Erzeugung von Stoßwellen mit einem gepulsten Neodym-YAG-Q-Switch-System bei Energien von 30 bis 40 mJ in Verbindung mit einem optomechanischen Wandler ist gewebeunschädlich und führt zu einer feinen Fragmentation von Harnsteinen. Bei der Behandlung von Harnleitersteinen könnte die LISL eine Methode der Wahl werden, da es sich hierbei um Konkremente mit relativ geringer Steinmasse handelt, die durch einen flexiblen und völlig gewebeunschädlichen Energiewandler in staubförmige Bruchstücke zerlegt werden können.

Wenn auch ein inkarzerierter Harnleiterstein durch Laserlithotripsie nur teilweise fragmentiert und in das Nierenbecken hochgespült wurde, was bei der kritischen Analyse unserer Ergebnisse nicht als voller Erfolg gewertet wurde,

so ist hierbei doch der Harnleiter steinfrei und das Konkrement ist bei Lage im Nierenbecken der ESWL zugänglich. Somit
ist auch in diesen Fällen die endourologische, d.h. nicht-
operative Behandlung des Harnleitersteines nur mit Hilfe der
Laserlithotripsie möglich geworden.

Zukunftsentwicklungen in der Laserlithotripsie gehen in die
Richtung von noch dünneren und hoch flexiblen Energieüber-
tragungssystemen mit integrierter Bewegungsmöglichkeit der
Faserspitze, die unter Durchleuchtungskontrolle sicher positioniert werden können bzw. zur Verwendung von dünnen optischen Kathetern, deren Bildqualität allerdings bisher noch
zu wünschen übrig läßt.

Neueste Entwicklungen im Bereich der Festkörperlaser eröffnen die Möglichkeit, z.B. mit dem Alexandrit-Laser, einen
kompakten und wartungsfreundlichen Generator mit Pulslängen
von 150 ns bis eine us und Wellenlängen um 720 nm zur Verfügung zu stellen. Diese Lasereinheiten könnten die Zuverlässigkeit des Neodym-YAG-Lasers mit den Vorteilen der Farbstofflaser (dünne Faser) vereinen.

LITERATUR

1. Bell, C.E., Landt, J.A.:
   Laser-induced high-pressure shock-waves in water
   Appl.Phys.Let. 10: 46-48 (1967)

2. Hofstetter, A., Schmeller, N., Pensel, J., Arnholdt, H.,
   Frank, F., Wondrazek, F.:

Harnstein-Lithotripsie mit laserinduzierten Stoßwellen
Fortschr.Med. 104: 654-656 (1986)

3. Hofmann, R., Hartung, R., Schmidt-Kloiber, H., Reichel,
E., Schöffmann, H.:
Biologische Effekte bei der laserinduziertn Stoßwellen-
lithotripsie
Verh.Dtsch.Ges.Urol. 39: 551-553, 1987

4. Mulvaney, W., Beck, C.W.:
The laserbeam in urology.
J.Urol. 99, 112-115 (1968)

5. Pensel, J., Frank, F., Rothenberger, K.-H., Hofstetter,
A., Unsöld, E.:
Destruction of urinary calculi by Nd:YAG-Laser
irradiation
In: Laser Surgery IV. Proceedings of Fourth International
Symposium on Laser Surgery
Kap. 10: Seite 4-6,
Kaplan Academic Press, Jerusalem (1981)

6. Schmeller, N.T., Hofstetter, A.G., Pensel, J., Thomas,
S., Frank, F., Wondrazek, F.:
Laserinduzierte Stoßwellenlithotripsie (LISL)
Laser 3: 184-193 (1987)

Laser-Induced Shock Wave Lithotripsy (LISL)

R.Hofmann,R.Hartung,H.Schmidt-Kloiber*,E.Reichel*
Department of Urology,Technische Universität München
Klinikum re.d.Isar,Munich ,West Germany and
* Department of Experimental Physics, Karl-Franzens-Univer sität,
Graz,Austria

Physical basis of laser-induced shock wave lithotripsy

Depending on the laser type three mechanism for stone disintegration are possible.
1.continuous wave lasers(cw lasers) induce a thermal stress on the
stone by heating the stone's surface.
2.flashlamp pulsed lasers (e.g.dye lasers) act by an optoacoustic
released mechanical stress.Absorption at the stone causes a
`plasma'with optoacoustic effects.
3.Q-switched lasers(e.g.Nd-YAG)ignite a laser induced
breakdown(LIB) in the liquid around the stone.The stone composition
is no longer decisive as compared to the dye laser,where a certain
wave length is selected for absorption in the stone.

Using a Nd-YAG laser,the liquid around the calculus acts as energy
converter,propagating the laser induced shock wave to the
stone,while the stone itself is used for energy transformation in
the dye laser application.(4,5,6)

With a Q-switched Nd-YAG laser shock waves with a high pressure
amplitude (1000-10000 bar highly focussed) can be generated by a
laser induced breakdown.

Laser-induced breakdown:On focussing the laser pulses of a Nd-YAG
laser large photon flux densities can be reached, which are capable
of producing free electrons by means of a multiphoton ionisation in
matter.Inverse Bremsstrahlung accelerate the electrons until they
are able to ionizematter by themselves.This results in an electron
avalanche which converts matter into the plasma state.After emission
of the shock wave,the plasma expansion ceases and a cool gas-filled
void is left.This void collapses under the liquid pressure and leads
to cavitation and emission of further shock waves.

Laser induced shock waves:With a Q-switched Nd-YAG laser (8nsec
pulse duration,up to 80mJ single pulse energy) a shock wave can be
generated with a rise time of about 3 nanoseconds and an overall
duration of 180nsec.In the near field (approx 3mm)the shock wave
propagates with supersonic velocity(in water 2500m/sec).The pressure
amplitude at a distance of 1mm amounts to 1.5kbar (pulse
energy 35mJ) (4,5).
In vitro experiments have shown,that urinary and biliary calculi of
any composition can be destroyed with laser induced shock waves to
particles less than 1mm (av 0.4-0.5mm).This makes application with
small diameter flexible and steerable ureteroscopes possible.Stones
in the entire urinary tract are amenable to laser disintegration.

Technical development

For intracorporeal application of the laser induced breakdown,the
laser energy has to be transmitted through small,highly flexible
quartzfibers.Therefore the mean energy has to be chosen such,that no
breakdown can be induced within the light guide,yet high enough to
generate a LIB at the exit side of the fiber.With a Q-switched laser
with 8 nsec pulse duration and a wave length of 1064nm
200-,320,400-and 600um quartz fibers can be used
(up to 80mJ single pulse energy) with a repetition rate of up to
50Hz.The 200um fiber however proved to be very delicate and is no
longer used for patient treatment.
Meanwhile a multifunctional laser has been developed for clinical
use:
1.nanosec pulses for shock wave creation (LIB) and
  disintegration of urinary calculi 20 nanosec).
2.millisecond pulses for biliary stone fragmentation
3.millisecond pulses for thermic effects (coagulation of
  urothelial tumors or following resection of bladder
  tumors).
Quartz fibers used: 320um (up to 40mJ single pulse energy)
                    400um (up to 50mJ --)
                    600um (up to 80mJ --)

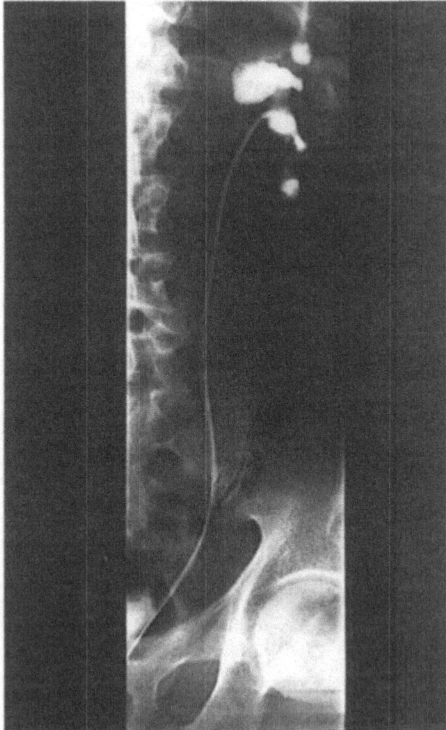

Flexible ureteroscopy with
a 8F actively deflectable
endoscope in the middle cali-
ceal group.Indication:gross
hemturia of unknown cause.

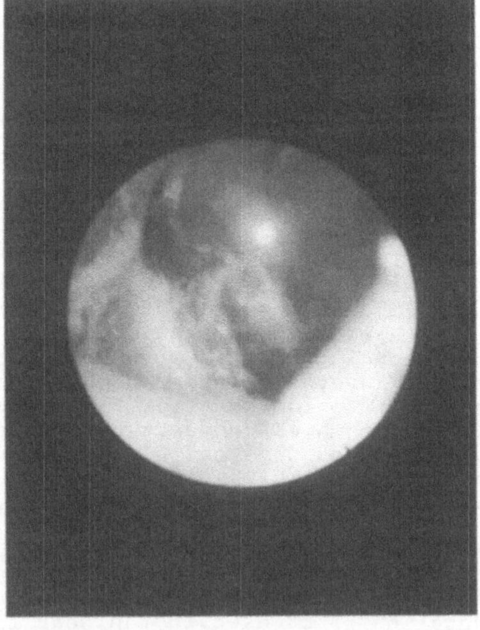

Same case as left :cause of
gross hematuria: uric acid stones
Following diagnosis:LISL through
the flexible endoscope directly in
the middle calix.320um fiber with
20nsec pulse duration,29 mJ single
pulse energy and 20 Hz repetition
rate.(working channel of the
endoscope 3.4 F).

Biologic effects

Focussed irradiation on porcine urothelium showed no necrosis and no
thermic side effects.Tiny mechanic effects on the urothelium caused
by the shock wave are still limited to the urothelial mucosa.
Inadvertent irradiation of the urothelium during laser stone
disintegration does not cause any side effects in the patient.(2,3).

Clinical application

Only stones which did not pass spontaneously out of the ureter after
at least four weeks conservative treatment,
obstructive ureteral stones and ureteral and kidney stones not
suitable for ESWL treatment have been selected

Patients and stone localisation
June 1987 to March 1989

110 patients with 112 calculi
108 ureteric calculi   upper ureter n=17
                              mid   ureter n= 35
                              lower ureter n= 56
4 kidney calculi   calix   n=2
                              pelvis   n=2
obstructing ureteric calculi   n=78
stone size 3x5mm to 15x40mm
Steinstrasse following ESWL   n=5

Endoscopy
A.Rigid ureteroscopes for LISL(n=95 patients)
1.A 4 F ureteral catheter was passed through a rigid 9F resp.11.6 F
ureteroscope and into the ureteral orifice.With a 180° turn of the
instrument in front of the orifice the instrument is gently advanced
into the ureter,while returning the endoscope.Using this
technique,no dilation of the orifice is necessary.

B.Flexible endoscopes for LISL(n=15 patients)
1.Actively steerable,flexible endoscopes (8 and 9 F with 3.6 resp
2.8 channel or 11.8F with 4.3F channel) and passively steerable
flexible ensdoscopes (9F with 4.1F and 7F with 2.4F channel)have
been applied.Using the 7,8 or 9F endoscope passage of the ureteral
orifice was accomplished either directly from a rigid cystoscope
placed in front of the ureteric orifice or along a 3F ureteral
catheter or a wire guide.For the 11.8F ureteroscope pior dilation of
the orifice with coaxial catheters was necessary. ·

Results
91 calculi   complete fragmentation
15 calculi   reduction of size and removal
                          together with the endoscope to
                          prevent floating up of the stone
            in the ureter
6 calculi   fragmentation too slow

Stone analysis: ca-ox monohydrat   n=62
                ca-ox-dihydrat   n=30
                apatite   n=5
                uric acid   n=11
                struvite   n=4

<u>time for disintegration</u> :
laser irradiation time   20sec to 25min
<u>total operation time</u>: pat 1-11   36.7 min
                       pat 11-110 22.6 min

<u>postoperative stent following LISL:</u> n=8

Operative complications encountered were:perforation with the
instrument or the laser fiber(n=2)using a stent postoperatively and
gross hematuria from the ureter(n=2)
where diuresis was sufficient therapy.Flushing up of the stone prior
to LISL happened in 10 patients.In 4 patients,the stone could be
disintegrated in the upper
ureter,while 6 patients underwent percutaneous litholapaxy.
A prevesical stenosis 4 months after ureteroscopy was noted in one
patient,who subsequently underwent repair with a psoas hitch
technique.

<u>Influence of pulse energy/repetition rate and irrigation solutions
on the efficacy of LISL</u>

LISL is applicable in all fluids with a pressure amplitude in saline
of about 300-900bar,but shock wave pressure can be augmented in
metallic solutions (iron-III-dextran 1mg/1 and magnesium chloride
50mmol/1. Metallic solutions probably act by a self-focussing effect
of the laser beam in these solutions.
Higher pulse repetition rate and high energy of the laser in
combination with iron-III-dextran results in smaller stone
fragments.
Using a 320um fiber,`LISL solutions'are unnecessary as the focal
area of the laser beam is smaller and results of disintegration
equal the use of the 600um fiber.

Advantages of LISL as compared to ultrasonic ureteral lithotripsy is
creation of smaller stone particles, insertion of the instrument
only once into the ureter without frequent removal during the
operation to remove stone particles(one-step procedure) and a small
focussed pressure on the stone with the reduced incidence of
flushing up stones in the ureter.Moreover spontaneous passage of the
tiny stone particles or the stone powder is uncomplicated or active
drainage of stone fragments (smaller than 1mm-av.0.4 to 0.5mm) even
through small flexible endoscopes during the operation is possible.
No harm will be done to the urothelium with the Q-switched Nd-YAG
laser even in case of inadvertent irradiation(2,3).
The pulsed dye laser in contrast can cause considerable hemorraghe
or even ureteral perforations with higher energy necessary for
disintegration of harder calcium-oxalate-monohydrate
calculi.Moreover Nd-YAg laser irradiation in the infrared light
spectrum does not irritate the vision during endoscopy,while the
bright light in the visible spectrum of the dye laser impairs
the sight to the calculus during laser lithotripsy.(1).

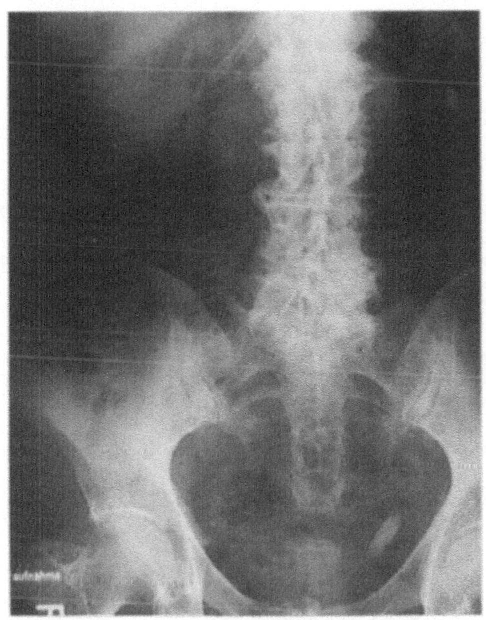

Ca-ox-monohydrate stone in a
83 year old lady.The stone is
in situ since 10 years.Now
colics and flank pain.

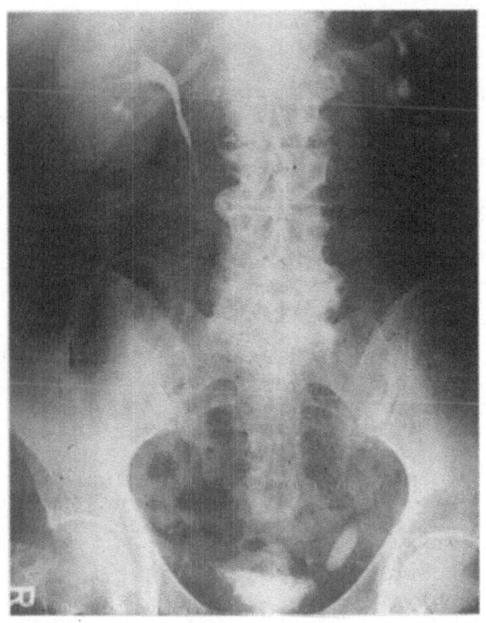

IVP with delayed excretion
of contrast after 50 min.

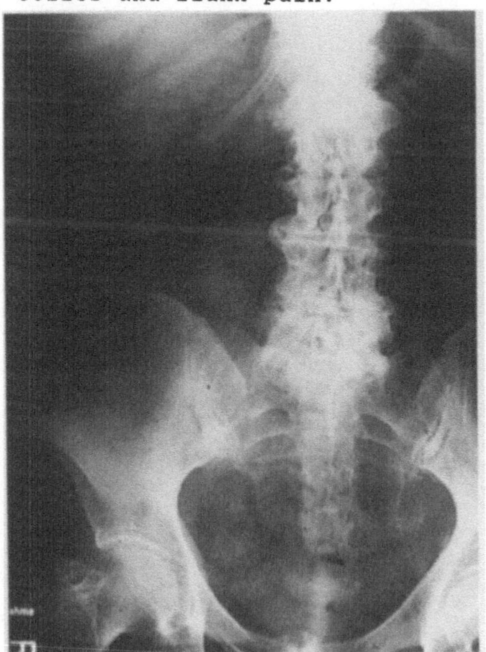

LISL with 35 min laser time
(total operation time 70 min),
8nanosec pulse duration and
60mJ single pulse energy.

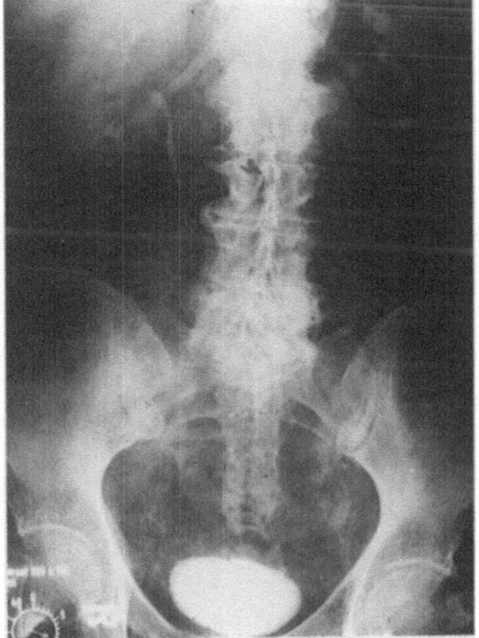

IVP 6 weeks after LISL

188

Literature

1.Dretler St.P.,Watson G.,Parrish J.A.,Murray St.
  Pulsed dye laser treatment of ureteral calculi:initial
  clinical experience
  J.Urol 137,386-389 (1987)

2.Hofmann R.,Hartung R.,Geißdörfer K.,Ascherl R.,Erhardt
  W.,Schmidt-Kloiber H.,Reichel E.
  Laser-induced shock wave lithotripsy-biologic effects of
nanosecond pulses
  J.Urol. 139,1077-1080 (1988)

3.Hofmann R.,Hartung R.,Schmidt-Kloiber H.,Reichel E.
  First clinical experience with a Q-switched Nd-YAG laser
  for urinary calculi
  J.Urol.141,275-279 (1989)

4.Schmidt-Kloiber H.,Reichel E.
  Die Abhängigkeit der Druckamplitude einer Stoßwelle von
  der Feldstärke beim laser-induzierten Durchbuch in
  Flüssigkeiten
  Acustica 54,184-288 (1984)
6.Watson G.,Murray St.,Dretler St.P.,Parrish J.A.
  The pulsed dye laser for fragmenting urinary calculi
  J.Urol. 138,195-198 (1987)

Laser Lithotripsy of Biliary and Urinary Calculi by Means of a Q-Switched Nd:YAG-Laser and Highly Flexible Fiber Systems

J. Hochberger, J. Weißmüller (1), E. Gruber, P. Wirtz (2), P. Kuch
(3) U. Dürr (4), A. Kolb (5), E.G. Hahn, C. Ell
Dept. of Medicine I, (1) Dept. of Urology, (2) Inst. of Biomedical
Statistics, (3) Inst. of Mineralogy, University of Erlangen-Nuremberg
Krankenhausstraße 12, D - 8520 Erlangen, FRG,
(4) Lasag AG, Mittlere Sraße, CH - 3600 Thun, Switzerland,
(5) Richard Wolf GmbH, D - 7134 Knittlingen

Introduction

The giant pulse quality-switched (Q-switched) Neodym YAG-laser repre
sents a new endoscopic lithotripsy-system which offers the possibility of inducing mechanical shock waves by transformation of optical
energy into mechanical energy. In this process occuring in the scope
of the so called di-electrical (opto-mechanical or optical) breakdown thermal effects can be excluded (1).
Contrary to former trials of using the Q-switched Neodym YAG-laser
for stone fragmentation via flexible light guide systems, we were now
able to reliably transmit the high power pulses of this laser through
a very thin and highly flexible 300 µm fiber requiring no additional
lens focusing- or optomecanical-coupler-system (2-6). In the following we report on our basic in vitro experiments carried out in order
to prove the feasability of fragmenting biliary calculi as well as
urinary calculi by means of this athermically desintegrating laser
system. Furthermore the influence of various physical and chemical
parameters on the fragmentation process such as pulse energy and pulse repetition rate employed, shockwave pressure created, chemical
composition of the stone and configuration of the light guide system
were to be assessed.

Material and Methods

Laser system

We used a prototype Q-switched Nd:YAG-laser (LASAG AG, Thun, Switzerland) emitting light at a wave lenght of 1.064 µm with an adjustable
pulse length of 15-25 ns, a maximum pulse energy of 80 mJ and a pulse
repetition rate of 0.1-30 Hz. Flexible quartz fibers from 200-600 µm
can be used for energy transmission. Free-running mode operation of
the laser is optionally possible.
For all experiments in this study, carried out with a 300 µm fiber
system, the pulse length was set at 20 ns, the pulse energy at 15-25
mJ and the pulse repetition rate at 5-30 Hz. These conditions were
found to be favourable in previous tests concerning fragmentation
behaviour and capacity of the fiber system (unpublished data).
Prior to each test the transmitted pulse energy was measured at the
distal fiber end by means of an integrating sphere. Respectively, all

pulse energies given in our data relate to measurements at the distal
fiber end.

Special fiber transmission system

A highly flexible quartz "step-index" fiber of 300 µm core diameter
(Fiber Guide Corp., Stirling NJ, U.S.A.) was used. The laser energy
was focused into the fiber via a lens system with a focal distance of
50 mm. The distal end of the fiber was brought into a lens-like hemispherical shape by means of a hydrogen flame (Water-welder, E. Spi-
rig Corp., Zurich, Switzerland). The light energy transmitted through
the fiber could thus be bundled to a long-stretched focus area at 1-3
mm in front of the distal fiber end.

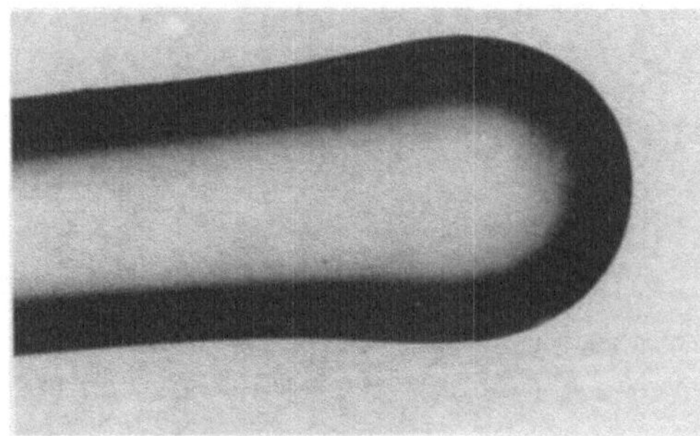

Fig.1 Lens-like shaped distal
      fiber end (fiber type A)

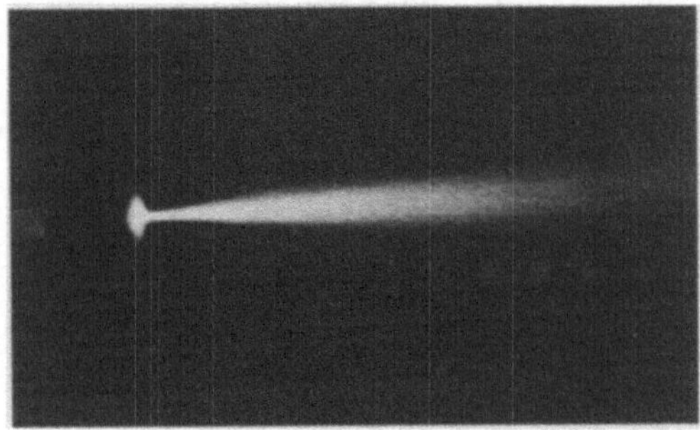

Fig. 2 Focussing effect (ray tra-
       cing image)

To investigate the influence of the configuration of the lens-like
shaped distal fiber end on shock wave pressure and desintegration
effect, different fibers were made which were classified into three
groups (A/B/C) according to the ratio of the diameter of their hemis-
herical or sperical distal end to the core diameter of the fiber:
A: 1,05 - 1,3 (Fig.1) B: 1,31 - 1,6   C: 1,61 - 2,0
In the following the threshold energy at wich at least one break-down
occures within 10 s was determined visually for the three fiber types
from 5 -30 Hz in NaCl 0.9% solution.

Pressure measurements

In order to assess the influence of various laser parameters and fiber configurations on the strength of the opto-mechanical break-down,
the shock wave pressure was measured for comparison with a calibrated
polyvinylidenfluoride (PVDF) needle-hydrophone. The sensitive meter
tip was 0.7 mm in diameter (PVDF-needle hydrophone, IMOTEC GmbH, Wür-
selen/ Westfalen, Federal Republic of Germany). For the pressure measurements the hydrophone was installed perpendiculary to the ray axis
at a parallel distance from the fibre tip of 2.0 mm. The distance

from the fiber axis could be varied. Under permanent pulse emission 10 statistically occuring pressure pulses within a time range of 5 minutes were recorded and measured exactly. The measurements were performed in degasified isotonic saline solution in a polyvinylchloride (PVC)-basin sized 50x40x40 cm.
Pressure measurements for the three different fiber tipes at 15/20/25 mJ were carried out as well as pressure measurements at variing pulse repetion rates, pulse energies and focus-hydrophone distances for fiber type A.
Consecutely with fiber type A pressure measurements are carried out au 15 mJ, 10 Hz at 1 mm focus-hydrophone distance in destilled water, in NaCl 0.9 % solution and in NaCl 0.9% solution with addition of 0.5 g/l Magnesiumaspartat (= 35 mg/l Magnesium; 0.0003 % solution).

Stone fragmentation

A total of 105 gall stones either gained intraoperatively or at a post mortem and immedialy stored in NaCl 0.9 % solution, was investigated (Tab. 1).

<u>stones, total:</u>

n	chem. analysis			L	Q	V
105				11.5(6,6-28.1)	10.0(3.0-22.4)	0.55(0.15-4.00)

<u>pure lipid stones:</u>

n	erg	chol		L	Q	V
58	0-100%	0-100%		10.5 (7.8-15.0)	9.5 (4.0-12.2)	0.40 (0.15-0.90)

<u>lipid stones with a pigment portion:</u>

n	erg	chol	pig	L	Q	V
27	20-80%	0-60	20%	12.1 (9.0-19.4)	10.6 (3.0-15-4)	0.60 (0.15-0.80

<u>lipid stones with a calciumphosphate portion:</u>

n	erg	chol	CaP	L	Q	V
10	0%	70%	30%	14.2 (6.6-18.2)	12.7 (6.6-15.3)	1.00 (0.25-4.40)

<u>pure pigment stones:</u>

n	pig			L	Q	V
10	100%			16.3 (14.9-16.4)	13.0 (12.5-15.0)	0.90 (0.85-1.00)

<u>legend:</u> ; n number of stones; chol: cholesterol portion; erg: ergosterol portion; pig: pigment portion; CaP: calciumphosphate portion; L: median of the maximum longitudinal diameter (minimum-maximum) in mm; Q: median of the maximum transversal diameter, perpendicular to L (minimum-maximum) in mm; V: median of stone volume (minimum-maximum) in ml.

Tab.1 Gallstone collective examined

One stone of multiple stones from one gallbladder was tested for its chemical composition. For each concrement the maximum longitudinal diameter, the maximum diameter vertical to the longitudinal one ± 0.05 mm) and the stone volume (± 0.05 ml)was determined.

A total of 61 urinary calculi of known chemical composition salved from urologic procedures were measured in the same way before desintegration (tab. 2).
All stone fragmentation experiments were performed in isotonic saline solution, usually with fiber type A. The distal fiber end was kept at a distance of 1-3 mm from the stone to induce the optical break-downs on the stone surface itself.

192

<u>Stones, total</u>

n	L	T	V
61	7,1(3,1-27,5)	6,0(2,8-14,0)	0,10(0,01-2,00)

<u>Apatite (calcium phosphate)</u>

n	L	T	V
12	12,0(5,0-27,5)	6,3(3,7-12,6)	0,29(0,01-2,00)

<u>Struvite (magnesium phosphate)</u>

n	L	T	V
6	9,8(7,8-23,0)	6,9(5,4-14,0)	0,14(0,05-1,70)

<u>Calcium oxalate:</u> $(Ca(COO)_2 \cdot H_2O)$, $(Ca(COO)_2 \cdot 2 H2O)$:

a.) <u>Whewellite</u>

n	L	T	V
18	5,9(3,1-12,0)	4,8(2,8-9,5)	0,10(0,02-0,30)

b.) <u>Weddellite</u>

n	L	T	V
2	8,0(6,0-10,0)	5,5(5,0-6,0)	0,12(0,05-0,18)

<u>Uric acid</u>

n	L	T	V
13	7,1(4,7-13,0)	6,0(4,4-8,0)	0,12(0,08-0,45)

<u>Cystine</u>

n	L	T	V
10	5,6(4,4-9,9)	4,9(2,8-6,5)	0,10(0,05-0,20)

<u>Legend:</u> n: number; L: median of greatest longitudinal diameter (minimum-maximum) in mm; T: median of greatest transversal diameter (minimum-maximum) in mm; V: median of volume (minimum-maximum) in ml.

Tab. 2 Urinary calculi, stone collective
        examined

The fiber was guided within a PTFE (Teflon[R]) catheter (2.4 x 1.7mm). The fiber tip was centered at its distal end within the catheter and protected from mechanical damage by a brass cartridge with a 1 mm longitudinal bore hole inserted into the distal end of the catheter. A co-axial irrigation flow of 40 ml 0.9% NaCl/ min was installed between fiber and protective catheter to flush away fragments from the fiber tip and treatment area.

During the fragmentation procedure always the largest fragment was selected for further desintegration down to a final size of 2 mm.

A fragment removal rate (volume of removed fragments/ fragmentation time) was calculated for each stone. The removed fragments were collected in a paper filter, dried at room temperature and analyzed for size and weight. The fragment size was determined by means of an automatic sieve analyzer for mineralogic tests (Retsch Analytic Sieves, Haan, Federal Republic of Germany) using 8 sieves of a mesh width of 0.125 mm, 0.250 mm, 0.355 mm, 0.710 mm, 1.000 mm, 2.000 mm, 3.000 mm and 4.000 mm respectively.

Results:

Fiber transmission system

Independent on the pulse repetition rate (f) used, the opto-mechanical break-down occurs at lower pulse energies with fiber type A than with fiber type B, with B at lower energy than with C.

f (Hz)	5	10	15	20	25	30
type A	10mJ	11mJ	10mJ	8mJ	10mJ	10mJ
type B	13mJ	11mJ	11mJ	10mJ	11mJ	11mJ
type C	16mJ	15mJ	15mJ	16mJ	15mJ	18mJ

A significant influence of the pulse repetition rate on the break-down threshold was not seen.

<u>Pressure measurements:</u>

The results of the pressure measurements using a variing fiber tip
configuration is shown in Fig. 3. When the distance between focus and
hydrophone tip was varied (15 mJ, 5 Hz, fiber type A) the following
shoch wave pressures were measured: 1 mm/ 40 bar, 2 mm/ 30 bar, 3 mm/
27 bar, 4 mm/ 18 bar, 6 mm/ 12 bar, 8 mm/ 9 bar, 10 mm/ 8 bar.
At a constant pulse energy of 15 mJ increasing the pulse repetition
rate from 5 Hz up to 25 Hz resulted in a corresponding enhancement of
shock wave pressure. However a frequency of 30 Hz led to a marked
pressure fall. For a pulse energy of 20 mJ the pressure maximum was
already achieved at 10 and 15 Hz respectively. A further frequency
increase showed an even more marked pressure fall at 25 and 30 Hz
with a reduction of only to 50% of the achievable pressure (Fig 4).
Orientating pressure measurements at 25 mJ and variable pulse repetition rate confirmed the effect seen at 20 mJ compared to 15 mJ.

Pressure [bar]

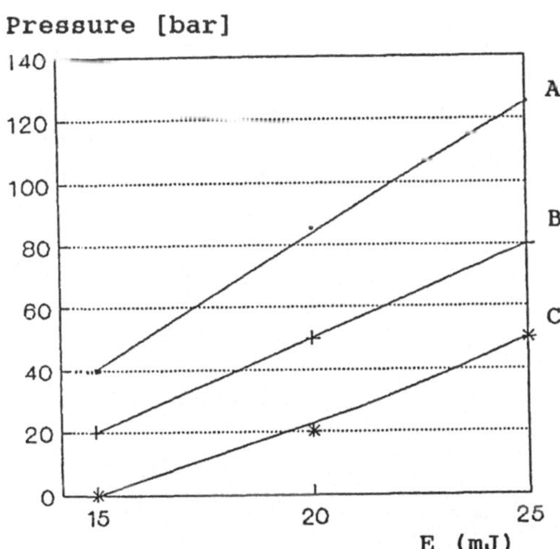

Pressure [bar]

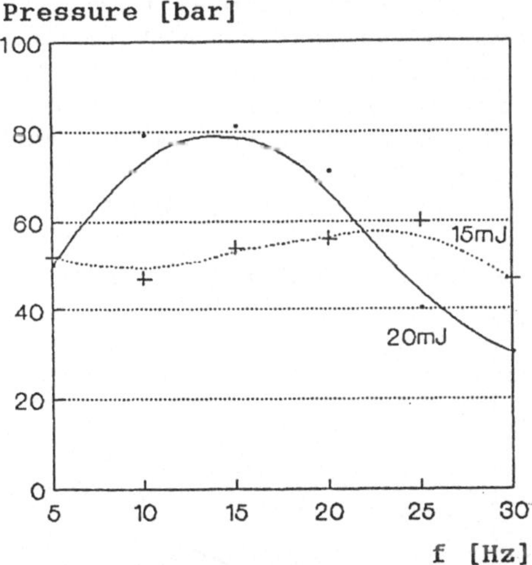

Fig. 3 Shock wave pressures for
       fiber tip A, B and C at
       different pulse energies
       (10 Hz), approx. curves

Fig. 4 Shock wave pressures at
       variing pulse repetition
       rates and pulse energies
       (15/20 mJ), approx. cur.

Although in isotonic saline solution an opto-mechanical break-down
can be obtained already at a lower pulse energy compared to destilled
water, in the latter the highest peak pressures could be obtained:
    NaCl 0.9 %:   47 bar   Aqua ad inj.: 82 bar
    NaCl 0.9 % + Mg 0.0003%: 52 bar

<u>Stone fragmentation:</u>

All 105 gall stones could be fragmented successfully.
Best fragmentation rates could be achieved for pure pigment stones,
the longest disintegration times were necessary for pure lipid sto-

194

nes. A content of 20% pigment or 30% calcium phosphate in lipid stones increased the fragment removal rate to about the double (Fig. 7).
The Kruskal-Wallis-test for independent random samples showed a significant difference (p≤0.001) for the four stone groups.

Comparing the fragment removal rate for the three different fiber
tips (A/B/C) in three groups of 7 stones each (4 pure lipid stones, 3
lipid stones with 20 % pigment content) at 15 mJ, 20 Hz, the best
fragmentation rate could be obtained with fiber type A (0.6 mm³/s),
the worst with fiber type C (0.28 mm³). The difference was low significant (p < 5%, Wilcoxen-Mann-Whitney U-Test) for A and C, not significant for A and B (0.50 mm³). In the following fiber type A was used
for fragmentation

When the fragmentation rates at pulse energies of 15 and 20 mJ (Fig.
5) were compared, a significantly higher fragment removal rate is
obtained at 20 mJ (P < 0.01). While at 15 mJ a continuous increase of
the fragment removal rate is obtained from 5 to 25 Hz, at 20 mJ the
maximum fragment removal is obtained at 15 Hz and decreases with aug-
mentation of the pulse repetition rate.
Using a higher pulse energy (20 mJ vs 15 mJ) a significant increase
of fragment size can be observed (p≤0.001, Fig.6). While at 20 mJ the
largest fragments occur at 10 – 15 Hz, at 15 mJ the largest fragments
are created at 15 to 25 mJ.

Fragment removal rate [ml/s]   **Median of grain size [mm]**

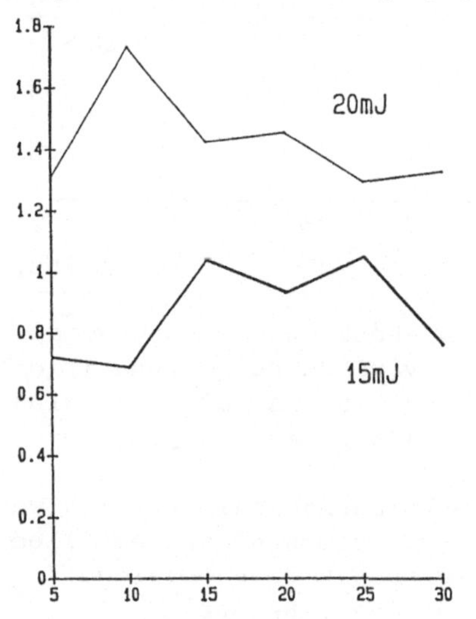

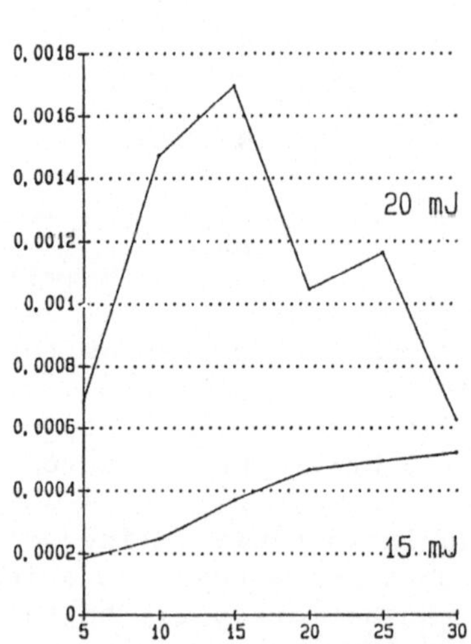

Pulse repetition rate [Hz]   **Pulse repetition rate [Hz]**

Fig.5/6 Fragment removal rate (left) for gall stones at variing pulse
        energies and pulse repetition rates (n_tot. = 48 stones, 24
        pure lipid stones, 24 lipid stones with 20 % pig.) and median
        of grain size of the corresponding fragment sieve analyses
        (right)

Fragmentation velocity and strength of the shock waves generated were closely correlated and varied considerably depending on pulse repetiton rate and pulse energy. High shock wave pressures and high fragment removal rates usually went along with the generation of larger fragments, showing a graph for the fragment size at different pulse energies and repetition rates similar to the first two ones.

When two homogeneous groups of gallstones each containing 10 concrements were destroyed with and with- out constant fiber irrigation flow at 15 mJ and 20 Hz the following result could be stated:
A constant irrigation flow increased the fragment removal rate significantly (0.58 mm^3/s vs 0.38 mm^3/s, $p \leq 0.0018$). At the same time the irrigation flow reduces the fiber end damage [number of fiber end damages/ (stone volume x total fragmentation time)] significantly (0.00068/mls vs 0.00091/ mls, $p \leq 0.04$)

All urinary calculi of different chemical composition could be reliably desintegrated at 15 mJ and 20 Hz (Fig. 6). Although best fragmentation rates were obtained for apatite and struvite stones, also all other concrements including whewollite (calcium oxalate monohydrate) stones showed a good fragmentation result.

Fragment removal rate [ml/s]

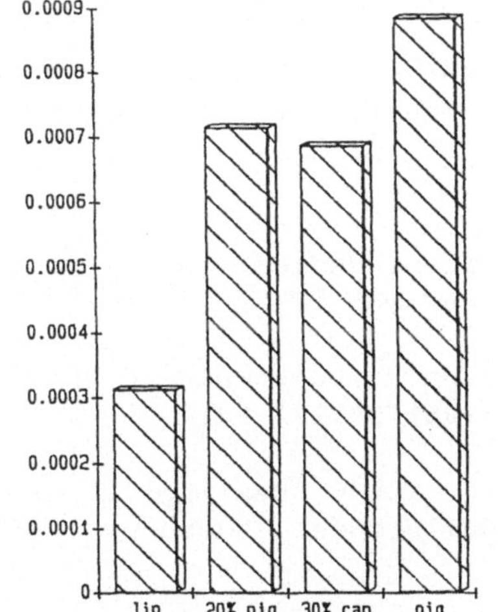

lip/pig = pure lipid / pure pigment stones, n = 10 / 10
20% pig = lipid stones with 20 % pigment, n = 10
30% cap = lipid stones with 30 % calcium phosphate, n = 10

Fragment removal rate [ml/s]

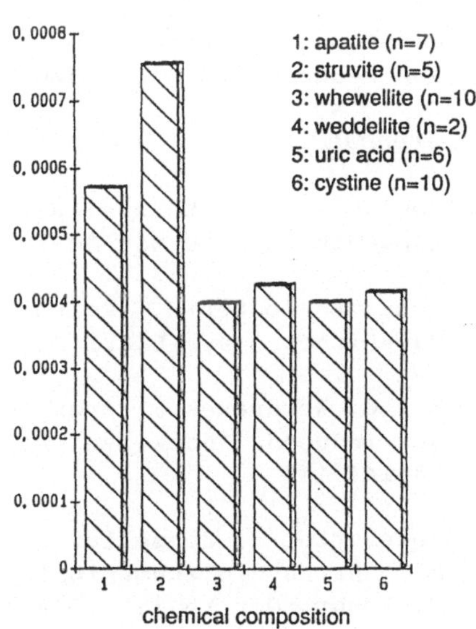

Fig. 7/8 Fragment removal rates for gallstones (left, $n_{tot} = 40$) and kidney stones (right, $n_{tot} = 40$) of different chemical composition (E = 15 mJ, f = 20 Hz)

Conclusions

1. Gall stones as well as urinary calculi of different chemical com-

position can be destroyed reliably using the Q-switched Neodym YAG laser and a highly flexible distally lens-like shaped 300 µm fiber system.

2. Shock wave pressure and fragment removal rate are closely correlated and vary considerably depending beside the shape of the lense-like fiber end strongly on the pulse repetition rate at a certain pulse energy.

3. Highest shock wave pressures and fastest stone desintegration could be obtained at high pulse energies but low pulse repetition rates (10-15 Hz, 20 and 25 mJ). At low pulse energies however higher pulse repetition rates proved favourable (15 mJ, 25 Hz).
A linear correlation between pulse frequency and fragment removal rate can therefore not be assumed.
It seems that the described effects can be attributed to cavitation. One can assume that at high pulse energies and high pulse repetition rates the shock waves of a newly occuring plasma interfere with oscillation effects of the previous plasma the way that the total shock wave effect of the new plasma is diminuished.

4. High fragmentation rates at high pulse energies and shock wave pressures were usually associated with the generation of larger fragments.

5. Constant irrigation flow increases fragment removal rate (p≤0.0018 and reduces fiber end damage (p ≤ 0,04) significantly.

References

1. Boulnois J. Photophysical Processes in Recent Medical Laser Developments. Lasers Med Science 1986; 1:47-66

2. Schmidt-Kloiber H, Reichel E, Schöffmann H. Laserinduced Shock-WaveLithotripsy (LISL).Biomed. Technik 1985; 30:173-181

3. Ell C, Wondrazek F, Frank F, Hochberger J, Lux G, Demling L. Laser-induced Shockwave Lithotripsy of Gallstones. Endoscopy 1986; 18:144-145

4. Hofstetter A, Schmeller N, Pensel J, Arnhold H, Frank F, Wondrazek F. Harnsteinlithotripsie mit laserinduzierten Stoßwellen. Fortschr. der Medizin 1986; 35:654

5. Schmeller N, Hofstetter A, Pensel J, Thomas S, Frank F, Wondrazek F: Laserinduzierte Stoßwellenlithotripsie (LISL). Laser Med Surgery 1987; 3:184-193

6. Hofmann R, Hartung R: Erste klinische Erfahrungen bei der Harnsteinzertrümmerung mit einem Q-switched Nd-YAG-Laser. Akt. Urol.1988; 19:97-100

Laserlithotripsy. In Vitro Comparative Study of the Effects of the Nd:YAG-Laser Versus Pulsed Dye Laser

H. Maghraby, R. Engelhardt, R. Muschter, A.G. Hofstetter
Medizinisches Laserzentrum Lübeck GmbH
Director: Prof. Dr. med. A.G. Hofstetter
Peter-Monnik-Weg 9, D-2400 Lübeck

Since the introduction of ESWL, the strategies of treatment of urinary tract calculi have been dramatically changed. However, there is still an undoubtful place for intraureteral stone disintegration, which has been classically, until the introduction of laser lithotripsy, a choice between ultrasonic and electrohydraulic lithotripsy.

The factors which broadly determine the position of either of these methods are: the efficiency to disintegrate different types of urinary calculi, the suitability of the application system for clinical use and tissue safety.
Two different laser systems could be introduced into clinical practice until now, the pulsed Dye laser and the Q-switched ND:YAG laser. However for either systems to have a rational in clinical practice, it has to offer advantages concerning these three aspects. Since the tissue effects of either systems have been the subject of many investigations we are mainly concerned in this work with comparing the fragmentation effects of these two systems in relation to the available application systems for each.

Material and methods:
To express the efficiency of disintegration, we prefere to use the term "ablation", and to use the ablation rate as a measure for such efficiendy. The word ablation has been always used in the field of laser research to indicate a certain physical meaning which we find it difficult to be applied to clinical situations. In the mean time, we also feel that the word fragmentation does not satisfy or needs from laser lithotripsy, since it gives no indication to the size of the fragments produced.
In a trail to give a more clinical and practical understanding for this word we defined the ablation rate as: the stone mass removed per single pulse as fine fragments 2-3 mm, or less, in the largest diameter, since such fragments can pass spontaneously after disintegration of a stone in an otherwise normal ureter.

We tried to measure the ablation rates of the ND:YAG laser and the pulsed Dye laser for natural human urinary calculi extracted by open surgical procedures.

Inspite of the wide range of variations imposed by urinary calculi as regards their chemical and physical properties, we believe that such measurements would be more practical rather than experiments done on artificial models. Laser systems have to produce their effects against such variations rather than under standard experimental parameters. However, we tried to minimize such variations as much as possible by choosing big, relatively homogenous stones, or groups of smaller stones from the same patient. Such big stones were devided into relatively similar quibics to provide enough number of stone pieces that carry as much the same physical and chemical properties as possible.

The stones were hydrated for enough time in saline solution, and the chemical composition was confirmed by spectrometric infrared analysis of pieces from different parts of the stone.

We could collect three big stones of pale Ammonium magnesium phosphate (Struvite), two big stones of darker Struvite, three big stones of Calcium oxalate monohydrate, two big stones of Calcium oxalate dihydrate and a group of small stones formed of uric acid.

Lasersystems:

*Flash lamp - pumped pulsed Dye laser (Telemit, Munich), discharging 2 us pulsed at 595 nm wavelength, using both 200 um and 300 um fibers. We measured the ablation rates at 40, 60 and 80 mJ pulse energies. This machine is equiped with the new development of an optical feed-back mechanism for stone contact detection which was developed in the Medical Laser Center of Lübeck.

*Q-switched pulsed ND:YAG laser (MBB, Litholas), discharging 8-12 ns pulses at 1064 nm wavelength. It utilizes a transmission system of 600 um fiber mountes with a newly developed metal Opto-mechanical coupler. We could only measure the ablation rates of this later system at 40 mJ pulse energy, since this was approaching the maximum energy obtained from the machine.

For each energy level we used 3-5 pieces from each stone. The stone pieces were situated on a piece of gauze immersed in saline solution. Each stone piece received 1000 pulses devided into five 200-pulse doses. Every 200 pulses the fragments neasuring less than 3 mm in diameter were isolated by means of a special sieve with

calibrated mesh spaces. Using a 10^{-4} balance, the ablation per 200
pulses was calculated by deducing from the original weight of the
stone, the weight of the remaining piece and all fragments exeeding
3 mm in diameter. The average ablation for each stone composition was
calculated from the whole measurments obtained for all calcular pieces having the same chemical composition (range from 25-40 measurments), depending on the available number of a stone pieces.

Results:
The accuracy of the calculated ablation rates for the different stone
compositions tested varied in the range of plus or minus 18-73% of
the calculated values. However, when calculating ablation rates for
the same stone, the standard deviation did not exceed plus or minus
30%, and was further less for ablation calculated for a single stone
piece.

Dye laser:
Fig. 1 shows the ablation rates obtained by the Dye laser using both
the 200 um and 300 um fiber for different stone compositions at the
tested energy levels.

Highest ablation rates were measured for the Calcium oxalate dihydrate
and the darker struvite stones, while the lowest ablations rates were
recorded for uric acid and pale struvite stones.

The ablation rates were found directly proportional to the energy
levels. However, the rate of increase in the ablation rate obtained
by raising the pulse energy from 60-80 mJ was less than that obtained
by raising the latter from 40-60 mJ.
This was specially noticed with the more difficult stones to fragment
such as uric acid, pale struvite and Calcium oxalate monohydrate
stones which showed no much increase in the ablation rate with rise
of the pulse energy.

In general, the 200 um fiber gave higher ablation rates than those
obtained with a 300 um fiber. The difference between the ablation
rates given by the 2 fibers was most manifested at the lower energy
level (40 mJ). Nevertheless, this difference became less marked with
the increase of pulse energy. At higher energy (80 mJ), the ablation
rates given by the 2 fibers were nearly similar for the more difficult
stones but even higher with the 300 um fiber for the easier stones
(dyhydrate and darker struvite).

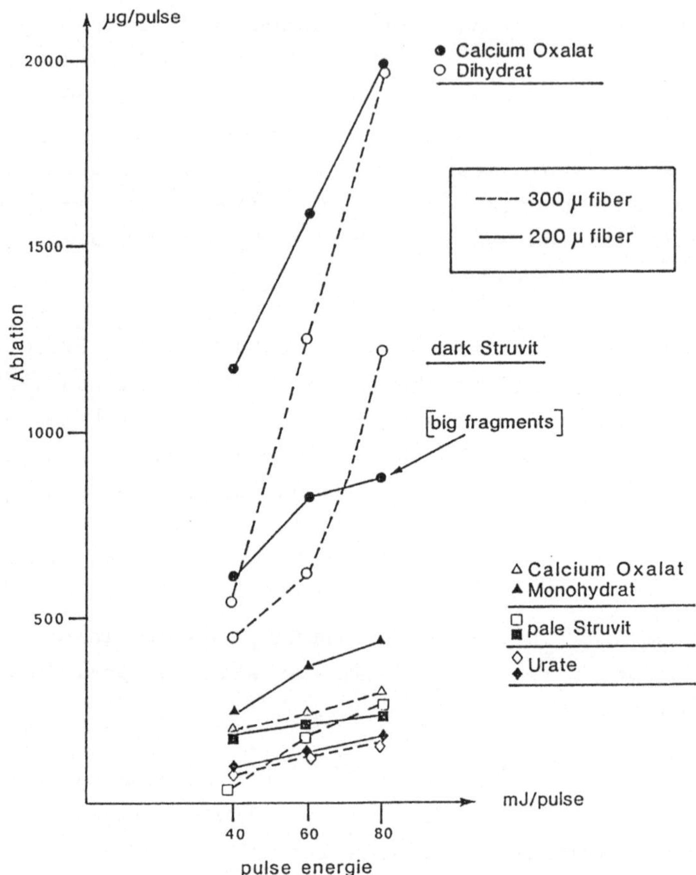

Fig.1.

Dye Laser Lithotriptor : 595 nm, 2µsec, 200 & 300µm fibers.
The removed stone mass in µg/ single pulse, at different energy levels
from stones of different chemical compositions.

ND: YAG-laser:

The highest ablation rates for the ND:YAG laser were recorded for the
struvite stones whether pale or dark, while the lowest ablations were
obtained for uric acid and calcium oxalate monohydrate stones.

Comparing the ablation rates obtained by both systems at a comparable
energy level (40 mJ), fig. 2, the ablation rates obtained by the
ND:YAG laser were found higher than those obtained by the Dye laser
only in case of pale colored stones. On the other hand, the ablation
rates obtained by the Dye laser were higher than those recorded by
the YAG-laser for all types of darker colored stones.

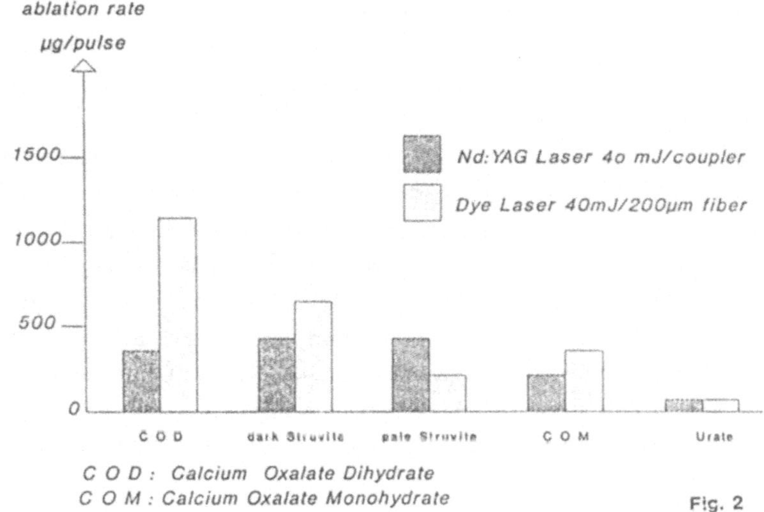

Fig.2.

Comparison of the fragmentation rates of the Nd:YAG &the Dye laser
systems for different stones at a comparable energy level.

Discussion:

An outstanding observation in our experiments was the great variation
in the effect of either laser systems on the different stones. This
was clearly expressed by the wide range of variation of the standard
deviation calculated for ablation rates measured for all stones having
the same chemical composition.

Ablation rates were not only found to vary from a stone to another,
inspite of the same chemical composition, but also to vary from a
different part of the same stone to another and even from a different
location of the same piece to another. This is related in the major
part to the very wide range of variation imposed by the urinary calculi as regards their physical and chemical properties, even when the
same chemical composition is encountere. .
On this basis, we believe that it is not possible to predict an accurate value for ablation rates for either systems against a given stone
composition. This extends, for the same reasons, to other energy forms
used for stone disintegration.

The pulsed Dye laser gives reasonable ablation rates for most types of
stones. However, its effect is greatly influenced by the color the
stone. That is why lower ablation rates are to be expected with very

pale stones, although this is not a common situation in clinical practice. Satisfactory effect can be obtained using the pulsed Dye laser at a range from 50 - 60 mJ pulse energy using the 200 um fiber.

The 300 um fiber gives markedly less ablation rates at lower energy levels. This can be explained if we consider the difference in the power and energy densities caused by the increase in the fiber diameter, specially if energy is applied at the verge of the fragmentation threshold. However, with rise of pulse energy, the ablation rates showed significant increase propably when the power and energy densities reached their optimal effective levels. This phenomenom is most evident with the more fragile stones. This may explain why the difference between ablation rates given by the 2 fibers became less marked with the rise of energy.

At higher energy level (80 mJ), more rapid and effective fragmentation was observed with all calculi tested. However, the ratio of fragments that expeed 3 mm in diameter was higher. These fragments did not meet the parameter for "ablation" upon which we have based our measurements. This explains the lower rate of increase in the ablation rates at higher energy levels. This obervation occured more with the 200 um fiber particularly with the more ragile stones. That is why there was insignificant difference between ablation rates given by the 2 different fibers for the more difficult stones e.g. calcium oxalate monohydrate and uric acid stones, while the 300 um fiber gave even higher ablation rates for the more fragile stones e.g. calcium oxalate dihydrate.

Moreover, working with the 200 um fiber at higher energy entails a lot of technical problems. It is difficult to transmitt the higher energies through that fiber. It is also difficult to maintain a stable high energy through it as well, because of frequent destruction of the fiber tip. All such technical problems can be obviated by the use of the 300 um fiber at higher energy. We could transmitt up to 120 mJ pulse energy through the 300 um fiber without problems and we could apply more than 30000 pulses at 80 mJ pulse energy without the need to repair the fiber tip.

Based on these results we recommend the use of the lowest effective energy level to "ablate" rather than to "fragment" a given stone. In the mean time, the 300 um fiber is recommended whenever higher energy levels are needed.

On the other hand, although the effect of ND:YAG laser on the stones
is not ffected by their color, higher energy is needed to achieve
effective ablation rates against the more difficult stones. Further
developments should aim at facilitating the transmission of more
effective energy through a more sofisticated application system. The
caliber of the being available system with its coupler (5 Fr) still
does not compete favourably with the other alternatives.

Conclusions:
The pulsed Dye laser is more suitable for clinical application, since
it offers the transmission of a range of effective energy levels
through a very fine, flexible transmission system that allows marked
miniaturisation of instrumentation. The use of the optical fccd-back
mechanism for stone-contact detection allows the blind use of the
laser fiber and prevents unintentional tissue irradiation at the same
time. This additional advantage might obviate the need of instrumentation all together.

However, the disadvantage of the Dye laser at the moment is still
beeing a fluid-state system which requires a great deal of maintenance
and technical supervision.

The stability of the solid-state system remains the advantage offered
by the ND:YAG laser. Future developments may provide us with a laser
system that combines the advantages of both systems.

Reprents, as well as, list of references are available on requist
from the author.

The Nd:YAG-Laser in Laser-Lithotripsy: Possibilities and Limitations due to System Performance

E.Steiger

Carl Baasel Lasertechnik GmbH

Petersbrunner Str. 1b, D - 8130 Starnberg

Abstract

The Nd:YAG laser in its different modes of operation(cw,pulsed,Q-switched)turns out
to become the standard laser system in a number of medical disciples,respectively is
on the way to establish there.Regarding the endoscopic lithotripsy of urinary and
biliary stones,its position however is contested as Q-switched laser pulses with nanosecond pulse duration can only be transmitted via relative inflexible optical fibers with core diameters of 400 µm or larger.An optical breakdown at the distal fiber end can thus only be achieved with additional optical or opto-mechanical components of reduced lifetime.To avoid this it is tried to stretch the pulsewidth of the
Nd:YAG laser according to system performance into the microsecond region to produce
similar fracturing results as with a flashlamp-pumped dye laser system.
The comparison of possible modes of operation of the Nd:YAG laser in the long-pulse
region will show that this is feasible not easy in principal and technical only with
great afford.In vitro investigations on synthetic plaster stones with variable pulse
lengths to 150 µsec demonstrate the related problems to the endoscopic lithotripsy
with microsecond Nd:YAG pulses.The results are compared with a newly developed alexandrite laser system that produces variable pulselengths in the range of 100 to 1000
nanoseconds.

Aim of the study

Regarding the endoscopic laser lithotripsy of urinary and especially biliary stones
with small caliber rigid and/or flexible steerable endoscopes the laser energy delivery system,i.e. the optical fiber,is the most stressed part.As for photoablation or
photodisruption of stone material with Q-switched pulses of 5-25 nsec duration pulse
energies of more than 10 mJ-in many cases even more than 100 mJ-are required the core diameters of the employed fibers must be large(400-1000 µm) to prevent the premature destruction of the fiber entrance face or of the bulk material,respectively,
due to the high peak intensities.In addition the laser beam at the distal fiber end
must be refocused by expensive optical means to produce an optical breakdown in the
surrounding liquid(1,2,3,4,5,6).To reach a stone in the ureter or common bile duct
by an only slightly invasive endoscopic procedure the optical fiber must be extrem-
ly flexible with a bending radius smaller than 2 cm.Therefore fibers with a core diameter larger than 300 µm can only be conditionally used because they are stiff and

have high transmission losses at small bendings.In contrast radiation of a flash -
lamp-pumped dye laser with pulse durations of 1-2 μsec and of pulsed Nd:YAG laser
with a pulsewidth of several msec can be easily transmitted in optical fibers with
only 200 μm core diameter and need no additional optical means at the distal fiber
end as they are in direct contact with the concrement(5,7,8,9,10).Using pulses with
nanosecond duration the observed lesions to tissue by an inadvertently fiber contact
are prevailing mechanical and regenerate within a few days whereas μsec- and msec-
pulses show expanded acute injuries in form of massive bleedings(1,2,4).
The present study therefore should indicate if it is possible in a simple and econo-
mic way to stretch the pulse duration of a Q-switched Nd:YAG laser system-normally
operating at 6-15 nsec-into the range of 150 to appro. 600 nsec which seems to be optimal regarding the optical fiber system and the tissue interaction(11,12).

Methods
To extand the pulseduration of high-gain solid state lasers like the Nd:YAG into the
range of one to several microseconds essentially three methods can be used.These are
1. the free-running mode(fixed-Q mode) of operation with or without a pulse slicing
   unit outside the resonator
2. the cw-pumped,repetitively Q-switched mode of operation
3. the Q-switched mode of operation with an electronic control of the resonator loss
In the fixed-Q mode,the simplest technical solution,the laser pulse consists of a
train of pulses(spikes) or relaxation oscillations.The envelop of that pulse train
resembles the shape of the pumplight pulse and the duration of the individual spikes
is determined by the fluorescence lifetime of the laser material and the ratio of
the laser gain to threshold gain.With a typical flashlamp pulse of 150 μsec duration
the spikes in the Nd:YAG laser output are superimposed on a quasi cw-pulse.To further reduce the pulselength we used an external pulse slicing unit(pockels cell)to
fade out a pulse of variable duration from the original starting pulse.The most important disadvantage of such a procedure is that approx. 99% of the total oscillator
energy is damped in the pulse slicing crystal itself so that for effective stone
fragmentation the shortened pulse must be further amplified.By double-passing a 1.7
μsec long oscillator pulse through an additional amplifier stage we generated pulse
energies in excess of 250 mJ.With such a complex laser system we performed stone
fragmentation in physiological saline solution on synthetic samples made from a mixture of several sorts of plaster and tiny hollow spheres.It is true that such syn -
thetic stones do not represent a real stone with its different chemical composition
but this procedure guarantees a very good reproducability and homogenous material
distribution within any geometrical forms.
The second and third possibilities for laser pulse stretching was not investigated
in detail because such systems are either very complex and big in size(13) or must
meet extremely high requirements by the opto-electronic control circuit(14).Not-
withstanding such systems provide only a few mJ of pulse energy with pulse durations
of 500 nsec to several μsec.

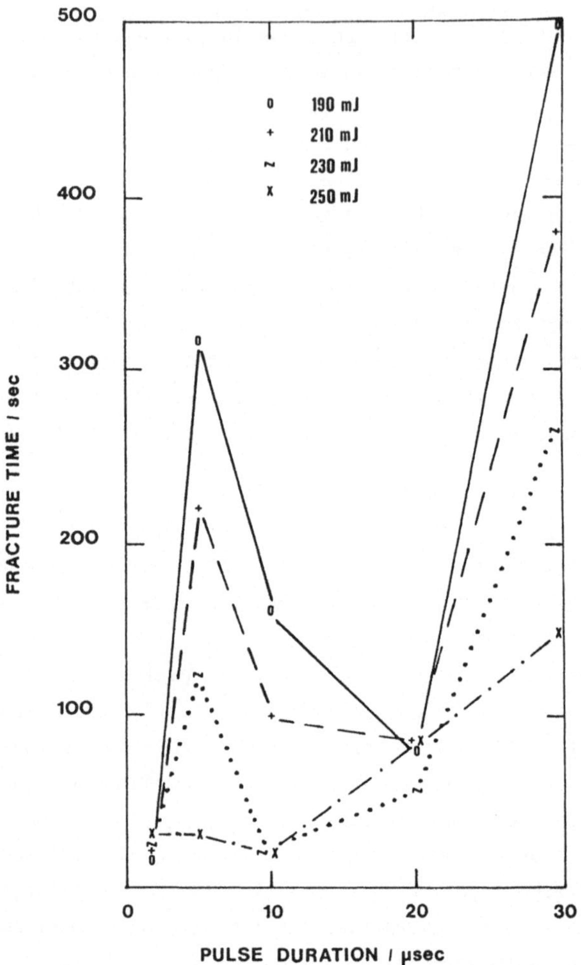

Fig. 1   Fracture time versus pulse duration and pulse energy for the destruction of
synthetic plaster stones with a Nd:YAG laser system

Results

Fig.1 demonstrates the fragmentation times of synthetic plaster samples irradiated
with Nd:YAG laser pulses of 1.7,5,10,20 and 30 μsec,respectively,as a function of
pulse energy.Fragmentation is defined as disintegration of the synthetic sample into
2 or more pieces and the points of the curve are average values out of 3-5 datas according to pulse energy and degree of fluctuation.In all experiments a laser induced
optical breakdown(LIB),i.e. a plasma,was observed at the stone surface by the lens-
focused laser beam.

A pulselength of 1.7 μsec duration showed the shortest fragmentation times with nearly no pulse energy dependence.In contrast a very strong dependence on the single pul-

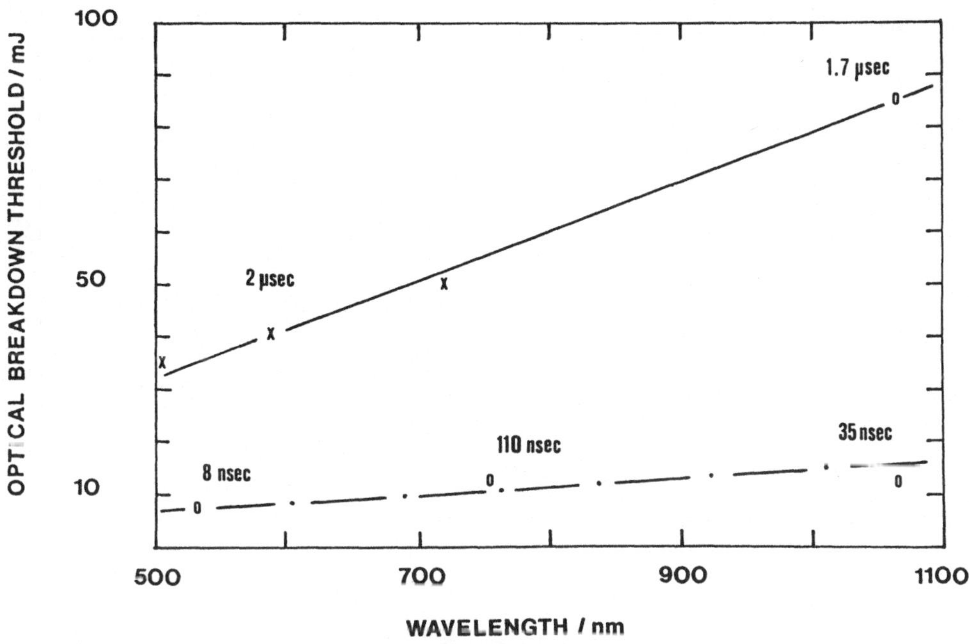

Fig. 2   Optical breakdown thresholds versus wavelength and different pulse durations
(x : ST.THOMAS, et al. (10);Calcium-oxalate-dihydrate stones)

se energy for 30 µsec pulselength was observed with an increase in fracture time by
nearly a factor of 10.The relative minimum in the fracture time curve for a pulse duration of 20 µsec is a present not completely understood but it seems to correlate
with the transit time of the laser induced shock wave for the specific sample size.
The measured values of the fragmentation times for 1.7 usec-pulses at 1.06 µm fit
well with those of a flashlamp-pumped pulsed dye laser system of 1 µsec pulselength
and a wavelength of 504 nm given elsewhere(8).Nevertheless the optical breakdown
threshold for plasma formation is wavelength and pulsewidth dependent(Fig.2).Two areas can be easily distinguished: pulses with a duration shorter than 150 nsec have a
considerably lower optical breakdown threshold in the wavelength region of 500-1100
nm than pulses above 1.7 µsec.Thus a strong relation between peak power and optical
breakdown threshold is obvious.
A detailed examination of the mass reduction of synthetic plaster samples irradiated
by laser pulses of variable pulselength in the Q-switch range to approx. 150 nsec re-
veals the relation for a pulselength tunable alexandrite laser system at a wavelength
of 750 nm shown in Fig.3.At a Q-switch pulse duration of approx. 100 nsec a considerable increase of the removed material compared to pulselengths below 50 nsec could be
measured with particle sizes in the submillimeter range.Regarding µsec-pulses this
kind of fragmentation was not observed,the plaster samples merely broke up into 2 or
more single parts.

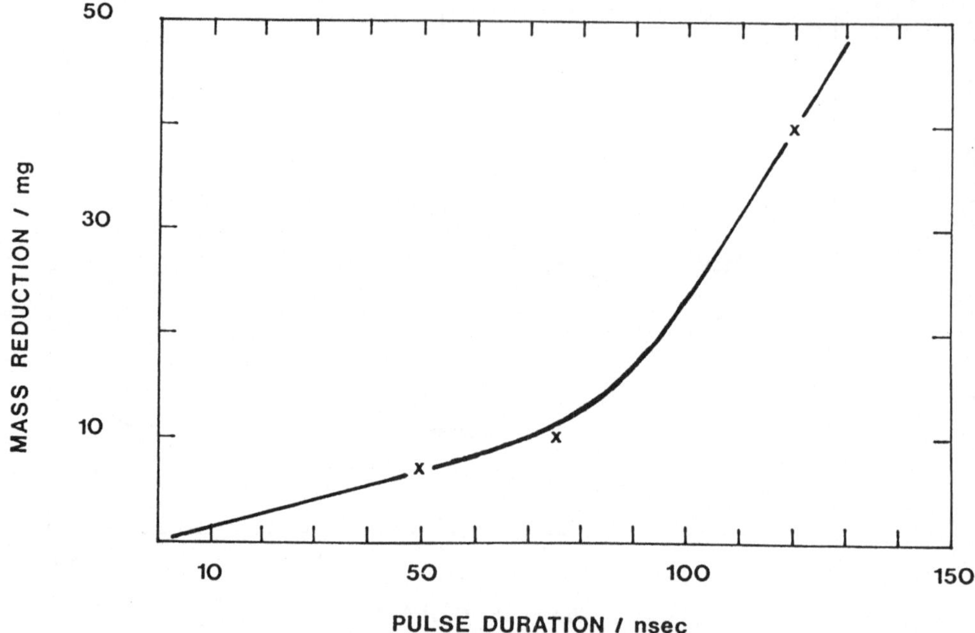

Fig. 3   Mass reduction versus pulsewidth of synthetic plaster samples irradiated
with a Q-switched alexandrite laser system
(25 mJ per pulse ; 5 Hz repetition rate ; 1 min irradiation time)

Conclusion

For the endoscopic laser-lithotripsy of urinary and biliary stones pulsed Nd:YAG laser radiation in the range of 1 to several µsec pulse duration is unsuitable regarding the fragmentation quality and the long irradiation times at high pulse energies.
Furthermore a pulse stretching into this region is technically difficult to perform
and needs a high expense of electronics and optics.It is obvious that pulses with a
shorter duration - provided that they can be transmitted via an optical fiber with
small core diameter without destruction - are preferred for effective laser-litho -
tripsy.The fragmentation results obtained in the pulse duration range of 100 - 300
nsec on synthetic plaster samples are comparable with those of real urinary and biliary stones.
Starting at a pulse duration of approx. 100 nsec a considerable increase of the ab -
lated material per laser pulse could be observed.Q-switched alexandrite laser systems
with variable pulselengths in the range of 100 - 1000 nsec can thus ideally combine
the proven and reliable technology of a solid state laser with the relative simple
transmission system of a flashlamp-pumped pulsed dye laser system.

References

(1)R.HOFMANN, et al.:Laser in medicine and surgery, 3(4), 247 (1987)
(2)N.T.SCHMELLER, et al.:Laser in medicine and surgery, 3(3), 184 (1987)
(3)A.HOFSTETTER, et al.:Laser in medicine and surgery, 1(3), 155 (1985)
(4)F.FRANK, et al.:Verhandlungsbericht der Deutschen Gesellschaft f.Lasermedizin,
            85 (1987)
(5)CH.ELL:Laserlithotripsie von Gallensteinen:In vitro- und tierexperimentelle Unter-
            suchungen, F.Enke Verlag Stuttgart (1988)
(6)H.WENK, et al.:Laser in medicine and surgery, 3(3), 194 (1987)
(7)S.P.DRETLER:J. of Endourology, 1(1), 9 (1987)
(8)G.WATSON:J. of Urology, 138, 195 (1987)
(9)N.S.NISHIOKA, et al.:Gastroenterology, 93, 250 (1987)
(10)ST.THOMAS, et al.:Laser in medicine and surgery, 4(2), 36 (1988)
(11)P.HERING:Laser und Optoelektronik, 20(5), 48 (1988)
(12)E.STEIGER:Laser und Optoelektronik, 20(4), 40 (1988)
(13)W.KOECHNER:Solid-State Laser Engineering, Springer Verlag Berlin-Heidelberg
            (1988)
(14)R.V.LOVBERG, et al.:IEEE J. Quantum Electr., QE-11, 17 (1975)

Stone Identification During Laser Induced Shock Wave Lithotripsy

D. Beaucamp*,**, R. Engelhardt*, P. Hering**, W. Meyer*
*   Medizinisches Laserzentrum, 2400 Lübeck
** Max-Planck-Institut für Quantenoptik, 8046 Garching

Abstract

During μs-pulse laser-induced shock wave lithotripsy (LISL) the spectral form of
a light signal from urinary calculi has been measured <u>before</u> optical breakdown
occurs. This signal can be used as fiber position monitor and to identify the
stone type before the shock wave is created.

I. Introduction

For laser-induced shock wave lithotripsy (LISL) a μs-pulsed flashlamp pumped dye
laser with a single 200 μm core diameter fiber is needed to produce optical
breakdown on or near the surface of the stone. To induce the optical breakdown
and simultaneously avoid tissue damage it is crucial that the distal end of the
fiber is in direct contact with the stone /1/. Thus optical control of the fiber
position is necessary by ureteroscopes.

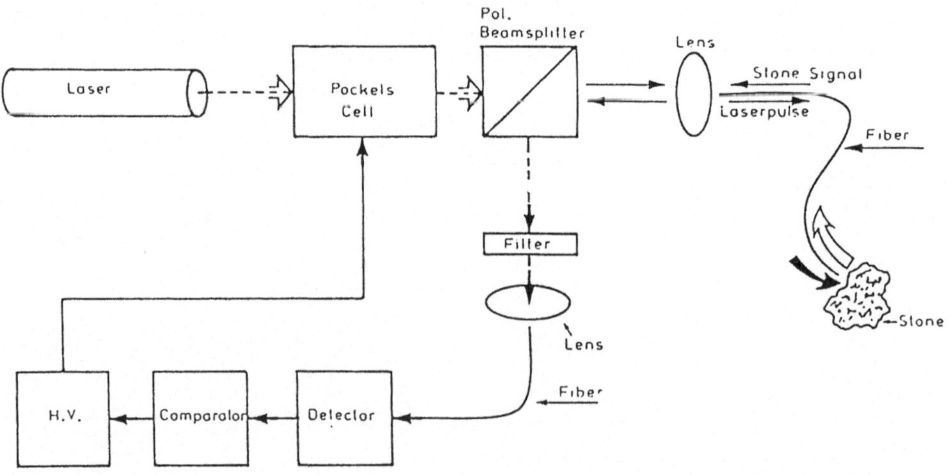

Fig. 1: Optical feedback system for stone/tissue differentiation

We developed an optical control and monitor system that principally allows use
of a μs-pulse LISL without vision /2/. The system uses the backscattered light

signal from the fiber contact to differentiate irradiated stones from tissue. This signal is transmitted by the same fiber that also guides the laser light pulse to the stone (fig 1). A combination of negative interference and colored glass filters block the backscattered laser light, thereby only transmitting light above 750 nm to the detection system.

Fig 2 shows the temporal backscattered light signal for stone and tissue detected by a photodiode. We found different time behavior of the backscattered light before optical breakdown occurs.

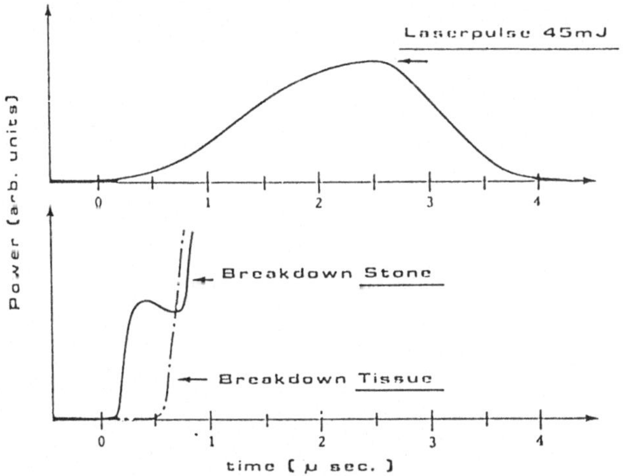

Fig. 2: Different temporal light signals for stone and tissue

Electronic comparison of the signal at a suitable time with a preset value offers the possibility to switch a fast pockels cell and cut off the laser pulse if the fiber is not in contact with a stone. In this case only 1/4 or less of the total laser pulse energy is applied which is not enough to create an optical breakdown with subsequent damage of tissue.

Thus blind use without vision control is possible. Additional coating with gold allows fluoroscopic control. For guiding catheters with steerable fibertips and dormia baskets (fixing of stones) the diameter of the ureteroscope could be reduced to 4 Charriere (1.33 mm dia.). With this it may be possible to treat ureter stones without anesthesia /3/.

The described system is working properly but the physical explanation of the signal is not clear. The present experiments have been carried out to find a better understanding in order to get more confidence in the stone/tissue differentiation method for blind μs-pulse LISL.

II. Temporal and spectral analysis

The spectral and temporal analysis of the characteristic light signal from urinary calculi has to be analysed before optical breakdown occurs. For that reason we worked with power and energy densities below threshold for plasma formation. The observed signal could be reflected dye fluorescence, reflected light from the flashlamp, blackbody radiation, Raman scattering, fluorescence of main stone components or included organic or inorganic trace elements or a combination of all of them.

1. Material and method

a. experimental setup (fig.3)

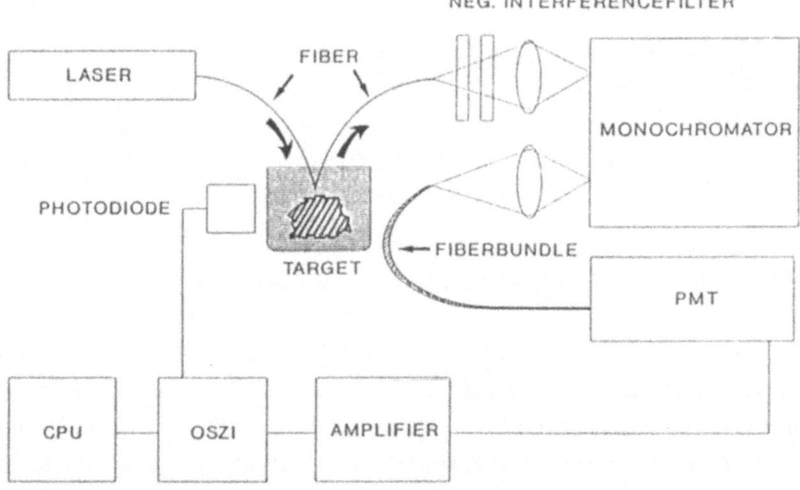

Fig. 3: Experimental setup

The targets are fixed in water and are irradiated through a 200 μm core fiber with a dye laser pulse of 20 to 25 mJ and 2 μs duration (FWHM) at a wavelength of 600 nm. The distance between fibertip and target is about 3 mm. The energy density of the laser pulse on the stone surface is below the threshold to cause an optical breakdown.

A second fiber transmits the backscattered signal to a monochromator. Two negative interference filters in front of the entrance slit block off the reflected laser light. The transmitted signal is detected by a photomultiplier tube (PMT), amplified and simultaneously with the laser pulse stored in a digital oscilloscope (Gould 4072, 100 MHz). The stored signals are transfered to a computer (IBM compatible AT) for further data handling. The grating in the monochromator is turned by a stepping motor controlled by the same computer.

b. Method

For our experiments we had seven urinary calculi from different patients. The stones were analysed by conventional infrared spectroscopy and founed to be four struvite, two whewellite and one uriate stone. For comparison we had pressed powder billets with the same basic chemical components as the stones from the patients (calcium oxalate monohydrate ($CaC_2O_2*H_2O$), ammonium phosphate hexahydrate ($MgNH_4PO_4*6H_2O$) and uriate ($C_5H_4N_4O_3$). We used an aluminium block and white cotton wads as control of the backreflection process. Stones, billets, aluminium block and cotton wads where irradiated and the temporal behaviour of the resulting signals was displayed on the oscilloscope and stored in the computer at different wavelength settings of the monochromator (from 630 nm to 850 nm in steps of 10nm).

III. Results

1. Temporal behaviour of the signals

a. Reflection

First the purely reflecting targets (aluminium, cotton wads) were examined. The reflected light signal in this case could be the reflected laserlight itself, reflected fluorescence from the liquid dye of the active laser material or reflected light from the flashlamp. The laserlight is blocked off effectively by the two negative interference filters (10^{-8}). For control the detected signal at the laser wavelenght of 600 nm was negligible compared to the signals at larger wavelengths. At 630 nm or larger wavelengths the temporal behaviour of the reflected signals from aluminium block and cotton wads was as shown in fig 4c. They start already before laser action occurs (t=0) and are twice as wide (FWHM) as the laser pulse and decrease exponentially.

To understand the origin of these signals we measured the reflection from the aluminium block without the negative interference filters, without liquid dye in the laser resonator tube and with very low dye concentration and maladjusted

214

mirrors. In the first case no signal was detected in the spectral region under
examination. Thus the light of the flashlamp cannot be responsible for our signal. With low dye concentration however we measured the spectrum of the emission
band of rhodamine 6G, the dye we used in our laser. Thus the only reflection we
get from aluminium and cotton wads is the reflected fluorescence from liquid dye
which cannot be suppressed by the negative interference filters because they
suppress light effectively only up to 615 nm.

b. Stone signals

The temporal behaviour of the signals from stones is different. The signals
start with the laser pulse, reach their maximum a little earlier and are as long
as the laser pulse. At 630 nm only a superimposed reflection signal (fig 4a) was

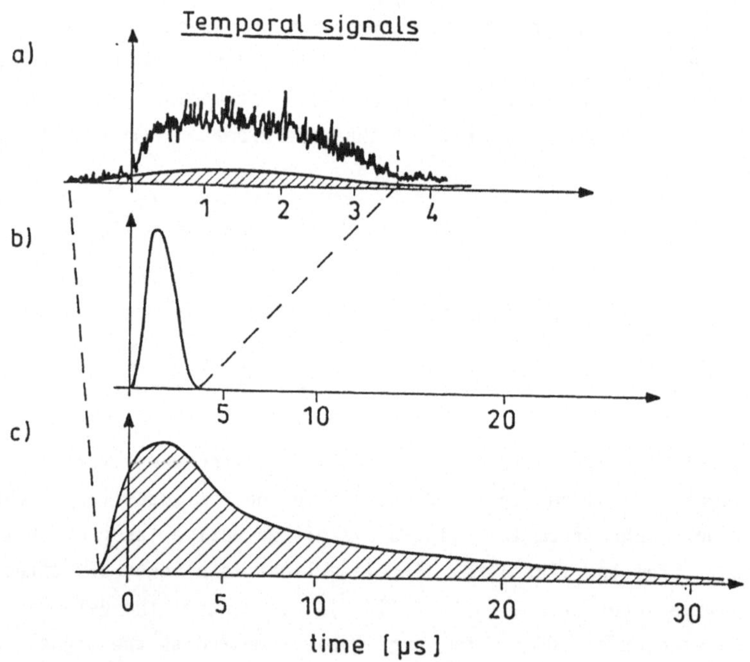

Fig. 4: Temporal signals
        a. stone signal at 630 nm and estimated reflection signal
           (hatched area)
        b. laser pulse
        c. reflected signal from aluminum block at 630 nm

detected. At this wavelength the signal from the stones start earlier than the

laser pulse and do not reach zero at its end. From this observation one may con-
clude that at 630 nm the reflected signal from stones must be about one order of
magnitude smaller than the signal from the stones. As the dye fluorescence which
is responsible for the reflected signal decreases rapidly with increasing wavelength the signals from stones do not show superimposed reflection signals for
wavelengths greater than 640 nm.

In fig. 4a the original signal from a stone at 630 nm is shown. The contribution
of the reflected dye fluorescence is extrapolated from the signal before the laser pulse starts (t<0) and is hatched in fig. 4a. This means that the reflection
of the dye fluorescence can be neglegted above 640 nm and the signals detected
in this wavelength region are stone characteristic. We shall call them stone
signals for simplicity.

The different shape of the stone signals (fig. 4a) and laser pulse signal (fig.
4b) cannot be explained by the superposition of the dye fluorescence because
then it should vary with wavelength which is not the case.

c. Pressed powder billets

The temporal and spectral behaviour of signals measured from the pressed powder
billets looked exactly as the reflected signals from aluminium and cotton wad.
This led to the conclusion that the stone signals could not originate from fluorescence of the main stone components unless their grown structure is of importance or the reflected light from the white billets exceeds the fluorescence
signal of the chemical components.

2. Spectral behaviour of the stone signals

To obtain the spectral behaviour of the stone signal we measured the temporal
signals at different wavelengths and determined the amplitudes by integrating
the temporal signals over 700 ns. The obtained spectral curves were corrected
for the spectral transmission of the negative interference filters. The spectra
obtained from the aluminium block, cotton wad and powder billets show the emission of rhodamine 6G as mentioned earlier. Fig (5) shows the spectra of stones
from patients. The spectra of struvite, whewellite and uriate are different and
vary in shape and position of their maximum.

The intensities of the different curves are not on scale. To avoid optical
breakdown the energy of the laser pulses (between 20 and 25 mJ) and the distance

between irradiating fiber and stone (between 2 and 4 mm) had to be varied.

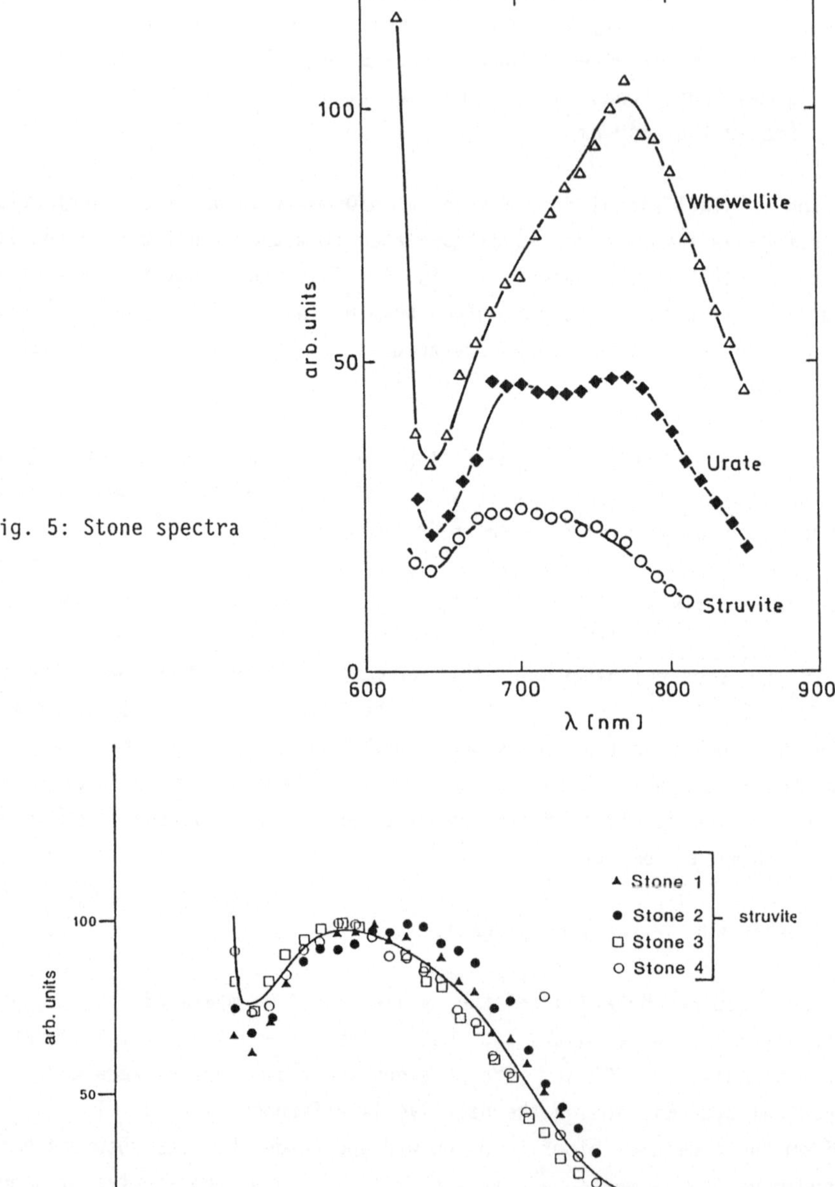

Fig. 5: Stone spectra

Fig. 6: Spectra for four different struvite stones

In fig 6 the spectral curves are shown for four different struvite stone. These curves are normalized at their maximum and show very good coincidence within the stone groups.

VI Outlook

In further experiments other urinary calculi and synthetically grown stones have to be examined and compared with tissue spectra. Since the intensity of back-scattered light from tissue is much lower, the sensitivity of the detection system has to be improved.

Literature

/1/ S.Thomas, J.Pensel, P.Oehlert, W.Meyer, R.Engelhardt
    Laser in Medicine and Surgery **2**, 36 (1988)

/2/ R.Engelhardt, W.Meyer, P.Hering
    SPIE Proceeding **906**, 200 (1988)

/3/ R.Engelhardt, W.Meyer, S.Thomas, P.Oehlert
    Laser und Optoelectronik **20**, 4 (1988)

Angioplastie
Angioplasty

Rekanalisation peripherer Gefäße mit Laser

P. W. Ascher, J. Lammer und E. Pilger
Universitätskliniken für Neurochirurgie, Radiologie und Innere Medizin
der Karl-Franzens-Universität Graz, A-8036 Graz/Austria.

Zusammenfassung:
Ausgehend von dem Projekt, Carotisstenosen durch percutane Rekanalisation mittels Laser zu behandeln, haben wir in Graz nach der prinzipiellen Machbarkeitsstudie als Modell zum Training für diese Behandlung die Rekanalisation peripherer gerader Gefäße an den unteren
Extremitäten gewählt. Die Ergebnisse dieser Behandlung waren so über-
zeugend, daß diese Methode Eingang in die Routinebehandlung peripherer
Gefäßverschlüsse Grad 2 bis 4 fand. Heute überblicken wir an der
Univ.-Klinik für Radiologie und Innere Medizin an die 300 so behandelte Patienten. In der Folge sollen Technik und erste klinische Erfah-
rungsberichte dargestellt werden.

Einleitung:
1984 wurde beim Erstautor dieser Arbeit das Interesse an der Laserrekanalisation thrombotischer oder embolischer Verschlüsse im Bereich
der Arteria carotis geweckt. Während des LANSI Meeting's 1985 in
Fuschl bei Salzburg wurde sodann mit dem Radiologen der Univ.-Klinik
für Radiologie in Graz zusammen der Entschluß gefaßt, diese Methode
in Graz experimentell und klinisch zu erproben. Nach ausgedehnten
Voruntersuchungen an Leichen zum Erlernen der Technik und zur Beobachtung histologischer Effekte an frischen Kadavergefäßen haben wir
noch im selben Jahr an 3 Patienten diese Methode ausprobiert. Obwohl
uns damals lediglich ein Argonlaser zur Verfügung stand, konnten wir
in allen 3 Fällen die Machbarkeit dieser Methode beweisen. Allerdings
waren die Sicherheitsvorkehrungen zur Verhütung peripherer Embolien,
die Vulnerabilität der Laserfasern, die ohne Schutzkappen benützt
werden mußten und das damals vorhandene Gefäßkathetermaterial der
percutanen routinemäßigen Einführung dieser Methode entgegenstehend.
Um neue Laser, neue Lichtleiter, neues Gefäßkathetermaterial und
andere Techniken zu erproben, suchten wir nach einem lebenden Modell,
um die nötige Fertigkeit zu erarbeiten. Als besonders geeignet erschienen uns Verschlüsse an peripheren Beingefäßen. Die nun in den
folgenden 3 Jahren durchgeführten Untersuchungen waren so erfolgreich,
daß die Laserrekanalisation mittels Neodymium-YAG-Laser zur Routinebe-

behandlung peripherer Verschlüsse Grad 2 b bis 4 nach Fontaine wurden.

Matherial und Methode:

Der jetzt verwendete Laser ist ein Neodymium-YAG-Laser mit der Wellenlänge von 10.64 nm (ursprünglich Typ MBB Medilas, derzeit Typ CL
60 von Surgical Laser Technologies/US). Zur Energieübertragung verwenden wir Siliconfasern mit dem Durchmesser von 600 nm und einer
Länge von 1 1/2 m. Um die Laserfaser zu schützen, werden Saphirkontakt-
spitzen verwendet (Surgical Laser Technologies, US). Um den Gewebs-
kontakt zu ermöglichen, verwenden wir synthetisch gehärtete Saphirkristalle. Diese werden an die Siliconfasern durch einen Metallkonnek-
tor befestigt und haben einen Durchmesser von 1,8 bis 3 mm. Der
Schmelzpunkt dieser Faser liegt bei 2030° C und hat eine Transmission
von 90 % des durchgehenden Laserlichtes. Der Brechungsindex beträgt
1,77. Durch eine sphärische Konfiguration der Saphirspitze wird der
Laserstrahl focussiert. Dadurch findet sich die höchste Energiedichte
im Abstand von 0,5 mm von der Oberfläche der Spitze. Entsprechend
der geringen Absorption in Luft und Wasser bzw. Kochsalzlösung erfolgt
eine Erwärmung erst an der Gefäßwand. 10 Jahre vorausgehende Erfahrung
mit Gewebsreaktionen auf Laserbestrahlung erlaubten uns durch richtige
Vorwahl der abgestrahlten Energie und Dauer derselben, kurzfristig
mit dem ersten Patientenversuch zu beginnen.

Patienten:

Wir haben in der Zeit vom 1.5.1986 bis 1.5.1988 bei 259 Patienten
eine Laserrekanalisation durchgeführt. Dabei variierte das Alter der
Patienten zwischen 30 und 91 Jahren, das mittlere Alter betrug 66
Jahre. 184 Patienten waren Grad 2 b nach Fontaine, d.h. sie hatten
eine Claudicatio, 48 Patienten waren Grad 3 mit Ruheschmerz und 27
Patienten Grad 4 mit peripherer Gangrän. Der Verschluß hatte eine
mittlere Anamnesedauer von 9 Monaten (4-36 Monate) und die mittlere
Länge des Verschlusses betrug 7 cm (2-26 cm). Lokalisiert waren 196
Verschlüsse der oberflächlichen Femoralarterie, 29 in der Arteria
poplitea und 34 in Femoralis und Poplitea. Alle Patienten wurden
über die Methode aufgeklärt und erklärten sich bereit, diesen Eingriff
in Lokalanaesthesie über sich ergehen zu lassen. Die Eingriffe wurden
unter Bildwandlerkontrolle vorgenommen. Dazu punktierte man die gleich-
seitige Femoralarterie mit der Nadelspitze nach distal. Dieser Eingriff wurde, wie gesagt, in Lokalanaesthesie in der Sendlinger-Technik
durchgeführt. Nach Einbringen eines 7-French-Katheters - Einführungshülse - führten wir eine informierende erste Angiografie aus.
Gleichzeitig wurden für eine "low dosis heparization" 5000 i.E. Heparin

intraarteriell appliziert. Vorausgehend wurde eine Prüfung der Obstruktion durch einen geraden Führungsdraht versucht. Wenn sich dabei ohne gröbere Maßnahmen eine konventionelle Rekanalisation nicht durchführen ließ, wurde der Laserlichtleiter mit einer Saphirspitze (Durchmesser 2,2 mm) eingeführt. Die Laserspitze wurde dabei kontinuierlich mit Kochsalzlösung gespült und gekühlt. Für die Rekanalisation wurden dann am Laser selbst 10-20 Watt mit der Dauer 1 sec. eingestellt. Diese Laserschüsse wurden in Abständen von 2-5 sec. wiederholt. Dabei wurde die Laserspitze jeweils in Kontakt mit der Okklusion gebracht und unter leichtem Druck vorwärts geschoben. Nach einer ersten erfolgreichen Passage wurde mit dem Laserstrahl der Diameter erweitert. Die Position der Saphirspitze und das Ergebnis der Rekanalisation wurden jeweils fluoroskopisch durch Injektion von Kontrastmittel über den Seitenarm der Einführungshülse kontrolliert. Wenn dabei der Diameter des rekanalisierten Segmentes unter der Hälfte des normalen Diameters des behandelten Gefäßes blieb, folgte eine Ballondilatation. Zur Vorbereitung bekamen die Patienten 2-3 Tage vor dem Eingriff Acetylsalicylic-Acid 3x30 mg und Dipiramidamole 75 mg, 3mal täglich. Die Rekanalisation selbst wurde wie oben beschrieben unter 5000 E. Heparin, intraarteriell verabfolgt, durchgeführt. Für die folgenden 3 Tage bekam der Patient i.v. 1000 E. Heparin pro Stunde. Nach diesem Zeitpunkt erfolgte die Entlassung unter normaler oraler Antikoagulantientherapie. Die periphere Durchblutung wurde durch Dopplerindex vor dem Tage und am Tage der Entlassung, 1 Monat, 3 Monate, 6 Monate und 9 Monate sowie 12 Monate nach erfolgreicher Rekanalisation geprüft. 6 Monate nach dem Eingriff wurde die morphologische Kontinuität des rekanalisierten arteriellen Segmentes durch eine intravenöse Digital-Substraktions-Angiografie nachgewiesen.

Klinische Resultate:

In 84 % aller Fälle war eine Rekanalisation primär möglich. Dabei wurde von 217 Patienten in 214 Fällen eine Ballondilatation angeschlossen. Die Fehlversuche waren bei 16 Patienten durch verhärtete Verkalkungen (6%) verursacht und bei 26 Patienten durch eine Dissektion bzw. Perforation (10%). Von diesen 16 % Fehlversuchen wurde bei 30 Patienten eine Bypassoperation ausgeführt, bei 11 Patienten konnte wegen des schlechten Allgemeinzustandes lediglich eine konservative Therapie angeschlossen werden und in einem Fall mußte eine Amputation durchgeführt werden. An Nebeneffekten beobachteten wir bei 259 Patienten in 75 % der Fälle, d.h. bei 194 Patienten, eine lokale Erwärmung, in 12 %, bei 31 Patienten, einen lokalen Schmerz. In 10% (26 Patienten) kam es zu einer Dissektion oder Perforation. Bei 5 Patienten fand sich nach der Rekanalisation eine periphere Embolisation. Bei ebenfalls 5 Patienten kam es zu lokaler stärkerer Blutung an der Punktionsstelle. 1% der Fälle benötigte eine unmittelbare chirurgische Intervention (3 Patienten) und bei 0,7 % (2 Patienten) kam es zum Auftreten einer AV-Fistel.

Diskussion:

Die Rekanalisation verschlossener Gefäße durch Neodymium-YAG-Laserlicht basiert auf fotothermischen Prinzipien. Protonen werden bei Absorption des Laserlichtes in Hitze umgewandelt. Das führt einerseits zur Erhitzung des Gewebes und in weiterer Folge zur Verdampfung organischer Substanzen (über 100°C). Unsere vorausgehenden Experimente haben gezeigt, daß mit der Steigerung der Laserenergie eine lineare Beziehung zwischen Bestrahlungsdosis und denaturierter bzw. verdampfter Gewebemenge besteht. Wenn das Laserlicht durch Linsensysteme (Saphirkristalle) gebündelt wird, kommt es zur Erhöhung der Energiedichte im Focus. Diese Energiedichte sinkt vom Focus nach peripher in einer geometrischen Kurve ab.

Zusammenfassend läßt sich sagen, die Kombination von Neodymium-YAG-Laser, Lichtleitern und Saphiren erlaubt eine schonende Rekanalisation mit ausreichendem Durchmesser. Der Durchmesser der Rekanalisation hängt von der verwendeten Saphirspitze ab. Histologische Untersuchungen haben darüberhinaus gezeigt, daß durch Einsatz der Kontaktproben die Gefäßoberfläche glatt, wie versiegelt, wird. Außerdem wird dadurch eine vorzeitige Absorption des Laserlichtes im Blut verhindert, ebenso wie eine Reflexion oder Scattering an der Gewebsoberfläche. Durch die Vorschaltung der Linse verringert sich außerdem außerhalb des Focuspunktes die Gefahr einer Perforation. Die Hitzeschädigung ist außerhalb des Focussierungspunktes ebenfalls minimalisiert. Vergleichende Untersuchungen haben im Experiment gezeigt, daß der Einsatz nackter Laserfasern in 25 % aller Fälle zur Perforation der Gefäßwand führt. Bei Vorschalten einer Saphirspitze ist die Perforationsrate bei etwa 10 %. Einer der wichtigsten Vorteile der Saphirspitzen liegt im Schutz der Laserfaser vor Überhitzung und damit vor Selbstzerstörung dadurch. Vor Einführung der Saphirspitzen kommt es durch Rückreflexion der Laserstrahlung zur Erhitzung der Faser, die bei 1000 °C schmilzt. Dieser Schmelzpunkt ist durch das Vorschalten der Saphirspitze nun auf 2000° angestiegen. Eine Temperatur, die erfahrungsgemäß nie erreicht wird.

Zusammenfassend läßt sich sagen, daß die Rekanalisation bzw. die Abtragung von Gefäßplaques durch Neodymium-YAG-Bestrahlung mittels Saphirspitze eine erprobte, sichere und erfolgreiche Methode zur

Rekanalisation peripherer Gefäße darstellt.

Die Erkenntnisse aus diesen Versuchen wollen wir nun dazu benützen, durch Modifikation der Gefäßkatheter percutane Rekanalisationen an der Carotis wieder zu versuchen.

Literaturverzeichnis beim Verfasser

Pulsed Nd:YAG-Laser Angioplasty of Peripheral Arteries – Experiments in Cadavers

F.Staněk,J.Kvasnička,F.Boudík,V.Kubeček[+],I.Vítková,K.Hamal[+]

Faculty of Medicine,Charles´University,Prague

[+]Czech Technical Faculty,Prague,Czechoslovakia

Percutaneous balloon angioplasty represents a firmly established non - surgical treatment of ischaemic disease in peripheral and coronary circulation. Major problems of this method involve:failure to cross occlusions,failure to dilate stenosis effectively,acute complications and re - stenosis within six months (1).Some of these difficulties may be related to the mechanism of balloon angioplasty - fracture of the atherosclerotic intima and stretching of the media (1).Therefore new angioplastic approaches have been sought.

From the near ultraviolet to the mid - infrared,laser energy permits atherosclerotic tissue to be removed. The capability of optical fibres to transport the laser light into the occluded arteries has stimulated recent research in the percutaneous laser angioplasty (1,3).

Continuous wave lasers are commonly used for angioplastic procedures. However experimental and theoretical work has shown that short pulses of laser energy,delivered directly to tissue,result in the ablation of tissue with little surrounding thermal damage (4). For this reason we concentrated our effort on development of a pulsed laser system with the possibility of direct laser light - tissue interaction (4). We used the pulsed Nd:YAG laser and the sapphire fibre tip in cadaver peripheral arteries to evaluate the feasibility of this laser system in a clinical practice.

METHODS

The laser system consisted of a pulsed Nd:YAG laser (Czech Technical Faculty,Prague,ČSSR) coupled to a special laser catheter (Living Technology Ltd.,Glasgow,UK). The laser was operating at a wavelength of 1 064 nm and was emitting pulses of 100 us duration. Pulse energy measured at the fibre tip was approximately 200 mJ, the repetition rate was 10 Hz.

The beam was transmitted through a 600 um core diameter optical fibre with a 2.2 mm diameter hemispherical sapphire probe (Living Technology Ltd.,Glasgow,UK,Monokrystaly Turnov,ČSSR). The fibre was place

within a 2.2 mm Teflon catheter and the sapphire probe was mounted
on a catheter using a metal connector. Normal saline was coaxially
infused through a side port of the catheter to irrigate the fibre
- probe junction.

The common or superficial femoral artery in cadavers was exposed.
A 7 or 8 F valved introducer sheath was inserted into the superficial
femoral artery. Angiography was performed through the side - arm of
the introducer sheath to find out whether an occlusion was present.
The laser catheter was introduced to the upper end of the occlusion
under radiological control, and advanced gently until resistance
was met. Laser energy was applied in trains of ten pulses with a pause
of one second between them until the obstruction was crossed. The
sapphire probe was always held in contact with the target tissue.
After the obstruction was passed the fibre was pulled back to enlarge
the primary channel. The control angiography was performed then.

RESULTS

9 totally occluded peripheral arteries in cadavers were attempted
to be recanalised (3 femoral,3 femoropopliteal,1 popliteal,1 popliteal
- fibular,1 fibular occlusions). The average length of occlusions
was 9.3 ± 7.3 cm (range 1.5 to 20 cm). An average of 55 ± 18 Joules
(range 23 to 85 Joules) was required for recanalisation. Perforation
occurred in two cases during recanalisation of the obstructions of
15 resp.18 cm in femoropopliteal region. Laser energy created channel
of at least 2.0 mm width (mean 2.3 mm). No further balloon angioplasty
was performed. Subsequent gross and light microscopy examination
showed only mild thermal damage of treated sites.

DISCUSSION

These results in cadaver inferior limbs demonstrate that recanalisation of blocked peripheral arteries with pulsed Nd:YAG laser
in combination with sapphire probe represents a valuable alternative
for percutaneous treatment of femoral and femoropopliteal occlusions
particularly. The intervention in fibular and tibial arteries will
require the probe of smaller diameter and more flexible optical
fibre. In some cases which were not included in this study the access
to the site of the occlusion in posterior tibial arteries was not
obtained due to the lack of flexibility of the catheter in conjunction
with the rigidity of heavily calcified plaques and curved popliteal
arteries.

Pulsed lasers seem to be a potential improvement on continuous
wave lasers for a number of reasons: 1)The thermal effect to surrounding

tissue is reduced using high energy - short pulses (4) 2) Optical
devices coupled to the pulsed laser radiation can deliver laser
energy into a blocked arteries without becoming hot and attracting
the clot and debris which develop e.g. on the metal probe (3).
3) Pulsed laser system is capable of recanalising occlusions at a
mean power output one half and a total energy dose of one tenth
that required by the continuous wave Nd:YAG device with a sapphire
tip (3). External cooling circuit can be avoided in pulsed lasers
and in this way a pulsed laser became smaller and more compact than a
continuous wave one.

The prospective comparative clinical study whether the long term
patency of arteries using a pulsed laser is better than that using
a continuous wave device will be desirable.

The sapphire contact probe was developed for use in surgery
to allow tissue contact without damage to the fibre.(1,3). Early
experiments indicated that the probe could ablate vascular obstructions while causing less uncontrolled tissue damage than non - contact
laser technique.(2).Contact laser probe ablated tissue up to 20 times
as quickly as non - contact fibres and with a significantly lower
risk of perforation (1,2,3). The sapphire probe is transparent to the
Nd:YAG laser wavelength and its behaviour combines advantages of
bare fibre (direct laser light - tissue interaction) and of hot tip
(atraumatic shape) (1).

It will be reasonable to develop sapphire probes of other diameters than 2.2 mm only. The smaller sapphire tip enables the intervention in tibial and fibular arteries (in the future also in coronary
vessels),the greater one will be necessary for recanalisation of
illiac arteries. In femoropopliteal circulation no subsequent balloon
dilatation with its risks and problems would be necessary if we use
e.g. 3.0 mm probe ("pure" laser angioplasty).

These experiments in cadaver inferior limbs described herein
became the foundation for our clinical procedures. The percutaneous
laser angioplasty with the pulsed Nd:YAG laser coupled to the fibre
with sapphire tip was started in our department in February 1989.
In most cases additional balloon dilatation was performed after recanalisation of femoral occlusions. However the clinical applications
will be the topic of our following paper published in this conference.

REFERENCES

1) C.Borst : Lasers Med. Sci. 2:137 (1987)

2) J.Lammer,E.Pilger,R.Kleinert,P.W.Ascher: Proceedings of the 2nd
   Symposium Lasers in Cardiovascular diseases,Vienna,Heart and
   Vessels 4:55 (1988)
3) J.A.Michaels,F.W.Cross,P.Shaw,M.Raphael,T.J.Bowker,S.G.Bown,
   M.Adiseshiah,A.Marston:Brit.J.Surg., in press (1989)
4) F.Staněk,J.Kvasnička,F.Doudík,I.Vítková,I.Lukeš,J.Polecha,V.Kubeček:
   Proceedings of the 2nd Symposium Lasers in Cardiovascular diseases,
   Vienna,Heart and Vessels 4:61 (1988)

Contact Laser Angioplasty of Peripheral and Coronary Arteries Using Pulsed Nd:YAG and Nd:YAG Lasers

Jan Kvasnička, F. Staněk, F. Boudík, V. Kubeček*, J. Křivánek**,
R. Keclík**, K. Hamal*.
   2nd Department of Medicine, Charles' University, Prague
* Czech Technical University, Prague
** Department of Radiology, Charles' University, Prague, Czechoslovakia

INTRODUCTION

Laser angioplasty (LA) holds the promise to serve as an adjunct or alternative to balloon angioplasty (BA) because it can remove the obstructing atheroma by vaporization rather than by stretching or fracturing the plaque [1]. However the results of LA have so far been limited by the low ability of conventional continuous-wave lasers (argon,Nd:YAG) to recanalise calcified occlusions and by high rate of perforation, aneurysms, spasms and early thromboses. In contrast the experimental and early clinical studies have shown, that pulsed lasers are giving rise to a precise and predictable ablation of cardiovascular tissues [2].

We report here on our first clinical applications in peripheral arteries and on our experimental studies in coronary circulation.

LASER AND DELIVERY SYSTEM

A pulsed solid state laser (Czech Technical University, CSSR) with two different laser heads was used for the experimental and clinical studies. One head was equipped with a Nd:YAG laser rod and mirrors suitable to emit infrared (IR) light at 1,064 nm, another with a Nd:YAP (Perovskite) rod to emit at 1,340 nm. The pulse duration was 100 µs, the pulse energy varied from 0.2 to 0.8 J per pulse (at the fibre tip), the repetition rate was of 10 Hz. The laser was coupled to different delivery systems: 1)   sapphire tipped fibres (of 2.2 mm diameter).
   2)   bare fibres (of 0.3 and 0.4 mm core diameter).
   3)   ball tipped fibres (of 0.8, 1.0 and 1.5 mm diameter).

PERIPHERAL CIRCULATION

The encouraging experimental results describe in the preceding paper prompted as to start a clinical study in February 1989.

Method

6 male patients (age from 44 to 67) underwent percutaneous laser-assisted angioplasty of 7 chronic total occlusions of the superficial femoral artery. 4 patients (5 legs) presented with limb threatening ischemia, 2 suffered from claudication. The average length was 6.5 cm (ranging from 2.5 to 12.5 cm). Informed consent was obtained from each patient. The procedure was similar to a previously described one - an antegrade femoral puncture was performed, then anticoagulation was initiated by 5,000 U of heparin, intravenous infusion (1,250 U of

heparin per hour) for 3 days, when it was switched to an oral antiplatelet therapy (aspirin 400 mg daily and dipyridamole 75 mg 3 times daily).

Results

In all six patients the occluded vessel was successfully traversed with the laser probe. An average of 69 J was required for a formation of a primary channel of at least 2.0 mm in diameter (mean 2.3 mm). The procedure was completed by BA in 6 vessels (fig. 1), the exception being a case with slim femoral arteries and primary channel of sufficient width, where no further dilatation was required.

A dissection occurred after balloon dilatation in one case leading to a

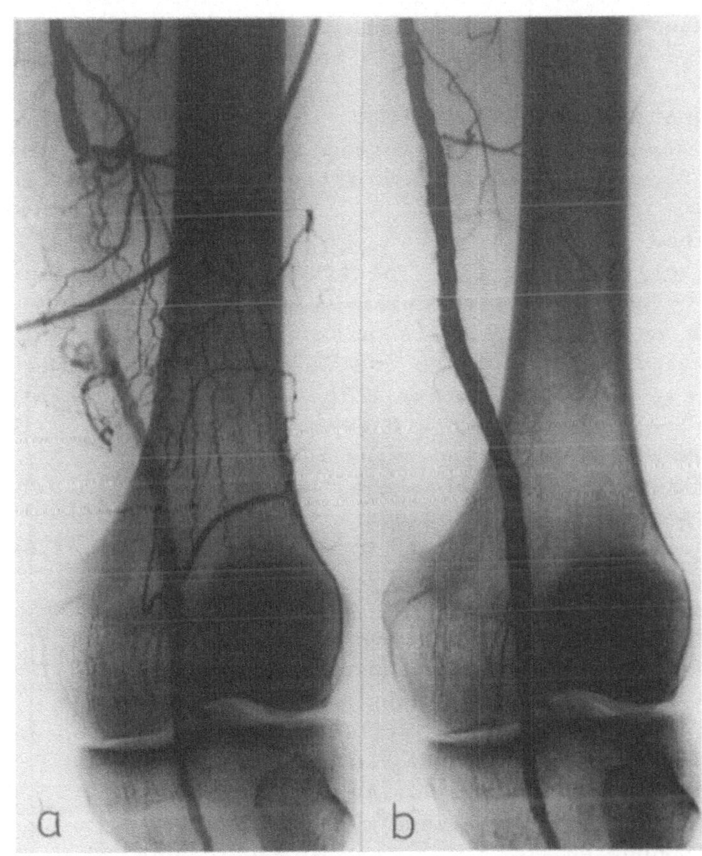

Fig. 1: Angiography of 6 cm calcified superficial femoral occlusion (a). The successfully recanalised vessel (b).

reocclusion within 48 hours without clinical sequelae. No evidence of perforations, arterial spasms or pain during the procedure was encountered. In one patient a distal portion of foot become cyanotic after 6 hours presumably because of a small thromboembolus. This wasn't accompanied by any other clinical signs and resolved spontaneously overnight and control angiography showed a widely patent recanalised vessel with no changes of the distal vascular status.

Discussion

The first clinical results are encouraging. If the high primary success rate (86 %) is maintained on follow-up, than it is likely that bypass surgery could be avoided in a substantial number of patients. Our experimental and clinical work suggest that further improvement of the fibre optic delivery system is necessary due to the relative rigidity of the sapphire tipped catheter. The use of this probe is limited in tibial and a specially coronary vessels. Ball tipped fibres of different diameters could represent an interesting alternative [3,4]. Furthermore the use of different wavelengths with higher absorption in atheromatous plaques (1,340, 2,100 and 2,900 nm) could result in a more effective and faster desobliteration and extend the use of compact and reliable pulsed solid state lasers even to coronary circulation.

ISOLATED CORONARY ARTERIES

The study was performed with regard to assess the effects of different wavelengths and fibretip terminations in isolated arteries.

Method

<u>Effect of wavelength:</u> The study was performed on atheromatous samples of coronary arteries obtained at post-mortem. Laser energy was delivered to wet samples in air under constant pressure of 10 g/mm² at wavelength of 1,064 nm (Nd:YAG) and 1,340 nm (Nd:YAP) via ball tipped fibres (1.0 mm diameter). The depth (h) and crater diameters (r_1, r_2) were assessed using a dissecting microscope . The volume of ablated tissue was calculated using the formula $V = 2/3 \pi r_1 r_2 h$.

<u>Delivery system:</u> To assess the effects of different fibre endings we performed a similar study with different fibres (0.2 and 0.3 mm core diameter), both bare and ball tipped (0.8 and 1.0 mm respectively).

Results

<u>Different lasers:</u> The effects of Nd:YAG and Nd:YAP lasers are shown in fig. 2. There is a nearly linear relationship between the volume of ablated tissue and total amount of delivered energy for both lasers. Using Nd:YAP laser, the volume of ablated tissue was approximately doubled.

<u>Ball tipped versus bare fibres:</u> Using ball tipped fibres, the volume of ablated tissue was from 3 to 4 times greater then with bare fibre (fig. 3). No ball tipped fibres broke during the procedure.

HUMAN CORONARY CIRCULATION

The experiment was designed to determine the feasibility of desobliteration of coronary arteries with pulsed Nd:YAG laser coupled to 0.3 mm core diameter fibre and 1.5 mm ball tip.

Method

Human cadaver hearts were collected

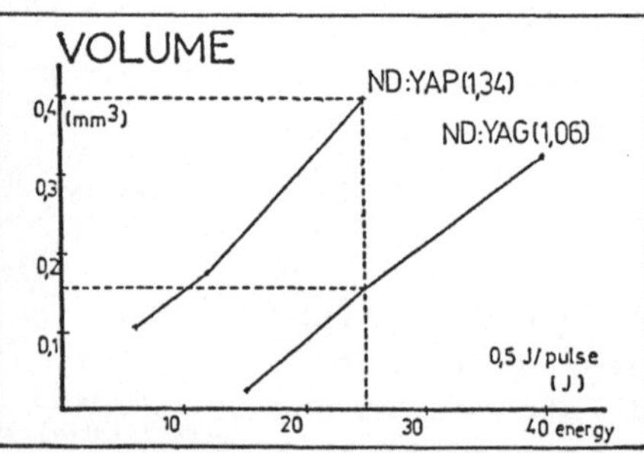

Fig. 2: Volume of ablated tissue against exposure for Nd:YAG and Nd:YAP.

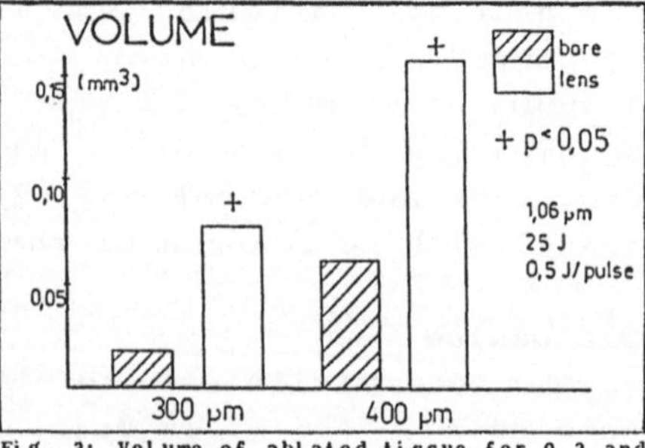

Fig. 3: Volume of ablated tissue for 0.3 and 0.4 mm fibres-bare (stripped block) and ball tipped (empty block).

at the time of autopsy. The coronary ostium was cannulated with shortened valved introducer and infusion of normal saline or whole human blood was initiated. The fibre was advanced gently through the valve of the introducer and if there was a disease and the passage of the device wasn't possible, then repeated laser exposures were given at the side of obstruction, until the lesion was crossed or perforation occurred. If there was no obstruction then predetermined exposures of laser radiation were given at a number of sites within the vessel. Control angiography was performed during and after the procedure. Both gross examination and histology was carried out.

Results

7 hearts were collected, 12 arteries cannulated (6 saline, 6 blood), 22 sites irradiated and in 8 high grade stenoses or occlusions a desobliteration was attempted. Ball tipped fibres produced only a limited thermal damage (fig. 4). Greater tissue ablation occurred when the exposure was performed under blood. The recanalization of obstructions resulted in a high rate of perforation (3 of 8, 37.5 %).

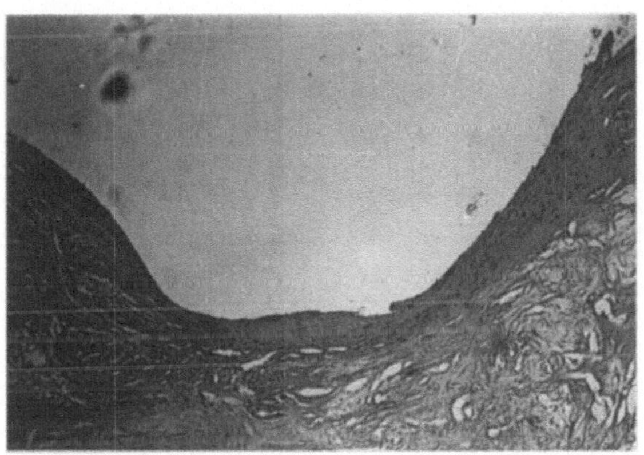

Fig. 4: Histologic specimen showing a partially removed plaque by means of a pulsed Nd:YAG laser.

Discussion

The ball tipped device represents a substantial improvement over standard sapphire tips and it shows promise for LA in infrapopliteal vessels, but it still remains too rigid for thin and tortuous coronary arteries. The availability of more flexible ball tipped fibre will be of vital importance if it is to be of use in coronary circulation.

LITERATURE

(1)   J. Kvasnička, F. Staněk, F. Boudík et al.: Čas. Lék. čes. <u>126</u>, 773 (1987).
(2)   J.M. Isner: IEEE J. Quant. El., <u>QE-23</u>, 1756 (1987).
(3)   J.A. Michaels, F.W. Cross, T.J. Bowker et al.: Eur. J. Vasc. Surg., <u>3</u>, 71 (1989).
(4)   J.A. Michaels, F.W. Cross, P. Shaw et al.: Brit. J. Surg., to be published (1989).
(5)   L. Esterowitz: SPIE <u>Vol. 605</u>, 32 (1985).

Kieferchirurgie/Zahnheilkunde
Oral Surgery/Dentistry

Peripheral Equipment Useful for Oral Laser Therapy

A. Nagasawa* and K. Kato**
*Metropolitan Hiroo General Hospital, Tokyo. 2-34-10 Ebisu,
Shibuya-ku, Tokyo 150. **Shibaura Institute of Technology. 3-9-14
Shibaura, Minato-ku, Tokyo 108, Japan

INTRODUCTION

Since the oral field has many peculiarities in application of lasers,
special instruments are grately required for successful application
of lasers to dentistry. The authors have developed various
instruments and systems useful for applying lasers in this field.

1) Tissue Protector for Laser Treatment

Laser protectors are placed on a body surface to guard it against
laser injury. Protective materials must have a high absorption for
the lasers in order to prevent the penetration of the laser into the
tissue. The author evaluated the laser preventive ability of laser
protector materials according to the following formula:

Laser Preventive Rate (LPR) = $(E_0 - E)/E_0$

In this formula, E_0 is the laser energy irradiated on the material
and E is the laser energy penetrating through the material. Figure 1
shows the laser protector for CO_2 laser treatment in dentistry.
Water-soaked Japanese paper, Washi, has proved to be an excellent
material for CO_2 laser protector. Alginic impression material is
also a very effective and useful material for the CO_2 laser
protector. Eyes must be completely protected against laser exposure
by an eye protector made of these materials[1].

2) Functional Laser Irradiation Systems

In laser therapy for dental and oral surgery the laser must be aimed
at a small target from various direction in a narrow field of
operation. One of the authors, Nagasawa, has developed two types of
functional laser irradiators which are useful for dental and oral
laser surgery[4].

(1) Beam Direction - Variable Laser Handpiece System
This laser handpiece system has the unique function of varying the
irradiating direction of the distal laser beam by means of varying
the deflecting angle of the main laser beam axis on a rotary

reflective mirror at the distal end of the laser handpiece as shown in figure 2. The irradiating beam direction is controlled by moving the small controller on the handpiece with a finger as shown in figure 3 using the prototype of the laser handpiece. The reflector has a multicoating surface with extremely high reflectivity specific to the Nd:YAG laser as shown in figure 4. This handpiece has been used for Nd:YAG laser treatments of laser irradiation, at an output power of 30W in continuous wave mode for over 30 minutes without any thermal problems as shown in figure 5. The commercially available model of the authors' original laser handpiece (J. Morita Co. Japan) is useful and advantageous for laser surgery in a narrow field such as the oral cavity not only because every part of the cavity can be covered for exposure to lasers but also because a surgical rod for contact laser therapy can be adapted to the reflecting beam axis of the laser handpiece as shown in figure 6.

(2) Beam Divergent Angle - Variable Laser Irradiating System
This laser handpiece irradiation system has a unique function of varying the divergent angle of the applying laser beam by varying the focal length of the zoom lens provided on the shaft as the focusing lens as shown in figures 7. Figure 8 shows the commercially available model of this radiation beam angle variable laser handpiece (J. Morita Co. Japan).

3) Fiber to Fiber Connector

With the advance of laser therapy, various kinds of laser applying devices are used, and so a simple technique to connect them to the main output fiber of a laser apparatus is required. The authors have developed fiber to fiber connector as shown in figure 9. The input end of a fiber in various types of laser surgical probes can easily be connected to the distal end of the main output wave-guide fiber of a laser apparatus with this connector, and so it is very useful for laser surgery. This connector has a small condensing lens in it in order to make the power loss of the laser light in the connector as little as possible[2].

4) Laser Exposure System Following a Moving Target

This system is composed of ① CCD TV camera for detecting the movement of a target, ② a tracing system for the locus of the movement of a target on the CRT frame, ③ X-Y driving stage and ④

a laser exposure handpiece attached to the X-Y stage (figure 10).
The X-Y driving stage works with the output signal for tracing the
locus of the movement of the target with this tracing system. Thus,
the laser can be kept focusing on the moving target of a body,
following every movement of the patient's body as shown in figure
11. This system is useful especially for long time laser exposure in
low level laser therapy[3] (LLLT).

(5) Imaging System for Near-Infrared Laser Distribution on Tissues
The CCD is so highly sensitive to near-infrared ray that this system
is fully applicable to imaging the distribution of low power diode
lasers on and in tissues as shown in figure 12. This system has
great advantage in laser surgery becamse the laser light distribution
on a body during the laser therapy can be monitored.

Literature
1) Nisikawa, K., et al., : CO_2 laser protectors applied to laser
    surgery, Laser TOKYO 81: 2/21-24, 1981.
2) Kato, K., et al., : Primary study on development of fiber to
    fiver connector for laser surgery, JJMI, 57(Sp.): 30-31, 1987.
3) Nagasawa, A., et al., : Laser exposure system with following a
    moving target, JJMI, 56(Sp.): 32-33, 1986.

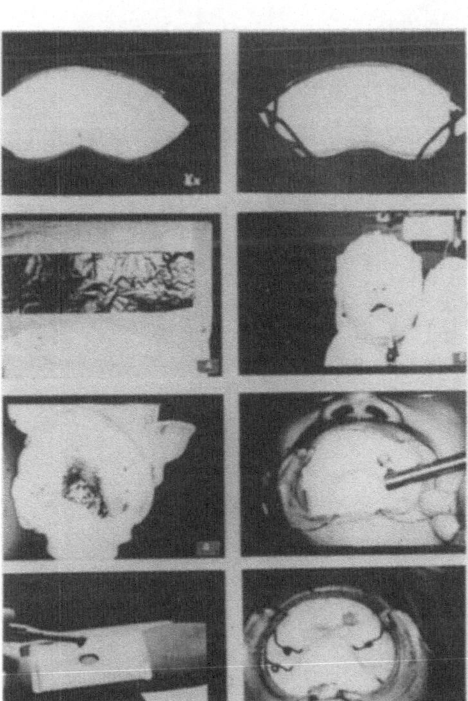

Figure 1

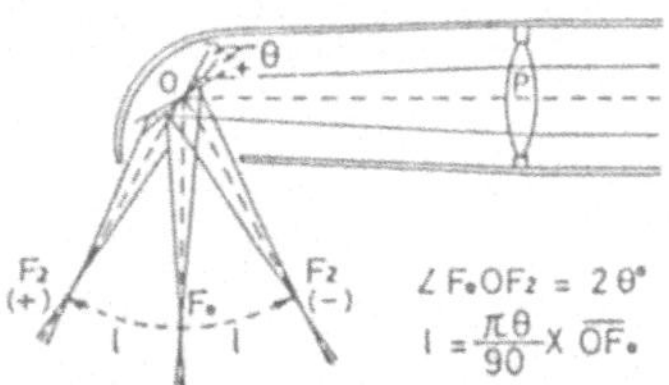

Figure 2

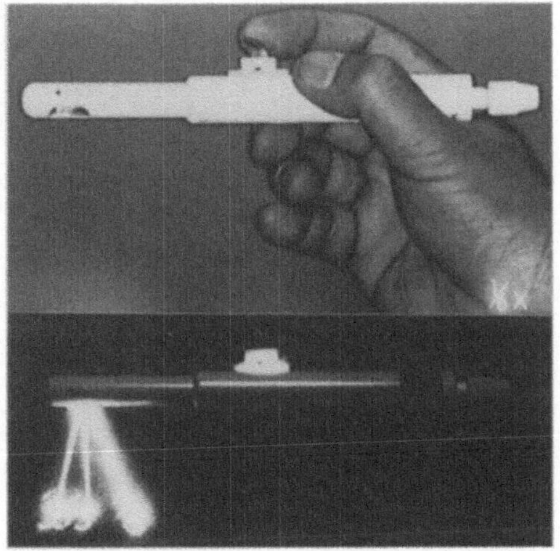

Figure 3

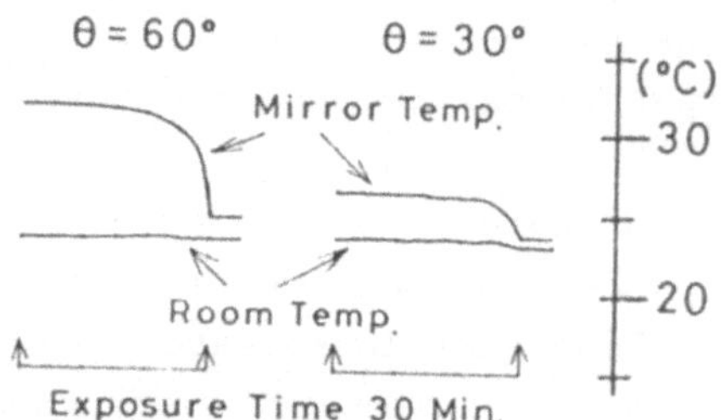

Figure 4

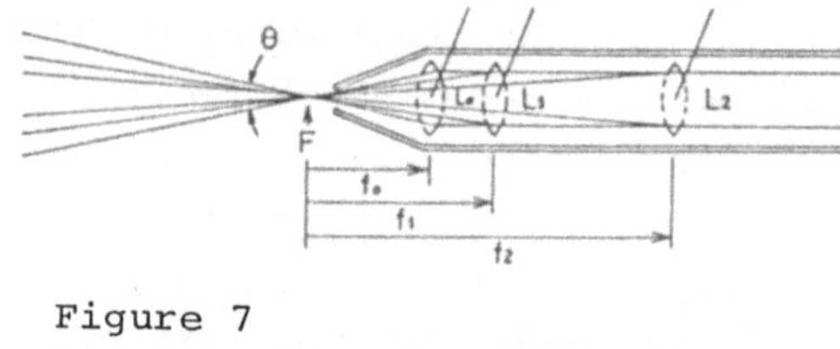

Figure 7

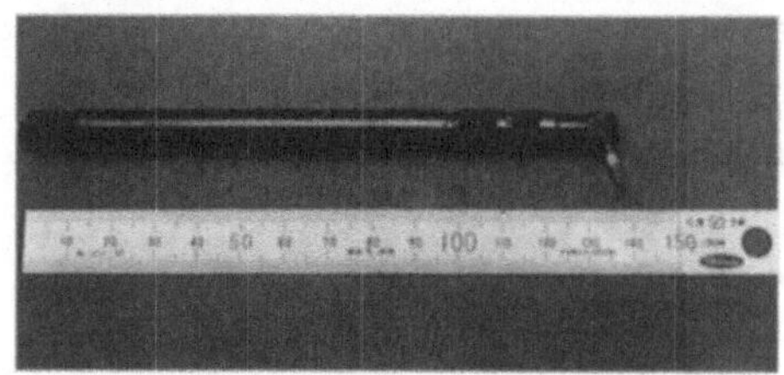

Figure 5

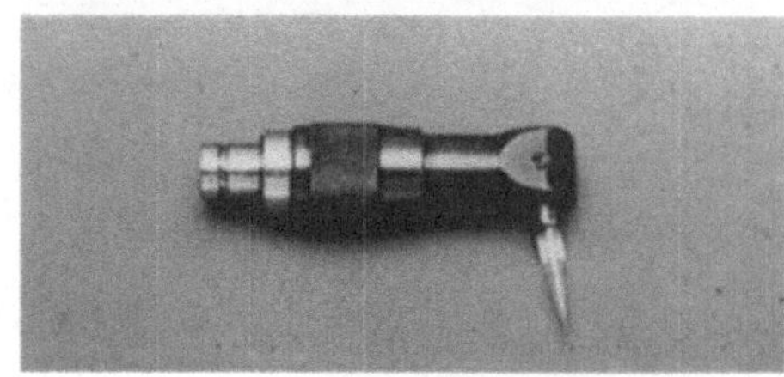

Figure 6

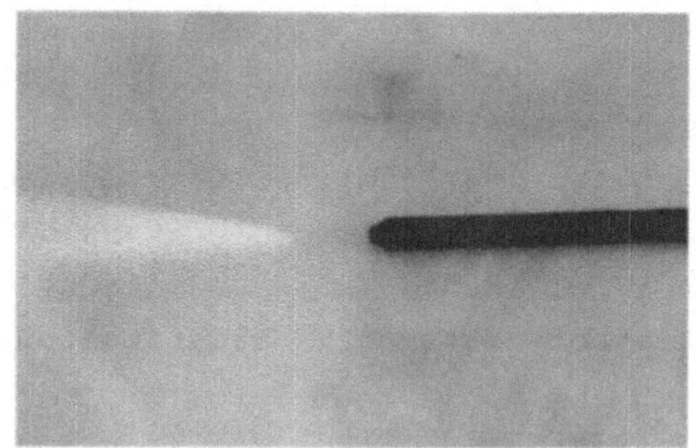

Figure 8

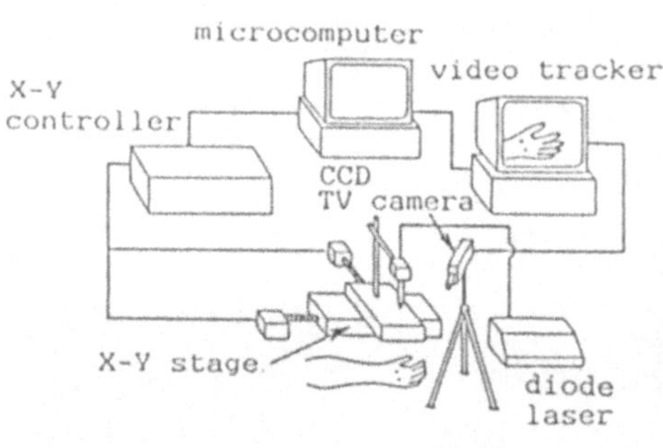

Figure 10

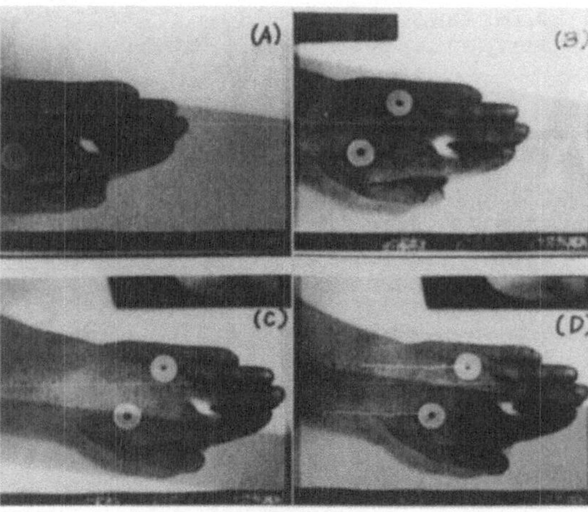

Figure 11

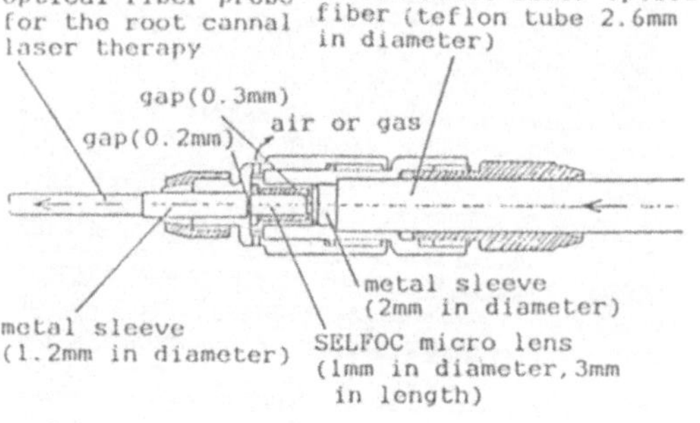

Figure 9

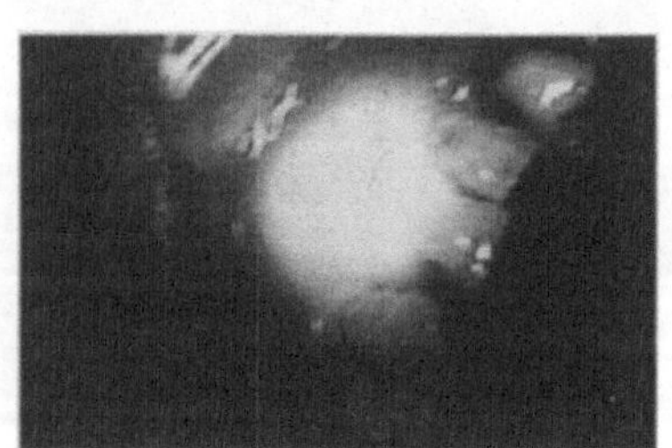

Figure 12

Reactive Changes of Pulp Structure in Teeth Exposed to Lasers

A. Nagasawa

Metropolitan Hiroo General Hospital, Tokyo

2-34-10, Ebisu, Shibuya-ku, Tokyo 150, Japan

1. INTRODUCTION

In the application of lasers to dentistry a deep understanding of the histological changes of pulps in lased teeth is very important not only from the viewpoint of safety but also from the aspect of the possibility of developing some epoch making dental therapies[1]-[3]. The author has examined experimentally the histological changes in the pulp tissues of rat teeth over a long period after exposure to various kinds of lasers, and has found an interesting phenomenon.

2. METHOD

In this experiment the molars of young rats approximately 100g weight, were exposed separately to each of the various kinds of lasers as follows: ① CO_2 laser (wave length: 10.6 µm, output power: 2 W), ② Nd:YAG laser (1.064 µm, 2 W), ③ GaAlAs diode laser (0.83 µm, 20 mW), ④ GaAlAs diode laser (0.79 µm, 20 mW), ⑤ Argon-Dye laser (0.6333 µm, 150 mW), ⑥ Argon-Dye laser after premedication of 10 mg/kg HpD by interabdominal injection, ⑦ He-Ne laser (0.6328 µm, 6 mW), ⑧ Argon laser (0.4579 – 0.5145 µm, 2 W), ⑨ Excimer laser (0.248 µm, 4.5 W at 20 Hz). Since the output powers of these lasers are widely different in each laser apparatus, three levels of total energy (2J, 5J and 10J) in all lasers were separately irradiated at the spot of 0.03 cm^2 on the crown surface of the upper molars of the rats, and the histological changes in the pulps were examined over 6 months after exposure to the lasers.

3. RESULTS OBTAINED

In all the cases of rat teeth exposed to 2J of laser energy except the excimer laser, no particular histological changes were observed in the pulp tissue. In the case of rat teeth exposed to more than 5J of laser energy specific changes were found in the pulp tissue for certain lasers as follows:

1) In the case of argon laser: About 7 days after exposure of the laser, hyalin-like changes were observed in various parts of the pulp and the odontoblasts appeared to align around them. Following this stage, some calcification was observed in various parts of the pulp. These changes were progressing chain-reactively towards covering the whole of the pulp cavity, and even the root canals were almost completely filled with the calcified structure within 3 months after exposure to even 5J of the laser, or within only one month after exposure to the laser at 10J (figure 1). With these dramatic changes in the pulp tissue of lased teeth, there was no problem in the periodontal tissues and the growth and the functions of the lased teeth. Figure 2 shows the microphotogram of the pulp in the unlased case.

2) In the case of Nd:YAG laser: Similar phenomena as for the argon laser were also observed in the pulp tissue of the teeth after exposure to Nd-YAG laser (figure 3). However, argon laser was found to be much more effective in producing these calcified degeneration in the pulp than Nd-YAG laser. In the case of Nd-YAG laser, approximately twice as much laser energy or time after exposure was required to produce the same calcifying effect on pulps as with argon laser.

3) In the case of argon-dye laser: Similar histological changes in the pulp tissues with argon laser or Nd-YAG laser were also observed in the pulp of the teeth with exposure to argon-dye laser only when the rats were given a premedication of HpD at 10 mg/kg (figure 4). However, no calcifying changes were found in the pulp of the tooth after exposure to the argon-dye laser without premedication of HpD.

4) In the case of CO_2 laser: A little calcified layer formation in the pulp was indeed induced after the laser exposure but it was limited to some inner surface of the pulp cavity corresponding to the lased area and it was not growing in the whole area of the pulp as the case of argon laser (figure 5).

5) In the case of excimer laser: The pulp tissue of the tooth exposed only to the laser of only 2J was destroyed and showed necrotic tendency (figure 6).

6) In the case of He-Ne laser and GaAIAs laser: No specific changes were observed in the pulps of the lased teeth, and the pulps progressed normally as the unlased case (figure 7).

4. DISCUSSION

1) The calcified structure induced reactively in the pulp with the laser irradiation can be generally thought to be a kind of secondary dentin because the dentin canal like structure was found in the calcified tissue induced by lasers in the pulp as shown in figure 8.
2) Since heat is well known as a main factor of the stimulation to induce secondary dentin formation in a pulp, the thermal effect of lasers is recognizable as one of the causes of secondary dentin formation in lased dental pulp. As the results in this experiment, however, the CO_2 laser with the highest thermal effect was not so effective in the reactive secondary dentin formation. On the contrary, even the argon-dye laser, the thermal effect of which is so weak as to be negligible, was able to induce the calcification in the pulp tissue of rat under the premedication of HpD. These results lead the author to believe that some photo-chemical effect of lasers may act also to stimulate calcifying ability of the pulp tissue. Tissues have very high absorption coefficiency for the CO_2 laser, and so it hardly penetrates into the tissue. On the contrary, highly tissue-penetrable lasers such as argon laser or Nd:YAG laser easily affect the pulp tissue penetrating through the dental tissue. Therefore the argon and the Nd;YAG laser are thought to be effective to induce these reactive changes in pulps. In all cases of the low power lasers in this experiment the output powers are thought to be too weak to induce the secondary dentin formation.
3) Clinical Findings: Figure 9 shows the microphotographs of a human milk tooth 4 months after exposure to Nd:YAG laser (total 400J/0.03 cm^2). This result proves that a similar reactive secondary dentin formation by lasers to that of rat pulp is possible to be induced in the human tooth. These results suggest the possibility of a revolutionary new dentistry involving biological endodontic therapy, particularly biological root canal filling which will fully overcome the crucial problems in the conventional techniques for endodontic therapy.

5. CONCLUSION

The author has discovered such an interesting effect of lasers that the active secondary dentin formation can be induced in the pulp of a tooth exposed to some kinds of lasers and the calcified change progresses reactively to fill the whole pulp cavity. After the discussion on the experiment some photo-dynamic effect of lasers is thought to act as a factor to induce the reactive secondary dentin formation in addition to the thermal effects. The results of this experiment hopefully suggest the possibility of development of an laser endodontic therapy laser induced automatic biological root canal filling.

Literature
1) R.H. Stern, et al.,: B.D.J., July, 26(1969)
2) A. Nagasawa,: New Frontiers in Laser Med. & Surg., 233-241(1983)
3) A. Nagasawa, et. al.: J. Jap. Soc. Laser Med., 4, 269-270(1984)
4) J. Melcer, et al.: C.R. Soc. Biol., 179, 577-585(1985)

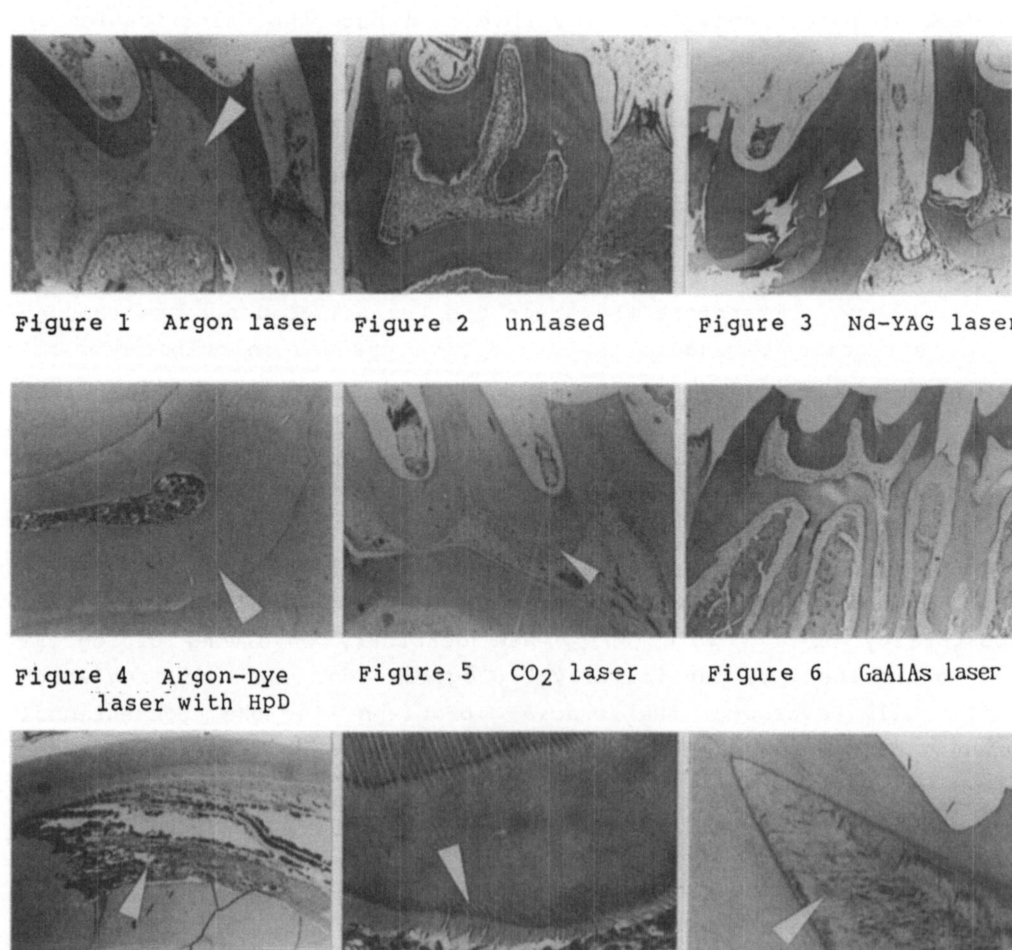

Figure 1 Argon laser   Figure 2   unlased   Figure 3   Nd-YAG laser

Figure 4   Argon-Dye   Figure 5   CO$_2$ laser   Figure 6   GaAlAs laser
           laser with HpD

Figure 7 excimer laser   Figure 8   calcified   Figure 9   Nd:YAG laser
                                      structure in the   (human tooth)
                                      lased teeth

Dental Analgesia of Lasers

A. Nagasawa, K. Kato**, H. Asai*
*Metropolitan Hiroo General Hospital, Tokyo; 2-34-10, Ebisu,
Shibuya-ku, Tokyo 150, Japan *Shibaura Institute of Technology;3-9-4
Shibaura, Minato-ku, Tokyo 108, Japan

1. INTRODUCTION

Teeth are an extremely hypersensitive organ and react painfully to
almost kinds of stimulation, particularly to heat. And so,
intolerable pain in dental treatment is a crucial problem in
dentistry. It is not too much to say that the inevitable pain in
teeth with exposure to the shot of powerful lasers has obstructed
the lasers in the practical application to dentistry[1],[2]. The
authors have discovered an analgesic effect of Nd:YAG laser or argon
laser on teeth in the process of the authors' clinical application
of the lasers.

2. METHOD

There is a laser energy threshold as for feeling pain with a laser
shot on the crown surface of a tooth. When a patient's tooth crown
is exposed intermittently to a pulsed Nd:YAG laser under the pain
sensation threshold, for example at the fiber output power of
$10 \sim 20W$, at the pulse width of 0.1 second and at the power density
of $400 \sim 800$ W/cm^2, the patient feels some tolerable sensation but
not pain. After the tooth is exposed repeatedly to the pulsed
Nd:YAG laser under the pain threshold, it becomes insensitive to the
laser shot, and then the analgesic effect on the tooth for cutting
has already been obtained. At this stage it is possible to increase
the laser threshold dose of sensing pain, and after repeating the
pulsed laser shot on a tooth the patient becomes insensitive again
to the laser shot of the increased threshold. Thus with repeating
this procedure it is possible to increase the laser exposure
threshold of sensing pain step by step and the analgesic effect on
the tooth can be much more steady (table 1). After being thus
treated, the tooth can safely undergo a dental treatment such as
cutting without any sense of pain.
Recently, the authors have successfully obtained the dental
analgesic effect of the laser using a weaker but longer shot of

Nd:YAG laser, than the previous technique; for example, at the laser intensity of $20 \sim 40$ W/cm^2 for a few seconds under the threshold of sensing pain. The authors have also confirmed that the argon laser has an excellent analgesic effect on teeth. Since an argon laser system essentially has a lower output power, approximately a few watts in maximum power, than that of the Nd:YAG laser, the argon laser is able to be applied on tooth surface much longer than Nd:YAG laser without sensing any pain. In the analgesic treatment the argon laser with a power density of $40 \sim 80$ W/cm^2 is usually irradiated on the tooth in continuous wave mode or repetition pulsed mode until appearing the sense of pain.

3. CLINICAL APPLICATION

Figure 1 shows an example of a clinical application of Nd:YAG laser to the laser dental analgesia. After the analgesic treatment of Nd:YAG laser under the above mentioned technique, the vital teeth of $\overline{2|3}$ were prepared for a jacket crown by cutting with a high speed diamond cutter or a diamond disc without any pain sensation so far as not to injure just a corner of the pulp of the tooth ($\overline{2|}$) as shown in figure 1. The total amount of exposed laser energy was 18J in all. Figure 2 shows an example for the dental laser analgesia using argon laser. After exposure to the argon laser of 840 J (2W, 420 sec. in all) the carious tissue of the upper molar ($\underline{|7}$) was successfully cut off without sensing any pain.
As the result of the clinical application of this laser analgesia, more than 95% cases in more than 300 cases were successfully treated by cutting without any pain or any damage to the pulp and the surrounding tissues. This laser analgesic effect in teeth seems to be semi-permanent in the authors' experience.

4. DISCUSSION

Pain treatment is one of the most useful fields in the medical application of lasers. There are two main parts in pain treatment with lasers. One is the anesthetic application of lasers, and the aim of this method is the blocking of the nerves with destruction by lasers[3]. Another is the acupuncture like application of lasers, and this method has been developed extensively using low power lasers[4,5]. However, the authors' analgesic effect of lasers on teeth is essentially different from both of them in its mechanism. Figure 3a, 3b shows a microphotogram of the dental structure of a tooth exposed to the Nd:YAG laser (3a) or argon laser (3b). The dentin canals in the surface layer of the teeth have disappeared, and it is suspected that the degenerated layer blocks the conduction of some stimulation signal to the pulp. That is thought to be the mechanism for this laser dental analgesia. The autohrs' clinical results have confirmed that the argon laser has a greater analgesic effect on teeth than the Nd:YAG laser. The degenerative layer in the dentin canal of the tooth following exposure to argon laser was thicker than that of the Nd:YAG laser, and those findings are thought to be the reason for the analgesic effect of the argon and the Nd:YAG laser.

Figure 4 shows a data example for the temperature change on the crown surface of a tooth exposed to the Nd:YAG laser (figure 4a) and to the argon laser (figure 4b) in this laser analgesic technique. These results show that the laser irradiation hardly damaged to the tooth under the treatment condition in these laser analgesia. The roentgenographical survey and the long term follow up by electric pulp examination for the teeth treated by this laser analgesia have resulted in no problem (figure 5). The safety of the pulp and the surrounding tissues in this technique has been confirmed. Carious teeth are much more sensitive to the Nd:YAG than to the argon laser, and so the argon laser is more effective and useful for dental analgesia in the treatment of carious teeth. Therefore, the argon laser seems to be more advantageous in dental analgesia than the Nd:YAG laser.

5. CONCLUSION

The author have discovered the analgesic effect of the Nd:YAG and the argon laser and devised dental analgesic techniques using these lasers. These techniques are very simple and easy to apply, and both the analgesic effect and safety have been confirmed in this study. Freedom from intolerable pain in traditional dentistry has been an earnest desire of human beings. This laser analgesia enables us to painless dental treatment with easy operation, and so this technique is thought to be one of the most useful applications of lasers to dentistry.

Literature
1) Boehm R. Thermal stress effects and surface cracking associated
   with laser use on human teeth. J. Biomed Engin 1977; Nov, 189.
2) Stern RH. Laser effects on vital dental pulps. B D J 1969; July: 26.
3) Sumitomo M, Imamura Y, Furuya H. The application of nerve block
   to trigominal neuralgia by Nd:YAG laser. In: Ishiguro Y,
   Atsumi K, Joffe S, eds. Nd:YAG laser in medicine and surgery.
   Tokyo: PPS, 1986: 472-476.
4) Plog FMW. Biophysical application of the laser beam. Lasers in Med 1980; 1: 21-37.
5) Okada T, Takahashi K, Ohshiro T et al. Acupuncure by lasers. J J S L M S: 1980; 1: 47-50.

power (w)	pulse width (sec)	times (×)	energy (J)
20	0.1	267	485
20	0.5	2	21
20	1.0	1	21
20	2.0	1	41
20	3.0	1	61
20	4.0	2	161
20	5.0	3	278
20	8.0	1	158
subject : 1		total	1226

Table 1

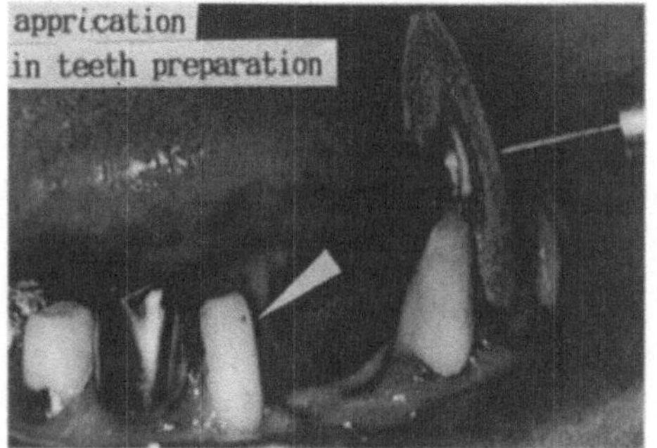

Figure 1   Dental analgesia by Nd:YAG laser

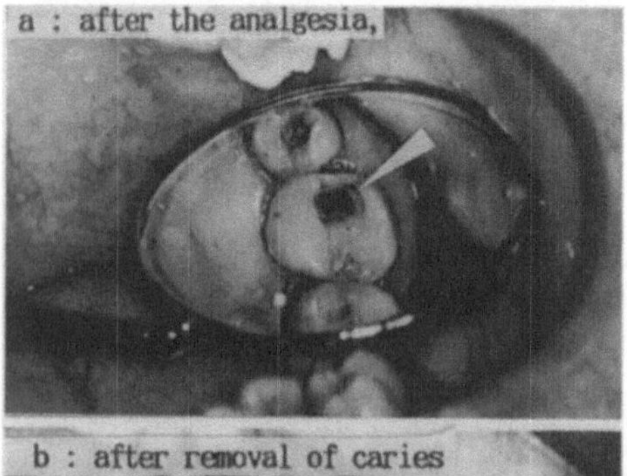

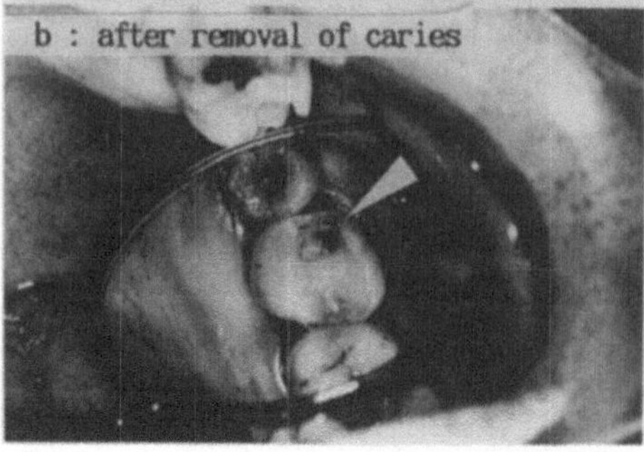

Figure 2   Dental analgesia by argon laser

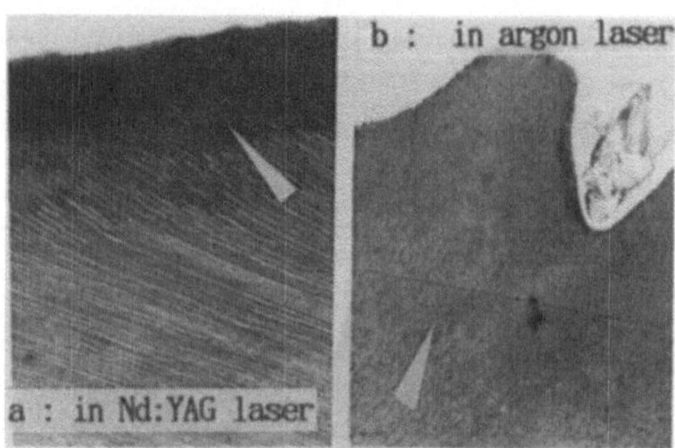

Figure 3   Microphotogram of the human teeth
after the dental analgesia

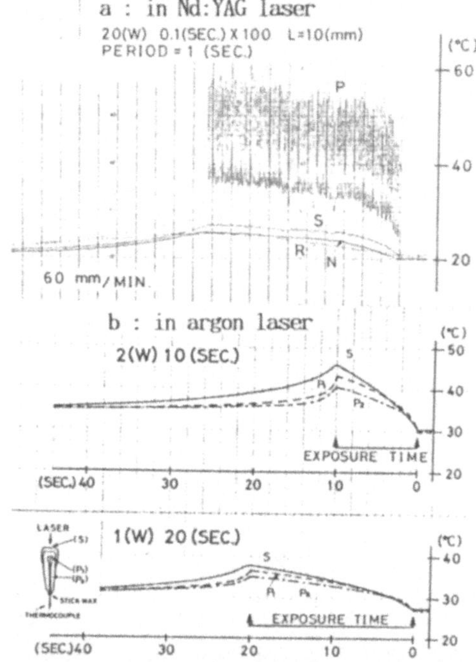

Figure 4   Temperature changes on the teeth
during the laser dental analgesia

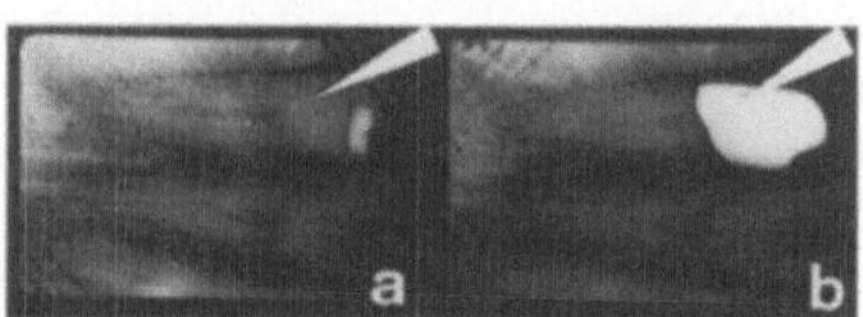

Figure 5   Roentgenographic following up
of the laser dental analgesia
a : before laser analgesia,
b : 12 months after the laser analgesia

Bone Healing Activation Effect of Lasers in Dental and Oral Surgery

A. Nagasawa
Metropolitan Hiroo General Hospital, Tokyo
2-10-34, Ebisu, Shibuya-ku, Tokyo, 150, Japan

1. INTRODUCTION

In the recent medical application of lasers their stimulative effects on body functions have been noticed and many useful therapeutic effects have been applied clinically. As for the bone healing effect of lasers, however, only a few papers have been reported[1]-[4], much fewer than is the case with its clinical applications. The author's clinical application of Nd: YAG laser has revealed such interesting effects as lessening the mobility of loosened teeth as well as reducing the inflammation of the soft tissue around the affected teeth remarkably after the laser treatment[5]. The roentgenographical and clinical survey for these cases over long term follow-up after the laser treatment has been carried out to investigate the effect of lasers on the affected bone destruction.

2. METHOD

1) Application of Nd:YAG Laser to Alveolar Bone Diseases
Alveolar bone disease falls into two main subdivisions, periodontal alveolar ostitis and periapical alveolar ostitis. The author has applied Nd:YAG laser in the treatment of both of these alveolar troubles as follows:
(1) Endodontic Laser Therapy (figure 1a)
(2) Periapical Laser Operation (figure 1b)
(3) Periodontal Laser Operation (figure 1c)
2) Application of Low Power Lasers
Low power lasers of mW level output such as the GaAlAs diode laser or the He-Ne laser have also been applied to activate wound healing in the authors' practice as follows : GaAlAs laser (wave length: 790nm or 830nm) of 10 to 40mW in output power or He-Ne laser (wave length: 628nm) of 6mW in output power are irradiated on the wound surface for a few minutes after every surgical treatment. Bone healing was surveyed for a long period after laser therapy by roentgenographic examination or clinical findings.

250

3. RESULTS

1) Case 1. Alveolar Pyorrhea, 59Y, F.
This patient had suffered from severly advanced alveolar pyorrhea of
the upper teeth (3+4) with a severe inflammation in the palate
(figure 2a). In particular, the left upper first molar (|4) was
loosened with a noticable mobility and percussive pain and patient
had difficulty in chewing. The alveolar bone around the whole root
was severely eroded as shown in the roentgenogram before treatment
(figure 3a). This case was difficult to cure by previous
conventional treatment (figure 3b). The periodontal laser operation
of Nd:YAG laser was tried in this case applying the technique
illustrated above. The severe tooth mobility and the other problems
improved gradually, and the patient recovered normal mastication.
The roentgenograms after the operation (figure 3c-3e) identify that
the bone destruction was progressively repaired. The severe
inflammation of the palate improved soon after laser operation
(figure 2b). This patient has had no further problems in a
follow-up of more than 31 months after the laser treatment.
2) Case 2. Wound healing after tooth extraction, 63Y, F.
Figure 4 shows the roentgenograms of alveolar bone wounds after
teeth extraction (|57). Two different teeth of the patient were
extracted simultaneously. The wound of |5 was exposed to He-Ne
laser of 6mW output power at the spot seize of 2 mm diameter for
three minutes in every treatment after operation. Comparative
observation of the bone healing of the lased wound (|5) and that of
the unlased wound (|7) proves the fact that the bone repair of the
lased wound was macroscopically superior to that of the control
wound. The same effect on bone healing as the He-Ne laser produced
has been obtained also in the case of using GaAlAs diode lasers.
These results have confirmed the bone healing effect in low power
lasers.
Some alveoloar bone improvement has been observed in more than 70%
in 120 cases of alveolar bone diseases after laser therapy in the
authors' practice. Even such severe cases as unavoidable tooth
extraction have been cured applying laser therapy.

4. DISCUSSION

Bone healing activation effect has been confirmed not only in the
application of the Nd:YAG laser but also in using low power lasers
such as the He-Ne or GaAlAs laser. Even in the case of the Nd:YAG

laser, the laser ray decreases its intensity with depth in tissues. Therefore the bone repair effect in the case of Nd:YAG laser is presumed to be some activation effect on tissue metabolism by stimulation of a low energy level of lasers. This theory has been confirmed by the results of the experimental study as reported previously. From these results, the bone repair effect of lasers belongs to the category of tissue activation effect by photo-stimulation of lasers. Low power laser distribution of near-infrared laser in tissues can be easily observed as a visible image using a CCD TV camera. Figure 5 shows the CCD image on the operation field in the periodontal surgery of Nd:YAG laser, and we can observe that the low power light spreads around the periodontal tissues.

5. CONCLUSION

The author has found such a clinically useful phenomenon as the bone healing activation effect of Nd:YAG laser He-Ne laser and diode laser. This effect was confirmed clinically and the effect is presumed to be dependent on the tissue stimulation by the lasers of low energy of lasers. This bone healing effect of lasers relieves patients from inevitable tooth extraction in severe alveolar bone troubles. This bone healing effect of lasers is extremely useful for bone surgery and is expected to innovate conventional dentistry and bone surgery.

Literature
1) Gertzbein, S.D.:Laser surgery,:223-229(1979)
2) Motomura, K., et al:J. Jap. Soc. Laser Med., 4, 195-196(1984)
3) Motomura, K., et al:J. Jap. Soc. Laser Med., 5, 603-605(1985)
4) Motomura, K., et al:J. Jap. Soc. Laser Med., 6, 171-173(1986)
5) Nagasawa, A., et al:J. Jap. Med. Biol.Eng., 24, (Supp),179(1986)

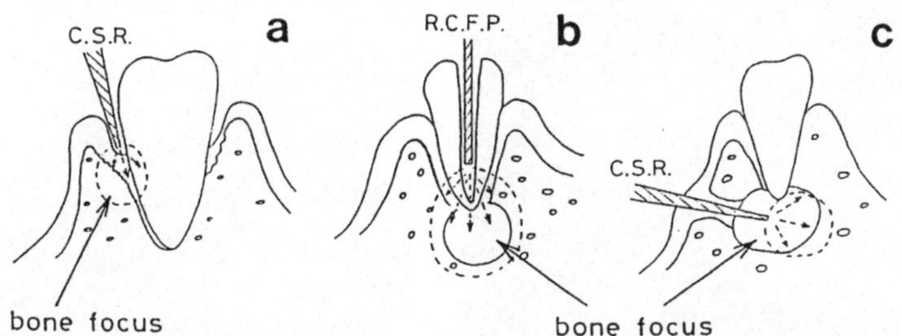

Figure 1   The author's original technique of Nd:YAG laser therapy for alveolar bone destruction.
   a: Laser endodontic therapy. b: laser periapical surgery.
   c: laser periodontal surgery.

252

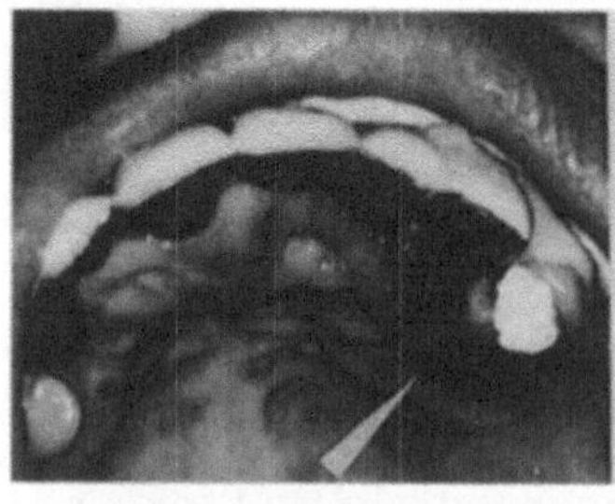
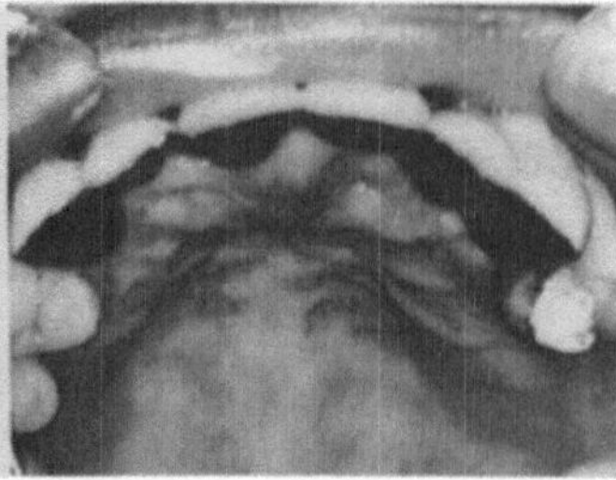

a : severe inflammation
    in ⌊4 before laser
    treatment (⟹)
b : after Nd:YAG laser
    treatment

Figure 2 Alveolar pyorrhea in 3+4

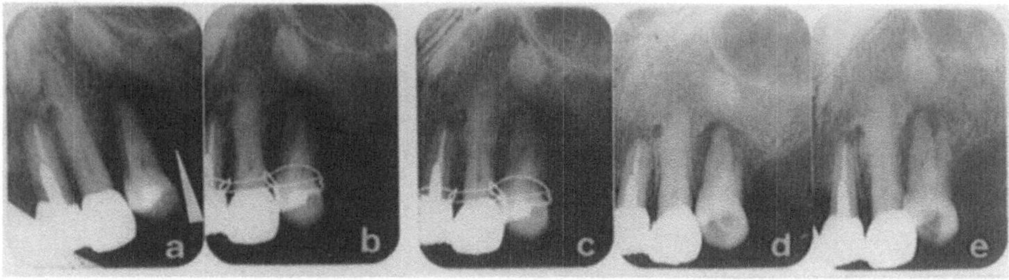

Figure 3   Roentgenograms   in   Nd:YAG   laser   operation   for   alveolar
pyorrhea of ⌊4 (⟹)
a: before operation   b: 3 months after conventional
operation c: 3 months after laser operation d: 9 months
after laser operation e: 12 months after laser operation

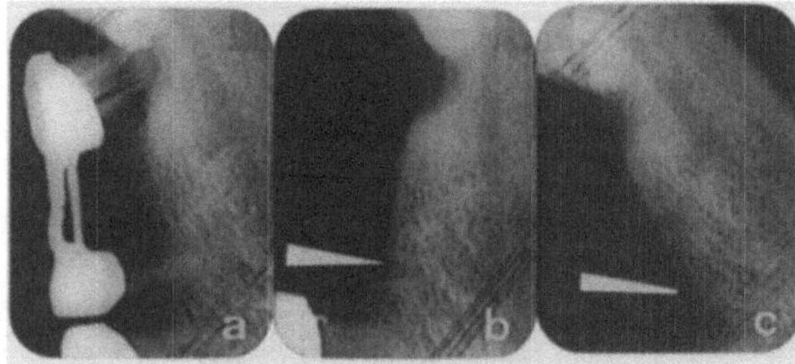

a : before teeth extraction
b : 40 days after the teeth
    extraction
c : 85 days after the teeth
    extraction
⌈5 : exposed to He:Ne laser (⟹)
⌈7 : unlased

Figure 4 Simultaneous teeth extraction in ⌈5 7

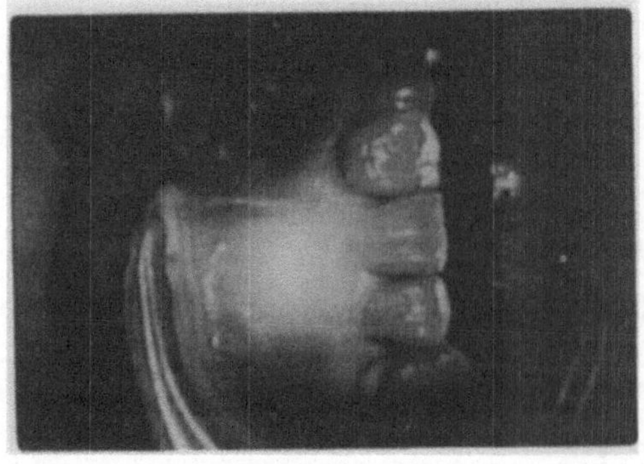
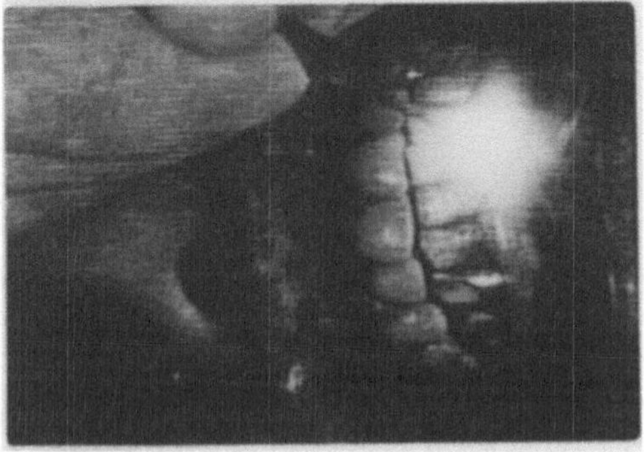

Figure 5   CCD image monitoring of Nd:YAG laser distribution in the laser surgery
a : in endodontic therapy   b : in periodontal surgery

Experimental Study on the Effect of KrF Excimer Laser and the Prospect of its Applicability in Dental and Oral Surgery

A. Nagasawa* and K. Kato**
*Metropolitan Hiroo General Hospital, Tokyo. 2-34-10, Ebisu, Sibuya-ku, Tokyo 150,
Japan **Sibaura Institute of Technology. 3-9-14, Sibaura, Minato-ku, Tokyo 108,
Japan

1. INTRODUCTION

In the recent medical application of lasers, the waveband of medical lasers
has been developing towards the ultra-violet field, and the excimer laser is
especially noticeable in its applicability. This paper reports the results of
a pilot experiment on the effect of the KrF excimer laser on soft and hard
tissues, and based on the results, discusses the future prospect of its
applicability in dental and oral surgery.

2. METHOD

The specification of the KrF excimer laser in this experiment (figure 1) is as
follow ; ① wavelength : 248 nm, ② pulse width : 23 nsec., ③ repeating pulse
frequency : 5 ～200 Hz variable, ④ Maximum average output power : 45 W,   ⑤
peak power : 10 MW. The original rectangle laser beam of 7mm×22mm is focused
to a thin line of 0.1 ～0.2 mm wide with a cylindrical focusing lens. The
average output power is in direct proportion to the pulse frequency ,for example
4.5 W at 20 Hz and 45 W at 200 Hz.

3. RESULTS

1) Clean Cutting Effect on Soft Tissue
When resected animal liver was irradiated with a focused excimer laser beam
with a pulse frequency of 10 Hz (average power : 2.3 W), a tissue volume of
10 mm wide was cut off in 88 seconds. Clean cut edges with no carbonization
were obtained in this experiment.
2) Clean Cutting Effect on Bone
When a cheken leg was irradiated with a focused excimer laser beam with a pulse
frequency 10 Hz, the soft tissue was excised to 3.3 mm depth in 390 seconds
without any cabonization. The whole leg with a bone was completely transected
with exposure to the focused excimer laser beam with a pulse frequency of 50 Hz
in 420 seconds as shown in figure 2. The clean cutting result was able to be
obtained in both the soft tissue and the hard tissue.

254

3) Clean Cutting Effect on Tooth

The excimer laser was applied to cut an extracted human tooth with exposure to the focused beam (pulse frequency 20 Hz, the average output power : 45 W). A clean cut edge without carbonization was obtained also in this case (figure 3a). However, when the tooth was cut with exposure to the laser at a pulse frequency of 30 Hz (the average output power 6.8 W), the cut edge was carbonized a little (figure 3b).

4) Effect on Dental Pulp

A rat tooth (a tusk) was exposed in vivo to excimer laser, and the histological change of the lased tooth was examined by comparing it to that of unlased tooth. The following histological findings were observed in the teeth 10 days and 40 days after exposure to the laser :   ① Immediately after the laser exposure, the deformation of the pulp cell, remarkable infiltration of round cells, enlargement of the blood vessels, internal bleeding, the noticeable deformation of the odontoblasts and the disarrangement of the odontoblasts in the pulp were observed.   ② 10 days after exposure to the laser, necrotic degeneration with a decrease in the number of the pulpal cells was observed in a third of the whole pulp (figure 4a).   ③ 40 days after exposure to the laser, the necrotic degeneration progressed but some tendency to repair was oberved in the oposite side of the pulp to the laser shot (figure 4b shows the unlased case).

5) Effect on Bone

Artificial bone wounds on rat femur were exposed to the excimer laser at 2 J/cm². 10 days after exposure to the laser, degeneration and necrotic findings the bone marrow cells with poor formation of new trabeculae were confirmed in the bone wound. The bone wound healing was delayed, compared to the unlased bone wound as shown in figure 5.

4. DISCUSSION

It has been confirmed by Kubo[1] that soft tissue and a piece of bone can be cut cleanly by excimer laser beam, and the clean cutting of tissues is an effect unique to the excimer laser. Figure 6 shows the temperature changes in the root cacal and on the surface of an extracted human tooth with exposure to the excimer laser at the pulse frequency : 15 Hz for 15 seconds[2]. The surface temperature of the lased tooth was elevated by only 15°C, and there was no significant temperature elevation in the root canal. Figure 7 is a photograph of a human tooth that is under exposure to the excimer laser. When tissues were being irradiated with the excimer laser, a strong plasma jet flame occured around laser beam on the tooth surface. We could not believe the result of the low thermal change in the lased tooth in figure 6 as compared to the visual

impression of the experiment. These data prove that the cutting effect of the excimer laser is presumed to be contingent on molecular disassociation in material induced by photo-chemical effect of the short pulsed ultra-violet coherent ray of a huge peak power rather than the thermal effect. This theory has been reported by Kubo, Koort[3] and Frentzen[4]. Based on the results of the experiment, excimer laser is not thought to penetrate dental tissue so deeply.
The damaging effects on dental pulp and bone tissues are also suspected to be caused by some special bio-physical effects of the ultraviolet radiation of the laser.
From the standpoint of therapeutic applications, it is very interesting to find out that excimer laser can cut cleanly both soft and hard tissues with very low thermal damage. This unique effect of the excimer laser would be especially advantageous in cutting teeth in future dentistry.
The necrotizing effect of the laser on dental pulps could lead to epoch-making endodontic therapy.
The excimer laser indeed gives much hope in its therapeutic application, but the safety of the laser must be fully secured because of the biological problems of the cytotoxic nature in the short ultra-violet rays.

5. CONCLUSION

The results of the pilot experiment on the effects of excimer laser on tissues have proved that the laser has many peculiarities compared to other lasers. In the result of this experiment, the following effects have found : ① Clean cutting of both soft tissue and hard tissue. ② Necrotizing effect on dental pulp. ③ Damaging effect on bone tissue. As a result the application of excimer laser would lead to epoch-making applications in future medicine and dentistry.
Excimer laser indeed gives much hope in its advantageous application in future medicine and dentistry, but it is not too much to say that the safety of the laser must be prefered to the greatest therapeutic advantages.

Literature
1) Okada, k., Yonezawa, T., Kubo, U. : Digest of technical paper, 6th annual meeting of the laser society of japan. 203 (1986)
2) Nagasawa, A., Kako, K., Kubo, U. : Digest of technical paper, 7th annual meeting of the laser society of japan. 263 (1987)
3) Koort, J., Frentzen, M., Kermani, O., Dardenne, MU. : Surgical and Medical Lasers. 1 (1), 24 (1988)
4) Frentzen, M., Koort, J., Kermani, O., Dardenne, MU. : Surgical and Medical Lasers. 1 (1), 26 (1988)

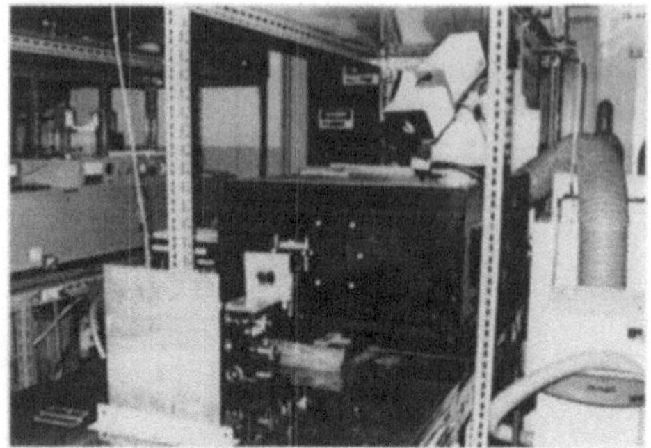

Figure 1

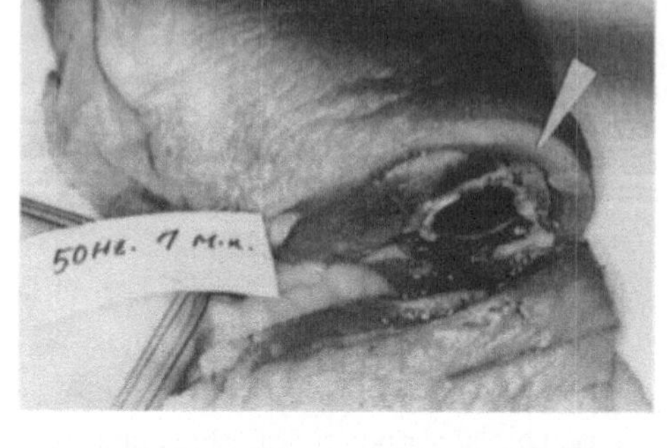

Figure 2

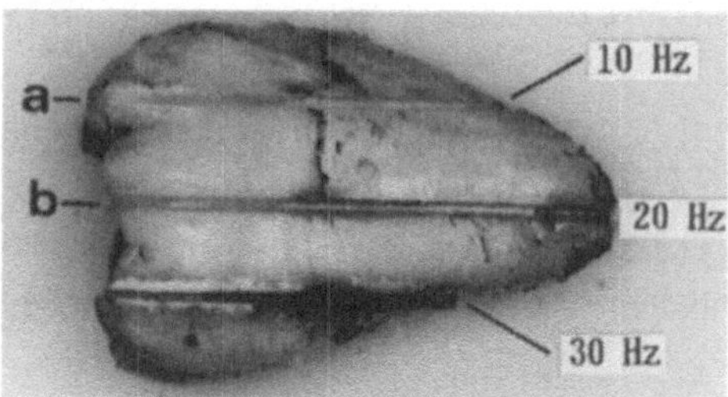

Figure 3

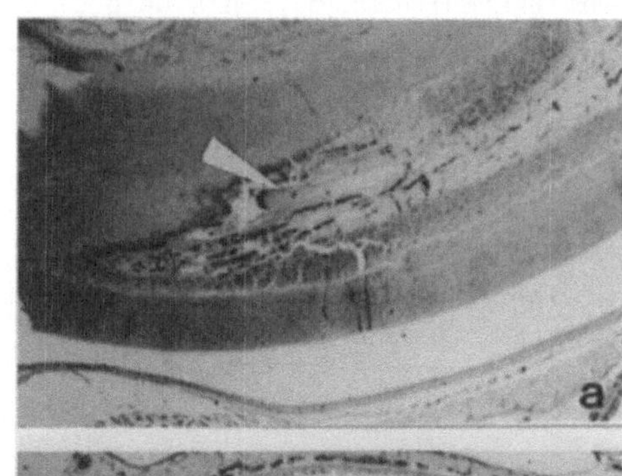

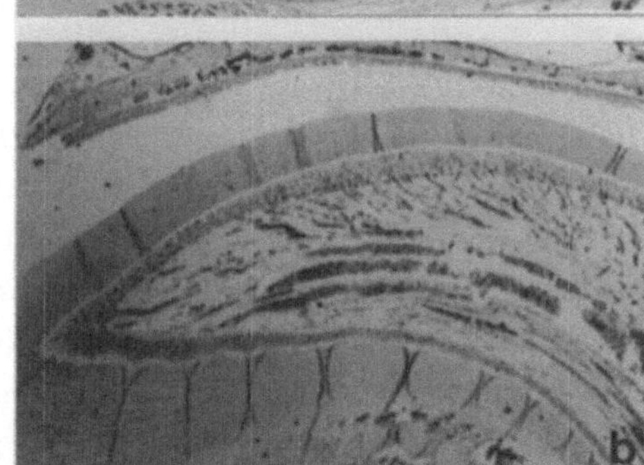

Figure 4

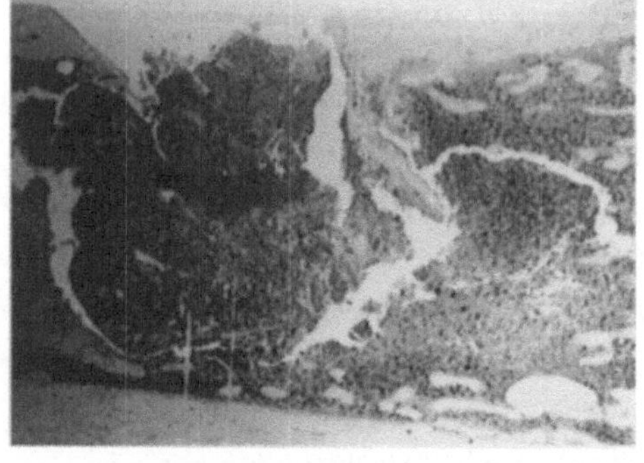

Figure 5

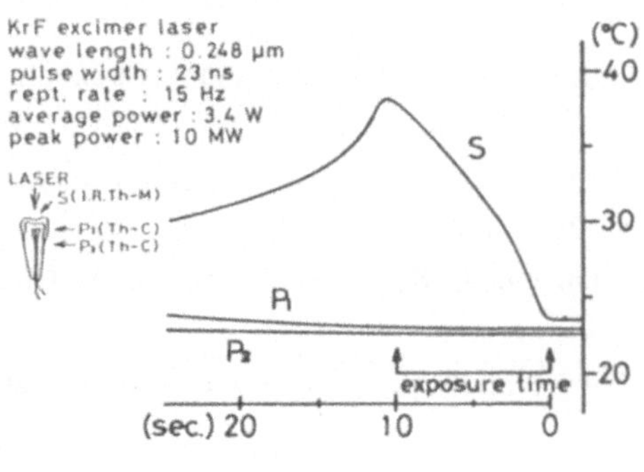

Figure 6

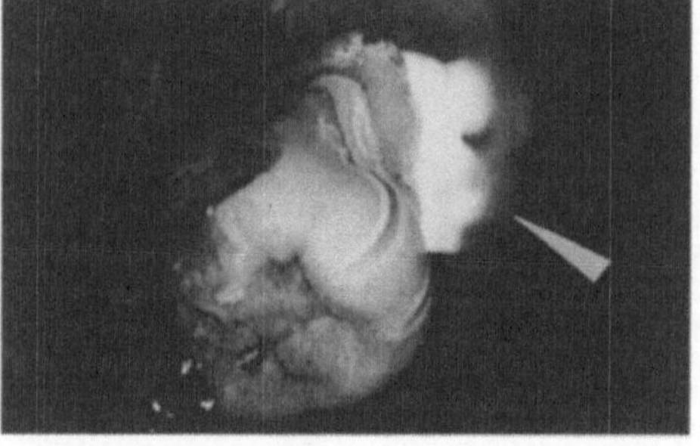

Figure 7

Laserschweißen in der Zahntechnik – Vorteile gegenüber konventionellen Methoden

H. van Benthem und J. Vahl,
Zentrum Zahn-, Mund- und Kieferheilkunde, Experimentelle Zahn-
heilkunde, Waldeyerstr. 30, D-4400 Münster

Bei der Herstellung metallischen Zahnersatzes ist es in vielen
Fällen unumgänglich, einzelne Teile dieser umfangreichen Pro-
thesen dauerhaft miteinander verbinden. Dies gilt insbesondere
für kombiniert festsitzenden und herausnehmbaren Zahnersatz, der
mit Teleskopen und Geschieben unterschiedlicher Konstruktion am
Restgebiß verankert wird. Die einzelnen Teile eines solchen Zahnersatzes werden aus unterschiedlichen Legierungen gefertigt, deren
mechanische Eigenschaften im Hinblick auf die physiologische Kau-
belastung optimiert sind. Als Fügeverfahren steht der zahnärztlichen Prothetik derzeit nur das Hartlöten zur Verfügung, das
allerdings häufig zu unbefriedigenden Resultaten führt. Dies ist
einmal auf die Lotlegierungen und zum anderen auf die Verfahrenstechnik selbst zurückzuführen.
Die zu beobachtenden Defekte einer Lotnaht, wie z.B. eine mangelnde
Benetzung der zu fügenden Teile durch das schmelzflüssige Lot, `
die Ausbildung von Schwindungslunkern als auch die teilweise den-
dritische Erstarrung einzelner Gefügebereiche, bedingen eine nur
geringe Festigkeit der Verbindung. Im Kontakt mit Speichel ist
ein derartiges Gefüge aufgrund von Lokalelementbildung Ausgangspunkt massiver Verfärbungen und Korrosion. Neben der unbefriedigenden Ästhetik eines verfärbten Zahnersatzes können die durch
Korrosion freigesetzten Metallionen toxische und/oder allergische
Reaktionen auslösen, wie in der zahnärztlichen Literatur beschrieben wird (u.a. BERGMAN 1986).

In Kenntnis dieser Problematik wird seit langem nach alternativen
Methoden zum Fügen von Dentallegierungen gesucht, wobei den Schweiß-
techniken eine besondere Bedeutung zukommt. Während das Wider-
standsschweißen in der Kieferorthopädie einen festen Platz gefunden hat, konnte das Mikroplasmaschweißen den Anforderungen der
zahnärztlichen Prothetik nicht in gewünschter Weise gerecht werden,
da sich gegenüber dem Löten keine wesentlichen Vorteile ergeben
(VAN BENTHEM 1989). Anders verhält es sich beim Laserschweißen,

das aufgrund seiner höheren verfügbaren Leistungsflußdichte deutliche Vorteile für die zahnärztliche Prothetik und die dentale
Technologie aufzuweisen hat.

1. Metallographie

In umfangreichen Untersuchungen an hochgoldhaltigen und goldredu-
zierten Edelmetallegierungen, an Pd-Basis-, NiCr- und CoCr-Legie-
rungen konnte für die Verwendung gepulster und kontinuierlicher
Nd:YAG Laser nachgewiesen werden, daß unter metallographischem
Aspekt die Fügeverbindung einer Laserschweißung der einer konventionellen Lötung überlegen ist. Die Abbildung 1 dokumentiert dies
an dem angeätzten Querschliff einer Impulslaserschweißung einer
CoCr- mit einer Edelmetallegierung. Durch den selektiven Ätzan-
griff des edelmetallhaltigen Anteiles wird deutlich, daß die Verbindung vorwiegend auf einer innigen Durchmischung und Durchdrin-
gung der beiden schmelzflüssigen Legierungen beruht. Eine neue
Legierungsbildung konnte mit unseren Methoden nicht nachgewiesen
werden. Eine solche Fügeverbindung, wie sie für die Herstellung
oben erwähnten Zahnersatzes notwendig ist, läßt sich aufgrund
der Unterschiede im Schmelzintervall der beiden Legierungen mit
der konventionellen Löttechnik häufig nur schwer herstellen. Derartige Lötungen weisen zudem eine hohe Mißerfolgsrate auf.
Aus einem Vergleich der Zerreißfestigkeiten von Lötungen und Laserschweißungen geht die herausragende Festigkeit der lasergeschweißten Dentallegierungen hervor (gepulster Nd:YAG Laser, 12.8 ms
Impulslänge, 1.2 mm Fleckdurchmesser, ca 4 kJcm^{-2} Energieflußdichte): Während die Lötungen durchweg nur eine Zerreißfestigkeit
von 300 MPa aufweisen, liegen die entsprechenden Festigkeiten der
Laserschweißungen im Bereich der Festigkeit der Gußlegierungen
(ca 800 MPa). Selbst die Laserschweißung zwischen CoCr- und Edelmetallegierungen (Abbildung 1) weist eine Festigkeit von ca
800 MPa auf. Die relativ große Fehlerquote bei der Lötung dieser
oder ähnlicher Materialkombinationen stellt ebenfalls einen gravierenden Nachteil dar im Vergleich zur Laserschweißung. Die hoch-
belastbaren lasergeschweißten Dentallegierungen weisen zusätzlich
deutlich geringere Korrosionserscheinungen auf als entsprechende
Lötungen (VAN BENTHEM 1986).

2. Verfahrenstechnik

Bei der Durchführung einer zahntechnischen Lötung wird das gesamte
Werkstück, in diesem Falle die gesamte Prothese, bis auf die Ar-
beitstemperatur des Lotes erhitzt, während bei der Impulslaser-

schweißung infolge der hohen Energieflußdichte die zu fügenden
Prothesenteile keine nennenswerte Temperaturerhöhung erfahren.
Somit kann die zum Löten obligatorische Einbettung in spezielle
Lötgipse entfallen. Die Schweißung wird direkt auf dem Meister-
modell ausgeführt. Weiterhin können auch kunststoff- oder keramik-
verblendete Prothesenteile miteinander verschweißt werden, womit
u.a. auch das in der Zahntechnik umstrittene Löten nach dem Keramik-
brand entfiele. So eröffnet sich erstmals die Möglichkeit der
Reparatur gebrochenen Zahnersatzes, wie in Abbildung 2 anhand
der Reparatur eines gebrochenen Stabgeschiebes dokumentiert sei.
Eine derartige Reparatur wäre mit der Löttechnik so nicht möglich,
da, wie erwähnt, die gesamte Verblendung erneuert werden müßte.

Voraussetzung für die Anwendung der Laserschweißtechnik bei der
Reparatur und bei der Herstellung metallischen Zahnersatzes ist
lediglich ein flächenhafter Kontakt der zu fügenden Probenteile:
etwaige Spalten können bis zu einer Breite von etwa 0.5 mm durch
Folienmaterial identischer Zusammensetzung geschlossen werden
(VAHL und Mitarb. 1984).
Neben der Verringerung der Zahl der Arbeitsgänge und dem daraus
resultierenden Zeitgewinn bei der Herstellung einer Prothese
weist die lasergeschweißte prothetische Arbeit bei einer höheren
Festigkeit eine geringere Korrosionsanfälligkeit auf, was sich
nicht nur für die zahnärztliche Prothetik sondern auch für den
einzelnen Patienten vorteilbringend auswirken dürfte (VAN BENTHEM
1986).

Trotz der genannten Vorteile, die die Anwendung der Laserschweißtechnik mit sich bringt, muß vor einem unkritischen Einsatz im
Labor gewarnt werden. So ist z.B. wegen der besonderen Eigenschaften der Infrarotlaserstrahlung bezüglich der Verfahrenstechnik auf
eine hinreichende Abschirmung des Laserstrahles während des
Schweißprozesses und auf einen ausreichenden Augen- und Körper-
schutz entsprechend geltender Unfallverhütungsvorschriften zu
achten. Leider wird diesem Sachverhalt in der zahnmedizinischen
Literatur, wie z.B. durch eine zu stark vereinfachende Darstellung
der Verfahrenstechnik der Laserschweißung (KASENBACHER und DIELERT
1988), keine genügende Beachtung geschenkt. Dem potentiellen Anwen-
der im zahntechnischen Labor können nunmehr auch sicherheitstech-
nische Richtlinien für die reproduzierbare Materialbearbeitung
unter Nutzung des Laserschweißverfahrens gegeben werden. Nur so
lassen sich die großen Vorteile des Laserschweißens gegenüber dem
Löten in der dentalen Technologie realisieren.

Literatur

H. van Benthem: in Y. Oguro, K. Atsumi, S. Joffe (eds.): Nd:YAG
Lasers in Medicine and Surgery. Fundamentals and Clinical Aspects.
Professional Postgraduate Services, Tokyo 1986, pp 462

H. van Benthem: Vortrag Jahrestagung der DGZPW, Hannover 1989

M. Bergman: Int Dent J 36, 41 (1986)

A. Kasenbacher, E. Dielert: Dent Labor 36, 855 (1988)

J. Vahl, H. van Benthem, H. Schell: Dtsch Zahnärztl Z 39, 778 (1984)

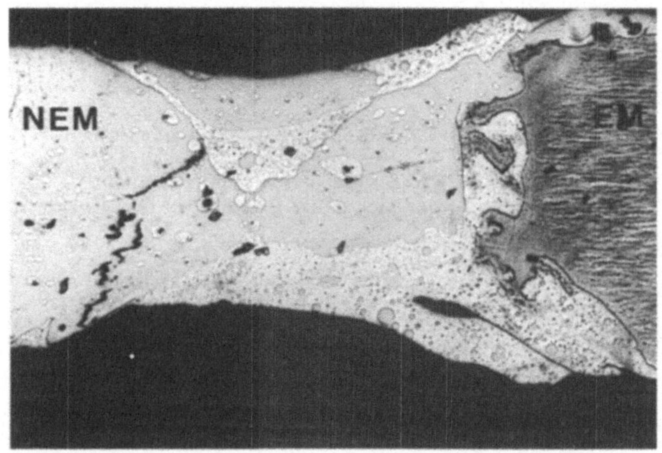

Abbildung 1: Lichtmikroskopische Aufsicht eines Querschliffes
einer Impulslaserschweißung einer Edelmetall- (EM) mit einer
CoCr- (NEM) Legierung (Daten im Text)

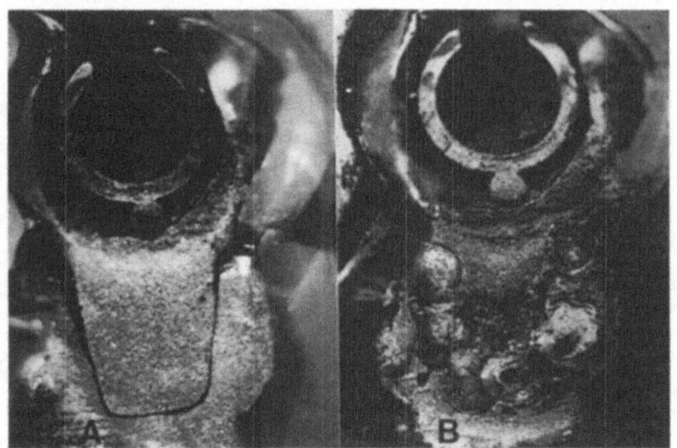

Abbildung 2: Reparaturschweißung eines gebrochenen Stabgeschiebes
a) vor und b) nach erfolgter Laserschweißung (Daten im Text)

Useful Application of ND:YAG-Laser in Dental Metal Processing Including Ti-Alloy Processing and Direct Metal Processing in Oral Cavity

A. Nagasawa* and K. Kato**

*Metropolitan Hiroo General Hospital,Tokyo. 2-34-10 Ebisu,Sibuya-ku, Tokyo 150.,**Shibaura Institute of Technology. 3-9-4 Shibaura, Minato-ku, Tokyo 108, Japan

1. INTRODUCTION

Metal processing is one of the most useful applications of lasers[1], and so the laser technology is greatly expected in the field of dental laboratories. This experiment was designed to survey the applicability of Nd:YAG laser in processing of various kinds of dental alloys including titanium alloy. In addition to this, the authors examined the possibility of direct metal processing in the oral cavity using the Nd:YAG laser.

2. METHOD

Nd:YAG laser metal processor, model YAG 603A (Toshiba Co.) was applied in this experiment (figure 1). As shown the specifications in table 1, this laser apparatus has two different irradiation modes[2,3]. The short pulsed range of strong shot at the focused beam is applied forcu tting or drilling of dental alloys. The long pulsed range of weak shot at defocused beam is applied for welding of dental alloys.

3. RESULT AND DISCUSSION

Table 2 shows the results of an examination checking for the appropriate condition in this laser drilling for each dental alloy. In this experiment, the materials as the upper arrangement in this table were easier to drill.

Table 3 shows the results of an experiment checking for the appropriate condition in this laser welding for each dental alloy. In this case, the materials are arranged in the table by their case of laser welding.

Laser metal processing is induced by getting a high temperature on a small surface of the processing material enough to the processing with instantaneous pooling of the huge thermal energy of the focused laser beam. It has been comfirmed that the processing effect of lasers is much more affected by the thermal conductance of the processing material than its optical reflectance[4],[5]. The smaller the thermal conductance of the material is, the more effective the laser processing of it is, as shown in these experiments.

The processing between different materials is possible although the difficulty exists with the combination of materials[6]. Figure 2 show the result of the laser welding of different dental alloys to each other on the oral modelof the normal plaster. In this case, the the successful result was obtained as shown in this figure.

Since laser welding is an autogeneous welding induced by instantaneous strong thermal effect of an extremely powerful laser beam focused on a minute spot of the target and uses no soldering materials as in soldering, there are various advantages in the laser welding as follows:① Fine processing result with little thermal damage, ② Short processing time,③ Ideal welding result for different materials is possible, ④ Strong connection with high chemical stability.

In addition to these, in the application of the laser processing in dental labolatories, dental metal processing can be performed on an oral model of normal plaster, and so the working time in the laser processing was as less 1/50 as the conventional dental metal processing for the same material.

The results of this experiment have confirmed that every dental alloy can be easily welded and drilled using the Nd:YAG laser processor. Even titanium is not so difficult to process using the Nd:YAG laser based on the basic data as shown in figure 3[7] The titanium dental alloy was easily welded using the Nd: YAG laser processor as shown in figure 4.

Figure 5 shows the temperature variation in the dental pulp of a tooth when the metal crowns being put on the teeth in the oral plaster model were welded with the Nd: YAG laser metal processor. This result hopefully suggests the possibility of the direct metal processing of dental alloy in the oral cavity in vivo.

4. CONCLUSION

The results of this experiment have confirmed that every dental alloy including Ti-alloy can be easily processed using the Nd:YAG laser metal processor.

Additional experiment has proved the very attractive result that direct processing of dental alloys is possible by applying the laser direct processing of dental alloys is possible with applying the laser metal proccesing technology. This technique must be one of the high dental technologies.

Literature

1) M.I. Cohen : in Laser Hand book (ed. F.T. Arecchi, E.O. Schulz-Dubois), 1579 (1972)

2) I. Komatsu, N. Suenaga: Yohsetsu Gijutsu (Welding Technique), ISSN 0387-0197, 35 , 62-75 (1987)

3) Toshiba Laser Machining System, Catalog, No. BB4A-·85

4) S. Nanba : in Laser Hand book (ed. H. Inaba), 691 (1981)

5) M.I. Cohen, J.P. Epperson : Electron Beam and Laser Beam Technology (ed. C. Marton, A.E.E. Karch), 139 (1968)

6) N. Karube, M. Akiba, S. Nanba et al : in Laser Hand book (ed.Laser Asoci.), 669 (1982)

7) W. Nishikawa : Yohsetu Gijutsu(Welding Technique), ISSN 0387-0197, 35 , 71-75 (1987)

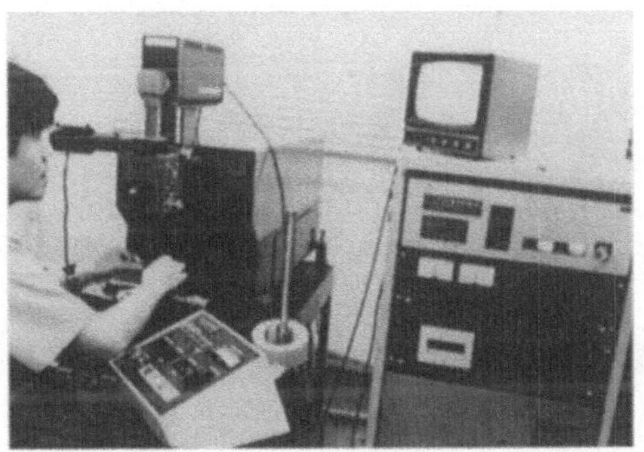

Figure 1

(LAY-603A)

	TECHNICAL SPECIFICATIONS				
Wave length	1.06μm				
Range	boring, cutting range : 5		welding range : 4		
Out put energy	603A	3.0, 2.0, 1.5, 0.8, 0.4 J/P	Max	30.0, 20.0, 15.0, 6.0 J/P	Max
pulse width		1.0, 0.8, 0.6, 0.4, 0.2ms		8.0, 6.0, 4.0, 2.0ms	
Repetition		10, 12, 15, 25, 50 pps (1 pps step)		2, 3, 4, 5 pps (1 pps step)	

Table 1

Materials	Pulse Range (energy a pulse, exp.time)			Result of ·Punch
	0.1R (0.53J/P×5)	0.3R (2.6j/p ×2)	0.5R (5.3j/p ×2)	
Co-Cr Alloy	0.2mm ϕ	0.3mm ϕ	0.4mm ϕ	fine paralleled
Ni-Cr Alloy(SM2)	0.3	0.4	0.5	fine paralleled
Au-Pd Alloy	0.4	0.5	0.6	tapered
20K Au Alloy	0.4	0.5	0.6	tapered
24K Au	NG	0.5	0.6	tapered

Table 2   Laser drilling for Dental Materials

Materials	YAG Rod voltage (V)	Pulse Range	Out focused range	Laser energy
Au-Pd Alloy	515	4.5	+4.0	17.5(J/P)
18-8 (t=0.1)	400	1.5	+2.5	2.5
18-8 (rod)	400	2.5	+4.0	4.7
Ni-Cr Alloy	500	2.5	+4.0	8.8
KIK+20K	600	4.5	+5.0	
Co-Cr+PtAu welding of gap	550	5.0	+7.0	

Table 3   Laser welding for dental Materials

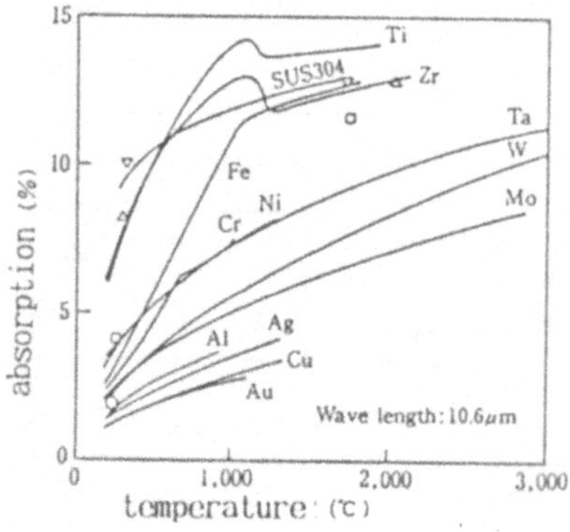

Figure 2

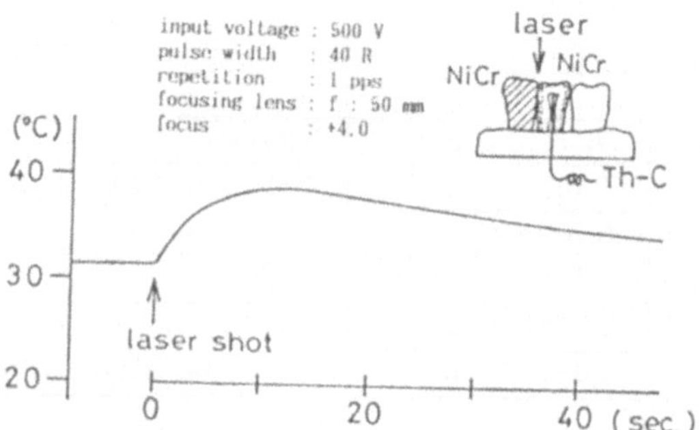

Figure 3

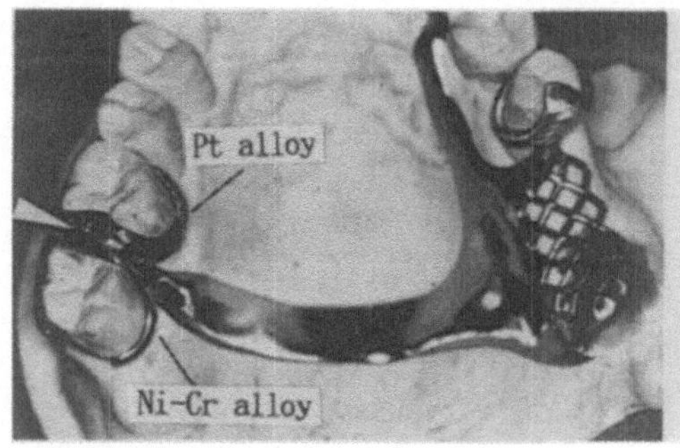

Figure 4 Relation CO_2 laser absorption and the temperature of various metals

Figure 5

Ophthalmologie
Ophthalmology

Time Resolved Histology After Diode and Argon Laser Coagulation in the Rabbit Fundus

B.Lorenz, A.Vogel, V. – P.Gabel

Hermann Wacker Laboratory for Laser Applications in Medicine.
University Eye Clinic, LMU München (Head: Prof.Dr.O. – E. Lund), FRG

There is an increasing interest in the possibility to use diode lasers for chorioretinal photocoagulation because of their handiness, and also for economical reasons (Brancato et al. 1988, McHugh et al. 1988, Puliafito et al. 1987). Due to the longer wavelength of 800 nm, an increasing penetration depth of the diode lasers into the choroid can be expected as compared to argon (488 nm and 514 nm) and krypton and dye lasers (520 nm to 647 nm), since melanin absorption decreases with increasing wavelength. The increasing penetration depth with increasing wavelength has already been demonstrated by several groups for the longer wavelength of the cw – Nd:YAG – laser (1064 nm) (Brown et al. 1984, Hutter et al. 1985, Lorenz et al. 1986, Peyman et al. 1983, van der Zypen et al. 1984). However, compared to the considerable differences in the absorption profiles at 514 nm and 1064 nm, the differences in the histological aspect 30 minutes post exposure were small. This was particularly true in stronger, i.e. ophthalmoscopically white lesions that are also currently used in clinical photocoagulation (Lorenz and Birngruber 1988). On the other hand, it has been demonstrated earlier for argon laser burns, that the initial damage profile is considerably modified by early secondary biological changes (Lorenz 1988). This was evident from time – resolved histology that allowed to visualize the time course of the histological appearance between 20 seconds and one hour post exposure. Evidence for such early morphologic changes arises already from the change in appearance of the lesions as seen by ophthalmoscopy. The most prominent changes occur during the first 5 to 10 minutes post exposure: one to two grayish rings form around the original laser impact together with an increasing retinal discoloration at the site of the impact itself. As the initial physical damage is smeared out and amplified by those early biological modifications, it has been undertaken in the present study to compare the time course of the morphology of diode laser lesions with that of argon laser lesions. Wavelength dependent differences in the primary physical damage should be detectable much better in acute lesions than in lesions fixed 10 to 20 minutes post exposure where biological amplification is already important. Such differences must be considered when discussing the potential applications of the new laser source in clinical photocoagulation.

Material and Methods.

For all experiments, Chinchilla gray rabbits were used. The diode laser used was a Zeiss prototype with a maximal output of 500 mW at the cornea for a spot size of 400 µm. The argon laser was a Spectra – Physics Model 164 coupled to a slit – lamp. Only the green line (514 nm) was used. Exposure time and retinal spot size were kept constant at both wavelengths (t = 100 ms, retinal spot size = 280 – 330 µm). The laser power was adapted to get similar retinal discoloration as seen immediately post exposure (argon 345 mW, diode laser 350 mW). At each wavelength, 2 series of 7 exposures from 20 s to 30 mn prior to fixation were produced in 2 eyes of 2 rabbits. For a detailed description of the fixation technique see Lorenz (1988).

Results.

Central sections of the individual lesions chosen from serial sections (light microscopy) were compared. The central lesion diameters ranged from 525 µm to 650 µm in the argon laser lesions, and from 500 µm to 650 µm in the diode laser lesions. Differences in diameter within each series despite identical spot size at the cornea were attributed to inhomogeneities of the ocular media of the rabbit eye (Moser 1984), and of the chorioretinal pigmentation (Gabel et al. 1976). No general conclusions can be made from the actual exposure powers used as to the relative powers necessary at both wavelengths because different rabbits were used in the different experiments: interindividual variations in melanin absorption, and consequently in the resulting exposure power, are possible up to a factor of 2 to 3 (Gabel et al. 1976). In 2 additional series of experiments with a larger number of exposures at different wavelengths, which were all placed within the same eye, 2 to 3 times more power was needed with the diode laser than with the argon green laser to get similar retinal effects.

Similar findings at both wavelengths.

At 20 seconds post exposure, there seemed to be a serous retinal detachment at the center of the lesions including the retinal pigment epithelium (RPE, fig.1a – b). Higher magnification revealed that there was no true detachment, but the RPE – cells were disrupted, with parts of their basal cell membranes still adherent to Bruch's membrane (fig.2). Coagulation necrosis was strongest within the RPE and the outer segments of the photoreceptor cells. The inner retinal layers seemed rather unaffected. Damage intensity within the retina clearly decreased both radially and coaxial to the laser beam. From 2 minutes onwards, the entire RPE – cells were adhering again to Bruch's membrane at the center of the lesions due to a decrease of their intracellular edema. At the radial borders of the lesions, there was an increasing edema not only within the RPE – cells that were less damaged initially, but also towards and within the outer plexiform layer at the center of the lesion. This led to a buckling of the retina towards the vitreous cavity that is also observed in conventional histology (fig.1c – d). From 15 to 30 minutes post exposure, no major modifications were observed.

Differences in appearance at the two wavelengths.

Within the choroid, definite differences were apparent at all times post exposure (fig. 1a – d). However, they were best visible at 20 s (fig.2). Whereas in the argon laser lesions only the choriocapillaris and the the choroidal arterioles and venules showed coagulative damage, in the diode laser lesions thermally induced damage was well pronounced in all choroidal layers. In particular, the melanocytes of the suprachoroid, i.e. in the layer just beneath the sclera, were still heavily damaged despite their distance of about 100 µm from the RPE (Lorenz and Birngruber 1988), which is the main absorbing layer at shorter wavelengths.

Discussion.

Time resolved histology has revealed that, at both wavelengths, the retinal damage profile is similar immediately post exposure and over the time course of the first 30 minutes post exposure. Differences can be expected in the macular region because of xanthophyll absorption (Gabel and Birngruber 1979), or in the presence of major retinal vessels because of hemoglobin absorption (Marshall and Bird 1979) since the argon laser is absorbed by xanthophyll (mainly at 488 nm) and by hemoglobin. In contrast to the similar retinal damage profile, clear differences are apparent in the amount of choroidal damage that correlate well with the different penetration depths at 800 nm and at 514 nm.

Possible advantages of the diode lasers.

With diode lasers damage to the inner retinal layers can be minimized, because melanin is by far the strongest absorber at 800 nm. Because of their deep penetration into the choroid, diode lasers might be advantageous for the treatment of choroidal neovascular membranes or· choroidal tumors. This can possibly be further improved by using indocyanine to enhance choroidal absorption (Puliafito, Lugano 1989). The wavelength of 800 nm has also the adavantage of being less scattered by cataractous lenses or vitreous haze or hemorrhage (Boettner and Wolter 1962).

Possible disadavantages of the diode lasers.

The deeper penetration should lead to a higher rate of pain sensation similar to or even worse than after krypton laser coagulation at 647 nm (Schulenburg et al. 1979). The diode lasers presently in use have relatively low maximal output powers. Hence, all clinical experience so far is based on rather weak, i.e.

ophthalmoscopically gray coagulations with long exposure times of 300 to 500 ms. For shorter exposure times of 50 to 100 ms and small spot sizes, choroidal hemorrhages were more frequently noticed with krypton than with argon lasers (Yanuzzi 1982). Similar complications might be observed with diode lasers when higher laser powers will be available. Diabetic retinopathy is a common indication for photocoagulation therapy. The rationale of photocoagulation therapy for diabetic retinopathy is probably that more choroidal oxygen can reach the inner retina due to the destruction of rods and cones with their high oxygen demand (Wolbarsht and Landers 1980). This process would probably be compromised by a thermally induced damage extending deep into the choroid.

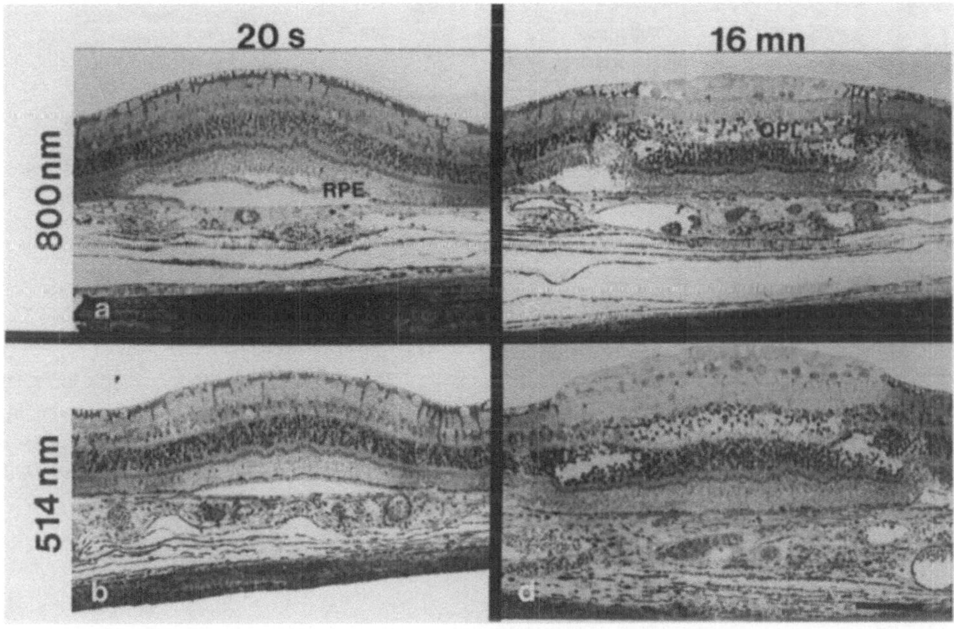

Fig.1a–d. Time resolved histology (LM): sections through the centers of diode (a,c) and argon laser (b,d) lesions in Chinchilla gray rabbits with very similar ophthalmoscopic aspect immediately post exposure. Left side (a,b) 20 s post exposure, right side (c,d) 16 mn post exposure. Exposure parameters (identical for all lesions): retinal spot size 280 to 350 µm, exposure time 100 ms. Exposure power was adapted to get similar retinal discoloration at both wavelengths (argon 345 mW, diode laser 350 mW). Note similar retinal damage at both wavelengths when the same times post exposure are compared. Note also similar early biologic modification of the primary physical damage with time (from 20 s to 16 mn). However, choroidal damage was much deeper with the diode laser. Toluidine blue, original magnification x 50. Bar corresponds to 100 µm. RPE = retinal pigment epithelium; OPL = outer plexiform layer.

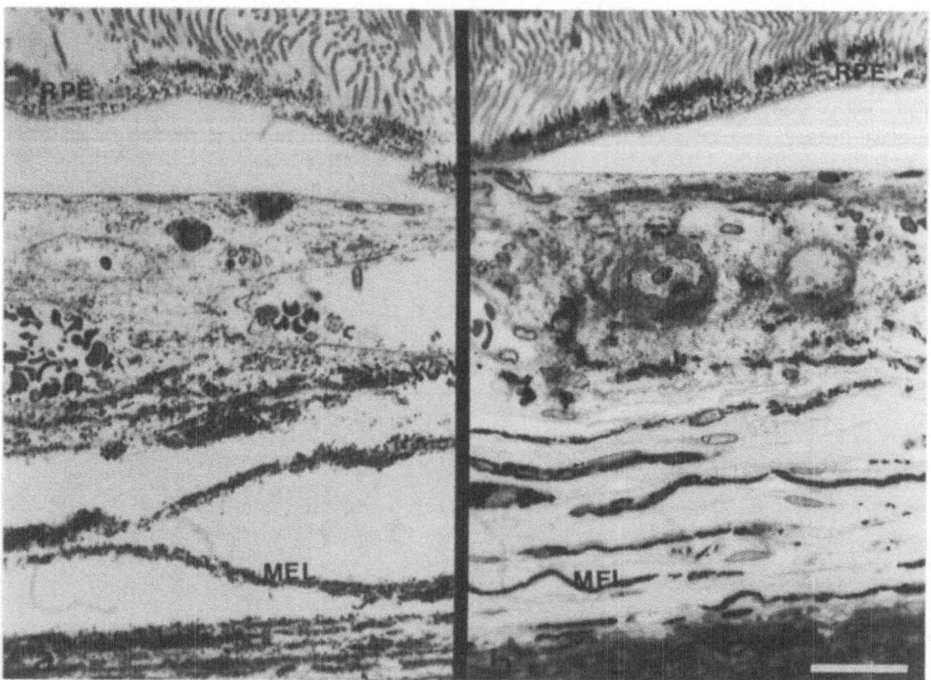

Fig.2a,b. Higher magnification of the choroids of the lesions shown in fig.1a,b. In the dicde laser lesion (a), thermal damage is present even within the melanocytes of the outer choroid next to the sclera. In the argon laser lesion (b), thermal damage is confined to the choriocapillaris and the choroidal arterioles and venules. Toluidine blue, original magnification x 200 (oil immersion). Bar corresponds to 20 µm. RPE = retinal pigment epithelium. MEL = choroidal melanocytes.

Literatur:

1) Boettner E.A., J.R. Wolter (1962) Invest. Ophthalmology 1: 776 – 783
2) Brancato R., Pratesi R., Leoni G., et al. (1988) Lasers and Light in Ophthalmology 2: 73 – 78
3) Brown G.C., Green R., Shah H.G., et al (1984) Ophthalmol. 91: 1397 – 1405
4) Gabel V. – P., Birngruber R., Hillenkamp F. (1976) GSF – Bericht A 55.
5) Gabel V. – P., Birngruber R. Weinberg W., et al (1979) Mod. Probl. Ophthal. 20: 169 – 173
6) Graboswki W.M., Decker W.L., Annesley W.H. (1984) Ophthalmology 91: 1587 – 1591
7) Hutter H., Hiemer H., Gabel V. – P., Birngruber R. (1985) Ophthalmol. 82: 443 – 446
8) McHugh J.D.A., Marshall J., Capon M. et al (1988) Lasers and Light in Ophthalmology. 2:125 – 143
9) Lorenz B., Ganson N., Stein H.P., Birngruber R. (1986) Fortschr. Ophthalmol. 83: 436 – 440
10) Lorenz B. (1988) Laser in the Life Sciences 2 (3):207 – 226
11) Lorenz B., Birngruber R. (1988) Laser in der Ophthalmologie. edt.
    J.Wollensak. Ferdinand Enke Verlag Stuttgart. 9:67 – 77
12) Marshall J., Bird A.C. (1979) Br. J. Ophthalmol. 63: 657 – 668
13) Moser K.H. (1984) Inaugural – Dissertation der LMU München
14) Peyman G.A., Conway M.D., House B. (1983) Ophthalmol. 90: 992 – 1002
15) Puliafito C.A., Deutsch T.F., Boll J. (1987) Arch. Ophthalmol. 105: 424 – 428
16) Schulenburg W.E., Hamilton A.M., Blach R.K. (1979) Br. J. Ophthalmol. 63: 412 – 417
17) Singerman, L.J. (1982) Retina 2: 15 – 28
18) Wolbarsht M.L., Landers III M.B. (1980) Ophthalmic Surgery 11: 235 – 245
19) Yannuzzi L.A. (1982) Retina 2:29 – 46
20) Zypen E. v.d., Fankhauser F., Loertscher, H.P. (1984) Docum. Ophthal. Proc. Series 36: 61 – 70

Clinical Results After CW Nd:YAG Coagulation of the Ciliary Body

Ekkehard Mehdorn

University Eye Clinic, Medical University of Lübeck,

Ratzeburger Allee 160, D - 2400 Lübeck

The indirect, transscleral coagulation of the ciliary body with the neodymium:YAG laser represents an effective and reasonably safe procedure to reduce the intraocular pressure in advanced cases of glaucoma that are difficult to treat otherwise (1). Nevertheless, the transscleral laser coagulation of the ciliary body cannot be considered an established therapy for glaucoma. There is neither an agreement upon the technical parameters of the laser cyclocoagulation nor upon the types of glaucoma that should be treated. The mechanism by which the laser coagulation reduces the intraocular pressure remains a matter of controversy. Therefore, it may be of some interest to report on our study which differs from previous studies in several aspects.

Material and Methods

A true continuous wave neodymium:YAG laser ("medilas 30 N", MBB-Munich) with a focussing handpiece instead of a free-running pulsed laser with a slitlamp delivery system was used. Our handpiece represents a simple modification of a commercially available focussing handpiece. The length of the metal cone corresponds to the focal length of the handpiece lens thus creating a 600 µm ⌀ focus on the sclera. The radius of the cone equals the distance between the limbus and the focus facilitating the maintenance of an exact limbal distance throughout the coagulation. The handpiece has the advantage over the slitlamp delivery system, that the patient can be treated in a lying position and that the laser beam can be directed perpendicularly onto the sclera even in an eye that is immobilized by retrobulbar anesthesia. Thus the direction of the laser beam can easily be controlled and directed such that the beam takes the shortest way through the sclera. The exposure time was 500 msec, and the energy was set at 20 Watts at the end of the handpiece. Our first 30 eyes were coagulated at a limbal distance of 1.5 mm, since then we prefer a distance from the limbus of 3 to 4 mm. A first coagulation consisted of a series of 30 laser applications distributed evenly over 180 degrees. If a second coagulation became necessary, another 30 coagulations were applied onto the remaining 180 degrees. Actually we have

treated over 60 eyes with various types of glaucoma, but the majority
of the eyes had secondary glaucomas. Therefore the present paper will
concentrate on the results that have been obtained in 40 eyes with
secondary glaucomas.

Most of the eyes had neovascular glaucoma with poor visual function,
but nevertheless 21 eyes had been treated in an attempt to preserve
the remaining visual field. The other eyes had been treated because of
pain or corneal decompensation. About 50% of the eyes had had up to
three glaucoma operations before the laser treatment, and 80% of the
eyes with neovascular glaucoma had undergone an extensive retinal
cryo- or photocoagulation.

Results

After the transscleral cyclocoagulation the intraocular pressure
decreased in almost all eyes rapidly during the first three days
followed by a slower normalization during the next weeks in some eyes.
In 10 eyes two series of laser coagulations had been necessary and in
5 out of these 10 eyes a third coagulation had to be performed in
order to obtain a final stabilization of intraocular pressure. With
each coagulation the pressure level became lower and the interval
between coagulations longer. Thus it was possible to approach a
desired pressure level step by step.

The overall reduction of the intraocular pressure was about 40 to 50%
during the first six months. In blind and painful eyes no attempt was
made to obtain a "normal" pressure, the goal of treatment was a
painless eye without corneal decompensation. Therfore, the absolute
pressure values in this group of eyes were generally higher than in
the eyes with useful visual fields. In 79 % of these eyes the pressure
was between 8 and 20 mm mercury at six months.

Discussion

This study confirms earlier reports (2) and demonstrates again that
the transscleral coagulation of the ciliary body represents an
effective procedure to lower the intraocular pressure in eyes with
otherwise untreatable glaucoma. Although the coagulations are accompanied by a number of side effects or complications, the cyclocoagulation may be considered a reasonably save procedure, at least in the
eyes that were treated during the present study. We cannot agree with
others (3) that transscleral cyclocoagulation was associated with

serious complications preventing a further application of this therapy. Perhaps, the main advantage of the true continuous wave neodymium:YAG laser we used is the possibility to chose exposition times that are considerably longer than the 2o msec of free-running pulsed neodymium:YAG lasers. With longer exposition times the coagulations become less disruptive causing less hemorrhages and less gas bubbles in the anterior chamber. Another advantage over studies with a pulsed laser coupled to a slitlamp delivery system appears to be the perpendicular application via a handpiece. The beam takes the shortest way through the sclera and choroid and does not strike the choroidal vasculature as much as a tangential beam. This may reduce anterior segment ischemia and phthisis.

If compared to other cyclodestructive operations the complications tend to be less and patients who had been treated by cyclocryocoagulation before, prefered the laser coagulation. The most severe complication was a small hyphema (less than one third of the anterior chamber) in 7 out of 21 eyes with neovascularisation of the iris and a small vitreous bleeding in one these eyes. Uveitis was a common side effect of the treatment, sometimes a hypopyon was observed in neovascular glaucoma. Eyes without neovascularisation had no long term uveitis, and the pressure reduction did not correlate with the degree of inflammation. The postoperative inflammation tends to be less since we coagulate at the greater limbal distance of 3 to 4 mm. A pigment dispersion was observed in all eyes but apparently did not interfere with the pressure reduction. Pigment dispersion, however, could be of some concern if the cyclocoagulation is applied in eyes with chronic simple glaucoma. No eye lost more than two lines of visual acuity, and none of the eyes that had been treated by laser cyclocoagulation only, developed a phthisis, although the follow-up is now 15 months in some eyes.

Literature

(1) E. MEHDORN, K. LUCKE, M. STEINMETZ: Fortschr. Ophthalmol. 86, 102-106 (1989)

(2) H. BECKMAN, A. KINOSHITA, A.N. ROTA, H.S. Sugar: Trans. Am. Acad. Ophthalmol. 76, 423-436 (1972)

(3) G.E. TROPE, S. MA: Invest. Ophthalmol. Suppl. 30, 281 (1989)

Nd-YAG Zyklophotokoagulation. Ein neues Ziliarkörper zerstörendes Verfahren: Klinische Ergebnisse

D. Spiegel*, L.J. Katz+, G.L. Spaeth+, O.-E. Lund*
*Ludwig Maximilians Universität München
+Wills Eye·Hospital Philadelphia/USA

Einleitung

Die Zerstörung des Ziliarkörpers ist in Glaukompatienten indiziert, in denen eine Druckregulierung weder durch medikamentöse noch durch andere chirurgische Eingriffe erreicht werden kann. Herkömmliche Methoden sind die Zyklokryobehandlung oder die Zyklodiathermiepunktion. Beide Behandlungsformen sind mit einer hohen Rate an Komplikationen wie die Phthisis bulbi behaftet.

Als Alternativverfahren hatte Weekers 1961 die transsklerale Koagulation des Ziliarkörpers verfolgt.(1) Seit 1973 wird die Koagulation mittels eines Nd Yag Lasers durchgeführt.(2) Die Ergebnisse die im folgenden vorgestelllt werden, teilen sich auf drei verschiedenen Studien auf und wurden in den Jahren 1986 bis 1989 am Wills Eye Hospital in Philadelphia und an der Augenklinik der Ludwig Maximilians Universität München gewonnen.

Studie I

Die erste Studie umfaßt eine retrospektive Nachuntersuchung an 75 Augen.

Die Indikationen bestanden aus nicht Druck regulierten Patienten mit aphakem oder pseudophakem Glaukom dem Neovaskularisationsglaukom, dem Glaukom nach perforierenden Keratoplastiken und dem schmerzhaften, absoluten Glaukom.

Als Kontraindikation galten Augen mit gutem Visus, uveitische Augen, sowie eine schlechte Kooperation des Patienten.

Als Gerät wurde ein Nd:Yag Laser der Firma Lasag Mikroruptor II verwandt.

Die Parameter betrugen: 20ms im free running thermal mode, 2-4 J, 40 Einzelpositionen über 360 Grad, einem Fokus von 9 was einer Retrofokussierung von 3,6 mm entspricht.

Vor der Koagulation wird der Ziliarkörper mittels

Transillumination aufgesucht und als Koagulationsort der
anteriore Anteil des Ziliarkörpers gewählt. Postkoagulativ wurden
Steroide sowie Atropin verabreicht. Die Glaukommedikation wurde
beibehalten, Miotika abgesetzt. Eine regelmäßige Nachkontrolle
wurde durchgeführt.
In den 75 nachuntersuchten Augen konnte der Druck im Mittel von
36 mmHg im Verlauf von 6 Monaten auf 22 mmHg gesenkt werden.
Definiert man Erfolg mit einem Druck von unter 22mmHg, konnten
folgende Quoten ermittelt werden: 56% für das aphake und
pseudophake Glaukom, 62% für das Neovaskularisationsglaukom sowie
68% für das Glaukom nach Keratoplastik. Betrachtet man das
Druckverhalten im Zeitverlauf, so ergibt sich, daß die nach einer
Woche erreichten mittleren Druckwerte etwa konstant blieben. Der
Visus blieb in 70% der Augen stabil.
Als Hauptkomplikation waren Uveitiden gesehen worden, die sehr
unterschiedlich schwer ausfallen können. Der klinische Eindruck
entsteht, daß Neovaskularisationsglaukome mit ausgeprägter
Rubeosis iridis besonders heftig mit intraokularen Reizzuständen
reagieren.
Eine Phthisis bulbi trat in keinem der behandelten Augen auf.

Studie II
Eine zweite Studie aus dem Wills Eye Hospital beschäftigte sich
mit der Frage, ob die Applikation der 40 Einzeleffekte im
Doppelriegel über 180 Grad oder im Einzelriegel über 360 Grad
sinnvoller ist und zu unterschiedlichen Ergebnissen führt.
Ansonsten wurden die Parameter der Methode wie oben beschrieben
gewählt.
Es zeigte sich, daß im Falle der 180 Grad Applikation im Verlauf
von 3 Monaten 25% und nach 6 Monaten 36%; im Falle der 360 Grad
Applikation im Verlauf von 3 Monaten 55% bzw 43 % nach 6 Monaten
erfolgreich waren. Erfolg wurde dabei definiert als: Drucksenkung
von mindestens 30% bei einem Mindestdruck von 5 mmHg und einem
Höchstdruck von 21 mmHg, sowie einem Visusverlust von weniger als
drei Snellenzeilen.

Studie III
Im Münchner Patientenkollektiv wurde der Frage nachgegangen, in
wie weit die Anzahl der Koagulationen einen Einfluß auf die
Drucksenkung hat. Es wurden 30 Augen retrospektiv in drei Gruppen

eingeteilt. Gruppe A mit 20 Einzelkoagulationen über 180 Grad,
Gruppe B mit 30-32 Einzelkoagulationen über 360 Grad und Gruppe C
mit 40 Einzelexpositionen über 360 Grad. Es zeigte sich, daß mit
zunehmender Anzahl an Applikationen eine größere Drucksenkung im
Mittel innerhalb der ersten Woche erzielt wurde. So wurde in
Gruppe A um 27% in Gruppe B um 31% und in Gruppe C um 40% der
intraokulare Druck gesenkt. Deutliche Unterschiede von
intraokulären Reizzuständen wurden innerhalb der Gruppen nicht
bemerkt.

Diskussion

Die Nd-Yag Zyklophotokoagulation stellt mit 60% Erfolgsrate in
schwierigen Glaukompatienten eine wirksame Methode in der Reihe
der Ziliarkörper zerstörenden Methoden dar. Neben unserer eigenen
Studien haben dies auch andere Studien gezeigt.(3,4) Die relativ
geringe Anzahl an Phthisis bulbi macht sie derzeit zu einem eher
sicheren Verfahren. Die 360 Grad Applikation scheint gegenüber
einer 180 Grad Applikation Vorteile zu haben, da hier ein
druckregulierender Effekt früher zum Tragen kommt.(5) Eine
Abhängigkeit der Anzahl der Applikationen zum drucksenkenden
Effekt der Koagulation scheint zu bestehen.

Literaturverzeichnis

(1)   WEEKERS R, LAVERGNE G, WATILLON M, GILSON M, LEGROS M:
      Effects of photocoagulation of ciliary body upon ocular
      tension. Am. J. Ophthalmol. 52, 156 (1961)

(2)   BECKMAN H, SUGAR HS: Neodymium laser cyclocoagulation. Arch.
      Ophthalmol. 90, 27 (1973)

(3)   KLAPPER CM, WANDEL T, DONNENFELD E, PARRY H: Transscleral
      Neodymium-YAG thermal cyclophoto coagulation in refractory
      glaucoma. A preliminary report. Ophthalmology 95, 719 (1988)

(4)   BADEEB O, TROPE GE, MORTIMER C: Short-term effects of
      neodymium YAG transscleral cyclophotocoagulation in patients
      with uncontrolled glaucoma. Br. J. Ophthalmol. 75, 615 (1988)

(5)   FLACK NJ, MOSTER MM, SCHWARTZ LW, SPAETH GL, KATZ LJ, VARMA R,
      FELDMAN RM, ALLEE S, STEINMAN WC: Comparison of Neodymium:YAG
      transskleral cyclophotocoagulation in the treatment of
      advanced glaucoma 180 degree vs 360 degree. Ann. Meeting
      Abstract Issue 29, 234 (1988)

Damage Mechanism and Damage Range in Ophthalmic Nd:YAG-Laser Surgery

A.Vogel, P.Schweiger, R.Birngruber

The damage mechanisms of intraocular Nd:YAG laser surgery and their respective damage ranges were investigated in vitro using bovine cornea specimens as a model tissue. The main damage mechanisms are plasma formation and expansion, emission of acoustic transients, and cavitation with jet formation. When a sequence of laser pulses is applied, the interaction of the acoustic transients with gas bubbles remaining from preceding laser exposures is also important. To distinguish the effects caused by the different physical mechanisms, laser pulses were aimed directly onto the cornea, through the cornea, and parallel to the cornea at various distances. Simultaneously, the cavitation bubble size was determined. The surface morphology and section of the same lesions were studied by light and electron microscopy. The primary surgical mechanism is tissue evaporation by the laser plasma, whereas the collateral damage from single laser pulses ins mainly caused by the cavitation and jet formation. The damage range after a 4 mJ laser pulse is 0.8 mm which is slightly larger than the corresponding cavitation bubble radius. The damage range of the acoustic transients produced by a 4 mJ laser pulse is several millimeters, when they can interact with small gas bubbles attached to the corneal endothelium. The damage range of the acoustic transients alone is smaller than that of cavitation. However, on a subcellular level they can possibly cause damage up to a much larger distance. The damage range varies with the cube root of the laser pulse energy. A reduction of collateral effects therefore requires the use of small pulse energies. For energies of less than 1 mJ, the pulse duration has to be reduced for still ensuring plasma production. It is proposed to use low−energy ps−pulses with moderate repetition rate instead of single ns−pulses.

Nd:YAG Membranotomy in Preretinal Hemorrhages

V. – P. Gabel, R. Birngruber, H. Gunther – Koszka

Introduction

Hemorrhages in the macular area occur in some retinal diseases such as diabetic or hypertensive retinopathy and in Valsalva retinopathy in young and healthy individuals after acute increase of venous pressure. They are often called subhyaloidal hemorrhages while their ophthalmoscopical appearance with a glistening light reflex and some fine striae as well as histologic examination indicate that they lie beneath the inner limiting membrane (Gass 1968, Gass 1977). These lesions initially reduce the visual acuity dramatically and they tend to resolve spontaneously within some weeks leaving hemosiderin impregnation of the underlying retinal tissue resulting in a permanent reduction of visual acuity. In addition to the spontaneous course an alternative therapy would be vitrectomy which has benefits, but also the risk of an intraocular procedure. In the German literature there are reports of another alternative treatment consisting of opening the internal limiting membrane by means of thermal effects produced by Xenon arc – photocoagulators or argon lasers (Heidenreich 1973, Fechner 1980, Kroll 1986).

We have employed a new rational approach using the mechanical effects of a Q – switched Nd:YAG laser for rupturing the subhyaloidal or internal limiting membrane in order to give the hemorrhages access to the vitreous cavity, where the blood can be resorbed more easily. This procedure has been already described by us in detail (Gabel et al 1988) reporting on three cases:

Case 1: A 25 – year old male developed a sudden loss of vision on his left eye some hours after physical stress two weeks prior to admission. Visual acuity of his left eye was counting fingers, the fundus presented a round dark red mass covering the macular area of about 3 papilla diameter, the typical aspect of a Valsalva retinopathy. The anterior surface of the lesion was opened by 2 exposures of 3.6 mJ fundamental mode at the interior margin resulting in a small rupture of the i.l.m. and an immediate outflow of blood into the inferior vitreous. On the following 8 days the blood was resorbed resulting in an increase of visual acuity up to 0,8. The retina underlying the site of the membranotomy was normal in appearance.

Case 2: A 55 – year old lady noticed a loss of vision to hand movement in her left eye. The fundus examination showed a roundshaped hemorrhage covering the macular area in her left eye, also interpreted to be a Valsalva retinopathy. The blood from this hemorrhage has partly settled and a fluid level was present but the foveal area was still obscured. The perforation of the posterior hyaloid membrane and i.l.m. a Nd:YAG laser was performed by 5 exposures, single pulses, 15 – 25 mJ each (multimode). Immediately a stream of blood came out of the bubble into the vitreous and the foveal area cleared within some minutes after the laser impact. After an initial improvement in visual acuity a new and extensive hemorrhage into the vitreous caused again decrease of vision. At the last control 3 months after the laser application the hemorrhage had cleared and visual acuity was 0,6.

Case 3: A 48 – year old diabetic male with proliferative diabetic retinopathy noticed a sudden loss of vision on his right eye, while his left eye was nearly blind due to proliferative diabetic retinopathy. The patient was seen one week after deterioration of the right eye to an acuity of 1/25. The ophthalmoscopy showed besides a proliferative retinopathy a huge preretinal hemorrhage on the posterior pole. The hemorrhage was on its inferior temporal half clearly demarcated and convex in contour. As this area covered the macula, the case seemed to be suitable for laser approach. The covering membrane was opened by the Nd:YAG laser (Microruptur II) by 5 exposures single pulsed with increasing energy from 12 to 50 mJ multimode using a contact lens CGV 1. Five exposures were used since the four pulses with lower energy did not result in a positive opening of the bubble probably due to cataractous changes of the lens. Two days later the hemorrhage in the macular was cleared and the visual acuity was 0,2.

Discussion:
Laser membranotomy of the posterior hyaloid and the inner limiting membrane covering a fresh hemorrhage can be performed very easily with some single exposures by a Nd:YAG laser. As expected, the blood flow was released from the preretinal bubble into the vitreous cavity so that the optical pathway to the macula became free and the visual acuity increase instantaneously. In the two cases of the Valsalva retinopathy this treatment solved the problem while in diabetic retinopathy the improvement of visual acuity on long term basis depends on the course of the proliferative diabetic retinopathy itself. Even if this kind of membranotomy is also possible to be performed with thermal burns by xenon arc or argon lasers, it seems to be logically to use mechanical effects of short pulsed Nd:YAG lasers if those lasers are available.

References:

Aron-Rosa D., Groenspan A.
Nd:YAG Lasor Vitreolysis
Int.Ophth.Clinics 1985, 25/3, 125-136

Epstein D.L., Steinert R.F., Puliafito C.
Nd:YAG Laser therapy to the anterior hyaloid in aphakic malignant (ciliovitreal block) glaucoma
Am.J.Ophth. 1984, 98, 137-143

Fankhauser F., Kwasniewska S., v.Zypen E.
Vitreolysis with the q-switched laser
Arch.Ophth. 1985, 103, 1166-1171

Fechner P.U.
Prämakulare Blutung, eine neue Indikation für den Argon-Laser
Klin.Mbl.Augenheilk. 177, 1980, 502-505

Gass J.D.M.
A fluorescein angiographic study of macular dysfunction secondary to retinal vascular disease
Arch.Ophth., 1986, 80, 569-582

Gass J.D.M.
Stereoscoptic atlas of macular disease, diagnosis and treatment
1977, II ed. Mosby, Saint Louis, p.320

Heydenreich A.
Die Behandlung präretinaler Blutungen mit Lichtkoagulation
Klin.Mbl.Augenheilk. 163, 1973, 671-676

Kroll P.
Zur Therapie präretinale Makulablutungen
Klin.Mbl.Augenheilk. 760, 1986, 610-612

Little H.R., Jack R.L.
Q-switched Nd:YAG laser surgery of the vitreous
Graef.Arch. 1986, 224/3, 240-246

Berührungslose Messung des Augeninnendrucks mit einem Laser-Photoakustik Verfahren

J. Spahn

Institut für Medizinische Optik der Universität München
Barbarastr. 16, D-8000 München 40, FRG

Die Anwendung physikalischer Verfahren und Modellvorstellungen gewinnt in der klinischen Diagnostik und Therapie immer stärkere Bedeutung. Aus der Sicht des Physikers liegt dabei die größte Schwierigkeit in der außerordentlichen Komplexität der Untersuchungsobjekte. Dennoch wurden in den letzten Jahren gerade auf dem Gebiet der nichtinvasiven Diagnostik mit physikalischen Meßmethoden große Fortschritte erzielt. Der vorliegende Beitrag befaßt sich mit einem wichtigen Teilaspekt aus der ophthalmologischen Praxis, der Bestimmung des Augeninnendrucks.

1. Standardverfahren

Durch ein Glaukom, d. h. durch eine schädliche Drucksteigerung über bestimmte (statistische) Normgrenzen hinaus, wird die Funktion des Sehnervs beeinträchtigt und es kommt zu Gesichtsfeldausfällen. Anhaltender Hochdruck schädigt darüber hinaus auch alle anderen Teile des Auges und kann schließlich zur völligen Erblindung (*Glaukoma absolutum*) führen. Daher sind ein möglichst frühzeitiges Erkennen des Glaukoms und Einsetzen einer therapeutischen Regulierung von besonderer Bedeutung /1/.

Die Größe des Augeninnendrucks kann nicht direkt manometrisch bestimmt werden. Alle in der Praxis eingesetzten Tonometer messen den Widerstand des Auges gegen eine mechanische Deformation. Dieser hängt aber nicht nur vom gesuchten Wert des Innendrucks ab, sondern wird von einer Vielzahl von Faktoren beeinflußt: Fläche und Krümmungsradius der Cornea, Elastizität und Epithelbeschaffenheit, Befeuchtung mit Tränenflüssigkeit und Medikamenten, Resistenz des Orbitainhaltes gegen die Kompression, etc. Eine ins Detail gehende, diagnostisch verwertbare Analyse dieser verschiedenen Einflußgrößen fehlt bisher.

Von praktischer Bedeutung sind heute überwiegend das Applanationsverfahren nach GOLDMANN und, trotz prinzipiell geringerer Genauigkeit aufgrund der Rigiditätsabhängigkeit, das Impressionsverfahren nach SCHIÖTZ. Bei beiden müssen Lokalanesthetika bzw. zusätzlich Kontrastmittel eingesetzt werden, die jeweils eine nicht unerhebliche Quelle von Infektionen und allergischen Reaktionen darstellen. Darüber hinaus können Schädigungen der Cornea durch die mechanische Beanspruchung auftreten.

Das sogenannte "non-contact" Tonometer erzeugt die Deformation des Auges nicht mit einem Meßkörperchen, sondern durch einen Luftpuls. Da aufgrund der kurzen Pulszeit die Schmerzempfindung deutlich geringer ist als bei den zuvor genannten Verfahren, kann auf eine Betäubung im allgemeinen verzichtet werden. Damit entfällt zwar die biologische und chemische

Kontaminationsquelle, dagegen können Mikroschäden des Hornhautepithels durch im Luftpuls mitgerissene Staubteilchen auftreten.

Bis heute existiert kein Verfahren, das vollständig berührungslos arbeitet und damit weder biologische, chemische und physikalische Verunreinigungen verursacht, noch Schmerzen erzeugt.

2. Photoakustischer Effekt

Die Photoakustik (PA) ist ein neues spektroskopisches Verfahren, das bereits auf viele Fragestellungen aus Medizin und Biologie erfolgreich angewendet wurde. Eine ausführliche Literaturübersicht findet sich z. B. in /2/. PA-Untersuchungen an ganzen Augen fehlen allerdings bisher. Auch für die auf WOLBARSHT /3/ zurückgehende Vermutung, mit der PA maligne Melanome im Augeninneren detektieren und von gutartigen Pigmentansammlungen und Naevi unterscheiden zu können, gibt es noch keine experimentelle Bestätigung.

Der photoakustische Effekt beruht auf der - direkten oder indirekten - Erzeugung von Schallwellen nach vorangegangener modulierter Bestrahlung einer Probe mit Licht oder anderen Wellen des elektromagnetischen Spektrums /4/. Die nach Absorption der Strahlung und mit der Modulationsfrequenz f_{mod} erfolgende Änderung des Wärmeinhalts der Probe kann auf verschiedene Arten detektiert werden. Basis der wichtigsten PA-Meßverfahren sind:

* Wärmeleitung aus der Probe in einen umgebenden abgeschlossenen Gasraum, darin Erzeugung von Druckschwankungen (= "klassische" PA)
* Thermische Erzeugung elastischer Wellen in der Probe
* Modulierte Wärmeabstrahlung (berührungslos!)
* Thermisch induzierte Brechungsindexänderungen in der Probe bzw. im Kontaktgas über der Probenoberfläche ("Laserbeam-Deflection", berührungslos!)

Das PA-Signal S hängt auf sehr komplexe Weise von den optischen, thermischen, elastischen und geometrischen Parametern der Probe, sowie von der Art der Einstrahlung ab. Für eine monochromatische (λ), kontinuierlich modulierte (f_{mod}) Bestrahlung gilt näherungsweise die Proportionalität

$$ S \sim I_o \, \alpha(\lambda) \, \frac{1}{c_p \, f_{mod}} $$

$(I_o$ = Leistungsdichte der Bestrahlung, $\alpha(\lambda)$ = Absorptionskoeffizient, c_p = spez. Wärmekapazität)

An dieser Beziehung wird die Schwierigkeit der Anwendung photoakustischer Meßverfahren in Medizin und Biologie deutlich. Wegen niedrigliegender Schädigungsgrenzen kann I_o nicht beliebig gesteigert werden. Die Absorption im Gewebe ist häufig sehr gering (z.B. Auge bei Bestrahlung mit sichtbarem Licht) und c_p nimmt wegen des großen Wasseranteils anomal hohe Werte an. Eine Kompensation dieser signalbegrenzenden Einflüsse durch entsprechend klein gewählte Modulationsfrequenzen (typisch einige 100 Hz und darunter) ist nur eingeschränkt möglich, da andernfalls die Meßzeiten für *in vivo*-Untersuchungen zu lang werden.

282

3. Bestimmung des Augeninnendrucks (*in vitro*)

Aus den Modellvorstellungen ergibt sich zunächst keine explizite Abhängigkeit des photo-akustischen Signals vom Druck in einer fluiden Probe. Experimente mit enukleierten Augen von Rindern und Schweinen zeigen jedoch einen deutlichen Einfluß des Innendrucks. Dies kann qualitativ über eine Verringerung der Kompressibilität des Auges (Rigidität) gedeutet werden /2/. Als Folge verändern sich u. a. Schallgeschwindigkeit, thermische Ausdehnung und andere das PA-Signal beeinflussende Probenparameter. Abbildung 1 gibt das Ergebnis der Messungen wieder:

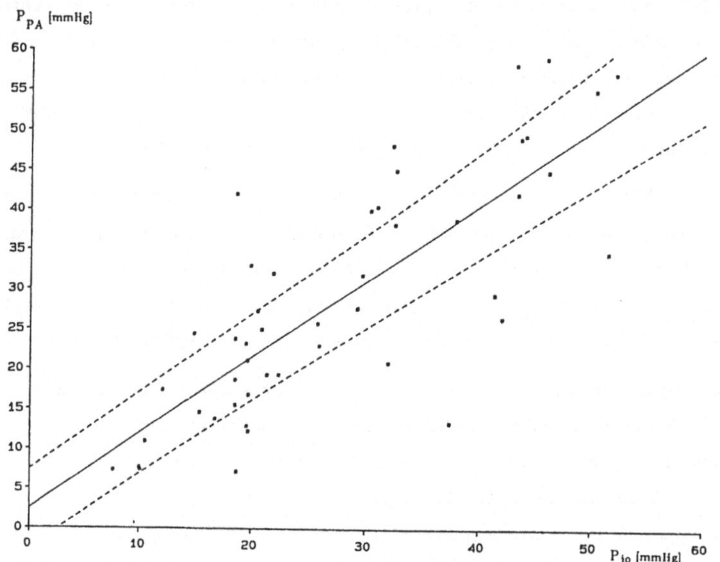

Abb. 1: Zusammenhang zwischen hydrostatischem Innendruck und einem aus dem PA-Modulationsfrequenzspektrum errechneten Druckwert für enukleierte Tieraugen.
——————— Ausgleichsgerade, — — — — — — PTB-Fehlergrenzen

Die Einstellung des Innendrucks (P_{io}) erfolgte über eine in die Vorderkammer bzw. den Glaskörper injizierte Kanüle und ein daran angeschlossenes Reservoir mit physiologischer Kochsalzlösung. Die Bestrahlungsleistung (HeNe-Laser, 632.8 nm, 28 mW/cm^2) lag deulich über der für *in vivo*-Messungen zulässigen Schädigungsgrenze, mikroskopisch waren aber noch keine Veränderungen der Retina erkennbar. Die Kurvenkrümmung der durch Variation von f_{mod} gewonnenen Modulationsfrequenzspektren zeigte eine systematische und druckabhängige Abweichung vom theoretischen $1/f_{mod}$-Verhalten. Kurvenfit und anschließende Linearisierung ergaben daraus den in Abb. 1 dargestellten "photoakustischen Druckwert" P_{PA}.

Die Streuung um die Ausgleichsgerade ist sehr groß. Apparative Fehler (0.5-1%), Einstreuungen aus der Umgebung (2-5%) und die methodischen Fehler z. B. durch unterschiedliche Präparation (4-6%) machen etwa die Hälfte der Schwankungsbreite aus. Der restliche Teil ist eine Folge interindividueller Unterschiede, für die die PA-Messung ähnlich sensitiv zu sein scheint wie das Schiötz-Verfahren.

ktiertes Meßverfahren (*in vivo*)

Die in Abb. 1 angegebenen Fehlergrenzen entsprechen nicht dem Standardintervall für die dargestellten Meßpunkte, sondern geben die PTB-Anforderungen an die Genauigkeit eines Tonometrieverfahrens wieder /5/. Innerhalb dieser Grenzen müßten 95% aller Meßpunkte liegen, wie es hier erkennbar nicht der Fall ist. Die bisherigen Ergebnisse lassen jedoch vermuten, daß mit einer Anordnung in der Art von Abb. 2 ein photoakustisches Meßverfahren für den Augeninnendruck realisiert werden kann, das auch unter *in vivo*-Bedingungen die von der PTB gestellten Zulassungsbedingungen erfüllt.

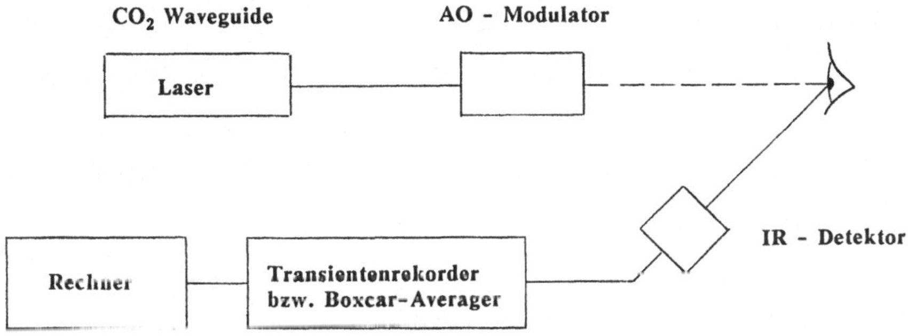

Abb. 2:   Prinzipielle Versuchsanordnung für ein *in vivo*-Meßverfahren

Bei der Wellenlänge des CO_2-Lasers (10.6 µm) liegt die Absorption der Augenmedien um etwa fünf Zehnerpotenzen über derjenigen im sichtbaren Spektralbereich. Da zugleich die deutlich gesteigerte Schädigungsgrenze höhere Bestrahlungsleistungen I_o zuläßt, ist nach der o. a. angeführten Gleichung eine wesentliche Verbesserung des Signal/Rausch-Verhältnisses zu erwarten. Dadurch können auch die bei einer *in vivo*-Messung zu erwartenden zusätzlichen statistischen Störungen (z. B. Mikrobewegungen, Blutfluß) weitgehend kompensiert werden. Mit einem akustooptischen Modulator werden kurze Pulse erzeugt, deren Fourieranalyse das gesuchte Modulationsfrequenzspektrum liefert. Auf diese Weise sind hinreichend kurze Meßzeiten (etwa vier Sekunden für einen aussagekräftigen Mittelwert aus 100 Einzelpulsen) erreichbar.

Literatur

/1/   Leydhecker W.:
        Glaukom. Ein Handbuch. 2. Auflage, Springer, Berlin u.a. /1973/

/2/   Spahn J.:
        Photoakustische Spektroskopie in Medizin und Biologie. Dissertation, München /1989/

/3/   Wolbarsht M.L.:
        Soviet Journal of Quantum Electronics 11 1623 /1981/

/4/   Rosencwaig A.:
        Photoacoustics Photoacoustic Spectroscopy. Wiley, New York /1980/

/5/   Jessen K., Hoffmann F.:
        Klinische Monatsblätter für Augenheilkunde 180 96 /1982/

Dermatologie
Dermatology

Zwölf Jahre Lasertherapie in einer Dermatologischen Praxis

W. Seipp, D. Haina, W. Waidelich, V. Seipp
Dermatologische Gemeinschaftspraxis
Elisabethenstr. 11, D - 6100 Darmstadt

Unser Darmstädter Laserteam bestand aus den Physikern Prof. Waidelich und Dr. Haina, sowie aus zwei niedergelassenen Dermatologen, nämlich meiner Frau und mir. Leider müssen wir für diese Feststellung seit dem 9. März die Vergangenheitsform wählen; an diesem Tag hat uns Dr. Haina, der aktivste Motor unserer Gruppe, für immer verlassen. Der frühe und unglückliche Tod dieses zuverlässigen Freundes stellt unsere weitere Lasertätigkeit vor ernsthafte Probleme.

Zur Historie unseres Teams einige Anmerkungen: Im Jahr 1975 trat Prof. Waidelich, damals Lehrstuhlinhaber für Physik an der Technischen Hochschule Darmstadt, mit der Bitte an uns heran, die Wirksamkeit von Laserstrahlen bei schlecht heilenden Wunden an geeigneten Fällen zu überprüfen. Ihm waren Erfolgsmeldungen aus Budapest (Prof. Mester) bekannt geworden.

Aus dieser kleinen Studie, zu der Dr. Haina in unsere Praxis abgeordnet wurde, ist in der Folgezeit das entstanden, was die Lasertherapie im Fachgebiet "Dermatologie" in der BRD enorm vorangetrieben hat: eine enge, inzwischen über 12 Jahre bestehende wissenschaftliche Zusammenarbeit zwischen Laserphysikern und Dermatologen.

Es war ein Glücksfall, daß das in Darmstadt erprobte, interdisziplinäre "Team-work" in noch intensiverem Umfang auf die Univ.-Hautklinik München übertragen werden konnte. Dem Direktor dieser Klinik, Prof. Braun-Falco, ist dafür zu danken, daß er - zum Unterschied von vielen anderen prominenten Dermatologen - die Bedeutung der Dermatotherapie mit Laserstrahlen sofort erkannt und die Erforschung dieses Neulandes mit großem Enthusiasmus gefördert hat. Inzwischen hat die in seinem Auftrag von Prof. Landthaler an der Münchener Hautklinik aufgebaute Laser-Abteilung nicht nur hinsichtlich der apparativen Ausstattung, sondern auch auf Grund ihrer Forschungsaktivität unangefochten die Führungsrolle übernommen, nicht nur in der BRD, sondern weltweit.

In Darmstadt und München wurden bis heute rund 8000 Patienten mit Laserstrahlen behandelt. Die Fälle werden nach einheitlichen Kriterien dokumentiert; die Daten sind im Groß-Computer der Gesellschaft

288

für Strahlen- und Umweltforschung (Neuherberg b. München) gespeichert.
Allein die Anzahl der Feuermäler (Naevus flammeus, Portwine stain)
repräsentiert ein Kollektiv, das von keinem anderen Laserzentrum der
Welt zahlenmäßig überboten wird.

In beiden Teams war Dr. Haina die treibende Kraft. Er hat in den letzten 12 Jahren mit beispielhaftem Idealismus seine ganze Energie, seine
Kreativität, seinen Ideenreichtum, sein profundes Wissen und sehr viel
von seiner Freizeit in den Dienst der Aufgabe gestellt, hautkranken
Menschen - besonders solchen mit entstellenden Gefäßmißbildungen im
Gesicht - die neuen Möglichkeiten der Laserphysik nutzbar zu machen.
Große Erfolge waren sein Lohn. Ohne jede Übertreibung können wir feststellen: Ohne Dr. Haina stünde die Lasertherapie in unserem Fachgebiet nicht dort, wo sie heute steht. Es geschieht deshalb zu Recht,
daß die heutige Sitzung seinem ehrenden Andenken gewidmet ist.

Die Gegebenheiten, unter denen sich in unserer Darmstädter Praxis die
Lasertherapie etabliert hat, waren Ausnahmebedingungen, die auf die
Verhältnisse in anderen Praxen nicht übertragen werden können. Unsere
Arbeit war eingebunden in die Forschungsprogramme der Gesellschaft für
Strahlen- und Umweltforschung und der Univ.-Hautklinik München. Lange
Zeit standen uns die Lasergeräte kostenlos zur Verfügung. Aufwendige
Wartungs- und Reparaturarbeiten gingen nur selten zu Lasten der Praxis.
Vor allem aber: Dr. Haina stand uns an Freitagen ganztägig und drei-
mal im Monat samstags von 9 - 13 Uhr nicht nur als Betreuer der Laser-
abteilung, sondern auch als Therapeut zur Verfügung.

Wer also als Neuling der Lasertherapie in eigener Praxis näher treten
will, kann bei uns nur in der therapeutischen Technik Orientierungs-
hilfen bekommen. Für Fragen der Wirtschaftlichkeit usw. kann unsere
Praxis-Laserabteilung nicht als Modell dienen.

Wir können allerdings einige Fragen anreißen, die sich Interessenten
vor dem Einstieg stellen sollten. Unseres Erachtens sollten z.B. folgende Überlegungen beachtet werden:

1) Arztpraxen werden nicht - wie etwa Universitätskliniken - aus
öffentlichen Mitteln subventioniert. Sie müssen vielmehr nach wirt-
schaftlichen Gesichtspunkten betrieben werden. Es ist durchaus möglich,
bestimmte Leistungen, die ein Praxisinhaber seinen Patienten bieten
will, auch dann in das Programm aufzunehmen, wenn sie sich "nicht
lohnen". Nur sollte bei der Mischkalkulation des gesamten Leistungs-
katalogs ein Gewinn herauskommen; schließlich müssen der Arzt und seine Familie von den Praxiseinkünften existieren.
Da eine Rieseninvestition wie die Anschaffung eines Lasergerätes nicht

durch andere Leistungen auszugleichen ist, erhebt sich die Frage, ob
die Lasertherapie bei niedergelassenen Ärzten mit Gewinn oder wenigstens kostenneutral betrieben werden kann.
In diesem Zusammenhang sind folgende Punkte zu erwähnen:
a) Die Anschaffungskosten sind hoch; sie bewegen sich zwischen
DM 70.000,-- und DM 120.000,-- pro Lasergerät.

b) Auch Wartungsverträge und Reparaturkosten sind teuer.

c) Die Abrechnungsmodalitäten mit den Kostenträgern sind weitgehend
ungeklärt; es fehlen bislang Ziffern in den Gebührenordnungen.

d) Der Zeitaufwand für die einzelne Behandlung ist hoch; er bewegt
sich zwischen 15 und 50 Minuten, bei weiten Anreisen auch länger.

e) Laserbehandlungen sollten nur von ausgeruhten Therapeuten, also
keinesfalls innerhalb eines hektischen Sprechstundenbetriebes durchgeführt werden.

f) Die Laser-Chirurgie muß vom Arzt selbst betrieben werden. Nur unter extremen Ausnahmebedingungen können bestimmte Routine-Anwendungen
an nichtärztliches Personal delegiert werden.

g) Eine Lasertherapie, die nicht mit Ruhe, Zeit und Sorgfalt durchgeführt wird und auf schnelle Resultate abzielt, verdirbt meist das
kosmetische Endergebnis. Vor allem ist mit einem Ansteigen der ge-
fürchteten Keloid-Rate zu rechnen.

h) Lasergeräte sind stoß- und staub-empfindlich. Nachjustierungen,
besonders bei Geräten mit Spiegelsystemen, können teuer werden. Die
Lasertherapie verlangt daher einen gesonderten Raum, der möglichst
nicht für andere Zwecke genutzt werden soll. Entstaubung und Pflege
der Laser-Apparate dürfen keinesfalls Reinigungstrupps überlassen
werden. Im übrigen sind die Sicherheitsauflagen der Aufsichtsbehörden
streng; schon daraus ergibt sich die Notwendigkeit eines gesonderten
Laser-Raumes.

i) Es wurden Berechnungen angestellt, welches Honorar mit einer Laser-
Betriebsstunde erzielt werden muß, damit der Laser kostendeckend eingesetzt werden kann. Hierbei wurden alle Faktoren wie Anschaffungspreis,
Zinsen, Raum-Miete, Wartung, Reparaturen, Strom, ggf. Wasser, Personal, Dokumentation usw. berücksichtigt.
Die ermittelten Zahlen schwanken zwischen DM 400,-- und DM 600,--.
Dies würde bedeuten, daß unter den gegenwärtigen Bedingungen für einen
niedergelassenen Arzt die Anschaffung von Lasergeräten unrentabel erscheint.

2) Für die Dermato-Therapie kommen als Laser-Typen in erster Linie
der Argon-Laser, der CO-2-Laser und der Neodym-Yaglaser in Frage.
Jeder Laser-Typ hat, was die Indikationen anbelangt, bestimmte Prae-
ferenzen, wobei gewisse Überschneidungen möglich sind. Im Idealfall
sollte für die zur Behandlung anstehende Indikation immer der "richtige" Laser eingesetzt werden; dies würde bedeuten, daß alle drei Laser-
typen verfügbar sein sollten. Eine solche Luxusausrüstung wird aber
für einen niedergelassenen Arzt normalerweise nicht in Frage kommen.
Wer nur einen Lasertyp zur Verfügung hat, wird leicht dazu verleitet,
seinen Laser auch bei "nicht spezifischen" Indikationen einzusetzen.
Dies kann sich ungünstig auf die Behandlungsergebnisse auswirken.

3) Die Indikationen, bei denen in unserem Fachgebiet eine Therapie mit
Laserstrahlen möglich ist, sind seit langer Zeit bekannt. Sie sollen
daher in unserem heutigen Zusammenhang nicht besprochen werden.

Die meisten der aufgeführten Überlegungen stellen für potentielle
Einsteiger sicher nicht gerade eine Ermutigung dar. Es sollten aber
mit der Zeit Bedingungen dafür geschaffen werden, daß die Lasertherapie nicht ganz allein den Kliniken und Instituten überlassen bleibt,
sondern hier und da auch unter Praxisbedingungen durchgeführt werden
kann.

Lasertherapy of Disseminated Kaposi's Sarcoma (DKS)

M. Landthaler, D. Haina*, M. Fröschl, U. Hohenleutner and O. Braun-Falco
Dermatologische Klinik und Poliklinik der Ludwig-Maximilians-Universität München und Gesellschaft für Strahlen- und Umweltforschung mbH
München*

Disseminated Kaposi's sarcoma (DKS) is one of the most visible signs
of the acquired immundeficiency syndrome (AIDS) and in about 20 %
of patients the first clinical symptom of the disease (1, 2).

Although DKS of the skin is usually not life threatening patients are
impaired by visible lesions of the face, rapid growing lesions, and
sometimes painful lesions on hands and feets.

Systemic therapeutical modalities are chemotherapy, interferon and
zidovudine, local ones camouflage, excision, cryotherapy, X-ray-
therapy and laser therapy.

Clinical data

Up to now we have treated 14 male patients (age 29 - 51 years, mean
39 $\pm$ 6) with lesions on the head and neck area (n = 6), trunk (n = 6),
and extremities (n = 5). Due to the limited depth of coagulation the
argon laser was only used for coagulation of macular and flat lesions,
in contrast the Nd:YAG-laser could be applied for treatment of small
nodular lesions and lesions of the oral mucosa. All treatments were
performed in local anasthesia. The CO_2-laser was not applied by us
for treatment of HIV-infected patients, since the smoke may be a
health hazard for the medical staff and bleeding occurs more often
compared to argon and Nd:YAG-laser coagulation.

Results

A marked or complete regression of small lesions was observed in 7
patients, hyperpigmented scars in 4. 7 patients did not benefit from
laser coagulation or the result could not be evaluated respectively.

292

Discussion

Since especially visible DKS lesions are a conspicuous sign of AIDS
nearly all patients seek medical help for treatment and in our experience the argon- and Nd:YAG-laser were of clinical benefit in single
patients.

Indications for laser treatment are visible initial lesions, rapid
growing tumors up to a size of to 10 mm, and tumors causing pain. But
it must be emphasized that the argon laser is only suitable for coagulation of very superficial lesions, and that after Nd:YAG-laser-coagu-
lation of thicker lesions hyperpigmented scars may impair the cosmetic
result.

Advantages of laser coagulation are the possibility to repeat it
several times, since there is no limitation of the total dose as in
X-ray-therapy, the lack of systemic side effects, and the possibility to combine it with a systemic therapy like interferons.

Of course the development of new lesions can not be prevented by laser
therapy and prognosis of patients is not improved. But by the palliative removal of visible signs of the disease and of painful lesions
the quality of life of these patients can certainly be improved. We
therefore believe that argon and Nd:YAG-lasers have a place in treatment of AIDS-patients (3).

Literatur.
(1)   O. BRAUN-FALCO, R. BRUNNER: Das disseminierte Kaposi-Sarkom bei
      HIV-Infektion. AIFO 2, 66-74 (1987)
(2)   O. BRAUN-FALCO, M. FRÖSCHL, L. GÜRTLER, M. LANDTHALER, M. MEURER,
      J. RING: Dermato-venerologische Erkrankungen als Indikatoren für
      Diagnose und Prognose der HIV-Infektion . Münch Med Wschr 130,
      331-336 (1988)
(3)   M. LANDTHALER, M. FRÖSCHL, D. HAINA, BRAUN-FALCO: Therapie des
      disseminierten Kaposi-Sarkoms. Münch Med Wschr 131, 313-315 (1989)

Cutting with the Nd:YAG-Laser in Dermatologic Surgery

F.A. Bahmer* and S. Gehrig-Rahimii**

*Hautklinik and **Anatomisches Institut, Universität des Saarlandes,
D-6650 Homburg/Saar, FRG

The Nd:YAG laser has been used in dermatology for about fifteen
years now. Due to the rather costly equipment, its use is restricted
mainly to dermatologic clinics and to some large dermatologic
private practices.

Until recently, this laser type has been used in dermatology with
the flexible quartz fiber and a handpiece in a non-contact mode of
application for the purpose of coagulation. In this mode of
application, coagulation depths of up to several millimeters can be
achieved (BAHMER; LANDTHALER)

The newly developed synthetic ceramic probes ("sapphire tips") allow
the application of the laser light in direct contact with biological
tissues (DAIKUZONO). In contact mode, the energy density at the tip
of the probe is several times the magnitude than in non-contact mode
of application. This is, at least in part, due to the decreased loss
of energy by diminished scattering of the beam.

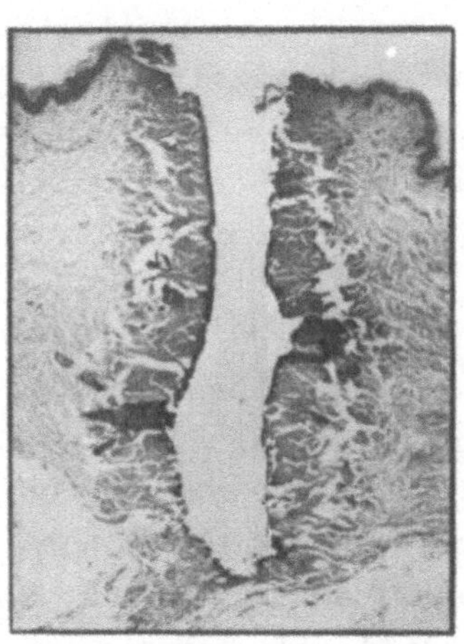

Fig. 1

Cut with a ceramic probe, tip
diameter 0.2 mm, operated at
an output of 13 watts. Width
of the cut 0.6 mm, coagulation zone at both sides about
0.5 mm.

Before clinical use, we have carried out investigations on excised
human skin specimens. With a ceramic tip of 30 mm length and a tip
diameter of 0.2 mm, the cutting canal is about 0.6 mm wide with a
coagulation zone on both sides of about 0.4 - 0.6 mm width (Fig. 1).

Additional investigations to elucidate the quality of the cut were carried out with the scanning electron microscope (SEM). Compared to an ordinary scalpel cut the ceramic probe cut yields a surprisingly smooth surface (Fig. 2), especially within the dermis. There seems to be a certain amount of sealing effect on small dermal blood and on lymphatic vessels. Although our investigations have not yet been completed, this result of our study is important in view of the potential use of this cutting device in tumor surgery, not only in the skin.

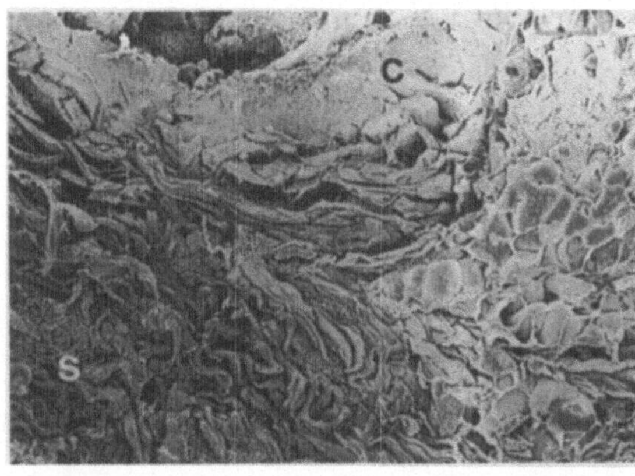

Fig 2

SEM from a cut of the ceramic probe (c), with remarkably smooth surface, compared to the rather rough surface of an ordinary scalpel cut (s)

Hitherto, we have used the ceramic tips mainly for the excision of malignant skin tumors in elderly patients. Cutting skin as a comparatively rigid tissue imposes considerable mechanical strain on the rather friable ceramic tips. Thus, a certain experience is required not to damage the tip in too short a time. Cutting speed is remarkably high, reaching 1 cm per second at an output of 12-15 watts. Higher output energies are not recommended due to increased thermal wear of the tip.

The closure of the wound or of the defect respectively can be carried out in the usual way by primary wound closure, grafting or secondary healing. It must be stressed, however, that wound healing is delayed because of the coagulation of the wound rims. There seems to be also a slightly increased risk of wound infections. The final result of scar formation cannot be judged yet because of limited follow-up times.

Bleeding is minimal because of the immediate sealing effect of the laser light on small dermal arteries and veins. This is especially important in areas or tumors with good vascularization.

Another promising field of application of the ceramic probes are haemangiomatous lesions. They can be punctured easily with the probes and the laser light applied (WACKER & BAHMER). The dosis needed is rather low, 50 to 250 joules are sufficent for lesions of up to 3 cm in diameter. Larger lesions can be treated several times.

In summary, the use of synthetic ceramic probes with the quartz fiber of the Nd:YAG laser opens a new dimension in dermatologic Nd:YAG laser therapy. Although not yet optimized, these tips supplement the wide non-contact applications.

References

(1) BAHMER FA: In: HANEKE E. (Hrsg): Gegenwärtiger Stand der operativen Dermatologie, Bd. 4, Springer, Berlin pp. 25-32 (1988)
(2) LANDTHALER M, BRUNNER R, HAINA F et al: Münch. med. Wschr. 126, 1108 (1984)
(3) DAIKUZONO N: JOFFE SN, OGURO Y (Eds.): Advances in Nd:YAG Laser Surgery, Springer, New York, pp. 19-29 (1987)
(4) WACKER KH, BAHMER FA: Phlebol. u. Proktol. 17, 145 (1988)

The Argon Laser in the Cosmetic Surgery

D. Katalinic
Privatklinik Dr. Katalinic
Am Plärrer 35, D - 8500 Nürnberg

The main laser indication in dermatology are the Portwine Stains. In
this field, we have, according to John Dixon 8,6 % excellent results,
according to Apfelberg and others 11 % excellent results. In the case
of these authors, the good results vary between 50 and 60 % on average.
The undesired weak results and cicatrizations can be indicated on average, as 35 - 40 %. According to Carruth, there are 60 - 80 % good and
excellent results (mixed), the cicatrical complications are quoted with
about 20 %. So the excellent results which we are often shown on the
occasion of representations and in literature, mostly seem to be lucky,
so-called "Sunday best" cases of the laser therapy. Part of the laser
therapeutists do not treat any larger tattoos with the CO2 or Argon
laser because of bad results. The therapy of vascular changes of the
larger vessels and teleangiectasia is of little success, in the lower
extremities. The treatment of the haemangioma and of the proliferative
lesions is successful only under certain conditions. Malign tumors of
the skin cannot be treated with any laser equipment, in the view of
the traditional medicine. The isolated reports of a successful laser
treatment in case of other lesions are of no consequence. But also the
photodynamical treatment should be mentioned: In practical dermatology
this treatment can be but a palliative method.
After a 10 years' experience with the dermatological laser treatment
we are today not only able to distinguish between what is feasible but
also which laser therapy leads to excellent, safe and always reproduc-
able results. And it is only these results which we can quote as reference for the laser treatment in dermatology. So there is a constant
relation between the size of the lesion and excellent results in the
laser treatment. To cut a long story short: The smaller the lesion, the
better the results. To reduce it to a formula in mathematics: The therapeutical effect of the laser is in inverse proportion to the size of
the skin lesion ($R \sim \frac{1}{F}$).

This finding has not changed in the course of the recent 10 years. The
dependence of the therapeutical success on colour, hardness, depth etc.
is of minor importance in this basic reflection. All this means that

$$R \sim \frac{1}{F}$$

**RELATION BETWEEN THE SIZE
AND THE THERAPEUTICAL
RESULT**

Fig.1: R = Result, F = Size of Lesion

the laser systems used in dermatology today - with the best possible
safety for the skin and with ideal therapeutical success - can only be
applied for small lesions to get the very best results. This also means
that the field of indication of the small skin lesions is mainly to be
assigned to the cosmetic range of indication which is the actual field
of dermatological laser application. The success of this treatment is
always reproducible and always excellent.

The characteristics of the cosmetic laser therapy is the removal of
lesions without scars. However, each laser shot produces a histologi-

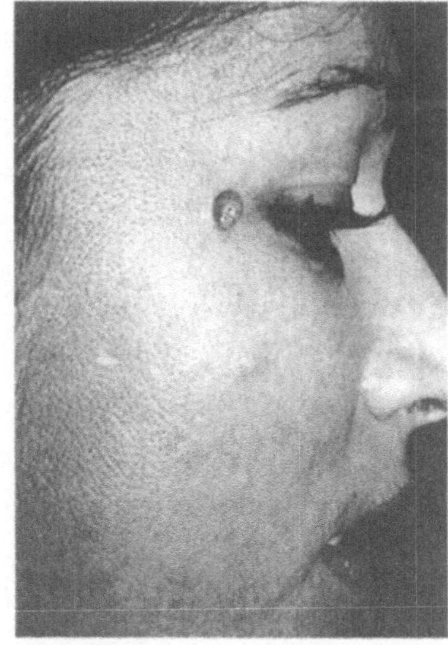

Fig.2: Typical cosmetic case
"small lesion" before treatment

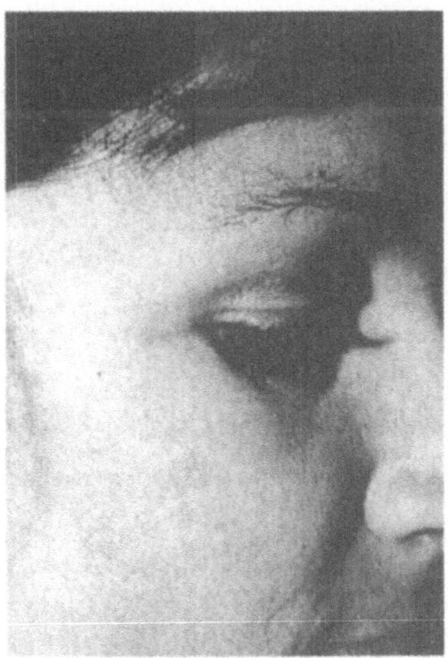

Fig.3: Same case
after treatment

cal disturbance which, as a consequence, causes a microscopical scar.
Macroscopic, in the cosmetic sense, these cicatrisations are minimal,
the scar is not visible, i.e. "without scars in the cosmetic sense".
The thermo-dynamical application mode, a way of application with a
high laser power (Watts) and short intervals (seconds) brings us close
to what we expect of an ideal laser effect. The surface is not injured
at all or scarcely so, and the lesions disappear, the colour changes
and a tissue reduction takes place. This mode is only useful for a
cosmetic therapy. All these reflections confirm a sure success of the
therapy without danger for the patient, if the laser is applied in the
cosmetic surgery.

Literatur:
(1) D. KATALINIC: laser $\underline{1}$, 57 (1985)
(2) D. KATALINIC: laser $\underline{2}$, 94 (1986)

Rational Use of the Argon Laser in Teleangectasie of the Lower Limbs (TLL)

L. CORCOS* and L. LONGO**

*Surgery Unit and **Laser Division

Casa di Cura "Villa Donatello"
Piazzale Donatello, 14 50132 Firenze (I)

Introduction

TLL are classified according to essentially anatomical or topographical criteria on the basis of their overall appearance (718-26) diameter (4-5-7-19) or on the basis of their extension (7-19-21) or topography (7-18-20-26). Various treatment techniques have been proposed, the most widespread and accreditod of which is sclerotherapy (4-6-7-10-11-12-14-15-16-17-18-19-22-23-25-27).

Telangiectasic disease, is characterized by multiple forms in several of which injections may be difficult or impossible, and the drugs poorly tolerated. Therefore, some authors have tried alternate treatments (18) the most recent of which is direct photocoagulation use Argon or CO2 or other laser (1-2-3-5-6-7-13-15-17 24). However, after the initial enthusiasm, even this method revealed shortcomings appearance of burns, scabs, scars and pigmentation caused by photocoagulation that is too extensive or too deep.

In order to limit the destructive yet effective action of the laser beam and to reduce the drug concentrations and doses of the sclerosant drugs, we combined two methods based primarily on the capacity of the laser and needle in relation to the vessel's diameter, mesured with a surgical microscope.

In TLL ranging in diameter from 0.3 to 1 mm we used Argon laser photocoagulation to occlude the periphery of selected telangiectasic areas, thus allowing the drugs to remain in the area for a longer time, hence they were more active even in smaller doses and concentrations.

We left sclerotherapy alone for telangiectases of diameters exceeding 1 mm and laser treatment alone for those smaller than 0.3 mm in which cases endovascular injections are much more difficult or even impossible.

MATERIALS AND METHODS

We worked on 445 cases of which 377 were treated by sclerotherapy alone, 27 by Argon laser alone, 8 by sclerotherapy and laser alternately and 33 by combined laser-sclerotherapy. All 33 subjects treated with LST were females mean age 38 years and underwent an average of seven treatment sessions.

After having traced the edges of the telangiestasic area with a dermographic pencil or divided the more complex and larger areas into polygons measuring from 4-9 cm², we began photocoagulation (Photos 1). It was performed on vessels afferent and efferent to the telangiestasic zone or along the traced outlines. We prefer the Argon laser since the wavelength of the emitted radiation is electively absorbed by structures of complementary color (red). The laser is no longer used for extensive destruction of the telangiectises, but to interrupt flow. In fact, it often happens that near a photocoagulated point a small perivasal zone and a short section of the telangiectasic area appear ischemic. The telangiectases are interrupted at intervals of 2-3 cm in sections where sclerotherapy is more active, without using excessive doses.

The technique for use of the Argon laser is showed on Tab 1.

Sclerotherapy is performed within the circumscribed areas with the initial mixture illustrated on Table 2.

The injection is followed by the appearance of an ischemic area which stops along the line of photocoagulation (Photo 2). Then the adjacent telangiectases to which the ischemic phenomenon has not spread are injected. After 4-6 injections the

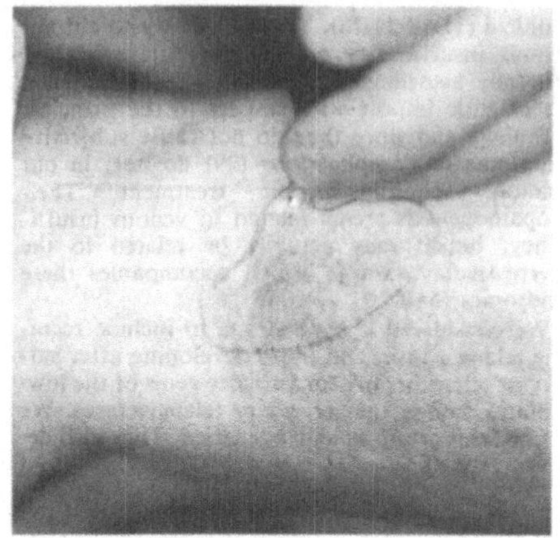

Photo 1.
42 year old female, with mixed, diffuse telangiectases of the lower limbs (venular, micro-venular and red). A first telangiectasic area and the end of a venular telangiectasic (more than 0.3 mm diameter) are delimited by Argon laser photocoagulation.

TAB.1   ARGON LASER PHOTOCOAGULATION

- wavelength   488-514 nm
- spot diameter   0.5 mm
- spot duration   0.1-0.3 sec
- power density   0.8-3.6 W/0.5 mm
- energy density   0.32-0.5 Joule
- spot/Tel ratio   by 1/1 to 4/1
- pulsating emission
- irradiation orthogonal to the lesion

TAB.2   SCLEROTHERAPY

- chromic glycerine   1.11% 2.0 ml
- sodium salicilate   20.00% 0.2 ml
- atoxysclerol
  (polydocanol)   1.00% 0.3 ml
- lidocaine   2.00& 0.5 ml

TOTAL   3.0 ML

---

vessels in which there is reflux of blood or sclerotizing solution are photocoagulated either up or downstream from the injection in order to guarantee persistency of the drugs in the vascular bed.
The treated areas are progressively covered with elastic bandages, with a compression of approximately 40 mm Hg before going on to treat the next area. This early bandaging may prevent residual telangiectases from being seen, but it is

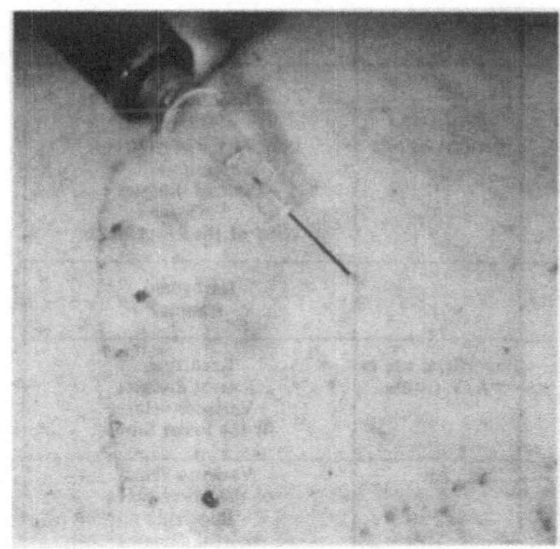

Photo 2.
The same case during the first treatment session. A first telangiectasic area has already been subjected to LST. Sclerotherapy is performed on a second area, limited by Argon laser photocoagulation. The sclerotizing solution is described in the text. A 30 G needle is used for the injection. 0.4 ml of sclerotizing solution ar injection. The ischemic area (approximately 6 cm²) is contained within the area defined by photocoagulation.
Other injection sites were photocoagulated (on the left) and blood mixed with the drug solution is leaking from others (right). Photocoagulation prevents this type of drug/blood discharge.

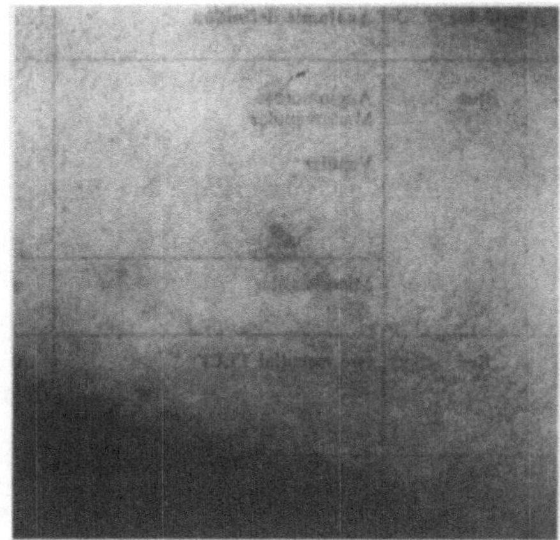

Photo 3
The same case 90 days after the second session. The enlargement makes it possible to see that the photocoagulation scars and minor pigmentations are quickly disappearing. There is still some pigmentation near the micro-thrombus (photo 4) but this too is clearly disappearing. The patient was subjected to complementary laser treatment 5 months later because of newly formed, red telangiectases (iatrogenetic) which appeared around the edges of the treated telangiectasic areas; at 8 months the results are good and stable.

effective in preventing the formation of microthrombi and hematomas which are one of the principal causes of pigmentation. It is for this reason that the more complex and extensive telangiectases often require more than one treatment, even with LST which may, in turn, be followed by microscabs and pigmentations. These, however, receded in a reasonable amount of time (1-6 months)(Photo 3).

RESULTS AND CONCLUSIONS

32 cases were concluded with satisfactory results (93.7%), at follow-up ranging from 4 to 12 months.
The only case deemed unsatisfactory was the disappointed patient who did not complete the treatment, but even in this case the reduction of the treated telangiectases was evident.
The possibility of selecting telangiectases of the lower limbs for appropriate treatment without placing the esthetic problem ahead of a possible primary pathology makes it possible to avoid disappointments for both the patient and the physician who will see a decrease in the more "stubborn" telangiectases and therefore, more successful treatments. This is the first aim of the proposed classification.
The second is to evaluate the choice of treatment by simply observing the diameter of the telangiectasic area and thus avoid the unsightly defects caused by the indiscriminate use of a single technique.
The cases subjected to LST as of this time are numerous. In treating these patients we have found advantages both in the use of sclerotherapy and in the use of lasers.
To summarize, the following are the advantages encountered with sclerotherapy.
- reduced number of injections
- reduced drug concentration (in favor of the anesthetic)
- reduced dosage per session
- greater sclerotizing activity
- reduced side effects
- disappearance of necroses
- greater short and long term stability.
We obtained the following benefits with the Argon laser:
- elimination of extensive photocoagulation
- reduced necrosis and scarring
- reduced pain
- reduced costs
- reduced treatment time.
The results obtained with LST surpassed our earlier experiences with single techniques. Furthermore, using a single method we often had to interrupt the continuity of weekly sessions due to the onset of side effects or for a prudent evaluation of the individual patient's behavior. With LST such interruptions are no longer necessary and the disappearance of the unsightly marks is more evident and progressive.
We trust that these preliminary findings will prompt others to use this method and that their results can be successfully compared with ours in the future.

BIBLIOGRAPHY

1 - ACHAUER BM, VANDER KAM UM, Argon laser treatment or teleangectasias of the face and neck: 5 year's experience. Laser Surg.Med., 1987.7:87-91.
2 - APFELBERG D.B., MASER M.R., LASH H., WHITE D.N., FLORES J.T.:Use of the argon and carbon dioxide lasers for treatment of superficial venous varicosities of the lower extremity. Laser Surg.Med.1984,4(3), 221-231.
3 - APFELBERG D.B., SMITH T., MASER M.R., LASH H., WHITE D.N.:Study of three laser systems for treatment of superficial varicosities of the lower extremity. Laser Surg. Med. 1987.7 (3), 219-223.
4 - BIEGELEISEN K.: Rational approach to lower extremity telangectasia. Phlebology '85. London 1986. D.Negus & G.Jantet (Eds) 232-235.
5 - CARRUTH J.A.S.: Argon laser therapy for the port wine stain. Phlebology. '85.London '86.D.Negus & Jantet (Eds) 242-244
6 - CORCOS L., LONGO L.: Laser e scleroterapia combinata delle teleangectasie degli arti inferiori. Atti II Congr. Internaz. di Flebolinfologia, Ferrara, 20-23 Aprile 1988. In: Flebolinfologia 1988, I:289-291

7 -   CORCOS L, LONGO L.: Classification and therapy of telangectasis of the lower limbs. LASER, 1988 I(3):22-28

8 -   CORCOS L., PERUZZI G.P., ROMEO V., PROCACCI T., DINI S.: La biopsia venosa periferica: significato, limiti, indicazioni, applicazioni cliniche. Flebo-Linfologia. Atti del 2° Congresso Internazionale di Flebo-Linfologia 1988. Ed. S.I.F.L. Editrice Salus Internazionale. Roma 1988.

9 -   CURRI S.B.: Correlazioni microvascolo-tessutali e stasi venosa: alterazioni dei micro-vasi e dei tessuti cutaneo, adiposo e muscolare. Flebologia '87. Atti del 4° Congresso Italiano di Flebologia. Bologna 1987. Monduzzi Editore. Editor Consiglio Direttivo della SIFCS 265-284

10 - DEE R.: Treatment of multiple cutaneous telangiectases of the lower extremity in women: indications and technique. Phlebology '85. London 1986. D. Negus & J.Jantet Eds 236-238.

11 - FLANGINI S.:Telangectasie: trattamento combinato sclerosante e mesoterapico, esperienza personale. Varici degli arti inferiori. Atti del Corso di Aggiornamento e Simposio Internazionale. Cortona 1981. Ed.L.Consiglio, M. Rosmini, G. Giorgi. 302-305.

12 - GALLO R.: Le mésothérapie en phlébologie. Phlébologie 1980.33 (1), 153-156.

13 - GOOR W.: CO" Laser tretment for telangectasia of the leg. Phlebologie '85. London 1986. D. Negus & J.Jantet Eds. 239-241.

14 - HOBBS J.T.:Trattamento delle venule dilatate o microvarici. Malattie delle Vene - Clinica e Terapia. Roma 1981; Ed. Il Pensiero Scientifico. 303-318

15 - LONGO L.: Terapia Laser. Firenze 1986. Ed USES

16 - LONGO L.: I lasers in flebologia. In: MARONGIU GM Trattato italiano di flebologia 1989 UTET ED. TORINO (In press)

17 - LONGO L.: Les lasers en phlébologie. Acta Ier Congrès Mondial des lasers medicales. Soc. Suisse de Laser Therapy, 13-16, Avril 1989, Crons Montana (CH)

18 - OUVRY P.: Le telangectasie degli arti inferiori. In Bassi G.: Compendio di Terapia Flebologica. Torino 1985. Ed. Minerva Medica. 105-110

19 - PARVULESCU J.: La sclérothérapie de téléangectasies. Phlebology '85. London 1986. D.Negus & J.Jantet Eds. 246-249.

20 - PERUZZI G.P., CORCOS L., ROMEO V.: L'ecotomografia ad alta risoluzione e l'ultrasonografia doppler nello studio dell'insufficienza venosa degli arti inferiori. Atti del I° Congresso Nazionale della Società Italiana di Ultrasonologia Medica-Biologica, Bologna 1988. Novappia Ed.

21 - ROBERT L.R.: Telangectasie e porpore. In Hurst: Medicina Clinica, Milano 1986, Masson Ed. 656-659.

22 - ROSE S.: The treatment of microvarices. Phlebology '85 London 1986. D.Negus & J.Jantet Eds. 245.

23 - SIMKIN R.: Enfermedades Venosas. Buenos Aires 1979. Lòpez Libreros Ed:

24 - SMITH T., APFELBERG D.B., MASER M.R., LASH H., WHITE 9D.N.: 532 manometer green baser beam Treatment of Superficial Varicosities of the lower extremities. LASERS in Surg. and Med, 1988 8:130-134

25 - STEMMER R.: Le traitement sclerosant des varices. Varici degli Arti Inferiori. Atti del Corso di Aggiornamento e Simposio Internazionale. Cortona 1981. Ed. L. Consiglio, M. Rosmini, G. Giorgi, 35

26 - STOLIC R.: Nouvelle division des veines communicantes du membre inferieur. C.R.Ass. Anat. 1972.1:164

27 - TOURNAY R. ET COLL: Terapia sclerosante delle varici. Milano 1984. Raffaello Cortina Editore.

28 - WIDMER L.K., BILAND L.: Varicose veins chronic venous insufficiency. A medical problem? Superficial and Deep Venous Diseases of the Lower Limbs, M.Tesi-J.A. Dormandy Eds. Torino 1984. Ed Panminerva Medica. 20-23.

Unusual Cases Treated with the CO_2-Laser

U. Hohenleutner[1], M. Landthaler[1], D. Haina[2],
W. Waidelich[2] und O. Braun-Falco[1]

[1]Dermatologische Klinik und Poliklinik der Ludwig-Maximilians-Universität München
[2]Gesellschaft für Strahlen- und Umweltforschung, München-Neuherberg

Aim of the presentation is to demonstrate possibilities of laser application in unusual skin conditions.

In a 54-year-old patient with Buschke-Löwenstein-tumor of the penis amputation could be avoided by vaporisation of the tumor masses with the CO2-laser and postoperative adjuvant interferon-alfa-2b treatment; the result was cosmetically and functionally excellent.
A giant granuloma pyogenicum on the chin of a 18-year-old girl was vaporized and a probably disfiguring excision scar could be prevented.
Irregular facial scars following pyodermia vegetans of a 47-year-old male patient were treated with very good cosmetic result.

Additionally we demonstrate two unusual cases of argon-ion laser treatment:

A 37-year-old woman married to an African had her gingiva tattooed with blue ink as a tribal mark. By argon laser treatment nearly all of the pigment could be removed (after her divorce and return to Europe).
In a 44-year-old female patient with an extensive verrucous epidermal nevus of the face and back argon ion laser treatment gave a very good cosmetic result; the patient has remained free of disease for five years till now.

Photobiologie
Photobiology

Laser Spectroscopy in Life Sciences

A. Anders

Institut für Biophysik, Universität Hannover, FRG

Summary:

Lasers became indispensable tools in many fields of spectroscopy because
of their high spectral, spatial and time resolution. They opened a new
era not only in physics and chemistry but also in biology and medicine.
Laser spectroscopy is widely used in basic biological and medical research.

There are various techniques of laser spectroscopy - according to the
different laser properties - in the fields of life sciences. The capa-
bilities of biomedical spectroscopy were greatly extended with the development of tunable dye lasers, especially in the UV. And ultrafast
laser pulses opened the study of very fast biochemical processes and
kinetics of primary events in complex biological molecules. The applications range from the spectroscopy of biomolecules in vitro like
nucleic acids or hemeproteins over the study of living cells and tissue
to the reactions of human skin on patients.

With spectroscopic methods questions related with the photo- and photo-
chemotherapy of skin diseases like psoriasis as well as with the photo-
chemotherapy of tumors can be answered. An example of photomedical research is the determination of action spectra of human skin directly on
patients in the UVB and UVA.

Reference:

A. Anders, M. Knälmann: Laser Spectroscopy in Life Sciences
in: Applications of Lasers in Polymer Science and Technology, ed. J.F.
Rabek, J.P. Fouassier, Boca Raton: CRC Press (1989), in press

Kinetische Untersuchungen von Hautreaktionen nach Laserbestrahlung im UVA

M. Knälmann, A. Anders. H. Tronnier *

Institut für Biophysik, Universität Hannover, FRG

*Hautklinik der Städtischen Kliniken Dortmund

In der photodermatologischen Forschung werden Laser bereits seit längerem eingesetzt. Durchstimmbare Laser stellen für diese Forschung eine ideale Lichtquelle dar, weil sie wegen ihrer Monochromazität und der Einstellbarkeit der gewünschten Wellenlängen sehr differenzierte Aktionsspektren liefern können (1,2,3). In jüngster Zeit wurde insbesondere das Verhalten menschlicher Haut nach Bestrahlung im UVA beobachtet. Wegen des Einsatzes der Phototherapie bei verschiedenen Hautkrankheiten sowie wegen der inzwischen schon sehr verbreiteten Anwendung von UVA-Strahlung zur kosmetischen Bräunung erwuchs hier besonderes Interesse. Im Bereich von 320 bis 380 nm wurden die Schwellenwerte für die Erythem- und Pigmentreaktionen bereits mit Hilfe eines Excimer-Laser gepumpten Farbstofflasers ermittelt(4).

Für Untersuchungen in diesem Wellenlängenbereich ist eine weitere Eigenschaft des Lasers, die hohe spektrale Intensität, von großer Bedeutung. Energien bis zu 60 Joule pro cm^2 sind erforderlich, um sichtbare Reaktionen auf der Haut hervorzurufen. Jeweils zwei Kurven wurden ermittelt. Zum einen die Schwellenwerte für das Auftreten des Erythems, zum anderen die für das Auftreten eines Pigments. Diese farbigen Hautreaktionen treten zu unterschiedlichen Zeiten nach der Bestrahlung auf. Als Detektor für die Bestimmung der Hautfärbung wurde hier, wie auch in den anderen Arbeiten zu diesen Forschungen, meistens das Auge eingesetzt. Für die Aufstellung von Aktionsspektren wird i.a. für das Erythem das Erscheinungsbild nach 24 Stunden, für das Pigment das nach 3 bis 7 Tagen gewählt.

Weiterhin findet man im UVA-Bereich ein Sofortpigment, im englischen Sprachgebrauch Immediate Tanning oder IT genannt. In der Literatur werden also neben dem Erythem (E) das Pigment, auch als verzögertes Pigment (DPD) bezeichnet,und das Sofortpigment IT unterschieden. Das zeitliche Auftreten dieser drei Erscheinungen ist abhängig von der Bestrahlungswellenlänge. Während im UVB erst das Erythem und dann das verzögerte Pigment auftritt, hat man im UVA-Bereich immer zunächst mit dem Sofortpigment zu rechnen. Im Bereich kürzerer Wellenlängen des UVA verschwindet das IT sehr bald, um danach der Erythembildung

Raum zu geben. Bei höheren Wellenlängen kann es in ein permanentes Tanning übergehen.

Interessant sind diese Vorgänge im Zusammenhang mit der Neubildung oder Verlagerung von Melanin in der Haut. Über die Reaktionsmechanismen in der Haut nach wellenlängen-selektiver und intensiver UVA-Bestrahlung ist kaum etwas bekannt. Die Aufklärung der Kinetik von Erythem- und Pigmentbildung könnte hierzu voraussichtlich Beiträge liefern. Farbänderungen während der ersten Zeit nach Bestrahlungsende könnten Aufschlüsse über die molekularen Mechanismen in der Haut liefern. Wie sich bei der Bestimmung von Aktionsspektren bereits gezeigt hat, ermöglicht der durchstimmbare Laser also eine große Differenzierung bei der Erzeugung von Hautreaktionen. Wenn diese Möglichkeit als Basis für die Aufklärung von Vorgängen in der Haut dienen soll, dann sollte auch die Auflösung von Ergebnissen dem angepaßt und groß sein.

Farbreaktionen auf der Haut wurden bisher meist mit dem Auge beobachtet. Das Auge ist nun ein sehr empfindlicher Detektor, auch hinsichtlich von Farbänderungen wie von braun nach rot und umgekehrt. Es bleibt jedoch stets subjektiv bei der Beobachtung. Eine objektivere Beobachtung in qualitativer und quantitativer Hinsicht schien uns für Untersuchungen im UVA-Bereich besonders wünschenswert. Die Suche nach einem derartigen Detektor führte uns zu einem registrierenden Farbmeßgerät.

Hier wollen wir über die ersten Ergebnisse zur Leistungsfähigkeit dieser Methode berichten, soweit wir sie für unsere Ziele getestet haben. Zur Bestimmung der Farbwerte auf der Haut verwendeten wir das Farbmeßgerät Chroma-Meter der Firma Minolta. Konstruiert wohl mehr für industrielle, aber auch für wissenschaftliche Zwecke wird es eingesetzt, um Farben in Zahlenwerten zu beschreiben. Die subjektive Farbempfindung wird ersetzt, um eine exakte Farbkommunikation zu erreichen. Auch Nuancen sollen verbindlich ausgedrückt werden können, wenn man drei Meßwerte verwendet: L, a und b. A und b nennen die Position auf zwei Farbachsen, wobei a der Rot-Grün-Achse und b der Blau-Gelb-Achse zugeordnet ist. L steht für die Helligkeit einer Farbe. Dieses Gerät schien uns geeignet, den zeitlichen Verlauf von Farbänderungen auf der Haut nach UVA-Bestrahlung objektiv zu erfassen und zu registrieren, um so möglicherweise Aufschlüsse über Vorgänge der Melaninbildung etc. zu erhalten.

Ergebnisse.

Nach jeder Laser-Bestrahlung der Haut wurde die bestrahlte Stelle sofort und fortlaufend gemessen. Die Farbinformationen wurden bis zu
zwei/drei Stunden nach Bestrahlungsende abgefragt, besonders intensiv
bezüglich der zeitlichen Reihenfolge aber bis zu etwa 30 Minuten nach
Bestrahlung. Die in dieser ersten Zeit auftretenden Änderungen der Hautfarbe spielen sich, bei entsprechender Dosierung, nur in einem winzigen
Bereich des Farbkreises ab. Die Messung der unbestrahlten Haut selbst
ergibt, von Proband zu Proband, an verschiedenen Körperstellen sowie
in Abhängigkeit von Vorbehandlungen, schon Unterschiede in den Farb-
werten, die in der gleichen Größenordnung liegen. Es schien uns daher
sinnvoll, zunächst die Farbänderungen und nicht die absoluten Farbwerte
zu betrachten.

Variiert wurden verschiedene Ausgangsbedingungen, darunter die Bestrah-
lungs-Wellenlänge, die Hautfarbe bzw. -stelle der Probanden (Grad der
Vorpigmentierung, Hauttyp), die Bestrahlungsintensitäten und -zeiten.
Aus der Fülle von Informationen, die wir dabei erhalten haben, wurden
einige Beispiele herausgegriffen, welche die Anwendbarkeit der Methode
beleuchten. Zunächst zeigt sich, daß die kinetischen Spektren recht
differenziert sind. Dennoch zeigte die vorläufige Betrachtung immer
wieder, daß Reproduzierbarkeit bei den Verläufen auftritt.

In Abb.1 wird die Veränderung von a dargestellt, wie sie sich nach Bestrahlung bei drei verschiedenen Wellenlängen ergibt. Hier zeigt sich,
daß wegen der Differenziertheit dieser Spektren die zeitliche Verteilung der bisher erhaltenen Meßwerte noch nicht ausreicht, um den Verlauf vollständig darzustellen. Aus der Abbildung geht auch hervor, daß
die auftretenden Peaks offensichtlich von relativ kurzer Dauer, etwa
2 Minuten lang sind. Die zeitliche Beobachtung sollte daher bei zukünf-
tigen Messungen noch verfeinert werden. Doch schon diese noch etwas zu
grobe Auswertung weist auf Übereinstimmungen hin. Dies zeigt sich beim
Vergleich der drei Spektren miteinander. So läßt sich bei allen drei
Darstellungen ein Peak des Rotanteils bei etwa 13 und etwa 19 Minuten
nach Bestrahlungsanfang annehmen. Nach Bestrahlung der Haut mit Laser-
Wellenlängen von 313 bzw. 328 nm zeigt sich das Maximum bei etwa 13
Minuten recht deutlich. Diese vorläufigen Ergebnisse deuten wieder auf
die Reproduzierbarkeit der Methode hin. Ein weiteres Ergebnis aller unserer Laser-Bestrahlungen tritt hier beispielhaft auf. Die Farbänderungen der Haut während der ersten Zeit nach Bestrahlungsende treten offenbar wellenförmig auf.

In der nächsten Abbildung ist der zeitliche Verlauf des a-Wertes aus

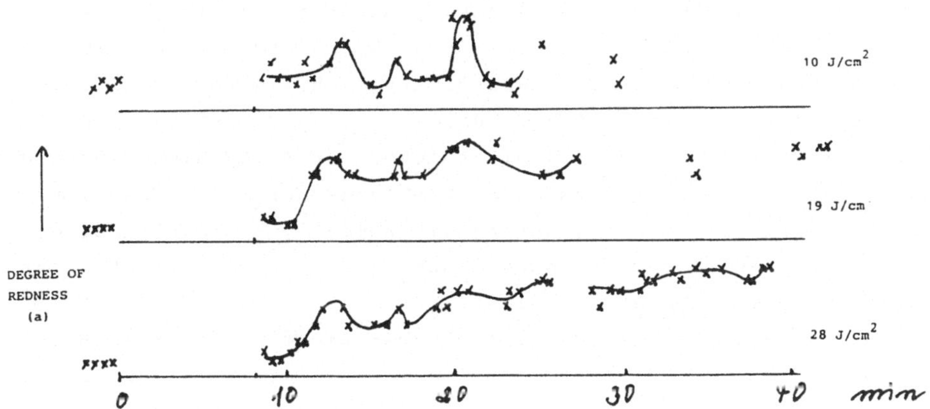

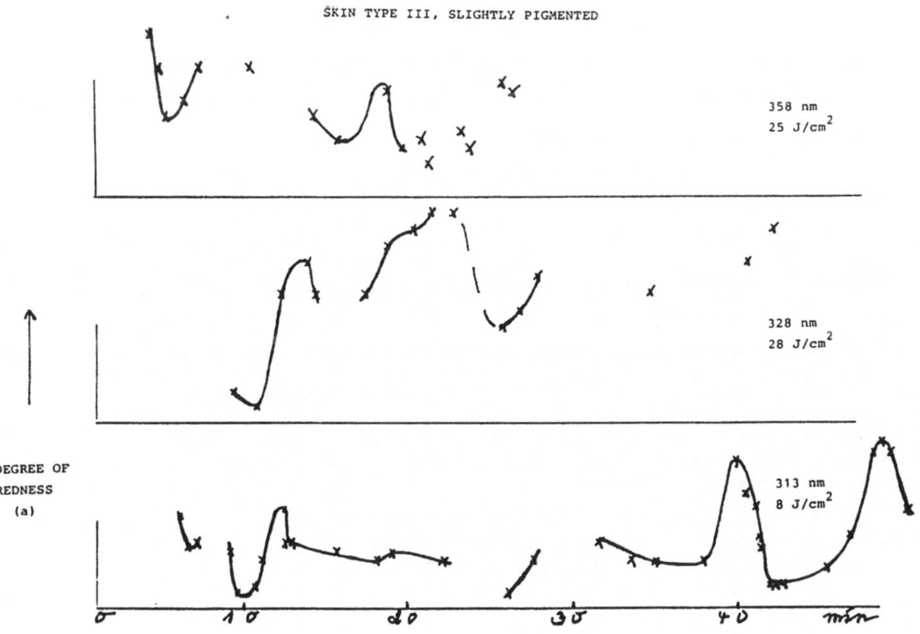

Zeitlicher Verlauf des Rotanteils in der Farbe von bestrahlter Haut,
beginnend 0,5 min nach Bestrahlungsende. Abb.1 (oben). Drei Bestrahlungsenergien. Bestrahlungszeit 8 min. Abb.2 (unten). Drei Bestrahlungs-
wellenlängen. Bestrahlungszeiten 4, 9 und 5,5 min.

drei Bestrahlungsexperimenten mit unterschiedlichen Bestrahlungsenergien dargestellt. Der wellenförmige Verlauf wird auch hier sehr deutlich. Peaks treten in dem am intensivsten gemessenen Bereich bis zu
30 Minuten zu etwa gleichen Zeitpunkten auf. Dies zeigt wieder die Reproduzierbarkeit der Messungen. Ferner deutet sich hier ein möglicherweise allgemeingültiges Ergebnis an. Aus der Abbildung ist zu entneh-
men, daß die Maxima des Rotanteils mit abnehmender Bestrahlungsenergie
deutlicher auftreten. Bei bestimmten Bestrahlungsenergien können also
die Hautreaktionen, oder deren quantitative Komponente, deutlicher erfaßt werden. Künftige Versuchsplanungen und -auswertungen müssen daher
die größere Komplexität berücksichtigen.
Abschließend ist zu sagen, daß die durch Laser-Licht-induzierten Hautreaktionen erst durch den Einsatz einer exakteren Farbbestimmungsme-
thode in ihrer Vielfalt erfaßt werden können. Der Einsatz des hier verwendeten Farbmeßgerätes ist noch in verschiedener Hinsicht zu optimieren. Der spektral schmalbandigen Laser-Bestrahlung steht erst damit für
Untersuchungen von Hautreaktionen eine adäquat differenzierte Auswer-
tungsmethode gegenüber. Diese Methode ermöglicht eine objektive, schnelle Messung und Registrierung verschiedener Parameter. Interessant erscheinen uns insbesondere die durch die a- und b- Werte dargestellten
Ergebnisse. Die a- und b- Werte können als Indikatoren für die Erythem-
und Pigmentreaktionen der Haut dienen.

Literatur

1. A. Anders, P. Aufmuth, E.-M. Böttger, H. Tronnier (1984). Investigation of the erythema effectiveness curve with tunable lasers.
   Dermatosen, 32, 166-170

2. A. Anders, M. Knälmann, H. Tronnier (1988). Aktionsspektrum von 8-
   Methoxypsoralen im UVA in menschlicher Haut.
   Dermatosen, 5, 165-167

3. A. Anders, M. Knälmann, H. Tronnier (1989).
   in: Psoralens, ed. P.B. Fitzpatrick, P. Forlot, M.A. Pathak,
   F. Urbach, London: J. Libbey

4. A. Anders, M. Knälmann, H. Tronnier, E.-G. Niemann.
   Erythema and melagonesis action spectra of human skin.
   Photochem. Photobiol., to be published

Systematic Studies of Biophoton as Biological Information in the Optical Region

I Two-Dimensional Imagery and Analysis of Ultraweak Biophoton Emission

H. Inaba[1,2], R. Q. Scott[1], M. Usa[1], M. Kobayashi[1], and T. Ichimura[1]

[1] INABA Biophoton Project, Research Development Corporation of Japan (JRDC), Sendai 980, Japan, [2] Research Institute of Electrical Communication, Tohoku University, Sendai 980, Japan

The phenomenon of ultraweak light emission which is closely related to the process of life and biological activities has recently been recognized [1]. Called simply biophoton, this phenomenon has been observed in various plant tissues and seeds, animal organs such as liver, heart and brain, and vital tissues such as muscles and neurons as well as blood, membranes, bacteria, macrophages, tumor tissues and cells, and other cells. Thanks to recent progress in optical electronics, a development base has been established for the quantitative measurement of ultraweak light undetectable by the human eye and information analysis of its various features. The detection of ultraweak photon emission using a photon counting technique requires highly sensitive photomultiplier tubes, and by employing a well-designed optimum operation method an average of one photon can now be detected every few seconds or even every a minute and so on [2]. No specific substance appears to exist in the phenomenon of ultraweak biophoton emission as is present in bioluminescence of fireflies, luminescent bacteria and the like, and the phenomenon is believed to occur rather broadly in nature in conjunction with biological processes and functions.

One of the aims of our Biophoton Project in the Research Development Corporation of Japan (JRDC), which is fully supported by Japanese Government, is to develop methods for the fundamental characterization of biophoton emission through measurements and analyses of, for example, emission intensity, spectral distribution, spatial and temporal patterns, and correlation with other information on biological activities and life functions as well. An attempt is also being made to establish a technical basis for noninvasive and nondestructive measurement of new biomedical information through biophoton phenomena.

As a part of systematic studies of biophoton emission from various living organisms and tissues as biophoton information, we are developing highly sensitive photon-counting imaging systems for detecting two-dimensional imagery and for analyzing spectral distribution [3],[4],[5]. Photon counting method offers, as well known at present, a reasonable approach to measurement and study of ultraweak light emission processes. Advent of the microchannel plate and position sensitive detector, moreover, has made possible two dimensional photomultiplier tubes. These devices greatly extend the usefulness of the photon counting technique, adding the versatility of an imaging capability. An imaging photomultiplier tube can be exploited in two ways; to simply produce ultraweak photon emission images (and

314

photon counting data over the plane of the image) or, by imaging diffracted light from a slit or other suitable aperture, to produce spectra [5]. In the latter case, these devices offer an advantage over linear diode arrays in sensitivity and in signal-to-noise ratio since the spectrum is produced by integrating detected photon counts accumulated in columns perpendicular to the direction of dispersion. In this paper, we describe ultraweak biophoton emission images in the early stage of soybean germination obtained for the first time with our highly sensitive photon-counting imaging system [3]-[6].

Figure 1 shows a block diagram of our imaging system utilizing an imaging photomultiplier tube [4]. This tube detects single photoelectron events and their position in the plane of the photocathode PC. A stack of microchannel plates MCP provides gain while preserving position information. The system used in the work reported here consists of an imaging photomultiplier tube, an x-y position computer, an image memory, a processor and a monitor (Hamamatsu Photonics K.K., Japan). In the photon counting regime an object O is imaged onto the photocathode PC by the lens L. Photoelectrons ejected from the photocathode are electrostatically focused on the microchannel plates MCP (other manufacturers use proximity focusing). The burst of secondary electrons emerging from the multichannel plates then strikes the position sensitive detector PSD. From the relative pulse amplitudes measured at the corners of the PSD the position of the photoevent is determined. The photocathode is useful over the wavelength range of approximately 350 to 850 nm. The photomultiplier tube is cooled to approximately $-20\overset{\circ}{C}$ so that the noise count rate over the entire photocathode (15 mm diameter) is about 4 counts per second. The image is then displayed in a 512 x 512 pixel format on the monitor. The total number of photoelectron counts accumulated at a given pixel location is indicated by means of a color coding scheme to facilitate visualization.

As samples, etoliated soybeans were prepared by germinating soybeans in darkness. Then a pair of cotyledon of one of these dark-adapted soybeans after 4 to 5 days of germination had been carefully separated, and one half of the sample soybean including its intact radicle and plumule was set in a sample cell with a small amount of 0.01 mM KCl solution.

Employing the system described above we have obtained, for the

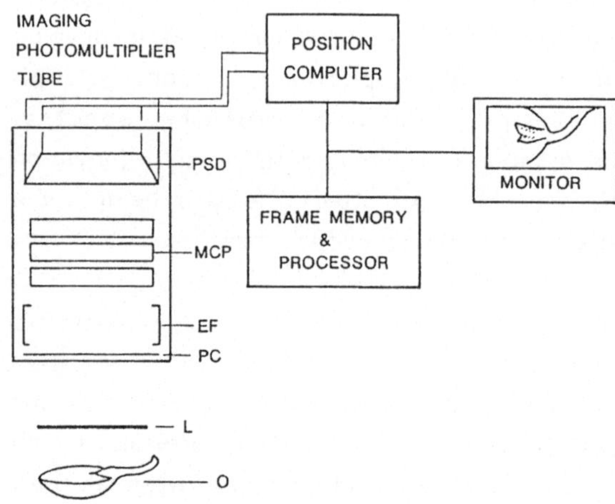

Fig. 1 Schematic diagram of the photon-counting imaging system; O: specimen; L: lens; PC: photocathode; EF: electrostatic focuser; MCP: microchannel plates; PSD: position sensitive detector [4].

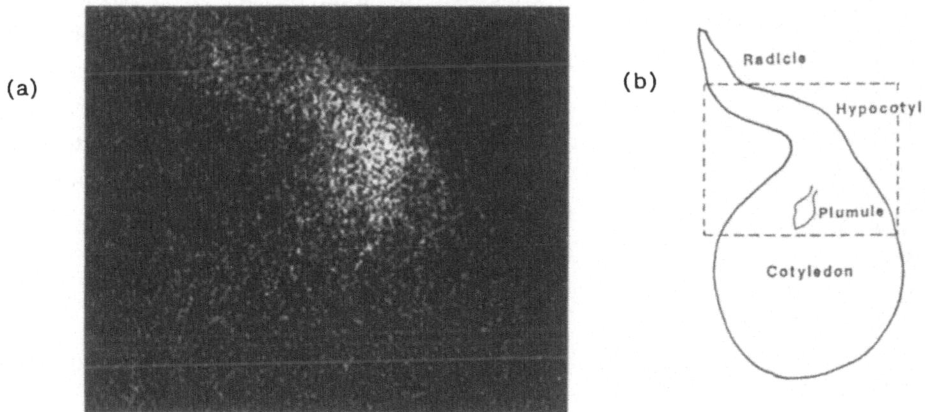

Fig. 2 (a) Ultraweak biophoton emission image of mitosing soybean after 5 days of germination [4], and (b) schematic drawing of the sample soybean; the area included in the image is indicated by the dashed line.

first time as far as we are aware, images of germinating soybean in the photon counting regime as shown in Fig. 2 (a) [4],[6],[7]. For clarity, the soybean sample used is illustrated schematically in (b). The total exposure time required was 93 minutes, and the total number of photoelectrons, represented by dots on the display, was 67,788 with an average rate of 12 counts/sec. It should be noted that this emission pattern was obtained by keeping the specimen in complete darkness in stable conditions for a long period of time (5 days) in order to eliminate the possible effects of delayed fluorescence due to chlorophyll and others, and undesirable physiological excitement caused by external stimuli such as light exposure and physical injury. Although the average count rate of biophoton emission is relatively low, remarkable emission is observed in the segment of hypocotyl, the junctional region between radicle and plumule, where active cell division is taking place for growth. In contrast, emission from the plumule itself or from the cotyledon is much less. It is possibly believed that this biophoton emission is closely related to the biochemical and biophysical processes of cell multiplicataion and successive growth.

Furthermore, Fig. 3(a) shows a photograph of the raw image of an another germinating soybean displayed on the monitor tube of our photon-counting imaging system [3],[7],[8]. For this measurement, a thin specimen approximately 2 mm thick carefully cut off from one of a pair of cotyledon of a dark-adapted soybean after 4 days of germination was employed. In Fig. 3(c), the visual image of the sample taken by irradiating externally weak light capable of displaying it on the monitor is shown for reference. It is seen that the cotyledon occupies major portion in this photograph with the narrow radicle extending from right end to upper left. Moreover, Fig. 3(b) illustrates the enhanced image of Fig. 3(a) by a smoothing procedure. In this case, 30 minutes were taken for the total exposure which gave

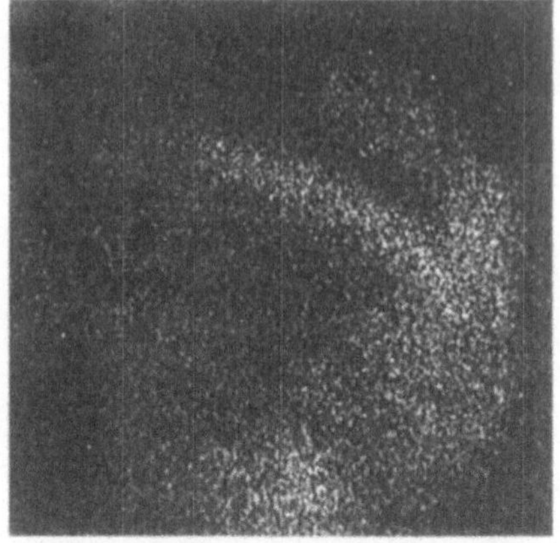

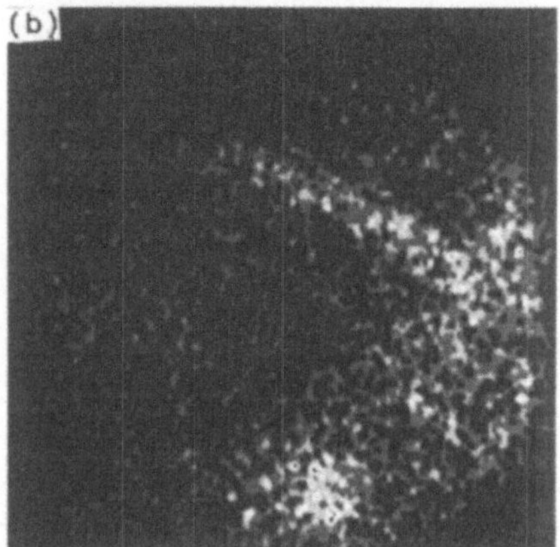

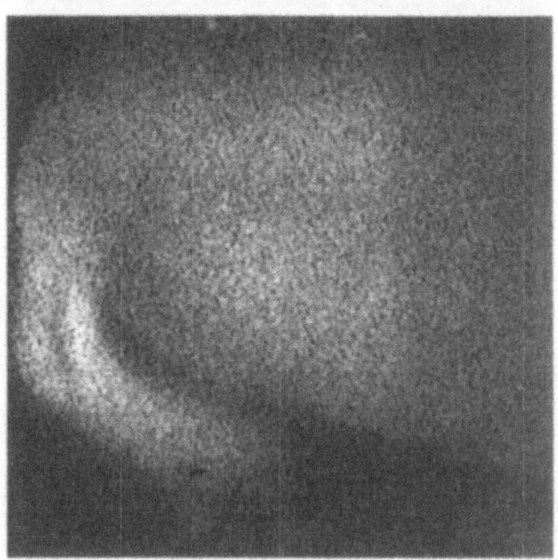

40,700 as the total number of photoelectrons with an average rate of 23 counts/sec. An extension of these works is in progress in which tissue specific responses of germinating soybeans to scavengers and inhibitors of active oxygens and other substances known to interfere with oxidative processes are being examined.

In summary, we have obtained novel morphological information concerning ultraweak photon emission from germinating soybeans, as presented in Figs. 2 and 3. These results clearly demonstrate tissue specific localization of extremely weak light emission and serve to illustrate the potential usefulness of two-dimensional photon counting technique in the study of biophoton emission phenomena. Further studies are expected to develop new methods of measuring and analyzing biophotons, and to achieve novel information on biological functions and processes based on these phenomena.

References

[1] Cf., Experientia 44, No.7 (1988).
[2] H.Inaba: Experientia 44, 550 (1988).
[3] R.Q.Scott, S.Mashiko, M.Kobayashi, K. Hishinuma, T.Ichimura, B.Yoda, H.Inaba: JOSA A4(13), P51 (1987).
[4] R.Q.Scott, M.Usa, H.Inaba: Appl.Phys. B48, 183 (1989).
[5] R.Q.Scott, H.Inaba: J. Biolumin. Chemilumin. 4 (1989) to be published.
[6] M.Usa, R.Q.Scott, M.Kobayashi, T.Nagoshi, N.Watanabe, H.Inaba: Photomed. Photobiol. 10, 55 (1988).
[7] M.Usa, H.Inaba: Parity 3 (3), 73 (1988) (in Japanese).
[8] H.Inaba: O plus E No.96, 82 (1987) (in Japanese).

Fig. 3   (a) Raw image of mitosing soybean obtained using only ultraweak biophoton emission of a thin sample of about 2 mm thick after 4 days of germination, (b) enhanced image of (a) by a smoothing procedure, and (c) visual image of the sample taken under weak light irradiated externally [7],[8].

Systematic Studies of Biophoton as Biological Information in the Optical Region

II Relationship between Ultraweak Biophoton Emission and Bioelectrical Activity in Plant Roots

H. Inaba[1,2], M. Usa[1], M. Kobayashi[1], R. Q. Scott[1] and T. Ichimura[1]

[1] INABA Biophoton Project, Research Development Corporation of Japan (JRDC), Sendai 980, Japan, [2] Research Institute of Electrical Communication, Tohoku University, Sendai 980, Japan

Biochemically generated electronically excited states are ubiquitous in living systems and the light such states emit can be utilized to probe the underlying processes and activities involved. Aside from the well known and understood bioluminescence found in fireflies, bacteria, sea creatures, etc., there is a less well understood emission from almost all animal and plant tissues, cells and organs characterized by its extreme weakness, ranging in intensity from perhaps a few to about $10^3 - 10^4$ photons per second per cm^2 of sample [1], [2]. These phenomena of ultraweak light emission which are closely related to the process of life and biological activities, named simply biophoton emission, seem to have no specific sources such as associated with visible bioluminescence as described in the previous paper [3] (referred hereafter as Paper I). They are believed to appear rather broadly in nature in conjunction with a variety of biochemical and biophysical processes and biological functions.

Hence the technology of measuring and analyzing of extremely weak light is expected to convey novel findings and to provide new information on ultraweak photon emission from biological tissues, cells and substances, that is, biophoton. For this aim as well as for realizing a means of noninvasive and nondestructive measurement of vital functions and processes through biophoton phenomenon, we have developed various types of extremely sensitive photon counting systems for the temporal and spatial characterization and spectral analysis [1], [3]-[7].

Furthermore, for the purpose of studying the inherent role and basic mechanisms of biophoton emission in the living system from a macroscopic point of view, we have applied an electrophysiological method which does not physically damage the specimen, and succeeded for the first time as far as we know in measuring simultaneously both ultraweak biophoton emission and bioelectrical activity. Among various bioelectrical parameters to be examined, the surface potential was initially chosen for comparative study [8],[9],[10].

This paper reports the technique and results of simultaneous measurement of ultraweak biophoton emission intensity and surface potential employing a germinating soybean root including hypocotyl, for inspecting the methodological and phenomenological significance of biophoton information which introduces a new aspect to study the living state and vital functions.

In the experiment, a healthy and dark-adapted whole soybean (Glycine max), after

318

more than 3 days of germination at 25°C with no physical injury or infection, was employed as a model system of macroscopic growth. The total length of the region including hypocotyl and radicle of the sample was about 3 - 4 cm initially.

In Fig. 1, a schematic diagram of the experimental system for the simultaneous measurement of ultraweak biophoton emission and surface potential is shown [10]. The biophoton emission intensity was measured by the highly sensitive photon counting system which utilizes a specially selected photomultiplier tube PM, R1333 (Hamamatsu Photonics K.K., Japan) with a spectral response in the range of 300 - 900 nm and a photocathode diameter of 46 mm. The photons emitted from intact cotyledon were blocked by a black partition, a small container covering the cotyledon without disturbing physiological condition, and the biophoton emission originating only from the hypocotyl and radicle was detected directly. All measurements were performed in a shielded room. All of the data obtained were recorded with a chart recorder and a microcomputer was employed for controlling the process of measurement. In order to maintain a relatively high humidity surrounding the specimen, all gases, including filtered air, were introduced into the sample cell through a sterilized water unit of the environment control system. Depending on practical requirements, atmospheric and gel temperatures were also regulated independently as well as gas conditions.

For the measurement of surface potential, a teflon-coated platinum wire electrode 80 μm in diameter with a small portion of agarose-KCl gel was carefully attached and fixed around the surface of the mature zone of the hypocotyl, and only the tip of radicle was placed in 0.5% agarose gel containing a disk-type reference electrode and a set of thermoprobes to measure the temperature of radicle. The agarose gel for supporting the root system was prepared with 0.01 mM KCl and 3.0 mM $CaCl_2$ as aqueous solutions. The chemicals used were of the finest grade available and purchased from Sigma (U.S.A.). An amplifier with more than 100 megaohms of input impedance for surface potential measurement was supplied by Unique Medical CO., Ltd.(Tokyo, Japan). The specially made glass sample cell containing the whole soybean, electrodes and supporting gel about 5 mm in thickness was then set in a light- and gas-tight

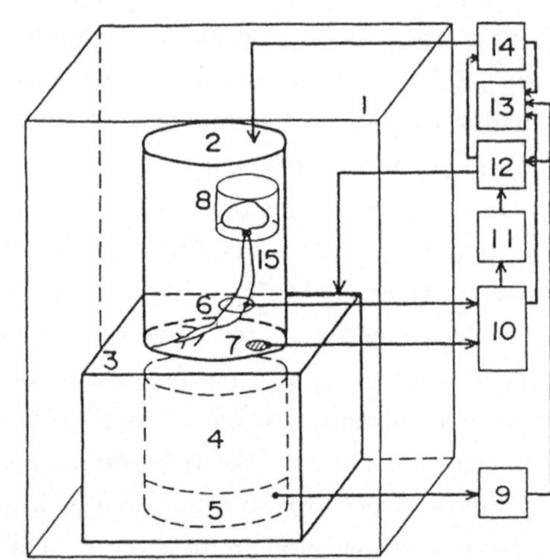

Fig. 1 A schematic diagram of the experimental setup [10]. For simplicity, shielded room, glass sample cell, thermoprobes and electrical control units for photomultiplier tube (PM) are not shown. 1:shielded box, 2:sample chamber, 3:PM housing, 4:PM, 5:pre-amplifier, 6:platinum electrode with gel, 7:reference electrode, 8:container for the cotyledon, 9:photon counting unit, 10:amplifier for electrical potential measurement, 11:AD converter, 12:microcomputer, 13:chart recorder, 14:environment control system, 15:sample soybean.

sample chamber coupled to the highly sensitive photon counting system as shown in Fig. 1.

It should be noted here that a sample soybean is more or less obliged to stay in a physiologically excited condition due to rather complicated treatment in the process of experimental preparation. Especially the cells in hypocotyl appear to be very sensitive in terms of bioelectrical activity, and the membrane potential easily falls into a state of depolarization with external stimulation such as physical damage. There are also several reports dealing with a fact that ultraweak light emission from living tissue increases immediately after physical injury and then shows a relatively slow decay [11], [12]. For these reasons, actual measurements of the both biophoton emission and surface potential were started at least 24 hours after the sample setup was completed [10].

At the first stage of experiment, surface potential and photon counting data were taken separately [8]. In the case of surface potential, a few types of distinctive potential variation and a kind of low frequency fluctuation in the courses of spike density change were observed at 25°C without the addition of any specific stimuli. Among those characteristic patterns in potential change, the incomplete and relatively unstable auto-oscillatory behavior was found to be reproducible mainly by raising the environmental temperature from 25°C to higher temperatures [8], [9]. A definite trend in oscillation appeared when the temperature reached approximately to 28°C [8].

In the case of ultraweak biophoton emission, on the other hand, employing the method termed synchronous single photoelectron counting (SSPC) [4],[5], it was found that the intensity of biophoton emission often shows cyclic trends with periods of approximately 25 - 30 hours for the shorter cycle and 6 - 7 days for the longer one [8], [9]. During these measurements, the environmental temperature and humidity were kept at around 25°C and 65%, respectively.

Furthermore, simultaneous measurements showed that the biophoton emission intensity varies almost synchronously with change of the corresponding surface potential. An example of the measured results is shown in Fig. 2 [10]. In this case, the temperature of the supporting gel was kept at around 26°C, with no stimulative treatment. Furthermore, the noise count level of the PM was rather stable, at approximately 800 counts per 10 sec, throughout experiments repeated under the same conditions. Figures 3 (a) and (b) also illustrate the another examples of simultaneous measurement of ultraweak biophoton emission intensity and surface potential from a soybean root system, indicating a trend of their synchronous change in the time course [8], [9].

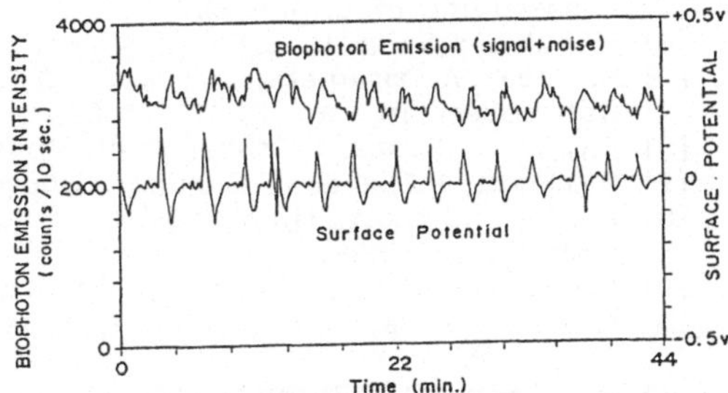

Fig. 2　A typical result of simultaneous measurement of biophoton emission intensity and surface potential from a soybean root system [10].

320

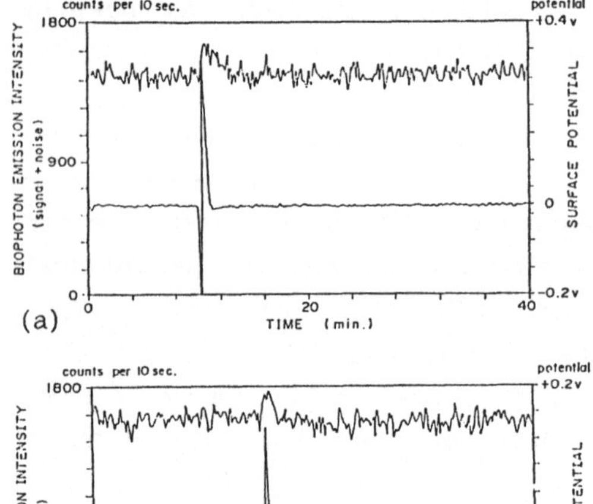

Fig. 3 (a) and (b)   Examples of simultaneous measurement of biophoton emission intensity and surface potential
from a soybean root system [8], [9].

According to these newly observed results, it may be supposed that there are biochemical, biophysical, and/or ultra-structural common origins responsible for the simultaneous occurrence of the ultraweak biophoton emission and bio-electrical activity, represented by the surface potential, although it is at present unknown how much of the total emission is closely related with bioelectrical activity. It is possible to speculate that activity of the electrogenic ion pump and proton pump accompanied by the processes of metabolism are partly involved [13]. Study of their mutual relationship may require multiple investigation in terms of interaction between them under a variety of conditions in living systems.

Taking the biophoton emission and the surface potential into account individually, it was also found that either of them possess a variety of physiologically interesting characteristics, and thus further investigation is expected to pursue concerning the subjects such as fluctuation, rhythm and synergetics. We are now striving to confirm the significance of biophoton emission and possibly to contribute to the development of biological information science and technologies for noninvasive and nondestructive measurement of vital functions and processes in the future.

References

[1] H.Inaba: Experientia 44, 550 (1988).
[2] Cf., Experientia 44, No.7 (1988).
[3] H.Inaba, R.Q.Scott, M.Usa, M.Kobayashi, T.Ichimura: Paper contained in this Proceedings of LASER 89.
[4] H.Inaba, Y.Shimizu, Y.Tsuji, A.Yamagishi: Photochem. Photobiol. 30, 169 (1979).
[5] H.Inaba, A.Yamagishi, C.Takyu, B.Yoda, Y.Goto, T.Miyazawa, T.Kaneda, A.Saeki: Opt. Lasers in Eng. 3, 125 (1982).
[6] R.Q.Scott, M.Usa, H.Inaba: Appl. Phys. B48, 183 (1989).
[7] R.Q.Scott, H.Inaba: J. Biolumin. Chemilum. 4 (1989) to be published.
[8] M.Usa, R.Q.Scott, M.Kobayashi, T.Nagoshi, N.Watanabe, H.Inaba: Photomed. Photobiol. 10, 55 (1988).
[9] M.Usa, M.Kobayashi, H.Inaba: Photomed, Photobiol. 10, 135 (1988).
[10] M.Usa, M.Kobayashi, R.Q.Scott, T.Maeda, R.Hiratsuka, H.Inaba: Protoplasma 149, 64 (1989).
[11] M.L.Salin, S.M.Bridges: Plant Physiol. 67, 43 (1981) and Photobiochem. Photobiophys. 6, 57 (1983).
[12] F.B.Abeles: Ann. Rev. Plant Physiol. 37, 49 (1986).
[13] K.Toko, S.Iiyama, C.Tanaka, K.Hayashi, K.Yamafuji: Biophys. Chem. 27, 39 (1987).

Systematic Studies of Biophoton as Biological Information in the Optical Region

III High-Sensitivity, Two-Dimensional Photon Counting Fourier Transform Spectrometer System for Ultraweak Biophoton Emission Analysis

H. Inaba[1,2], T. Nogoshi[1], T. Ichimura[1] and M. Fathizadeh[2]

[1] INABA Biophoton Project, Research Development Corporation of Japan (JRDC), Sendai 980, Japan, [2] Research Institute of Electrical Communication, Tohoku University, Sendai 980, Japan

Ultraweak photon emission phenomena of various living organisms, tissues, cells and related substances are now attracting a great deal of interest, as described in the previous two papers [1], [2] (referred as Papers I and II). In general, light emission closely related to a variety of biological phenomena and vital functions are classified into the following two main categories according to the emission intensity, as illustrated in Fig. 1 [3].

One is widely known as bioluminescence which is relatively intense and can be detected even by the naked eye. Typical examples of bioluminescence are the well-understood cases observed in fireflies, jellyfishes and the like. Specific substances and mechanisms are observed to be responsible for this type of rather strong light emission.

The other, on contrast, is extremely weak and spontaneous photon emission originating from living organs, tissues, cells and related biomolecular systems regardless of differences in biological hierarchy. This ultraweak photon emission,

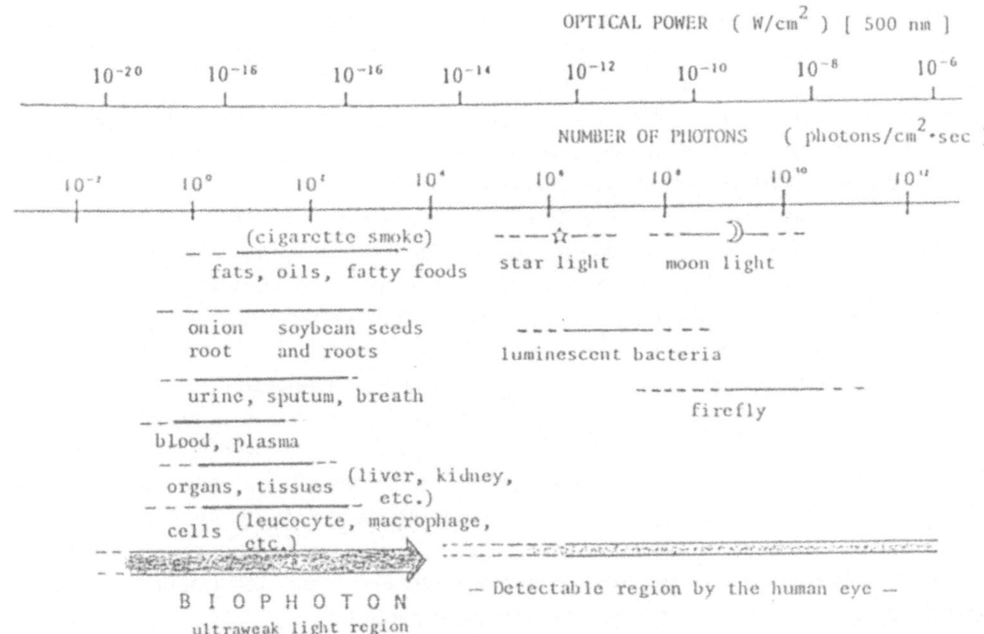

Fig. 1 Comparison of typical intensity distributions of various light emission phenomena associated with life and biological activities and functions (Ultraweak biophoton emission and bioluminescence).

termed simply biophoton emission, is usually so faint that it is not detectable by the human eye and even by means of ordinary light detectors. However, specific light emitters and concrete mechanisms of biophoton emission are not yet well understood although it is suspected that many types of biophoton emission and absorption occur quite generally throughout nature in conjunction with a wide variety of biological activities and complex processes of life, as seen in the lower part of Fig. 1, for examples.

In Fig. 1, comparison of these two kinds of light emission phenomena associated with life and biological activities and functions is made by indicating their typical intensity distributions. In the upper part, the number of emitted photons per second per cm^2 and its converted optical power corresponding to the wavelength of 500 nm are shown for reference.

Although the technique for quantitative measurement and analysis of bioluminescence spectra has been practically established, appropriate methods for the spectral analysis of ultraweak biophoton phenomena are highly required in order to pursue their systematic studies. In this field, we are primarily interested in the spectral measurement of various phenomena accompanied by the following main features [4], [5], [6] : a) Ultraweak intensity; the number of emitted photons is of the order of $10^4/cm^2$ sec or less, b) Most spectra exhibit broad band emissions in the wavelength range between UV and near IR. Hence high resolution is not necessary at least in the first stage, c) A large emitting area is mostly preferable for the ultralow level photon detection, d) Intensity often changes slowly with time. Taking into account these features, we have previously designed and constructed a new type of very high-sensitivity computer-controlled spectrometer, called the filter spectral analyzer system (FISAS), based on photon counting technique incorporating the differential filtering method [4], [5], [6]. In this system, a set of 27 colored glass filters as a wavelength selector which possesses different sharp short-wavelength cut off was employed intentionally to reduce the total optical loss as far as possible.

For further extension of spectral analyzing techniques for studying ultraweak biophoton phenomena by improving the sensitivity and reliability, we investigated and constructed for the first known time a highly sensitive Fourier transform spectrometer system in the visible and near UV regions in conjunction with a two-dimensional photon counting technique [7], [8]. This paper reports the design and operation along with experimental results.

Fourier transform spectroscopy which is primarily developed in the IR region is well known for high-speed and high-resolution measurement and analysis due to its advantages of multiplexing and optical throughput. However, the detection sensitivity is mainly limited by the detector array sensitivity and the brightness of the optical system. Taking into consideration these points, a Sagnac-type square common-path configuration, which does not require any mechanical moving parts, was selected and arranged for the use in the visible and near UV regions. Figure 2 shows a block diagram of the whole system constructed.

This arrangement allows easy optical alignment and operation together with good stability and reproducibility. The optimum alignment of the optical elements is achieved when the best interferogram with minimum noise is realized using a conventional standard lamp and a photodiode array detector by monitoring a CRT display in the system. For the measurement of ultraweak emission spectra, an interferogram is generated spatially and detected with a highly sensitive two-dimensional photon counting system controlled by a microcomputer as described in Paper I [1]. The interferogram obtained by the integration along the vertical axis of the interference image is then Fourier transformed to provide the emission spectrum.

Figure 3 illustrates the flow chart for operating this new type of two-dimensional photon-counting scheme Fourier transform spectrometer system. Until enough data for spectral analysis has been acquired, data is accumulated while monitoring the CRT display. When the noise is dominant, the Fourier-transformed spectrum is buried under the noise level so that data acquisition must be continued. Thus after careful data treatment, the Fourier-transformed spectrum is converted to the power spectrum to obtain the desired spectral distribution for the specimen.

As an example, Fig. 4 shows the process of data acquisition employing very weak photon emission through a 1 mm diameter aperture from luminescent bacteria cultured in a 10 x 10 mm cuvette. It is seen clearly that these interferograms derived by integrating vertically the original two-dimensional interference image reach to improved signal-to-noise ratio after long acquisition time such as one hour (3600

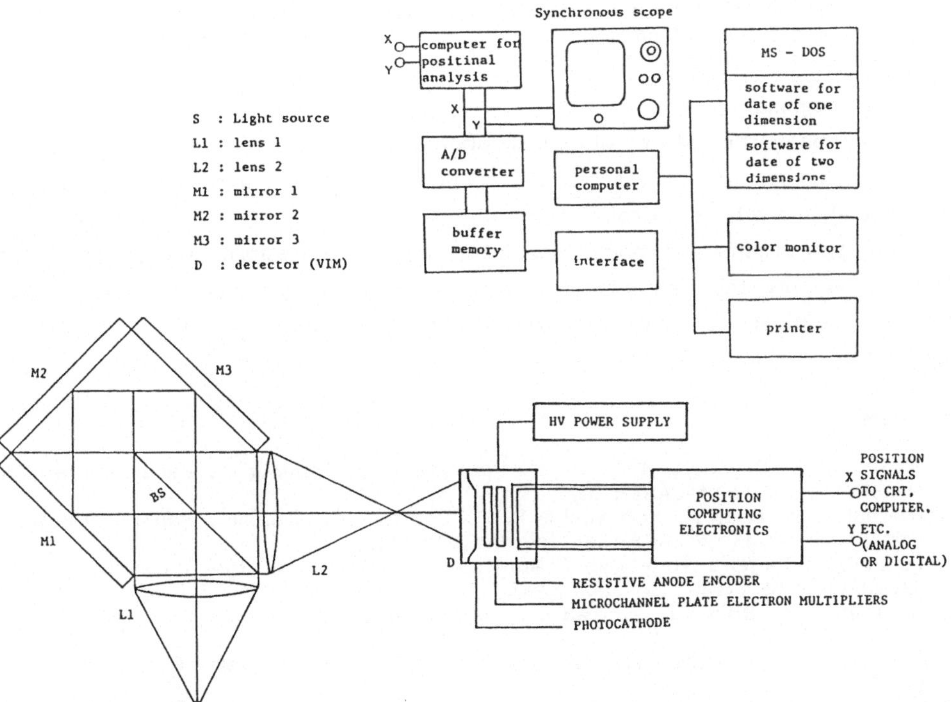

Fig. 2 Block diagram of high-sensitivity Fourier transform spectrometer system incorporating two-dimensional photon counting technique in the visible and near UV regions for the study of ultraweak biophoton phenomena.

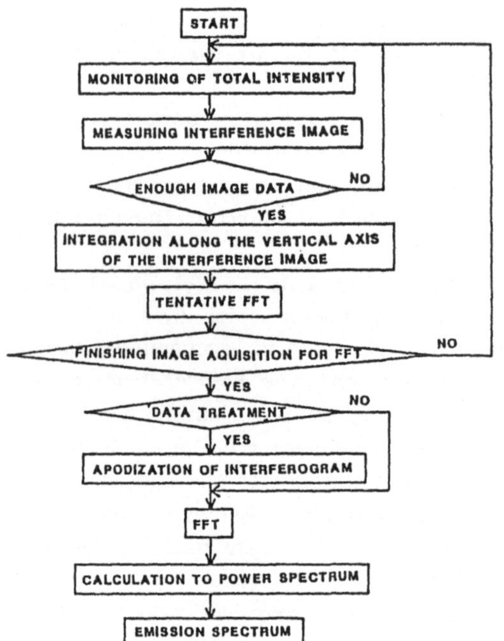

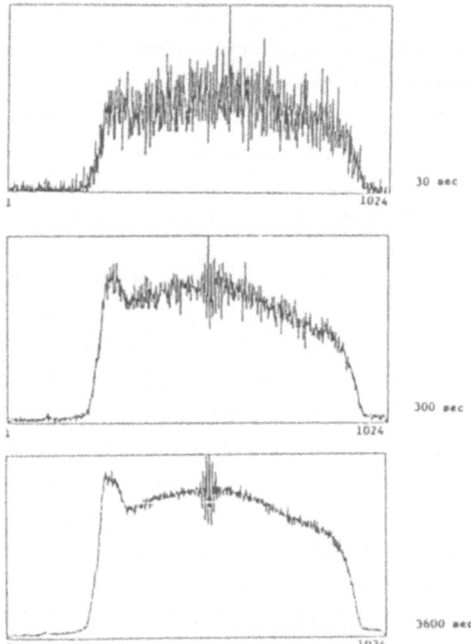

Fig. 3 Flow chart for the operation of newly constructed high-sensitivity Fourier transform spectrometer system incorporating two-dimensional photon counting technique in the visible and near UV regions.

Fig. 4 Comparison of interferograms after vertical integration of two-dimensional interference image employing very weak light originated from luminescent bacteria for different acquisition time.

sec) even though the case of ultraweak photon emission.

In conclusion, we have achieved excellent sensitivity and better reliability in the spectral analysis of ultralow level light emission by newly developing a highly sensitive, two-dimensional photon counting Fourier transform spectrometer system though it is only the first stage, and this system is expected to demonstrate the potential usefulness in the advanced study of a variety of ultraweak biophoton phenomena and related fields.

References

[1] H. Inaba, R. Q. Scott, M. Usa, M. Kobayashi, T. Ichimura : Paper contained in this Proceedings of LASER 89.
[2] H. Inaba, M. Usa, M. Kobayashi, R. Q. Scott, T. Ichimura : Paper contained in this Proceedings of LASER 89, following to [1].
[3] H. Inaba : Kagaku To Kogyo (Monthly publication of the Chemical Society of Japan) 42, 865 (1989) (in Japanese).
[4] H. Inaba, Y. Shimizu, Y. Tsuji : Japan. J. Appl. Phys. 14, Suppl. 14-1, 23 (1975).
[5] H. Inaba, Y. Shimizu, Y. Tsuji, A. Yamagishi : Photochem. Photobiol. 30, 169 (1979).
[6] H. Inaba : Experientia 44, 550 (1988).
[7] M. Usa, R. Q. Scott, M. Kobayashi, T. Nagoshi, N. Watanabe, H. Inaba : Photomed. Photobiol. 10, 55 (1988).
[8] T. Nagoshi, M. Fathizadeh, T. Ichimura, H. Inaba : Photomed. Photobiol. 10, 137 (1988).

Photodynamik-HPD
Photodynamics-HPD

Einsatz der Photodynamischen Therapie mit Hämatoporphyrin-Derivat (HpD) im Hals-, Nasen-, Ohrenbereich*

J.FEYH, A.GOETZ[1], W.MÜLLER[1], W.BRENDEL[1] UND E.KASTENBAUER

Klinik und Poliklinik für Hals-, Nasen-, Ohrenkranke, Klinikum Großhadern, Marchioninistraße 15, 8000 München 70.

Die photodynamische Therapie (PDT) mit Hämatoporphyrin-Derivat gewinnt in den letzen Jahren zunehmend an Bedeutung bei der Behandlung endoskopisch angehbarer maligner Tumoren. Obwohl weltweit bereits mehr als 2000 Patienten mit dieser neuen Methode behandelt wurden und in vielen Fällen ein beeindruckendes klinisches Ergebnis vorliegt, konnte diese Therapieform bis heute nicht validiert werden, da bislang keine klinische Studie vorliegt, die es erlaubt Rückschlüsse auf die klinische Wertigkeit der Methode zu vollziehen. Es erscheint jedoch unabdingbar, insbesondere vor dem Hintergrund , daß der Wirkmechanismus der photodynamischen Therapie noch nicht vollständig geklärt ist, für die Anwendung in der Klinik strenge Maßstäbe zur Indikationsstellung anzulegen. Deshalb ist es das Ziel dieser Arbeit, die PDT bei Frühmalignomen im Bereich der Hals-, Nasen-, Ohrenheilkunde einzuführen und langfristig im Rahmen einer prospektiv randomisierten Studie den klinischen Stellenwert der PDT zu prüfen. Wir berichten in dieser Arbeit über erste klinische Erfahrungen.

Methode:
An bislang 15 Patienten wurde die primäre PDT durchgeführt. Alle Tumoren befanden sich im Tumorstadium T_1, unterschieden sich jedoch in histologischem Typ und der Lokalisation wie folgt:

Basaliome des Gesichtes:	9
Plattenepithelkarzinom des Ohres:	1
Plattenepithelkarzinome der oralen Wange:	2
Plattenepithelkarzinome des Oropharynx:	2
Plattenepithelkarzinom der Zunge:	1

Hämatoporphyrin-Derivat (Photosan, Fa.Seelab, Deutschland) wurde intravenös in einer Dosierung von 2mg/kgKG verabreicht. 48 Stunden nach der Injektion des Photosensitizers wurde die integrale PDT durchgeführt.
Die PDT erfolgte bei den Gesichtsmalignomen ohne Anaesthesie, bei den Wangenkarzinomen in Oberflächenanaesthesie (Gingicain, Fa.Hoechst, Deutschland) und bei den Oropharynxtumoren wegen eines ausgeprägten Würgereizes in Intubationsnarkose.
Die Patienten wurden nach Injektion von HpD in abgedunkelten Einzelzimmern der Klinik untergebracht und waren angehalten, diese während ihres stationären Aufenthaltes nicht zu verlassen. Die Patienten verweilten 5 - 7 Tage nach Injektion von HpD in der Klinik, waren jedoch angewiesen noch drei Wochen das Sonnenlicht zu meiden. Zur integralen Bestrahlung von Tumor- und Normalgewebe wurde eine kleine optische Bank (Fa.Spindler und Hoyer, Deutschland) verwendet, in die eine 600 m Quarzglasfiber das Laserlicht (630 nm) eines Farbstofflasersystemes (Fa.Meditec, Deutschland) eingeleitet war. Der aus der Quarzfiber austretende Laserstrahl wurde in der optischen Bank durch eine Abbildungslinse auf das zu bestrahlende Gebiet entsprechend aufgeweitet und gewährleistete eine Flächenhomogenität von $\pm$ 5% der Lichtleistung über das gesamte bestrahlte Areal. Die Lichtleistung bei der Therapie betrug 100 mW/cm^2 - 150 mW/cm^2. Die Gesamtlichtdosis betrug 100 J/cm^2.

* Mit Förderung des BMFT

[1] Institut für Chirurgische Forschung, Klinikum Großhadern, Marchioninistraße 15, 8000 München 70.

Ergebnisse: Direkt nach der ca. 10 minütigen Laserlichtbestrahlung zeigte der Tumor (Abb.1) eine starke Extravasation und verfärbte sich livide, während im mitbestrahlten umliegenden Normalgewebe ein deutliches Erythem auftrat. Bereits drei Tage nach der PDT bildete sich bei Hautmalignomen eine schwarze Kruste selektiv im Bereich des Tumors. In den darauffolgenden 15 bis 24 Tagen stieß sich die Kruste von der Haut ab und der enstandene Hautdefekt im Bereich des Tumors epithelisierte (Abb.2) ohne eine Narbe zu hinterlassen.
Bei den Schleimhauttumoren zeigte sich ein ähnliches Reaktionsmuster. So kam es bereits einen Tag nach integraler Bestrahlung im Tumorbereich (Abb.3) zur Fibrinausschwitzung. Die Fibrinbeläge stießen sich auch hier innerhalb von 2 bis 3 Wochen ab und der verbliebene Defekt epithelisierte vollständig(Abb.4).
Bei allen therapierten Tumoren kam es zur Tumorvollremission. Zwei Patienten, bei denen sich in einer sechs Wochen nach der Therapie durchgeführten routinemäßigen Biopsie noch dysplastische Zellen fanden, wurden nochmals der PDT zugeführt. Alle Patienten sind bis zum heutigen Tag ohne Anhalt für ein lokales oder regionäres Rezidiv (längster Beobachtungszeitraum ein Jahr).
Als Nebenwirkung trat bei allen Patienten 15 min. - 30 min. nach i.v. Injektion von HpD ein Schüttelfrost für die Dauer von maximal 60 min. auf. Bei den täglich durchgeführten Blutuntersuchungen zeigte sich ein deutlicher Anstieg der Lebertransaminasen, eine Leukozytose und eine Linksverschiebung des Differentialblutbildes. Die vorübergehende Elevation dieser Werte bildete sich innerhalb von 7 Tagen bei allen untersuchten Patienten vollständig zurück.

Diskussion: Die photodynamische Therapie mit Hämatoporphyrin - Derivat zeigt bei Frühmalignomen im HNO - Bereich ein gutes Ansprechen der Tumoren auf diese Therapie unter funktioneller Schonung des tumorumliegenden Normalgewebes. Berichte anderer Autoren (KELLER ET AL, 1985, MCCAUGHAN, 1984) weisen darauf hin, daß es unter der PDT auch bei histologisch gleichen Tumoren häufig nur zu einer partiellen Tumorregression kommt. Weiterhin liegen Arbeiten vor, die die Anwendung der photodynamischen Therapie bei T_3 und T_4 Tumoren beschreiben und keine kurative Wirkung am behandelten Malignom ergaben(DOUGHERTY ET AL, 1979, GLUCKMAN, 1986). Da die Eindringtiefe des Laserlichtes bei 630 nm maximal 0,7mm (GROSSWEINER, 1986) beträgt erscheint eine PDT dieser Tumorstadien lediglich als palliative Maßnahme im Sinne einer Tumorverkleinerung sinnvoll, wenngleich für diesen Indikationsbereich ungleich weniger aufwendige Verfahren wie der Nd:Yag Laser oder der CO_2 Laser zur Verfügung stehen, sowie mit diesen auch ein entsprechender Erfahrungsvorlauf gegeben ist (BAILIN ET AL, 1987). Weiterhin erscheint die häufig verwandte Lichtleistung und Gesamtlichtleistung einerseits zu niedrig, um einen kurativen Effekt am Tumor hervorzurufen (MCCAUGHAN, 1984), andererseits sind große Lichtleistungsschwankungen im verglichenen Patientengut einer einzelnen Studie zu verzeichnen (BALCHUM ET AL, 1984). Einen weiteren Faktor stellt die Homogenität des applizierten Laserlichtes dar, die einen entscheidenden Einfluß auf das Therapieergebnis hat.

Schlußfolgerung: Die photodynamische Therapie bei Frühmalignomen im HNO - Bereich zeigt gute kurative Ergebnisse unter Erhalt der Funktion der therapierten Organe, sowie ein der chirurgischen Intervention überlegenes plastisches Ergebnis. Es konnte gezeigt werden, daß bei 13 von 15 Patienten mit histologisch unterschiedlichen Tumoren eine primäre PDT ausreichend zum Erzielen einer Tumorvollremission war. Zwei Patienten aus dem Krankengut wurden nochmals der PDT zugeführt und damit kurativ behandelt.
Für die weitere Validierung dieser neuen Therapieform bedarf es unbedingt standardisierter Behandlungsprotokolle und eine Einbindung des Patientengutes in eine randomisierte Studie. In diesem Rahmen erscheint es nicht sinnvoll, in Anbetracht der geringen Eindringtiefe des Laserlichtes, Tumoren mit einer Tiefenausdehnung von mehr als 7 mm zu behandeln. Nur unter diesen Bedingungen erscheint es realistisch, daß die photodynamische Therapie mit Hämatoporphyrin - Derivat in der Zukunft einen festen Stellenwert in der klinischen Therpie bösartiger Erkrankungen zugewiesen bekommt.

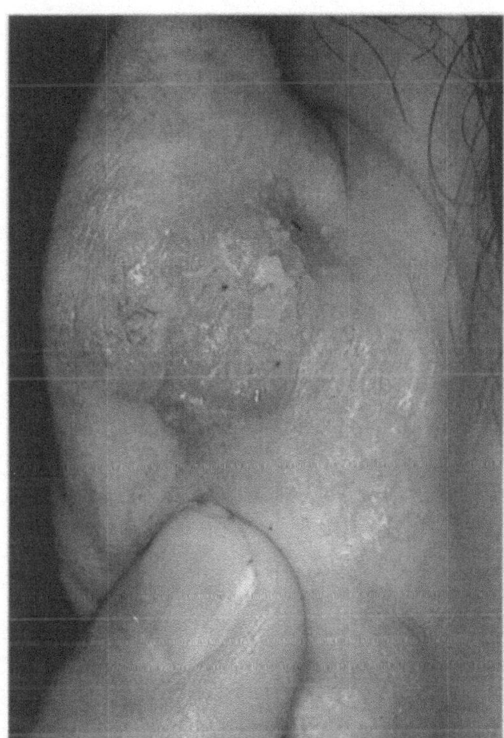

Abb.1: Exulzeriertes spinozelluläres Karzinom an der Rückseite der linken Ohrmuschel vor photodynamischer Therapie.

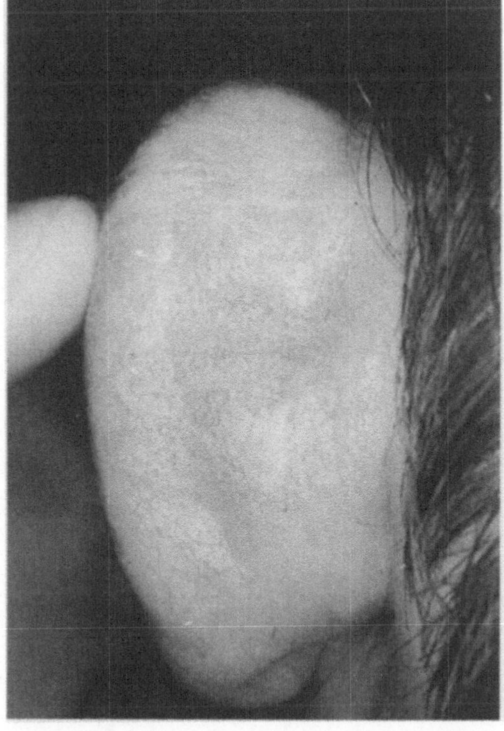

Abb2.: Lokalbefund 17 Tage nach photodynamischer Therapie. Trotz Vollremission ist es nicht zur Ausbildung eines bleibenden Hautdefektes gekommen.

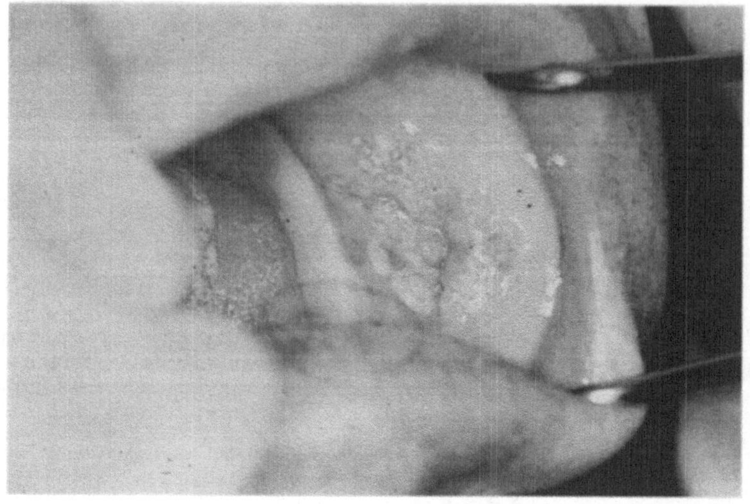

Abb.3: Oberflächlich wachsendes Plattenepithelkarzinom der linken Wangenschleimhaut vor photodynamischer Therapie.

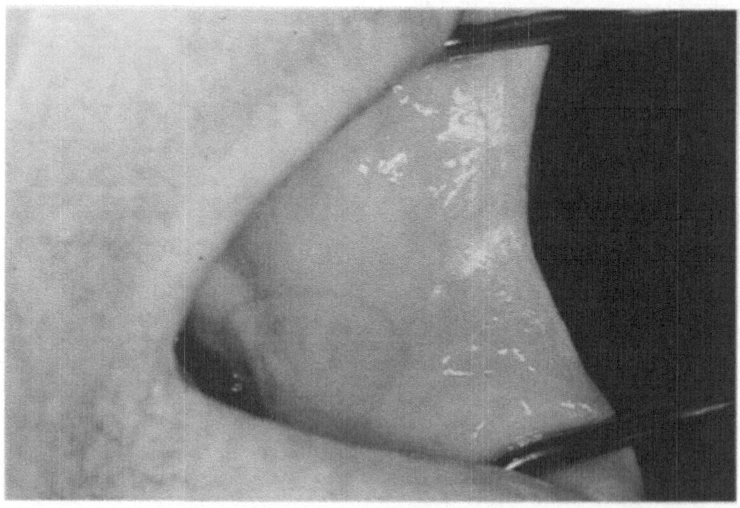

Abb4.: Lokalbefund der linken Wange vier Wochen nach photodynamischer Therapie. Die Wangenschleimhaut ist vollständig epithelisiert und reizlos.

BAILIN, P.L., RATZ, J.L., WHEELAND, R.G.:
Laser therapy of the skin. A review of principles and applications.
Dermatologic Clinics 5(2):259-285,1987

BALCHUM, O.J., DOIRON, D.R., HUTH, G.C.:
Photoradiation therapy of endobronchial lung cancers employing the photodynamic action of hematoporphyrin derivative.
Lasers in surgery and medicine 4:13-30,1984

DOUGHERTY, T.J., LAWRENCE, G., KAUFMAN, J.E., BOYLE, D., WEISHAUPT, K.E., GOLDFARB,A.:
Photoradiation in the treatment of recurrent breast carcinoma.
J.Nat.Cancer Inst.62(2):231-237,1979

GLUCKMAN, J.L.:
Photodynamic therapy for early squamous cell cancer of the upper aerodigestive tract.
Aust.N.Z.J.Surg.56:853-857,1986

GROSSWEINER, L.I.:
Optical dosimetry in photodynamic therapy.
Lasers Med.Surg.6:462-466,1986

KELLER, G.S., DOIRON, D.R., FISHER, G.U.:
Photodynamic therapy in otolaryngology - head and neck surgery.
Arch.otolaryngology111:758-761,1985

McCAUGHAN JR., J.S.:
Photoradiation of malignant tumors presensitized with hematoporphyrin derivative.
In:Doiron,D.R., Gomer, T.J.:" Porphyrin localization and treatment of tumors",pages 805-827, A.R.Liss, New York, 1984

Untersuchungen zur Photodynamischen Therapie des Mundhöhlenkarzinoms am Gaumen der Ratte

Herzog,M.[*], Enders,S.[**], Meier,Th.[***], Horch,H.-H.[*]

[*] Klinik und Poliklinik für Mund-Kiefer-Gesichtschirurgie der
 Technischen Universität München, Klinikum rechts der Isar
 Ismaningerstr.22, 8000 München 80
[**] Institut für Pathologie, Städt. Krankenhaus Bogenhausen,
 Engelschalkingerstr.,8000 München 81
[***] Institut für Lasertechnologien an der Universität Ulm,
 Postfach 4066, 7900 Ulm

Karzinome der Mundhöhle werden zunehmend im jüngeren Lebensalter
diagnostiziert. Es überwiegen verhornende Plattenepithelkarzinome.
Sie können aus scheinbar gesunder Schleimhaut (MC DONALD 1975) oder
aus dysplastischen Epithelherden entstehen. Multizentrische Karzinome
werden nicht selten beobachtet (DE VRIES et al. 1986, GLUCKMAN 1980).

Zur Behandlung dieser Karzinome werden operative Verfahren, Strahlen-
und Chemotherapie als alleinige Maßnahmen oder in Kombination eingesetzt. Alle diese Therapien belasten den Patienten erheblich. Daher
erscheint die Entwicklung anderer Behandlungsverfahren dringlich.
Besonders atraktiv sollten Verfahren sein, die gezielt eine umschriebene Zerstörung sichtbarer und unsichtbarer Tumoranteile unter Schonung
des gesunden Gewebes gewährleisten.

Photosensibilisierende Verfahren zur Tumorbehandlung beruhen auf der
selektiven Einlagerung eines Sensibilisators im Tumorgewebe und seiner
Aktivierung durch Licht geeigneter Wellenlänge. Dabei werden zyto-
toxische Substanzen frei, die den Tumor zerstören.
Als photosensibilisierende Substanz hat sich Hämatoporphyrin-Derivat
(HPD) bewährt, das durch rotes Licht (λ = 630 nm) aktiviert wird.
Zur photodynamischen Therapie (PDT) verschiedener Tumoren liegen
bereits zahlreiche Mitteilungen vor (BERNS 1984, DOUGHERTY 1984, 1985,
MC CAUGHAN 1987).

Es war das Ziel der vorliegenden Untersuchung, Anwendbarkeit und
therapeutische Wirksamkeit der PDT beim Mundhöhlenkarzinom anhand
eines verhornenden Plattenepithelkarzinoms der Ratte zu untersuchen.

Die Karzinome wurden bei Wistar- Ratten / Nhg mit 4- Nitrochinolin-N-
oxid induziert (OHNE et al. 1983). Sie wiesen eine große morphologische
Übereinstimmung mit menschlichen Mundhöhlenkarzinomen auf. Die Karzinome traten vor allem am Gaumen, aber auch an der Zunge, dem Alveolar-
fortsatz und der Wange auf.

24 Stunden vor der Bestrahlung wurde den Tieren Photosan II (Müller
v.d. HAEGEN, SeeLab, Wesselburenkoog), ein verbessertes HPD, intrape-
ritoneal in einer Dosis von 2,5 mg, 5 mg und 10 mg/kg Körpergewicht
verabreicht. Als Lichtquelle diente ein Farbstofflaser (Spectra-Physics
375b), der von einem Kryptonlaser (Spectra-Physics 171) gepumpt
wurde. Die Wellenlänge des Laserlichtes betrug 632 nm, die maxiamle
Bestrahlungsstärke 200 mW/cm², die Bestrahlung 120J / cm² bez.
240J / cm².

Nach PDT der Rattengaumen mit 10 mg/kg Photosan II und Bestrahlung
mit 120J / cm² traten ausgedehnte bis vollständige Nekrosen der bestrahlten Tumoren auf. Eine Verdoppelung der Bestrahlung auf 240J/cm²
verbesserte den therapeutischen Erfolg nicht. Dagegen bewirkte eine
Reduktion des Photosensibilsators eine deutliche Verschlechterung des
Therapieerfolges (Tab 1). Thermische Schäden konnten durch kontinuir-
liche Temperaturmessungen während der Bestrahlung ausgeschlossen
werden. Bei nicht sensibilisierten Kontrolltieren bez. nach Sensibili-
sierung ohne anschließende Bestrahlung waren keine Veränderungen an
den Tumoren feststellbar.

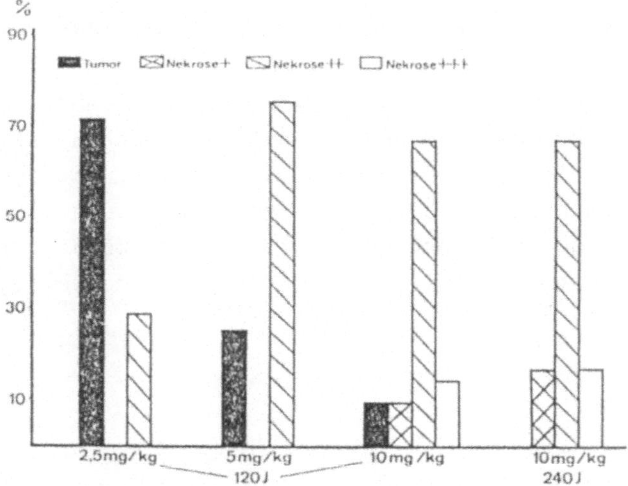

Tab. 1:
Theraieerfolge nach PDT von Karzinomen des Rattengaumens.
Oberflächenbestrahlung. Bestrahlungsstärke 200 mW/cm².(n = 38)

Unmittelbar nach der Bestrahlung zeigen die überwiegend exophytisch wachsenden Karzinome der Gaumenschleimhaut keine Veränderung. Nach 24 Stunden ist das bestrahlte Gebiet schmierig belegt, im weiteren Verlauf stoßen sich Nekrosen ab, der Defekt epithelisiert sich.

Histologisch sind bereits nach einer Stunde erste Erythrozytenextravasate im Tumorstroma nachweisbar, die Gefäße sind zu diesem Zeitpunkt prall gefüllt. Nach 24 Stunden finden sich erste Hinweise auf eine Nekrose in Form einer verminderten Anfärbbarkeit der Zellkerne. Nach zwei Tagen demarkiert sich die Nekrose. Die Nekrosetiefe schwankt zwischen 3mm und maximal 5 mm, darunter verbleibt vitaler Tumor.

Der Verbleib dieses Tumorgewebes ist vor allem auf die begrenzte therapeutisch nutzbare Eindringtiefe des verwendeten roten Laserlichtes (λ = 632 nm) zurückzuführen. Bereits beim Auftreffen auf die Tumoroberfläche wird ein Teil des einstrahlenden Lichts reflektiert und ist damit für die Therapie verloren. Das Ausmaß der Reflexion ist abhängig von der Beschaffenheit der Tumoroberfläche.
Die Eindringtiefe des Lichtes ins Gewebe wird durch Streuung und Absorption bestimmt. Unter Vernachlässigung der Streuung erfolgt die Absorption im Gewebe exponentiell, sie wird wesentlich durch die Beschaffenheit des Gewebes und durch seinen Gehalt an Blut, Pigmenten und Photosensibilisator bestimmt. Allerdings wird die Absorption im Gewebe auch durch die Streuung beeinflußt. Die therapeutisch nutzbare Eindringtiefe des roten Laserlichtes (λ = 632 nm) liegt daher bei den untersuchten Tumoren in Übereinstimmung mit dem Schrifttum bei 3mm bis maximal 5 mm (JACQUES u. PRAHL 1987, SVAASAND 1984, 1985, WALDOW et al. 1985.

Daher erscheint die PDT mit HPD und roten Laserlicht vor allem zur Behandlung oberflächlicher, gering infiltrierender Karzinome der Mundschleimhaut einschließlich des Carcinoma in situ geeignet.
Um auch tiefer gelegenes Tumorgewebe zerstören zu können, ist die Erprobung anderer Photosensibilisatoren, die im längerwelligen Spektralbereich aktiviert werden, zu fordern.

Schrifttum:

Berns, M.W.: Hematoporphyrin derivative photoradiation therapy
Lasers Surg Med 4, 1-4 (1984)

De Vries, N., v.d.Waal, I., Snow, G.B.: Multiple primary tumors in oral
cancer. Int J Oral Maxillofac Surg 15, 85- 87 (1986)

Dougherty , T.J.: Photodynamic therapy (PDT) of malignant tumors.
Crit Rev Oncol/Hematol 2, 85-114 (1984)

Dougherty, T.J.: Photodynamic therapy. Clin Chest Med 6, 219-236 (1985)

Gluckman, J.L., Grissman, J.D., Donegan, J.O.:Multicentric squamous
cell carcinoma of the upper aerodigestive tract. Head Neck Surg 3, 90-
96 (1980)

Jacques, S.L., Prahl, S.A.: Modelling optical and thermal distributions
in tissue during laser irradiation. Lasers Surg Med 6, 494-503 (1987)

McCaughan, J.S.: Overview over experiences with photodynamic therapy
for malignancy in 192 patients. Photochem Photobiol 46, 903-909 (1987)

McDonald, D.G.: Premalignant lesions of oral epithelium. In:Oral
mucosa in health and disease (Ed.: A.E.Dolby). Blackwell Sci Publ
Oxford 1975, S. 335

Ohne M., Satoh, T., Yamada, S., Takai, H.: Experimental tongue carcinoma of rats induced by oral administration of 4 nitroquinoline-1-
oxide (4 NQO) in drinking water. Oral Surg Oral Med Oral Path 59,
600-607 (1983)

Svaasand, L.O.: Optical dosimetry for direct and interstitial photoradiation therapy of malignant tumors. Prog Clin Biol Res 170, 91-114
(1984)

Svaasand, L.O.: Optimization of the depth of selective reponse of neo-
plastic tissue. In: Methods of porphyrin photosensitization. (Ed.:
D. Kessel), Plenum Press , New York 1985, S. 27 - 34

Waldow, S.M., Henderson, B.W., Dougherty, T.J.: Potentiation of photodynamic therapy by heat: Effects of sequence and time intervall between
treatments in vivo. Lasers Surg Med 5, 83-94 (1985)

The Properties of Hematoporphyrin Solutions and the Photosensibilization of the Myocardium in Vitro

T.Kuzovkova and V.Obelienius
Central Research Laboratory
Kaunas Medical Institute
Kaunas, Lithuania, USSR, 233007

In 1987 it was established by us, that there wasn't linear dependence between the transmission of the laser irradiation through strips of the myocardium tissue and concentrations of hematoporphyrin solutions, where strips were previously immersed (1). The effective were 0,005% solutions. Why were effective only these? We have been studying the properties of hematoporphyrin solutions in order to answer this question. In this work the part of our results concerning dispersion, conductivity and fluorescence were introduced.

Materials and Methods. Hematoporphyrin and two derivatives HpD-1 and HpD-2 were synthesized at the Institute of Fine Chemical Technology in Moscow. Working solutions 0,0001-0,03% were prepared by dilution of the initial solution (concentration 5 mg/ml in 0,9% NaCl) with dist. water or 0,9% NaCl.

The dispersion of particles was measured by the analyser "Laborskal" (Hungary). Calculations of particles 1-40 μm were made twice on each capillary (current 50 μA). N_o was obtained by summing the amount of particles in all capillaries. Solutions with the concentration more than 0,03% were not analysed because of the limits of the aparatus. Electrical conductivity was studied with the Polish conductometer 5721.

Spectrums were registered with a spectrofluorimeter "Hitachi"(Japan) model 650-40 within spectral range 500-900 nm at the wavelenght of the exitation 400 nm (the thickness of quartz cuvette 10 mm). Laser irradiation (λ = 1,06; 0,63; 0,53 μm with the power of 0,5 mW and 1 W) was delivered to the darkened solution (15 ml) using the fiber 0,4 mm in diameter. The irradiation time 15 min.

Results. If the solutions were kept at room temperature more than for 24 h, their pH increased from physiological values by one unit. And at the same time the supplemental fluorescence band appeared at 580 nm in the spectrum of these solutions. It was also established in the dark aqueous solutions after heating at 50°C during 30 min (Fig. 1). But it wasn't observed after keeping solutions in the day-

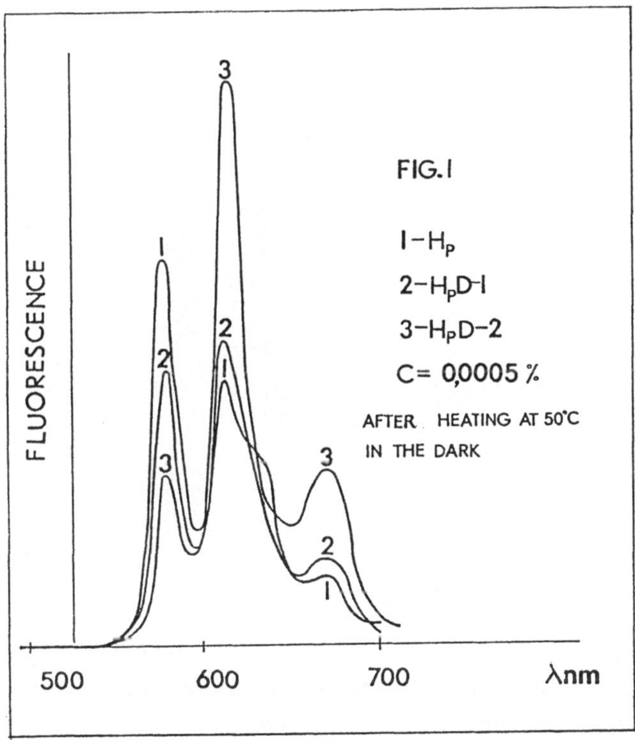

light in transparent test-tubes. In this case and especially under a
free contact with air (O_2) the amplitudes of fluorescence bands at
614 and 680 nm increased. On the contrary the red fluorescence putting out was 1,5-2 times smaller when solutions were prepared with
preliminary boiled and immediately cooled to room temperature 18-25°C
dist. water.

It appeared that changes of the amount of particles were not proportional to dilution (Fig. 2). The maximum value of N_0 was achieved
at the 0,005% concentration. At room temperature in solutions of all
concentrations particles of various sizes were registered   but the
fraction 1-14 μm prevailed.

The study of the solution HpD-2 was made more detaily because it has
proved to be the strongest photosensibilizer of three investigated
compounds. It was revealed that when N_0 diluted solutions HpD-2 increased e.g. under the action of light; after heating at 37-40°C in
the dark; preparing of solutions with preliminary boiled water; etc.
- there were no changes in the conductivity of solutions. All factors decreasing N_0 in 0,005% solutions (after heating at 50°C or
the addition of strong electrolyte (NaCl)(Fig. 2) changed the conductivity 1,5-2 times. The value N_0 was dependent on the presence

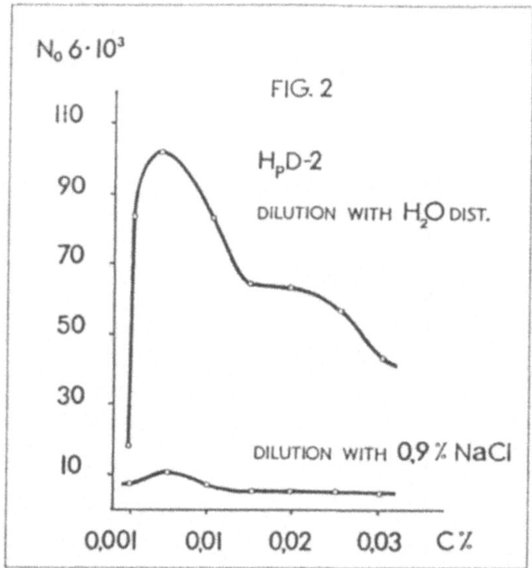

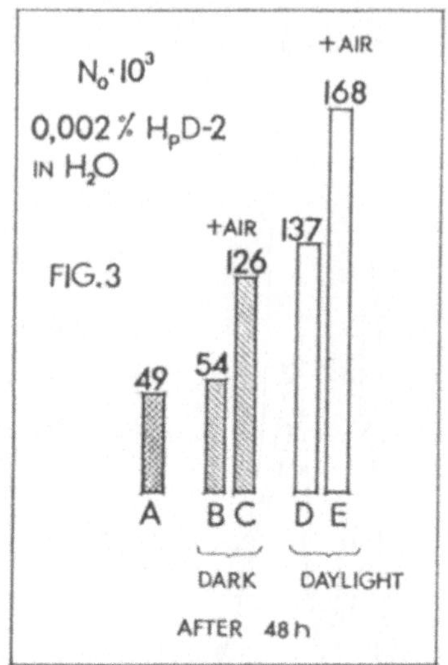

of the molecular oxygen (Fig. 3.c,e). After boiling dist. water the
fraction of big particles (14–40 μm) increased 1,2–3 times. The free
contact with air (O_2) increased the amount of the smallest particles
of HpD–2.

After the laser irradiation the number of fixed particles decreased
especially after using green light (up to 20%). The rise of temperature gave nonmonotonous results: when T = 50°C a strong thermodesagg-
regation take place but at temperature 37–40°C N_0 increased only a
little.

<u>Discussion</u>. Thus, the 0,005% solutions which were effective as photo-
sensibilizers in vitro had the largest amount of particles 1–40 μm
in size and there was no putting out of red fluorescence. The increase of N_0 was apparently connected with the growth in geometric sizes while swelling in water of hematoporphyrin polymer (2) particles
or aggregates under the phase transition from a micellar (3) state –
to a structural subclass which consists of the smallest of the stea-
ding structure of aggregates or oligomers (dimers)(4). So, the photosensitization action had aggregates or polymer particles in a
special transition state. It was lost at 50°C or after the addition
of strong electrolyte.

The fluorescence at 580 nm should be discussed in detail. It was investigated in another works too (5,6). As the yellow fluorescence
appeared after keeping or heating solutions in the dark and was absent when they were kept at the daylight. Therefore it can be sup-

posed that the band at 580 nm was connected with new forms of hematoporphyrin particles interacted in the dark (the oxydation). But yellow fluorescence is not a specifical property of the hematoporphyrin
photosensibilizator.

On the other hand our studies showed that the red fluorescence was
deposited by complexes reacting in the photochemical processes. Those reactions were more intensive under the free access of air (O_2).
The analogical phenomenon was noticed by Tanabe T. et al. (7) at the
barbotage of the hematoporphyrin aqueous solutions. The interesting
result was that the fluorescence spectrum of singlet oxygen included
bands near to those fixed in our solutions (8).

Thus, the obtained results indicated, that aqueous hematoporphyrin
solutions were of 2 types of the particles reacting different in the
dark and in the light. That either were more intensive especially at
free contact with air (O_2).

It is known, that there were 2 types of fluorescence particles with
lifetime 2,5-4 and 13 ns in diluted aqueous solutions (9). Besides,
the particles with $\mathcal{T} =$ 90 ns were found in phosphate solutions (10).
According to our data ansambles of molecules with the shortest time
of fluorescence were the result of the interaction in the dark and
those with longer time emission - at the light.

Thus, as far as the yellow fluorescence is stronger the majority of
particles were capable to react in the dark. The more it was then,
consequently, a smaller amount of hematoporphyrin ansambles, which
can take place in photochemical processes, photosensibilizing included. In fact, from 3 compounds HpD-2 (Fig. 1) with the lowest maximum of the amplitude of the fluorescence band at 580 nm, had the most
effective photosensitization in cardiac tissue in vitro.

<u>Conclusions</u>. The photosensitizing effect in vitro in the myocardium
tissue had those hematoporphyrin solutions which at neutral (physiological) pH had:

1. the maximum disconnection of particles 1-40 μm in size not extin-
quishing red fluorescence of solutions (at 614 and at 680 nm);
2. the minimal fluorescence at the band 580 nm after heating at 50°C
in the dark.

<u>Acknowledgements</u>. The authors thank A.Mironov, A.Nižnik (Moscow),
V.Yarmolenko, O.Abdrachmanov, G.Petrauskas (Kaunas) for their help.

<u>Literature</u>
(1) V.OBELIENIUS, T.KUZOVKOVA, G.PETRAUSKAS, V.YARMOLENKO: Act.prob-
    lems exp. and clinical pathology. Kaunas. 54 (1987)

(2) C.BYRNE, L.MARCHALLISAY, A.WARD: Photochem. Photobiol. <u>46</u>, 575
     (1987)

(3) S.BRAUN, M.SHILLCOCK, P.JONES: Biochem. J. <u>153</u>, 279 (1976)

(4) A.TAUBER, A.NIŽNIK, A.MIRONOV: V All-Union conference of coord.
     and physical chemistry of porphyrins. Ivanovo. 90 (1988);
     A.NOKEL, A.NIŽNIK, A.MIRONOV: abbid, 150

(5) A.ARUTIUNYAN, F.DOCCHIO, R.RAMPONI et al: Izv. Acad. of Science
     USSR, ser. phys. 47, 2448 (1983)

(6) F.DOCCHIO, R.RAMPONI, S.SACCHI et at: Laser photobiology and
     photomedicine. Plenum Press. New York and London 83 (1985)

(7) T.TANABE, H.FUJIMURA, J.OKAZAKI et al: Optoelectronics in medi-
     cine. Munich-87. 644 (1988)

(8) H.KLIMA, L.SEHULD, D.ADAMIKER: abbid, 717

(9) V.KAMALOV, B.TOULETAEV, E.CHERNIAEVA, Z.HURUSHILOVA: The invest.
     of structure, phys.prop. of biol.active mol. Vilnius. 50 (1985)

(10) A.SCHNECKENBURGER, M.FRENZ, A.FEAH: Optoelectronics in medicine.
     Munich-87. 637 (1988)

Nanosecond Spectroscopy of HpD Fluorescence in Cells and in Solution

H.K. Seidlitz, K. Stettmaier, W. Riedmann

Gesellschaft für Strahlen- u. Umweltforschung mbH München,

8042 Neuherberg FRG

Nanosecond and subnanosecond fluorescence spectroscopy of porphyrin
drugs used in photodynamic therapy is applied in order to obtain
information about the kinetics of decay and energy transfer.
Measurements done so far served for identification of specific
components of the complex drug mixture and the selective uptake by the
cell.

The results obtained are summarized in the slide 1.

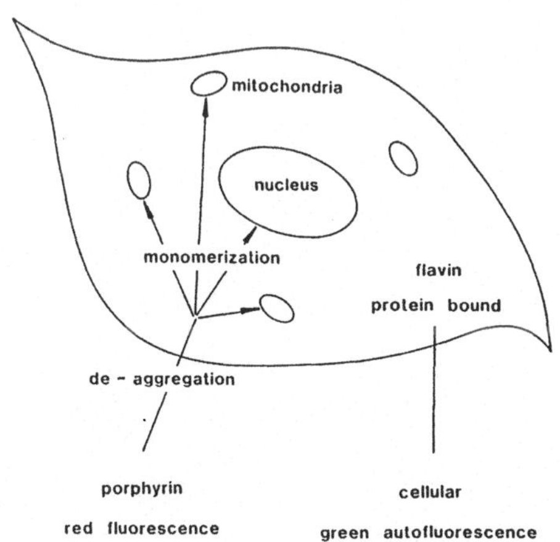

slide 1
Kinetics of HpD drugs in cells

Most drugs show three decay component differing by their decay time
which are assigned to aggregates, dimers (ester or ether linked
molecules) and monomeric hematoporphyrin.

Deaggregation and monomerization take place during and after uptake.
Monomers appear to be deposited preferably at the nucleus and
mitochondria.

Additional information can be obtained when if polarization of the
fluorescence is taken into account (slide 2). Fluorescence
depolarization depends on the rotational mobility of the emitting
complexes. Such anisotropy measurements are expected to bring forward:

- differentiation between aggregates and dimers one the one hand
  and monomers on the other hand, which might be useful for steady
  state fluorescence microscopy

- information on the size of the fluorescent complexes

- information on the microenvironment

ANISOTROPY MEASUREMENT

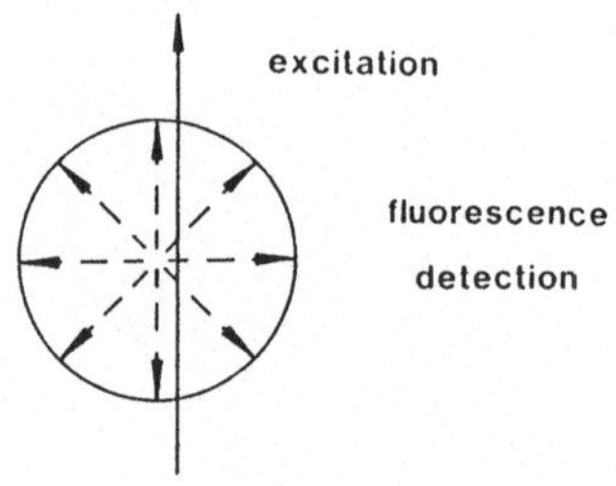

slide 2
Fluorescence anisotropy measurement

PARAMETER

excitation $\lambda = 420$ nm $P \approx 10$ mW/cm²

                    lin. polarized

fluorescence $\lambda = 610 - 690$ nm

                    polarization filter

dyes   protoporphyrin , Photosan

cells   Vero - cells

                    incubated 3 h in M199

                    concentration 20 µg/ml

solution   solvent methanol/H_2O 9 : 1

                    concentration 100 µg/ml   slide 3 Experimental parameters

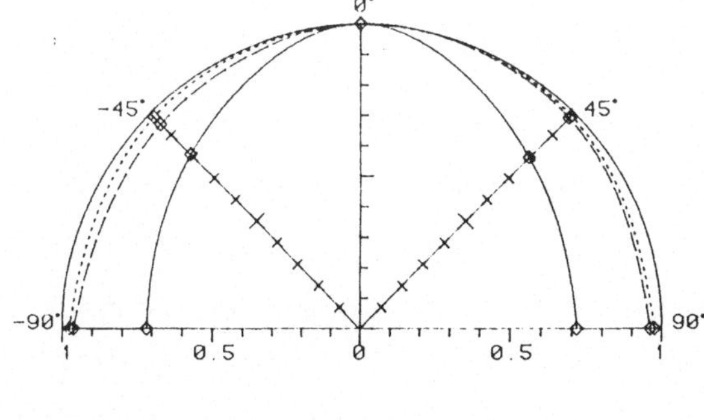

slide 4 Polar plot of protoporphyrin fluorescence in a polar
           solvent (water/methanol 9:1)

The the table of experimental parameters is given in **slide 3**.

Slide 4 shows a polar plot of the amplitudes of each decay component
of protoporphyrin fluorescence in a polar solvent.
The plot shows clearly that only the fast component exhibits a

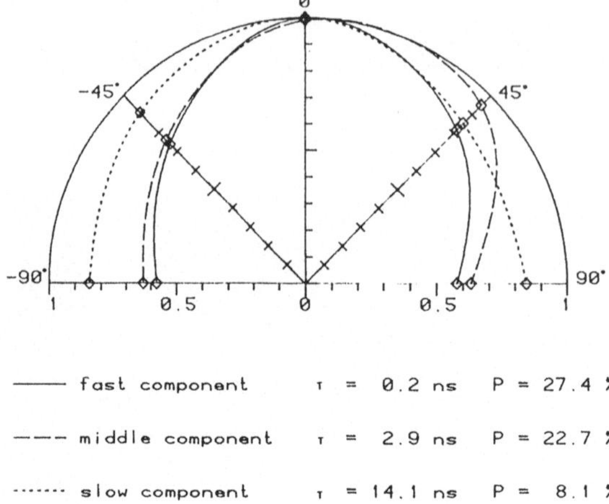

slide 5   Polar plot of protoporphyrin fluorescence in single
          Vero cells

pronounced polarization. The polarization is attributed to the larger
size of aggregates and the 100 ps fluorescence lifetime which is too
short for reorientation. The middle and the slow component are almost
completely depolarized. This indicates that the orientations of dimers
and monomers are completely randomized in the low viscous environment
of the polar solvent after 2 ns.

In a single Vero cell a different behaviour of protoporphyrin
fluorescence can be seen (**slide 5**). Both fast (the contribution is
small but can be evaluated) and middle components show a pronounced
polarization along the excitation polarization axis. The polarization
of the middle component may be either attributed to the binding of
dimers to larger protein molecules, resulting in a longer time need
for reorientation, or to the migration of the dimers into areas of
higher viscosity e.g. membranes, which would also account for the
longer reorientation time. The slow monomer fluorescence is again
isotropic.

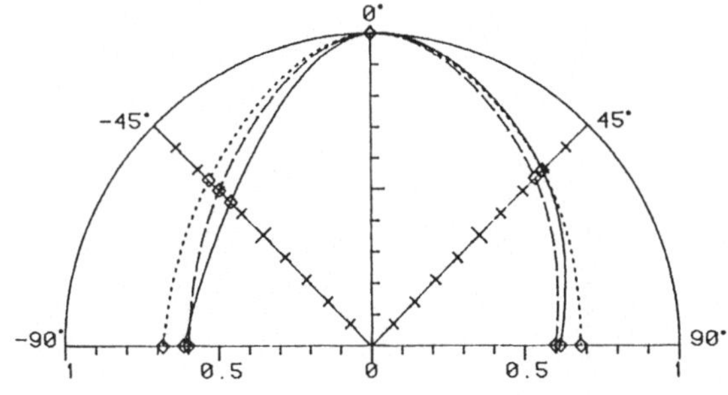

slide 6   Polar plot of cellular
autofluorescence in single Vero
cells

ANISOTROPY RELAXATION

$$r(t) = \frac{I_{\parallel}(t) - I_{\perp}(t)}{I_{\parallel}(t) + 2 \cdot I_{\perp}(t)}$$

from $r(t) \longrightarrow \tau_r$

$$V = \frac{\tau_r \cdot k \cdot T}{\eta} \qquad \text{Einstein's law}$$

slide 7   Anisotropy function and
Einstein's equation of rotational
diffusion

The polar plot of cellular autofluorescence recorded in the green
spectral band is shown in slide 6. All three components are
significantly polarized. Protein bound flavins an NADH molecules are
most probably the source of this autofluorescence and this binding to
large protein complexes is responsible for a reorientation time larger
than 7 ns.

Measurements of the temporal behaviour of the fluorescence decay of
porphyrin dyes in the polar solvent allow a quantitative evaluation.
The time dependent parallel component $I_{\parallel}(t)$ and the vertical component
$I_{\perp}(t)$ can be used to form the anisotropy function r(t) (slide 7). The
rotational relaxation time τ_r of this function can be used to obtain
the volume V of the aggregated molecule clusters. (n = viscosity of
the solvent, T = absolute temperature of the solvent, k = Boltzmann's
constant)

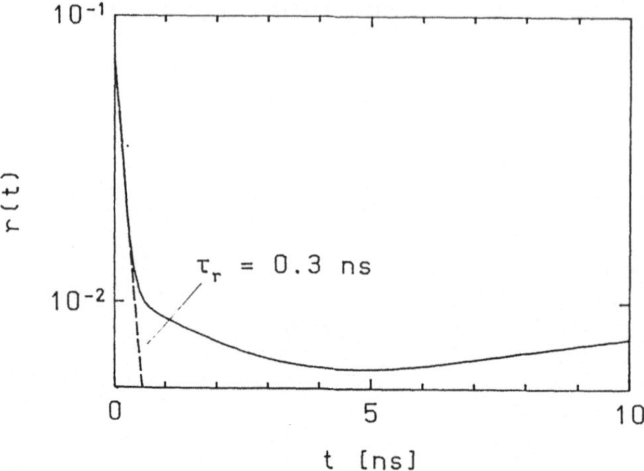

slide 8   Temporal dependence of the anisotropy function of
protoporphyrin fluorescence in a polar solvent

S U M M A R Y

Object   Criteria for the assessment of
                color fidelity

Results   Present generation of VE's
                exhibit satisfactory reproduction
                of saturated colors

                Clinical test confirm this
                finding

Future   Reproduction of subtle hues in
development   the pink - yellow area has to
                be improved

slide 9   Summary of polarization measurements

Slide 8 shows the time course of the anisotropy function. The initial
slope yields a time constant $_r$ of 300 ps. We calculate the volume of
the aggregate as approx. $5 \cdot 10^{-28}$ m³. using appropriate values for the
other parameters (n =0.55 cP, T =300K) This corresponds to a cluster

diameter of 16 Å which is approx. twice the diameter of a single
porphyrin ring.

This relation suggests that porphyrin aggregates in a polar solvent
contain only a few say 5 to 10 porphyrin molecules.

The results of our studies are summarized in **slide 9**.

Resonance Raman Studies on Heme Protein Model Compounds

W.-D. Wagner* and K. Nakamoto[#]

*Institut für Medizinische Optik, Universität München, Barbarastr.16, 8000 München 40, FRG

[#]Chemistry Department, Marquette University, Milwaukee WI 53233, USA

Heme proteins like the oxygen transport and storage complexes hemoglobin and myoglobin or the enzyme cytochrome P450 play an important role in living organisms. Resonance Raman (RR) spectroscopic studies[1,2] on different model compounds revealed valuable information about the nature of heme proteins and their molecular properties. In this contribution the first observation of a nitridoiron porphyrin ($N\equiv FeOEP$) is reported. Since liver microsomal cytochrome P-450-LM3,4 was found recently[3] to catalyze the transfer of a functionalized nitrogen atom from a tosylimide analogue of iodosobenzene into a C-H bond our finding of a highvalent nitridoiron porphyrin which is likely to serve as an intermediate in the above process gains importance.

The starting material for the RR experiment was a thin film of the azido iron porphyrin N_3FeOEP (OEP, octaethylporphinato anion) at 30 K. As can be seen in Figure 1 excitation with the 488.0 nm line of an argonion laser produces bands of the axial ligand vibrations in the RR spectra. In accordance with expected frequency shifts due to isotopic substitutions $^{56}Fe/^{54}Fe$ (trace A) and $^{14}N/^{15}N$ (traces B and C) the $v(Fe-N_3)$, $\delta(N^-_3)$ and $2v(Fe-N_3)$ (v, δ: stretching, bending vibration) are identified at 418 cm^{-1}, 628 cm^{-1} and 831 cm^{-1}, respectively. It should be mentioned that this is a rare case where the overtone of a ligand vibration is observed. Since in addition $v_s(N^-_3)$ and $v_{as}(N^-_3)$ could be identified

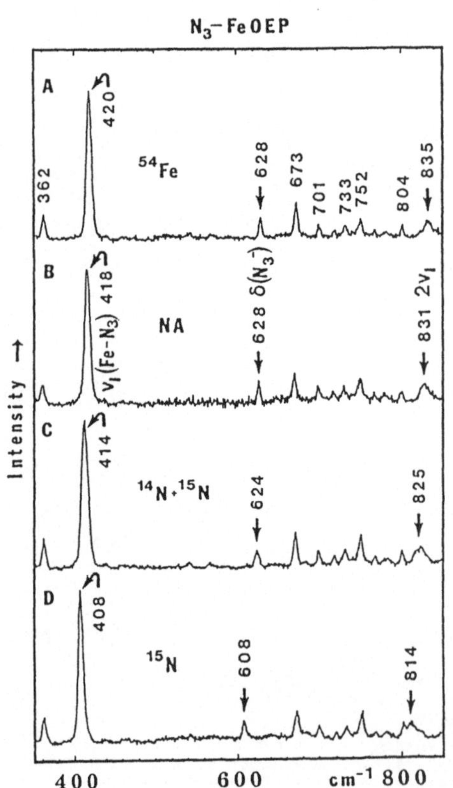

Fig.1: Resonance Raman spectra of thin films of (A) $N_3{}^{54}FeOEP$, (B) N_3FeOEP, (C) $^{15}NN_2FeOEP$ + $N_2{}^{15}NFeOEP$ (ratio 1:1) and (D) $^{15}N_3FeOEP$, 488.0 nm excitation at ~ 30 K, 10 scans added, frequency ± 1 cm^{-1}.

at 1322 cm^{-1} and 2049 cm^{-1} the Fe-N≏N≏N group of the complex N$_3$FeOEP is well characterized by vibrational frequencies and comparison with normal coordinate analysis results is possible. The RR spectra of Figure 1 were obtained at rather low excitation power since spectral changes due to laser irradiation were observed.

Longer exposure of the sample to the laser beam or application of higher laser power caused dramatic changes in the RR spectrum of N$_3$FeOEP as shown in Figure 2. After 20 min of 488 nm excitation the RR spectrum of N$_3$FeOEP (trace A) characterized by v(Fe-N$_3$) at 418 cm^{-1} changed to trace B. The Fe-N-N-N bands at 418 cm^{-1}, 628 cm^{-1} and 831 cm^{-1} disappeared totally and new bands appeared. Apparently a new complex had been formed[4] with a different axial ligand which is characterized by the band at 876 cm^{-1}. As will be shown later the new complex is the corresponding nitrido iron complex N≡FeOEP with v(Fe≡N) at 876 cm^{-1}. This band grows in intensity when the excitation wavelength is shifted to 476.2 nm (trace C). Switching excitation to 413.1 nm (trace D) exhibits a weak 876 cm^{-1} band indicating low resonance enhancement in this case. However high excitation power at the same wavelength 413.1 nm (trace E) leads again to a spectral change which is clearly due to thermal heating in the laser focus. From the new band at 438 cm^{-1} the produced complex can be identified as the μ-nitrido dimer OEPFe-N-FeOEP which is in agreement with other results[5]. As expected this band shifts up by 6 cm^{-1} due to ^{56}Fe/^{54}Fe substitution whereas no shift is observed when ^{14}N is substituted by ^{15}N which is in aggreement with the assignment as symmetric bridging vibration v_s(N≏Fe≏N).

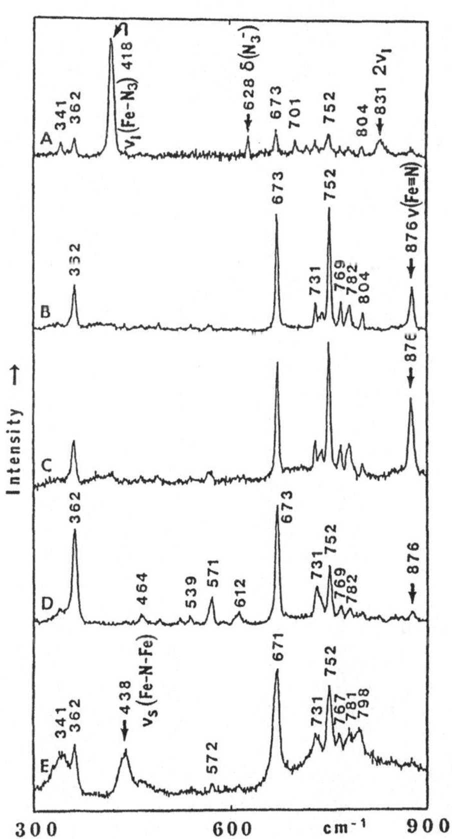

Fig.2: Resonance Raman spectra of N$_3$FeOEP, thin film at ~ 30 K, obtained from the same sample spot (A) 488.0 nm excitation, 5 mW, 10 scans added, (B) 488.0 nm excitation, 60 mW, after 20 min of 488.0 nm, 60 mW irradiation, (C) 476.2 nm excitation, 60 mW, (D) 413.1 nm excitation, 10 mW, (E) 413.1 nm excitation, 220 mW.

Identification of the 876 cm^{-1} band as $v(Fe\equiv N)$ vibration is obvious from Figure 3. This band shifts up 3 cm^{-1} from 876 cm^{-1} (trace B) to 879 cm^{-1} (trace A) due to $^{56}Fe/^{56}Fe$ isotopic substitution. On the contrary a downshift of 22 cm^{-1} is observed due to $^{14}N/^{15}N$ substitution (traces C and D). These observations provide clear evidence that the above vibrations are due to the $v(Fe\equiv N)$ of N$\equiv$FeOEP. Model calculations for a simple diatomic oscillator predict the isotopic shifts of +3 and -23 cm^{-1} for $^{56}Fe/^{54}Fe$ and $^{14}N^{15}N$ substitutions, respectively, for the $v(Fe\equiv N)$ vibration. This is in perfect aggreement with the observations in the RR spectra of Figure 3.

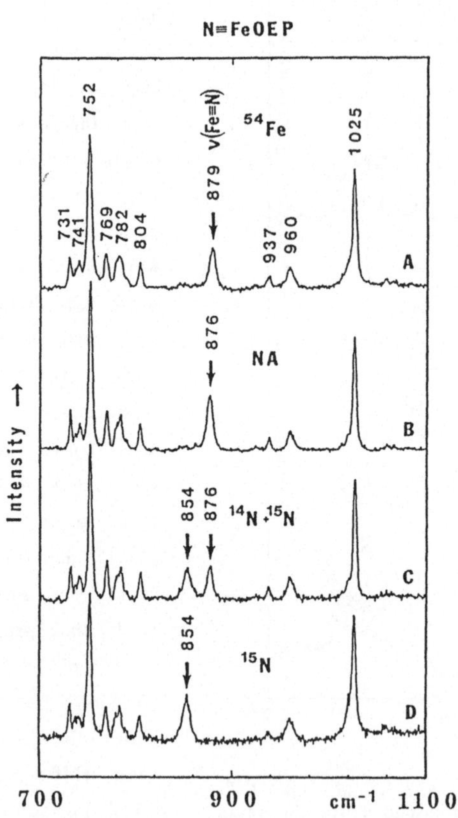

Fig.3: Resonance Raman spectra of the photolysis products of (A) N$_3$^{54}FeOEP, (B) N$_3$FeOEP, (C)^{15}NN$_2$FeOEP + N$_2$^{15}NFeOEP in an 1:1 ratio and (D) ^{15}N$_3$FeOEP, thin films at ~ 30 K, 488.0 nm, 60 mW.

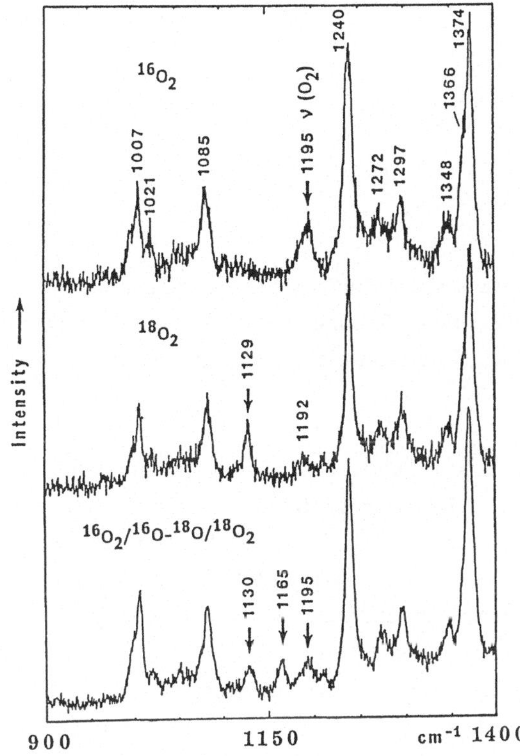

Fig.4: Resonance Raman spectra of cocondensation products of FeTPP with $^{16}O_2$, $^{18}O_2$ and scrambled dioxygen $^{16}O_2/^{16}O^{18}O/^{18}O_2$ in an ca. 1:2:1 ratio at ~ 25 K.

Oxyiron porphyrins such as O_2FeOEP or O_2FeTPP (TPP: tetraphenylporphinato anion) are model compounds of heme proteins like oxyhemoglobin and oxymyoglobin. Figure 4 presents the first example of $v(O_2)$ vibrations observed in RR spectra of oxyiron porphyrins[7] apart from those carrying axial thiolate ligands[6]. The spectra were obtained from oxygen matrices at about 25 K using kryptonion laser excitation at 406.7 nm. With O_2 in natural abundance the $v(O_2)$ is found at 1195 cm^{-1} (Fig.4A). This band shifts to 1129 cm^{-1} (Fig4.B) due to $^{16}O/^{18}O$ isotopic substitution. When scrambled oxygen ($^{16}O_2$:$^{16}O^{18}O$:$^{18}O_2$ in a 1:2:1 ratio) was used three bands were observed (Fig.4C) with $v(^{16}O^{18}O)$ in the middle position around 1165 cm^{-1} as expected from theoretical calculations.

These results encourage the search for $v(O_2)$ in RR spectra of other oxyiron porphyrins with different axial ligands in order to elucidate the binding nature of the FeO_2 group in heme proteins.

Acknowledgement. This work was supported by the Natl. Science Foundation (DMB-8613741). W.-D. W. is a recipient of a Feodor Lynen fellowship from the Alexander von Humboldt Foundation.

References

(1) T. G. Spiro: In *Iron Porphyrins*, A. B. P. Lever and H. B. Gray (eds), Addison-Wesley, Reading MA, Part 2, 89 (1983)

(2) T. Kitagawa, Y Ozaki: In *Structure and Bonding 64*, J. W. Buchler (ed), Springer Verlag, Berlin, 71 (1987)

(3) E. W. Svastits, J. H. Dawson, R. Breslow, S. H. Gellman: J. Am. Chem. Soc. 107, 6427 (1985)

(4) W.-D. Wagner, K. Nakamoto: J. Am. Chem. Soc. 111, 1590 (1989)

(5) J. A. Hofmann jr, D. F. Bocian: J. Phys Chem. 88, 1472 (1984)

(6) O. Bangcharoenpaurpong, A. K. Rizos, P. M. Champion, D. Jollie, S. G. Sliger: J. Biol. Chem. 261, 8089 (1986)

(7) W.-D. Wagner, K. Nakamoto: J. Am. Chem. Soc. 110, 5565 (1988)

Site Selection Untersuchungen an Hämatoporphyrin

K.P. Renner, J. Spahn, W.D. Wagner, W. Waidelich
Institut für medizinische Optik
Barbarastraße 16, 8000 München 40

Hämatoporphyrinderivate werden als Grundsubstanzen der Photodynamischen Therapie vielfach in der medizinischen Forschung eingesetzt. Wichtige Mermale dieser Substanzen sind ihre Photoaktivität, ein gewisser Akkumulationseffekt in Tumorgewebe und die im allgemeinen starke Fluoreszenz.

Herkömmliche Fluoreszenzspektren geben bei diesen Substanzen nur wenig Aufschluß über molekulare Übergänge, da durch Temperatur– und Lösungsmitteleinflüsse starke homogene und inhomogene Linienverbreiterung auftritt /1/. Eine breitbandige Anregung führt in der Regel zu strukturlosen Fluoreszenzbanden. Bei der Site–Selection /2/ verbessert man die Struktur der Spektren durch schmalbandige Anregung mit einer Laserlinie und Messen bei genügend tiefen Temperaturen. Damit werden auch Molekülschwingungsübergänge in der Fluoreszenz sichtbar. Charakteristisch für diese Übergänge ist die Wellenzahl $\tilde{\nu}_i$ bzw. die Anregungsenergie $\Delta E = hc\tilde{\nu}_i$. Werden sie bei einem Fluoreszenzübergang angeregt, so fehlt dem emittierten Photon diese Energie. Die Peaks der Molekülschwingungen zeichnen sich dadurch aus, daß sie einer Verschiebung der Anregungsfrequenz im gleichen Abstand folgen. Angeregte Schwingungszustände relaxieren sehr schnell strahlungslos, d.h. optische Übergänge gehen jeweils vom (Schwingungs–) Grundzustand aus. Auf diese Weise ist es möglich, abhängig von der Anregungsfrequenz Molekülschwingungen des elektronischen S_0–Grundzustands und des nächsthöheren S_1–Zustands im Fluoreszenzspektrum zu erkennen.

Experimentelle Hilfsmittel:

Als Anregungsquelle wurde ein durchstimmbarer CW–Farbstofflaser verwendet, dessen Bandbreite mit Hilfe eines Fine–Tuning–Etalons auf ca. 0,01nm begrenzt war. Als Pumpquelle diente ein Argon–Ionen–Laser, der über einen Regelkreis für konstante Ausgangsleistung sorgte. Die Strahlungsleistungsdichte am Probenort hat $0,1mW/cm^2$ betragen. Auf der Detektionsseite wurden ein Jarrel Ash Monochromator mit einer Auflösung von 0,3nm und ein peltiergekühlter Photomultiplier eingesetzt. Die analoge Aufzeichnung analog durch einen X–Y–Schreiber. Aus den Substanzen Hämatoporphyrin (Hp–free–base) und Hämatoporphyrindihydrochlorid $(HP(HCl)_2)$ wurden jeweils 10^{-4}–molare Lösungen in Aceton und Ethanol hergestellt und bei der Messung in einem Kryostaten auf 77K gekühlt.

Messergebnisse:

In den Fluoreszenzspektren mit dem Lösungsmittel Aceton ist die homogene Linienverbreiterung bei 77K noch so stark, daß keine Strukturen zu sehen sind. Die in Ethanol gelösten Proben zeigen dagegen eine eindeutige Schwingungsstruktur. Alle folgenden Ergebnisse beziehen sich deshalb auf in Ethanol gelöste Proben.

1.Anregung im 0—0—Übergang:

Für Hp—free—base liegt der niedrigste elektronische Übergang, durch inhomogene Linienverbreiterung bedingt, zwischen 615 und 625nm. Bei Anregung in diesem Bereich erhält man Peaks im Emissionsspektrum, die den Molekülschwingungen im elektronischen Grundniveau zuzuordnen sind. Ein Vergleich Hp free base ↔ HP(HCl)$_2$ zeigt ähnliche Schwingungsstrukturen.

Aus insgesamt dreizehn solcher Spektren mit unterschiedlichen Anregungsfrequenzen wurden die Schwingungszahlen $\tilde{\nu}_i$ beider Stoffe im Grundzustand ermittelt. Sie sind in Tab. 1 aufgeführt.

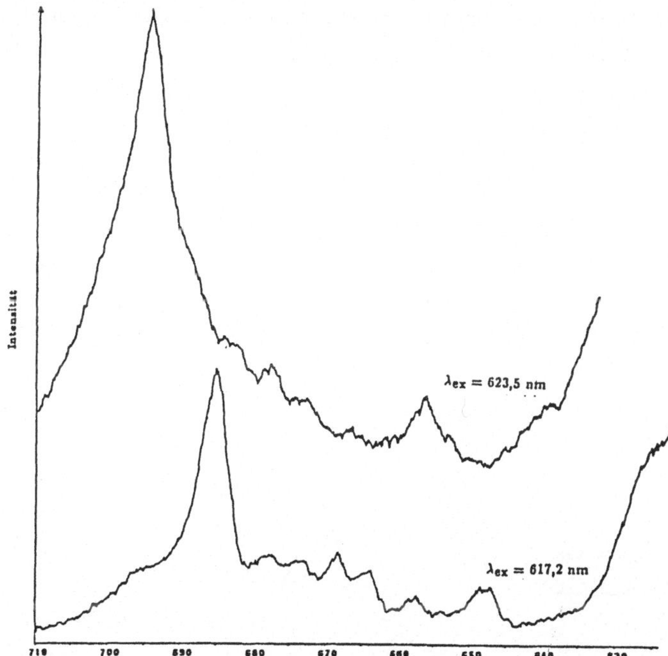

Abb. 1:   Fluoreszenzspektren von Hp—free—base in Ethanol bei Anregung im 0—0—Band

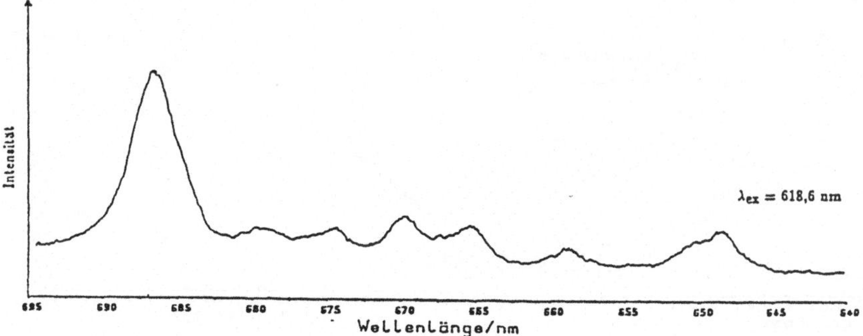

Abb. 2:   Fluoreszenzspektrum von Hp(HCl)$_2$ in Ethanol bei Anregung im 0—0—Band

354

2. Anregung der S_1–Molekülschwingungsbande:

Die Abb.3 zeigt die Fluoreszenz des 0–0–Überganges bei sukzessiver Änderung der Anregungswellenlänge. Die Null–Phonon–Linien der Emission wandern mit konstantem Frequenzabstand zur Laserfrequenz entsprechend der intramolekularen Schwingungswellenzahl $\tilde{\nu}_i$ durch die 0–0–Emissionsbande. Alle Spektren sind von einem Untergrund begleitet, der von der homogenen Linienverbreiterung durch Lösungsmitteleinfluß stammt.

Im Gegensatz zu HP(HCl)$_2$ treten bei Hp–free–base zwei Maxima der Null–Phonon–Linien auf. Eine mögliche Erklärung ist die Aufsplittung des S_1–Energieniveaus durch N–H–Tautomerisation. Dabei findet ein intramolekularer Protonentransfer zwischen den Imin–Stickstoffatomen statt. Ein ähnlicher Effekt ist auch bei Chlorinen zu beobachten /3/. Trägt man den Intensitätsverlauf der Null–Phonon–Linien gegen die Anregungswellenlänge auf, so erhält man für jede Normalschwingung eine sog. Site–Distribution Funktion, die die inhomogene Linienverbreiterung beschreibt. Sehr deutlich sind auch darin die zwei 0–0–Übergänge zu sehen.

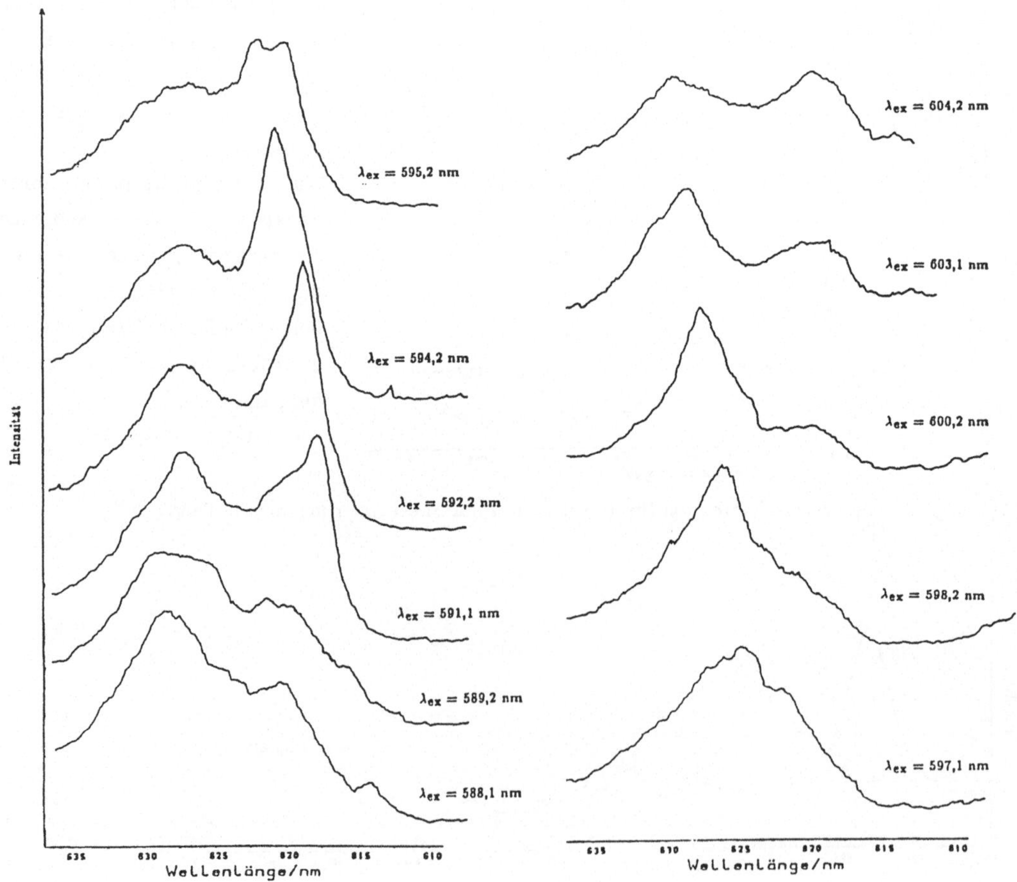

Abb.3   Molekülschwingung $\tilde{\nu}_i$=730 cm^{-1} im elektronisch angeregten Zustand

In der Tab.1. sind auch die bei der Absorption im S_1–Zustand aktiven Molekülschwingungen zusammengefaßt. Zur Mittelung der Werte standen bei Hp–free–base 28 und bei HP(HCl)$_2$ 12 Spektren zur Verfügung.

| Grundzustand | | | | angeregter Zustand | | | |
| Hp-free-base | | HP(HCl)$_2$ | | Hp-free-base | | HP(HCl)$_2$ | |
$\tilde{\nu}_i$ cm^{-1}	relative Intensität	$\tilde{\nu}_i$ cm^{-1}	relative Intensität	$\tilde{\nu}_i$ cm^{-1}	relative Intensität	$\tilde{\nu}_i$ cm^{-1}	relative Intensität
149±5	212±20			212±20	Schulter		
258±3	264±15	259±8	1,5	264±15	Schulter	256±8	Schulter
730±2	5	727±3	4,5	710±14	Schulter		
882±7	0,5	867±16	0,5	752±4	2	741±5	1,4
976±3	2	963±7	2	987±7	1	982±6	0,6
1103±3	4,5						
1148±7	Schulter	1192±11	3,5	1138±6	1	1130±5	1,4
1223±3	6	1223±7	2,5	1242±4	1,6	1232±5	1,6
1357±7	0,5	1328±5	3,5	1343±5	1,6	1331±6	1
		1465±6	2,5	1455±16	0,3	1443±8	0,5
		1556±11	0,5	1598±2	13	1596±3	6

Tab. 1:   Molekülschwingungen im elektronischen Grund– und angeregten (S_1–) Zustand, Intensität der Fluoreszenz

Zusammenfassung:

Aufgenommene Fluoreszenzspektren der beiden Substanzen in Lösung zeigen eine starke Temperaturabhängigkeit. In Ethanol zeigt sich bei 77K eine Schwingungsstruktur des Moleküls, in Aceton überwiegen bei dieser Temperatur noch die Verbreiterungsmechanismen.

Die Normalschwingungsfrequenzen des angeregten und des elektronischen Grundzustands sind bei den stärksten Linien nur um wenige Wellenzahlen verschieden.

Eine Aufspaltung des S_1–Zustandes von Hp–free–base konnte nachgewiesen werden. Die Maxima der 0–0–Übergänge differieren um 150 cm^{-1}.

Literatur:

/1/   Rebane K.K. (1970) Impurity spectra of solids, Plenum Press, New York

/2/   Hala J. et al (1985) Site selection and shpolskii spektroskopy of model photosynthetic systems, Photochem. Photobiol. 41(6), 643–648

/3/   Avarmaa R., Rebane K. (1985) in Spectroscopy of Biological Molecules, John Wiley & Sons, Chichester, 332–337

Laser-Biostimulation
Low Power Laser

Biostimulativ Effect of Low Level Laser Irradiation on the ADCC Reaction of Lymphocytes

A.R. Mester, T. Garam , I. Bihari , E. Deák
Budapest, Hungary

During the near 25 years hystory of the low level laser biostimulation the promotion of the wound healing and the antiinflammatory effect was proved in many different experimental and clinical studies.

The lymphocytes play a basic role in theese mechanisms. Late professor Endre Mester and his coworkers published the following investigations concerning the lymphocytes:

1., The Low Level Laser Irradiation (LLLT) did'nt produce a mitogenic effect alone, but the lectin induced(phytomaemagglutinin) b l a s t i c   t r a n s f o r m a t i o n   was increased by 20 % as a result the laser irradiation. (The DNA synthesis was measured by the incorporation of ^{3}H-thymidin).

2., The survival of mouse skin allotransplants was longer after LLLI (13-21%). The previous immunosuppressiv (anti-thymocyte serum) treatement coused 56% increase of the survival, and it's combination with LLLI resulted 68%. The prolonged s u r v i v a l   t i m e was documented in both groups: irradiation befor or after the transplantation.

3., In patients serum (paralell with the healing) the I g M level first rose significantly, while the I g G level decreased. (50%) After repeated treatements of the patients the above mentioned irradiation reaction was going to be normalised. The serum of the patients showd an initial drop of the c o m p l e m e n t a c t i v i t y   after the first treatements, and a normalisation during the healing progress.

4., The i m m u n m o d u l a t i n g   e f f e c t of the LLLI was investigated in the Macrophage Migration Inhibitions Test too: the Migration Index was increased by the irradiation. This effect was similar in the case of not-irradiated T-lymphocytes, if the medium of irradiated lymphocytes had been poured into another vessel of the not-irradiated lymphocytes. That means the production of mediator (lymphokin) substance as a result of laser irradiation.

5., The number of living cells did'nt decreased after laser irradiation, in the range below 1 Joule (trypan-blue controll), the immunosuppressiv effect of LLLI is a result of inhibitory function, switched on by laser-signal of different wawe-lengths different lasers. (80% decrease of the migrations field, 140% increase of the migrations index, but less, than 10% decrease in the number of the living cells , when HeNe and ruby laser were combined). Non-laser light was ineffectiv.

In the present study the <u>Antibody Dependent Cellular Cytotoxicity</u> Reaction was the modell to investigate the influence of the LLLI on the periferial lymphocyte subpopulation.

The method of <u>Zeijlemaker</u> and <u>Urbaniak</u> uses Rhesus-positive human red blood cells sensitised with D type antigen. The cytotoxic activity is measured as a maximum number of target cells killed by unit of lymphocytes. The ^{51}Cr-labeled red blood cells destroyed, give their radioactivity into the medium, and its activity is measured in gamma-counter.

The blood sample was taken with Heparin. Centrifugation with Böyum methode: Ficoll-Uromiro gradiens: to separate the lymphocytes. Target cells were red blood cells of O antigen group, in RPMI medium. After 2% Papain preparation (10 min) the radioactive labeling was carried out with 200 uCi ^{51}Cr in 37°C (120 min). After washing RPMI-FCS medium was used: cell number 2 000 000 / ml.

The prepared red blood cells and the antibody was in the medium distributed in microliter plate.

The prepared lymphocyte suspensions (each 200 μl) were in plastic tubes: 17x100 mm. Through their upper open side the laser irra- reached the lymphocytes. Immediately after the irradiation the lymphocytes were added to the antibody covered and labeled red blood cell's suspension.

The reaction was taken place in a CO_2-thermostat for 16 hours, in 37°C. After that the supernatant' the measurement was in a gamma- counter. The level of the radioactivity was corresponded with the killed red blood cell number, that means, with the killer activity of the lymphocytes. This value was compared with haemolysed total destroyed prepared red blood cells, and on the other hand with the prepared red blood cells without lymphocytes: i.e. their supernatant.

We used a 10 mW HeNe laser and it's 820 nm cw. diode laser of LASOTRONIC and the 50 mW 820 nm cw. diode laser with linear polarisation of the OMEGA.

The lymphocytes used in the investigation got off untreated tumor patients, untreated tumor patients and patients suffering in cirrhosis hepatis. On the other hand we used healthy controll peoples lymphocytes.

The resultts of the groups:

1., Healthy controlls:

Non of theese samples gave any significant changes after LLLI, inspite of a wide range of irradiation time: from 10 esconds to 16 minutes.

2., Cirrhotic patients:

Decrease of function in the 1 - 2 minutes range (30-40%)
Increase of function , when the irradiation was without

resuspendation of lymphoctes: in concentrated form.

3., Tumor patients:

Decrease of function in the 0,5-1 minutes renge (15-20%)

Increase of function, when without resuspendation (15%)

4., Diabetes mellitus:

Increase of function (10 sec-1 min) aprox. 20%

The normal light's effect was 5 - 10% only.

The case number makes it not yet possibile to give more, than a pilot study about the early experiences, but it is clearly suggested, that there was a significant effect of LLLI versus normal light. The most important observation is, that only in the case of illnesses we got positiv results, and never in the healthy controlls. This is in accordance with Lam's results concerning the collagen synthesis, where the laser biostimulation was much higher in the cases of an initially low function in the fibroblast cultures.

The findings can exlain negative results of some biostimulativ experiments, when normal functions could not made "more normal".

Literature

1., T.S.Lam, R.P.Abergel, C.A.Meeker, J.C.Castel, R.M.Dwyer, J.Uttio:
Laser Stimulation Of Collagen Synthesis in Human Skin Fibroblast
Cultures:Lasers in the Life Sciences 1 (1) 1986. 61-77

2., T.Garam, T.Bakács, M.Varga, Gy.Petrányi: Effector mechanism's
Examination of Natural and antibody mediated Cytotoxicity:
Kisérl. Orvostud. 1979 31:534-543 (smm. engl.)

3., T. Garam, M.Bak, T.Bakács, E.Döbrentei, Gy.Petrányi: Angioimmu-
noblastic lymphadenopathy. A study of the function of lymphocyte populations: Cancer 47 2850 1981

4., J.Naményi, E.Mester, I.Földes, S.Tisza: Effect of Laser Iradia-
tion and Immunosuppressive Treatement on Survival of Mouse Skin
Allotransplants: Acta.Chir.Acad.Sci.Hung. 16 (4) 327-335 1975

5., Laser Stimulation of Wound Healing II. Immunological Tests
E.Mester, S.Nagylucskay, A.Döklen, S.Tisza
Acta.Chir.Acad.Hung. 17 (1) 49-55 1976

6., E.Mester, S.Nagylucskay, S.Tisza, A.Mester: Stimulation of Wound
Healing by Means of Laser Rays: Acta.Chir.Acad.Sci.Hung. 19 (2)
163-170 1978

7., S.J.Urbaniak: Lymphoid cell depemdent (K cell) lysis of Human
erythrocytes sensitised with Rhesus Alloantibodies: Brit.J.
Haematol. 33 409-413 1976

8., Zeijelmaker W.P. et al.:Cytotoxic activity of Human Lymphocytes
Quantitative analysis of T cell and K cell cytotoxicity, reve-
aling enzyme like kinetics: J. Immunol. 119:1507 1977

Low Power Laser Treatment for Dermatological Conditions and Tropical Diseases

A. Makk and E. Makk
Clinic of Laser & physiotherapy, Dubai U.A.E. P.O.Box 3717

After 15 years of medical practice in Europe, we have been appointed
by "Technical Aid for developing countries" to Ethiopia in 1969. Since
that time, working 6 years in Ethiopia and 14 years in the Middle East
we have gained certain experience in tropical pathology. It seems that
the tropical medicine is the medicine of the poor people independently
of the geographic area and climate conditions and it will change our
strategy. A study by WHO maintains, "The best vaccine against common
infectious diseases is an adequate diet". We have to add that clean
drinking water, good sanitary conditions, low cost houses and an
effective birth control programme are better prevention against disease than vaccination which is offering only a short term and uncert-
ain protection and in some cases even spreading the disease.
According to some recent information, from 87 "tropical diseases" only
33 have some treatment and even that treatments are not free from
side effects. It is obvious that the undernourished population of
third world countries is more affected by the side effects: In Aust-
ralia every second aboriginal child died due to vaccination in early
sixties and in South America according to Prof.de Landa children mortality increased by 104-113% due to fluoridation of drinking water.
Introducing a method like the low power laser (lpl) which is free from
side effect can be very useful for the patients. According to certain
calculation 90% of the population in the third world countries cannot
afford the conventional medicine. We have to know that the antibiotics and some other medication are sold for 6-7 times higher price in
some third world countries then in the country of their origin in
Europe or America. Instead of having a full course of treatment antibiotics are used for few days; the uncritical application and street
corner sale of antibiotics are resulting in resistancy. Under such
conditions the resistancy is becoming an endless game and the resist-
ent microorganism are causing epidemics which are claiming thousands
of victims all over the world. The effects of laser radiation on bacteria is investigated for several years by Dzinic & Nanusevic, and

here is no possibility for the development of resistancy as in the
ase of medications. Counting the risk and benefit ratio the lpl is
uperior to many other treatment methods concerning the safety and
fficiency. It was necessary to give this short information about
ropical diseases today because many of our collegues applying laser
re not familiar with conditions in the tropical countries.
uring our 20 years activity in tropical countries we have seen var-
ous conditions which can be cured or improved by lpl treatment call-
d sometimes biostimulation. We have introduced the biostimulation
or the first time in the Gulf region, after visiting Prof. Mester
ho introduced the method some 23 years ago. According to his instru-
tion from 1980 and 1981 and utilising the available literature we
ave been working with 4 Helium-Neon (632 nm) and 4 infrared (830 nm)
pparatuses having cca 11000 treatment session. Our experience is
elated to dermatology,rheumatology, ENT, odontostomatology, physical
herapy, sporttraumatology and medical cosmetics. Over 700 treatment
essions are related to tropical pathology. All cases where tissue
amage is involved, purulent wounds accompanied by secondary infecti-
n, desquamation are responding to to lpl therapy. Tropical ulcera
ith chronic course and very slow healing process leading sometimes
o amputation can be treated successfully. After mechanical cleaning
nd removal of necrotic tissue the laser can be applied daily. The
mprovement is sometimes dramatic allowing discontinuation of drugs.
he output power was 1-6 miliwatts (in the head area 3 miliwatts only)
ne session lasting 10-15 minutes and the treatment was done daily.
he same treatment can be applied for cutaneous, ulceroglandular form
f tularaemia and for mycobacterial ulcera. Using the lpl we can mini-
ise the scaring and contracture following this diseases. L E I S H
AN I A S I S is present from Brasil till China, also in Mediterranean
rea, in Sudan and Ethiopia, in Arab Gulf countries and Indo-Pakistani
rea. Cutaneous Leishmaniasis is healing sometime spontaneously after
ne year leaving some disfiguring scar, but the lupoid form and the re
urrent form are lasting some years. Lpl treatment can be nontoxic alt-
rnative to the antimony treatment which has a low safety profile incl-
ding 4% diabetes and other complications. In 1983 we have treated
ases which were part of an epidemic involving 15,000 reported cases
n Arab Peninsular. Our cases were reacting very well to lpl treatment
hich is painless and risk free and shortening the healing time by cca
0%. Generally the itching will stop after second or third treatment
ollowed by epithelisation after 7-8 treatments without a scar but
ith slight hyperpigmentation. The difference can be seen comparing

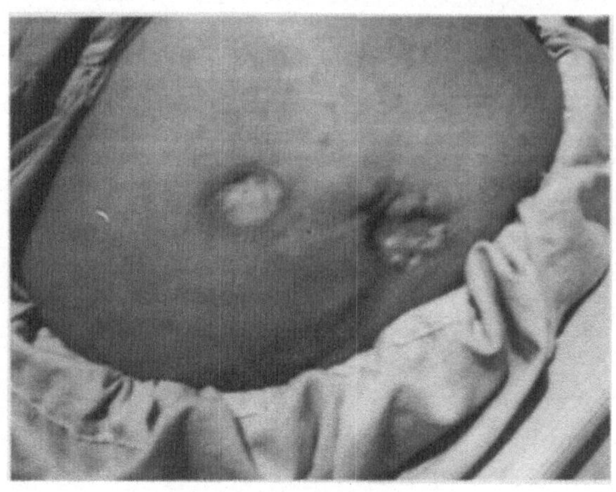

Fig.1
Treated and non treated ulcer

one treated and untreated ulcer, after 7 treatment session (fig no. 1).
In many cases in tropical diseases lpl can be an useful adjuvant therapy to the systemic treatment. Some practical advice to out diving and
swimming patients who are frequently suffering from V E N O M O U S
M A R I N E C R E A T U R E S (jelly- fish, shell-fish, corals, sto-
ne-fish etc). After antivenom and antishock treatment the lpl, treatment can be applied several times daily against pain and local swelling. Similar treatment can be done for snake bites, scorpion stings,
spider bites etc. In some books vinegar and olive oil are advocated
for treatment, we can add to this grandmother recipe the lpl treatment.
Since 1985 I am discussing about application of lpl for L E P R O S Y.

     "It may seem unfair that several million dollars are spent on art-
ificial heart research which has so far "benefited" one individual,
while elsewhere a leper, whose disease can be treated, dies of infection because he cannot afford protective shoes to shield his feet that
have been deprived of sensory perception". The "biostimulating" regenerating effect of lpl can be used as an adjuvant to systemic therapy
to save some cases from amputation. Physio laser combined with massage
and exercise may help to prevent (fig no. 2) contractures. During "le-
ora reaction" (a painful condition lasting several weeks accompanied
by swelling of joints and pain) the analgesic and anti-inflamatory effect of lpl can be utilised. Remember that in the last years several
hundreds of anti-inflamatory drugs are withdrawn from the market in
Europe because of side effects, they can easily reappear in third world countries, and for a chronic patient a side effect free lpl treatment is better than the antirheumatics. Sexual impotency, a common co-

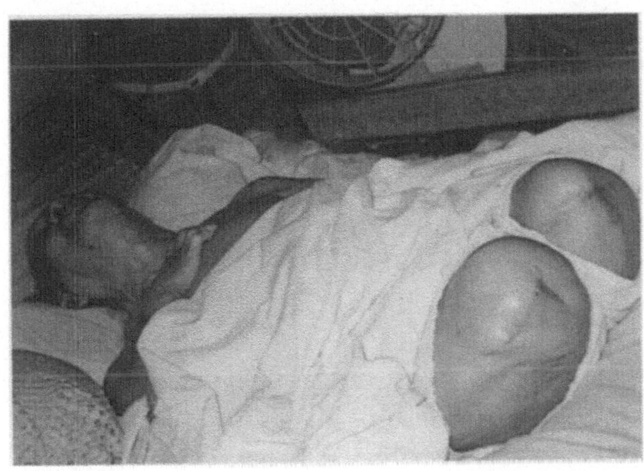

Fig.2 Amputated leprotic
patient, 7oyears old

mplaint of leprotic patients can be inproved with lpl. The ideal solution will be to supply the biggest leprosoriums, like the "ALERT" in
Addis Abeba Shahdra near New Delhi, and Paulista, near Recife in Brazil
with 1-2 lpl apparatuses and to some train some staff for the benefit
of the patient.Some lpl apparatuses can be obtained as a donation from
laser factories. I am visiting the leprosoris in Africa and South America and I feel that the leprosy is a big challenge for the lpl. Still
     money is a big problem, and it is illusory to expect some big in-
vestment in the tropical medicine. The tropical medicine will remain
"the medicine of the poor" whilst"dealing with AIDS is a booming market". Due to media hyped AIDS hysteria ,   AIDS is becoming the busin-
ess with   fear,and more money is diverted toward less important
problems...

From the DERMATOLOGICAL CONDITIONS our experience is related to treatment of psoriasis, acne, various forms of herpes, eczemas, ulcera of
various origins, allergic skin conditions, alopecia and burn cases.
P S O R I A S I S is affecting at least 2% of the population and is
frequently mentioned as "intractable". The common used salicylate ointments are paliative, the tar ointments are irritationg and the cort-
ison group is dangerous and the most frequently misused dermatologic
cream nowadays. PUVA, hailed as a good treatment is causing irreversible changes in tissue and increased risk of malignancy, according to
the latest literature. Since 1982 we have treated 97 psoriasis cases.
Laser therapy was an adjuvant therapy in a complex therapy, consisting
of a diet, hygienic instruction, sea water, various herbal medications

vitamins and cod liver oil, minerals and some aminoacids. The tendency was not to use treatment with side effects. The diet was given as written instruction: and it was emphasized that it can help to control the disease. The lpl will not "cure" the disease but it can help to overcome the itchy, painful period and improve aestheically the patient. For big surface He-Ne laser scanning is recommended. We were using for itchy, irritation areas 1-6 mwatt HeNe laser (in the head and face only 3mwatt) with daily sessions. Italian authors are using 15-25 mwatt HeNe treatment. CO2 laser was also used by some authors to remove the plaques.In these 7 years we have gained experience how to control the disease using this complex laser therapy. Generally after 8-12 weeks we have cleaned the body of the patient, majority of the patients have lost some kilograms at the beginning and gained some personal experience about diet. Some remaining small isolated spots were not bothering the patients. We feel sorry for the small percentage - (cca 28%) of patients which interrupted the treatment after 3-4 sessions without realising the benefits of it. Frequently they were brainwashed "you have to learn to live with your disease". We had a good success with similar complex laser therapy with patients with acne, eczemas and allergic skin conditions. Treating dermatological conditions like the above mentioned need a good co-operation from the patient and certain diet has to be followed what is not a case with certain laser surgical treatments. The pain and itching of H E R P E S patients were relieved faster and the herpes free intervals become longer. Patients with alopecia areata were responding well after 6-10 treatment, while patients with alopecia seborrhoica need several months to improve. We must be realistic in our promises and prognosis specially in the case of aesthetic problems and alopecia. We have to explain to the patient that laser is not a miracle tool and the the success is depending on the co-operation and discipline of the patient too. From the other side we have to help our collegues of various specialists, to become "laser conscious", to explore and utilise the potentials of laser medicine.The laser was not existing in our curriculum, and the best way is to complete one laser safety course and obtain the literature and spend some time with experienced laser collegues. For big institutions and hospitals a physicist is inevitable Many of us have benefited from the expert advice of Prof. W. Waidelich. During the treatment a very close co-operation was maintained with our dermatologist collegues Dr. Saleh Mohammed and Dr. Hassan Buchery and Dr. Gemal Abdul Al the Head of the Pathohystology Laboratory from(fig 3) Kuwait Hospital in Dubai, and such co-operation is essential in intro -ducing laser in dermatology.

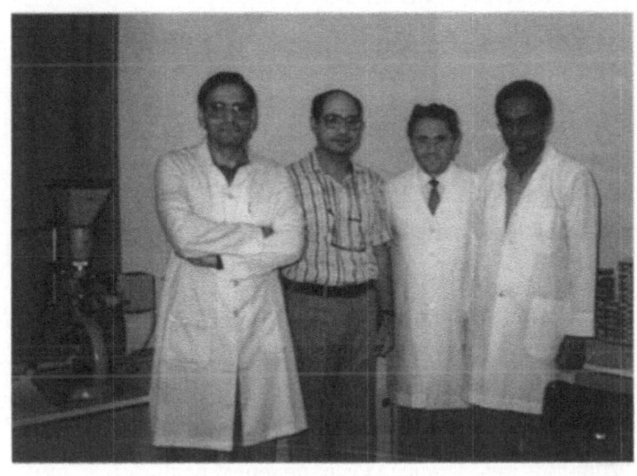

Fig.3 Laser Team from Dubai

Literature.

1. A. R. D. Adams, B. Maegraith:Clinical   tropical diseases   1964
2. Bühler/Locher:Geschäfte mit der Armut   Bornheim   1984
3. Chaitow L. :Vaccination and Immunisation   London   1987
4. Jelliffe D. B.:Diseases of the children in the tropics "   1970
5. Langbein, Martin , Weiss:Bittere Pillen   Köln   1988
6. Mack A. :Diskussionbeitrag während 13. Tagung D. Trop. G.   1985
7. Mack A. & E. :Application of the laser for the tropical
      diseases.   LASER- Optoelectronics in Medicine München   1985
8. Mack A.:Laser irradiation for Leishmaniasis   Tokyo   1985
9. Makk A. & E. :Experience with L.P. Laser for tropical
      diseases   British Laser Conference   London   1986
10. Makk A. :Behandlung die Krankheiten mit Laserstrahlen Basel   1986
11. Mack A y E. :Aplicacion de la radiacion laser en enfer-
      medades tropicales   Barcelona   1986
12. Makk A.:Laser - new dimension in medicine   Bahrain   1987
13. Makk A.:Laser treatment for tropical diseases   Beijing   1988
14. Manson's Tropical diseases   London   1984
15. Mc Keown T.:The role of medicine:Dream,Mirage or Nemesis?"   1979
16. Melrose D.:Medicines and the Third World poor   London   1983
17. Menichelli F.:Corso di laser-terapia clinica   Roma   1986
18. Trelles M. A.:Soft Laser Terapia   Barcelona   1982
19. Transactions of the Royal Society of Tropical medicine
      Vol. 78/1984 2,3 and vol 79/1985 No 1, 3   London   1985
20. Waidelich W.:Optoelectronics in Medicine   München   1982
21. Zinke K.:Handbuch der kombinierten Lasertherapie I-II "   1979

Einfluß von Laserlicht niedriger Leistungsdichte auf Wachstum und Regeneration von Gefäßen

M.Maier,[1] D.Haina,[1,2] M.Landthaler,[2] O.Braun-Falco,[2] W.Waidelich[3]
1 Gesellschaft für Strahlen- und Umweltforschung, 8042 Neuherberg/D
2 Dermatologische Klinik der LMU, 8000 München/D
3 Institut für Medizinische Optik der LMU, 8000 München/D

Die Literatur zum Thema Biostimulation ist sehr umfangreich und die Ergebnisse
z.T. sehr widersprüchlich. Vorausgegangene Untersuchungen von Haina et al
(1,2,3,4) ergaben sowohl positive Effekte, z.B. die Zugfestigkeit von laserbe-
strahlten Wunden bei Ratten steigerte sich um 40% gegenüber den Kontrollen;
bei einer anderen Studie war eine 25% Zunahme des Granulationsgewebes nach
He-Ne-Laserbestrahlung zu verzeichnen. Keine Wirkung konnte dagegen die Bestrahlung
auf die Epidermis-Regeneration im Tierversuch erzielen, es zeigte sich auch kein
positiver Effekt auf die Wundheilung, bei mechanisch, chemisch und durch Röntgen-
strahlen verursachte Wunden an Ratten.
Die hier vorliegende Studie untersucht die Wirkung von He-Ne-Laserbestrahlung
geringer Leistungsdichte auf die Regeneration von Gefäßen.

Methodik
Für den Versuch verwendeten wir ein Hautkammermodell, das Götz und Endrich (5,6)
zur intravitalmikroskopischen Beobachtung der Mikrozirkulation bei Hamstern entwickelt haben. Mit diesem Modell war es uns möglich, den Einfluß der Laserbestrahlung direkt an den Gefäßen zu beobachten. Als Versuchstiere dienten Hamster
mit einem Gewicht zwischen 60 und 90g.
Die Hautkammer besteht aus zwei mit Schrauben verbundenen Aluminiumteilen. Jede
Hälfte hat ein rundes Fenster von 1 cm Durchmesser, ein Fenster wird mit einem
Deckglas verschlossen. Abb.1 zeigt die fertige Präparation eines Tieres.

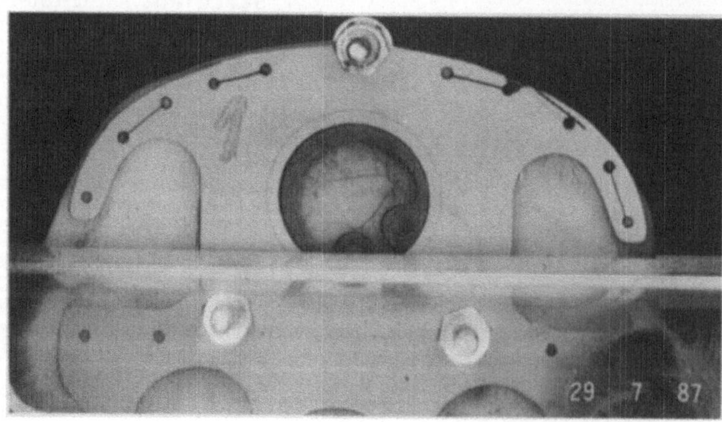

Abb. 1
Versuchstier mit
implantierter
Hautkammer

Um die Regeneration von Gefäßen beobachten zu können, müssen dieselben zunächst
zerstört werden. Ein chirurgisches Unterbrechen bzw. Entfernen der Gefäße erwies
sich als problematisch auf Grund von Blutungen und nicht vermeidbaren Verletzungen
des umliegenden Gewebes.
Eine Alternative dazu stellte die Koagulation der Gefäße mit einem Laser dar (7).
Wir verwendeten einen Ar-Laser mit einem Strahldurchmesser von 0,3 mm und eine
Dosis von 100 W/cm^2. Das Versuchstier wurde dazu in einer Plastikröhre unter einem
Operationsmikroskop fixiert und die sichtbaren Gefäße koaguliert.
In vier Versuchsreihen wurden jeweils 6 bzw. 5 Tiere zweimal täglich für 3 min mit
einem He-Ne-Laser bestrahlt, Dosis 28 mW/cm^2. Die anderen 23 Tiere dienten als
Kontrollen.
Die Veränderungen der Gefäße wurden in den folgenden Tagen mittels Intravitalmikros-
kopie beobachtet und fotografiert.

Ergebnisse und Diskussion
Abb.2 stellt die intakten Gefäße eines Versuchstieres dar. Abb. 3 zeigt dasselbe
Tier unmittelbar nach der Zerstörung der Gefäße; deutlich erkennbar sind die Koagulationspunkte des Ar-Lasers.
Der fünfte Tag nach der Koagulation wurde für die Auswertung festgelegt, da zu
diesem Zeitpunkt der größte Teil der Gefäße intakt schien. In den folgenden Tagen
kam es häufiger zu Entzündungen, zur Krustenbildung oder Epithelproliferation, was
die Auswertung erschwerte. Die Gesamtlänge der sichtbaren Gefäße wurde ausgemessen
und die Ergebnisse mit den Werten vor der Koagulation korreliert.
Auf Abb.4 sind, wieder für dasselbe Versuchstier, die zum größten Teil regenerier-
ten Gefäße zu erkennen.

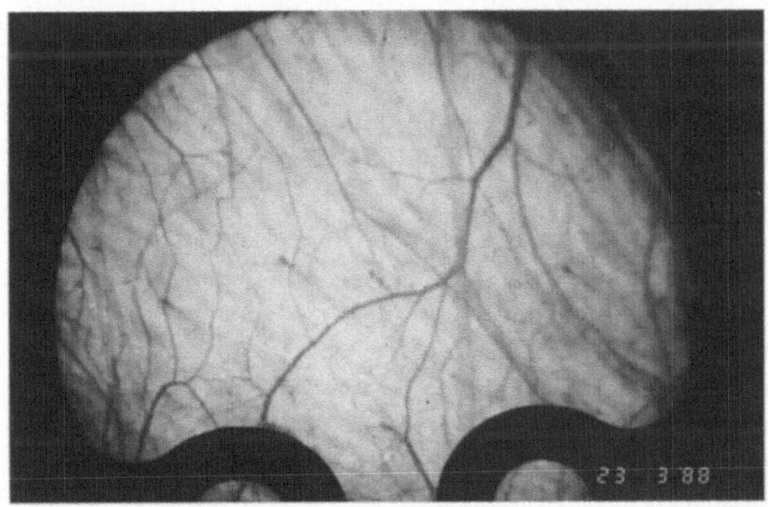

Abb. 2   Versuchstier nach der Präparation mit intakten Blutgefäßen

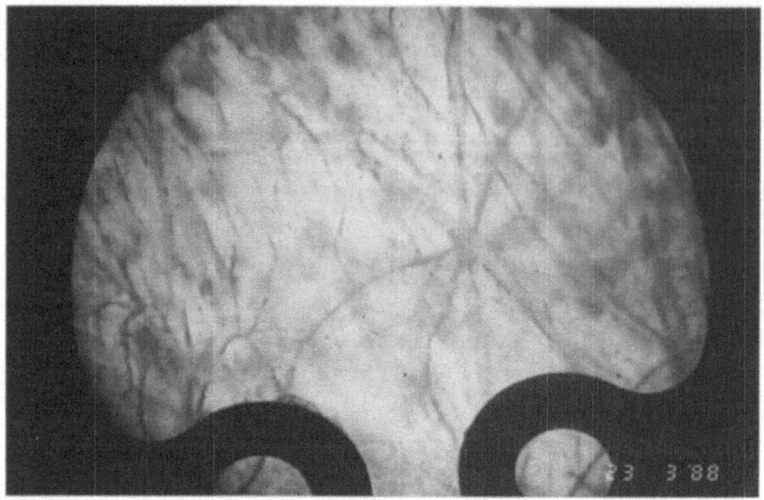

Abb. 3   Gefäße direkt nach der Koagulation

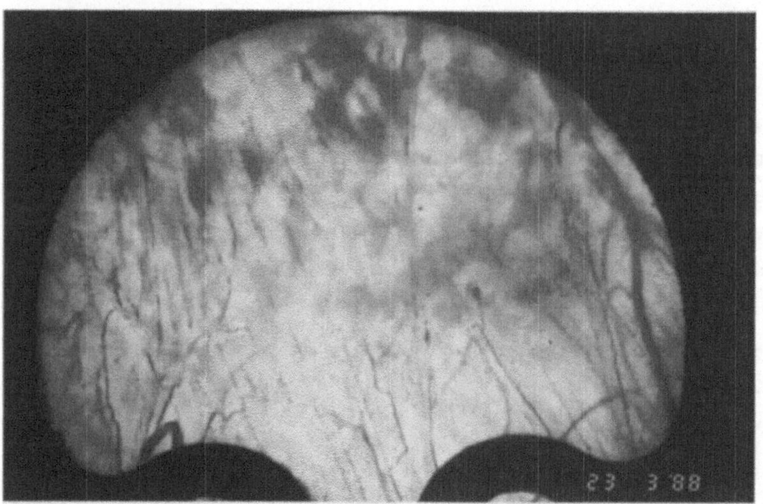

Abb. 4   Versuchstier 5 Tage nach der Koagulation

Vergleicht man nun die Gefäßlängen der bestrahlten Tiere mit denen der Kontrollen, so ergibt sich ein signifikanter Unterschied, der sowohl bei den einzelnen Versuchsreihen als auch bei den Mittelwerten deutlich wird. Im Durchschnitt erreichen die bestrahlten Tiere eine um 27% erhöhte Gefäßdichte gegenüber den Kontrollen.

Abb. 5 gibt die Ergebnisse deutlich wieder: die Gefäßlängen nach 5 Tagen sind gegen die Werte vor der Koagulation aufgetragen. Der positive Effekt der Laserbestrahlung zeigt sich in dem höheren Verlauf der Regressionsgerade für die bestrahlten Tiere.

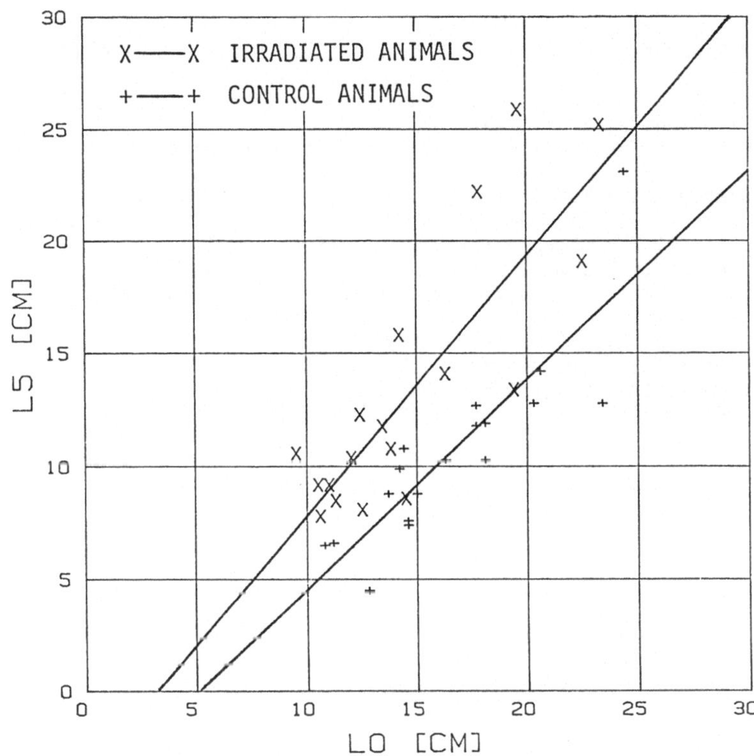

Abb. 5   Gefäßlängen vor der Koagulation und nach 5 Tagen (L5) für bestrahlte
Tiere und Kontrollen

Aus Abb.5 wird auch deutlich, daß bei jedem Tier Ausgangswert und das Ergebnis nach
5 Tagen gut korrelieren; d.h. bei Tieren, die vor der Koagulation eine größere Gefäßdichte aufwiesen, konnte dementsprechend auch eine verstärkte Regeneration beobachtet werden.
Es stellt sich nun die Frage, warum die Laserbestrahlung einen positiven Effekt auf
die Regeneration von Gefäßen bewirkt und welche Prozesse dabei im einzelnen stimuliert werden. Mester und Mitarbeiter (8,9,10) gehen in ihren Untersuchungen aus-
führlich auf diese Fragestellungen ein. Kovacs et al (11) erklären den Einfluß der
Laserbestrahlung mit einer Zunahme der Zellproliferation, die zu einer beschleunig-
ten Gefäßneubildung führe. Eine weitere mögliche Wirkung der Bestrahlung könnte die
Aktivierung von Makrophagen sein, die verantwortlich sind für die Wundreinigung und
damit die Grundlage für Kapillarwachstum schaffen.
Unabhängig von dieser noch offenen Problematik, deren Lösung weitere Untersuchungen
bedarf, läßt sich zusammenfassend sagen, daß speziell bei diesem Tiermodell die
He-Ne-Laserbestrahlung einen stimulierenden Effekt auf die Regeneration von Gefäßen
erzielte.

Literatur

(1) Haina D.,R.Brunner,M.Landthaler,W.Waidelich,O.Braun-Falco: Hautarzt (Supp.V)
     32: 429-432, 1981
(2) Haina D.,G.Hutschenreieter,W.Seipp,R.Hohenfellner,W.Waidelich: In: W.Waidelich
     (ed) Laser 77 Opto-Electronics, 57-61, 1977
(3) Brunner R.,D.Haina,M.Landthaler,W.Waidelich,O.Braun-Falco:Curr.Probl.Derm.
     15: 111-116. 1986
(4) Brunner R.,M.Landthaler,D.Haina,W.Waidelich,O.Braun-Falco: In: W.Waidelich (ed)
     Laser 83 Opto-Electronics, 181-186, 1984
(5) Götz A.,B.Endrich,C.Laprell,K.Messmer: Bibl.Anat.20: 65-68, 1981
(6) Endrich B.,K.Asaishi,A.Götz,K.Messmer: Res.Exp.Med. 177: 125-134, 1980
(7) Landthaler m.,D.Haina,R.Brunner,W.Waidelich,O.Braun-Falco: Laser Surg.Med.
     6: 87-93, 1986
(8) Mester E.,G.Gyenes,J.G.Tota: Z.Exper.Chirurg. 2:94-101.1969
(9) Mester E.,T.Spiry,A.Scher: Z.Exper.Chirurg. 7: 9-17, 1974
(10) Mester E., A.F.Mester,A.Mester: Laser Surg. Med. 5: 31-39, 1985
(11) Kovacs I.,E.Mester,P.Görög: Acta Chir. Acad. Sci. Hung.15: 427-432, 1974

A New Light Source for Nerve Regeneration

R. Lubart, S. Rochkind and U. Sharon

Bar-Ilan University, Israel

Ichilov Hospital, Israel

Pan-Tec Ltd., Israel

Low power lasers and other irradiation sources of low power light
are now in use both clinically and experimentally all over the world.
A comprehensive comparative review was conducted and reported by
Basford,[1] (1986) leading to non-conclusive results. A number of
investigators dealt with the effect of light from various sources
upon the peripheral nerves. Da Ren et al,[2] (1987) sectioned and
sutured back the sciatic nerve in rats and found HeNe laser delivering 150 mJ to the point of suture to increase the degeneration of
damaged fibers. Walker,[3] (1985) and Walker,[4] (1985) reported
temporary suppression of clonus in humans and the appearance of
laser induced somatosensory evoked potentials, using 1 mW HeNe
pulsed laser delivering 0.5 J/cm^2 transcutaneously.
Wu et al[5] (1987) reported a failure in confirming Walker's report.
Greathouse et al[6] (1985) used pulsed I.R. laser (904 μnm) and was
unable to detect any change in the nerve conduction.
Our group is working on the effects of low power light on the nervous
system. We performed most of our previous tests using red HeNe laser
(632.8 nm) as reported in detail in our previous papers.[7][8][9]
We found that irradiation transcutaneously within a certain energy
density range (3 to 7 Joule per cm^2) after a crush to the nerve
causes the Compound Action Potential (C.A.P.) of the nerve to reach
values well above normal pre-crush ones. This effect was found to
last for at least a year following a complete morphologic recovery in
the first three weeks. We further reported a similar effect following direct irradiation of exposed sciatic nerves in rats.[10]
The present work represents results which relate to the effect of
different wavelengths on injured nerves.

<u>Materials and Methods</u>: The present study was carried out on 67 rats
of the Sprague Dawley kind. The rats were anaethetized and the
sciatic nerve was exposed surgically. C.A.P. was measured from the
bare nerve for 10 minutes using specially designed electrodes in
order to establish the normal C.A.P. The nerve was then crushed and

C.A.P. measured for another 10 minutes, allowing the nerve to reach
steady-state post-crush value. Up to this point all rats were
treated according to the same protocol. Following the crush, the
rats were divided into 5 groups, A to E. Group A (10 rats) served as
control. This group did not receive irradiation or any other treatment following the crush. C.A.P. was recorded for 45 minutes, during
which it reached a stable constant value. In group B, 22 rats, the
C.A.P. was recorded for 10 minutes following the crush, reaching a
constant value. The nerve was then irradiated for different intervals of time using green HeNe laser (0.5 mW 540 nm, Lasotronic
Switzerland) and the C.A.P. was recorded again. The optimal time for
irradiating with this laser was found to be thirty minutes (900 mJ).
Similar protocol was used in the next two groups C and D, using a
0.5 mW pulsed I.R. laser (904 nm, Lasotronic Switzerland) instead of
the green HeNe one. In group C the laser was pulsed at 900 Hz and in
group D pulsed at 4500 Hz. In the last group E, a 0.3 mW red HeNe
CW laser (632.8 nm, Spectra-Physics) was used. The optimal time for
irradiating with the red laser was seven minutes (126 mJ).
<u>Results and Discussion</u>: The maximal C.A.P.s measured in groups B
and E are presented in Fig. 1 as well as the C.A.P. of the control
group A.

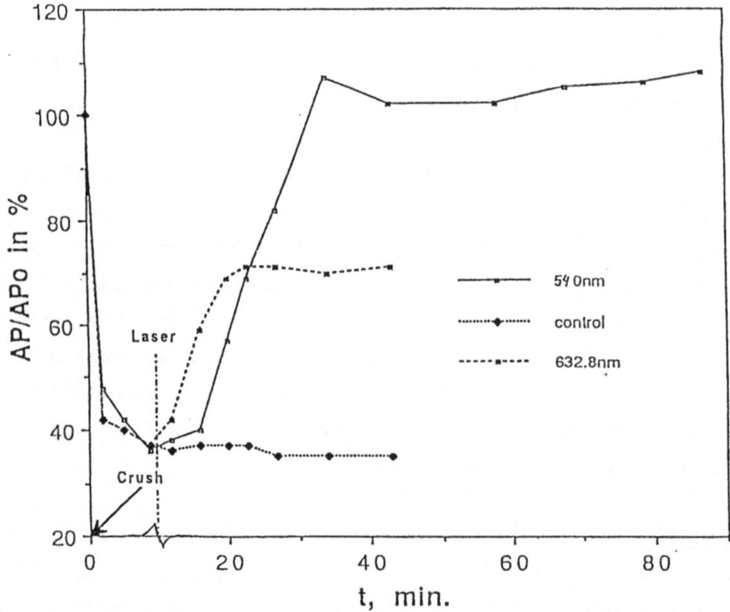

Figure 1: Comparison of the effects of 540 nm and 632 nm vs. the
normal control group.

Comparing results for the green HeNe light, the red HeNe and the control, one can see that the green light is much more effective than the red when used directly to the nerve, causing an increase in C.A.P. to well over the pre-crush value. The results are highly significant statistically as well, with p < 0.001. The fact that more energy (900 mJ) is needed to achieve the maximum effect when using the green light is not clear to us. It may be possible that the nerve is affected by the green light through a different mechanism. The results for group C (904 nm pulsed at 900 Hz) and D (904 nm pulsed at 4500 Hz) are given in Figure 2, compared to the control (group A).

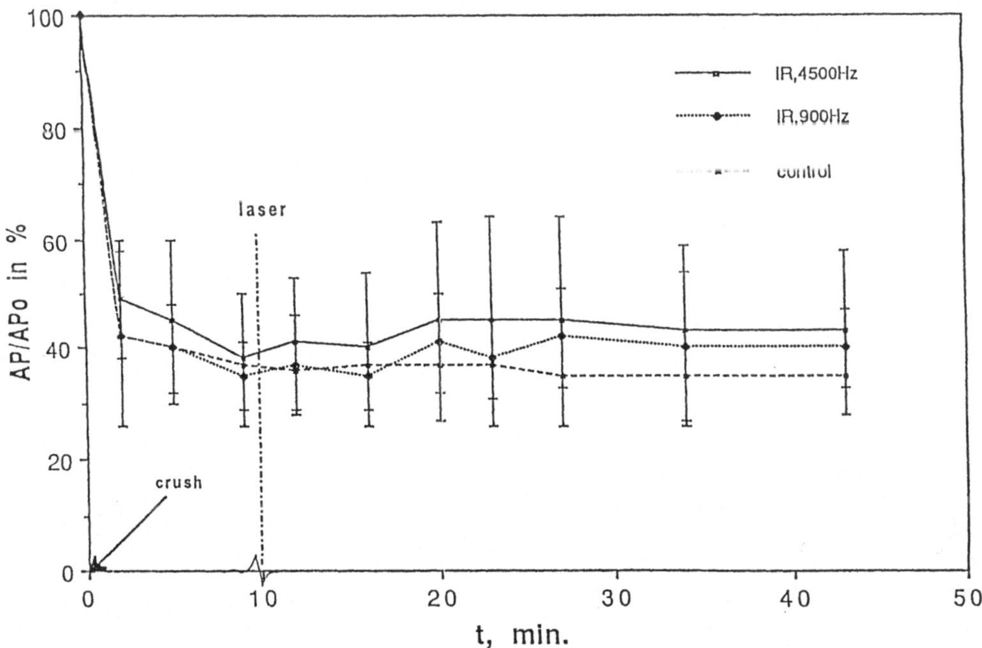

Figure 2:   Comparison of the effects of I.R. irradiation pulsed at 900 Hz and 4500 Hz vs. the normal control group.

No significant difference was found between group A, C and D, which means that I.R. light affects the nerve minimally or not at all. It transpires that green light is recommended for nerve regeneration. The problem of using green light in the clinic is its low penetrability through skin and muscle. In order to use green light transcutaneously, one needs a powerful light source. The average power of a green laser available today is around 0.5 mW which is not enough to reach the injured nerve. We are now building a more powerful non-laser light source in the visible spectra either pulsed or CW. The pulsed mode would enable the use of high energy without burning the skin. This new light source will meet the requirements of nerve regeneration.

References

1. J.R. Basford: Editorial, Mayo Clinic Proc; <u>61</u>, 781 (1986)
2. Z. Da Ren: Anat. Anz; Jena <u>163</u>, 111 (1987)
3. J.B. Walker: Brain Research <u>340</u>, 109 (1985)
4. J.B. Walker: Brain Research <u>344</u>, 281 (1985)
5. W. Wu: Brain Research <u>401</u>, 407 (1987)
6. P.G. Greathouse: Phys. Ther. <u>65</u>(8), 1184 (1985)
7. S. Rochkind: Acta Neurochir. <u>83</u>, 125 (1986)
8. S. Rochkind: Neurosurgery <u>20</u>(5), 843 (1987)
9. S. Rochkind: SPIE <u>907</u>, 100 (1988)
10. S. Rochkind: Acta Neurochir. <u>94</u>, 74 (1988)

Analgesy by Low Power Laser: A Controlled Double Blind Study in Ankylosing Spondarthritis

By Ch. Gärtner, M. Becker, H. Dill, S. Leisten, U. Neufang,
R. Prondzinsky, R. Schramm* and B. Weidmann
Rheumatologische Abteilung am Krankenhaus Porz am Rhein
(KöLN , FRG) and Abteilung Dokumentation und Statistik
der Fachhochschule Wiesbaden

Biological effects of lasers with low energies are subject of
controversal discussions. The widespread field of preliminary
observations has to be proved by controlled studies and by more
experimental work which can lead us to understand the mechanism
of action.
We reported our preliminary results of a laser treatment of ankylosing spondarthritis (4). The established method of management
of this disease containes nonsteroidal antirheumatic drugs (with
their problems of side effects) combined with daily physiotherapy. But the outcome of several patients is not every times
fair enough. Inour first study we got the impression that this
patients could have much profit from treatment with laser.
Therefore we started a controlled double blind study against placebo.

M e t h o d s
        The Laser equpiment was the M 3 U P unit from SPACE/I,
which works with a Helium-Neon-Laser (632,8 nm) combined with
Gallium-Arsenide (904 nm). Our single dosis on body surface
was 150 Joule/ m² each day during 30 minutes irradiation.
Therefore we achieved totally 2250 Joule/ m² in 15 days of
three weeks. Patients were lying face down. Irradiated was
the whole painful area of the thoracic back region.
For this study we recruted 32 patients with classical ankylosing spondarthritis in the stage III or IV , where the
whole thoracic region is involved in this painful disease.
all fulfilled the New York and the Rom-Criterions and had
X-ray signes of ankylosing spondarthritis in a typical way.
30 of them were HLA-B-27 positive. All had pain in spite of
treatment with sufficant doses of NSAIDS and physiotherapy.

The study was performed in double-blind manner against placebo.

The randomization was made by R. Schramm from the Abteilung
Dokumentation und Statistik der Fachhochschule Wiesbaden.

We got than two groups in which
    sex-relation (11/5 = m/f in both groups)
    age in A: 42,3 (23 - 62 Y) in B: 43,4 (28 - 61 Y)
    mean duration of disease A=18 (4-37) B=17,2 (11-33 Y)
    mean ESR A = 23,2 (10-45) B = 18 (4-37 mm)
    stage of disease (St.III/IV = 7/9 in A and 10/6 in B)
were fairly the same.
In both groups the patients have been irradiated over 6 weeks
but group A was treated the first 3 weeks with verum , than
with a dummy laser as placebo. The group B got placebo
during the first 3 weeks and than verum-laser was applied
during the following 3 weeks. Only the physiotherapist could
know in which case dummy or real laser was used in one of the

three-week periods. But he was not allowed to speak any word
with the patient who had contact only with his physician who
marked the irradiation region but was blinded too.
We used the same equipment as placebo: it was switched on and
so it could be heared. But patients lying face down and with a
special eyeprotection could not see the laser-beam. Laser beam
exit than could be prevented by a simple occluding slide.
Patients kept a diary and recorded daily overall pain of the last
24 hours, consumption of NSAIDs an analgetics like paracetamol,
morning stiffness and times during the night in which they awaked
due to back pain.
Physical examination was performed before , during and after
the 6 week treatment period, basic lab at the same time.

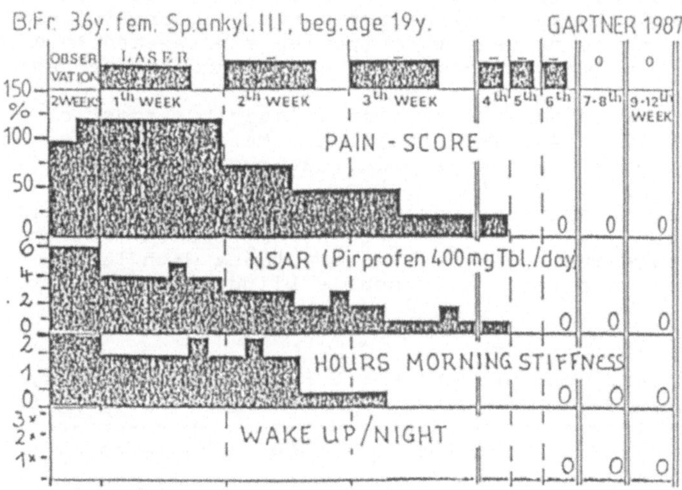

FIGURE 1   demonstrates such a diary of a patient during laser
treatment (but this was during our preliminary studies:
after a pre-period pain score slowly goes down and after 3 weeks
it reaches zero. Simultaneously he doesn't nedd so much NSAID
and later on he is without any drug. Morning stiffness decreases
and he does not awake as often in the night due to back pain.

We created a simple score system for those patients which allows
to compare the different notations of our patients on a scale or
diagramm. In this sytem we gave score points for pain, morning
stiffness, NSAID-consumption and night-disturbaces.

SPA-INDEX

PAIN	0	25	50	75	100	125	150 %	
6·POINT SCALE	0	1	2	3	4	5	6	POINTS
NSAID	0	25	50	75	100 %	OF MAX.DAILY DOSE		
4 STEPS	0	1	2	3	4			POINTS
MORNINGSTIFFN.	0	1	2	3	4	× 30 MIN.		
IN HALF HOURS	0	1	2	3	4			POINTS
TIMES WAKING	0	1	2	3	4 × etc.			
UP THE NIGHT	0	1	2	3	4			POINTS

But, as in other score systems which collect very different
values like apples and tomatoes one can easily discuss and reject
such a system comparable the LANDSBURY-index for rheumatoid
arthritis. However, if we used this system or not, we got the
same results.

We called "responder" persons who noted reduction of pain,
morning stiffness and night disturbance each at least to
less than 1/3 after treatment in relation to the pre-period.
Some of them continued consumption of their NSAID in the same
dose, some could reduce ist and about 1/3 of the responders could
omit it. Therefore the score index went down to less than 33 %
compared with each patients preperiod.

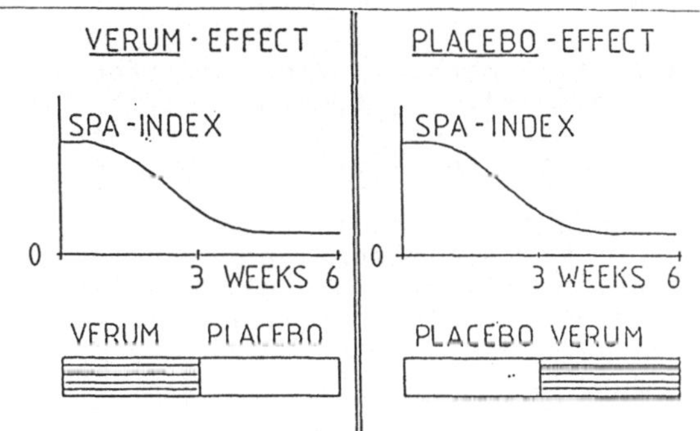

After having determined in which period of treatment someones
response occured, either in the first or in the second one,
than we opened the locked treatment-program and compared:
the verum-responders showed improvement time-related to the
laser treatment. Placebo-responders did not.

R e s u l t s

	TOTAL	GROUP I	GROUP II
NON-RESPONDERS (2 DROP OUTS INCL.)	8 (25%)	4 / 16	4 / 16
RESPONDERS	24 (75%)	12/16	12/16
DUE TO PLACEBO	5 (16%)	2/16	3/16
VERUM	19 (59%)	10/16	9/16

All together we found 8 non-responders that means 25 %
and in each group were 4 of them. Two persons did not complete
the whole study and dropped out due to ineffectiveness.
From the·remaining 24 we found 5 with a placebo related
response (i.e. 16 %) . Verum-responder were 10 in the group
A and 9 in the group B, together 59 %. Effectiveness of laser
treatment therefore exceeds highly placebo.

As in our preliminary study we did not observe changes in
laboratory values.Neither the ESR nor CRP did alter in a
significant direction nor other values of basic lab. But as we
know patients with ankylosing spondarthritis usually have only
mild elevations of ESR and CRP and this are not very good
parameters of this disease.
We also noted the clinical change of motion in the different
regions of the spine. In a few patients we found marked
improvement for instance in the finger-tip-to-ground-distance
and the sign of OTT. But the whole contingent of patients din't
show a significant change.

C o n c l u s i o n

     Low power laser has a marked analgetic effect in patients
with back pain due to ankylosing spondarthritis (M. BECHTEREW)
if locally applicated during at least 15 following single doses
of 150 Joule /m² or a total dose of 2250 Joule/m² on body
surface.
Low power laser reduces significant pain, morning stiffness,
night disturbance (within a 1 % confident-range).In some cases it
reduces the consumption of NSAIDs and allow a better range of
motion, but this changes didn't reach a qualified niveau of
significance.

S u m m e r y

Preliminary studies indicated analgetic effects of Low
Power Laser using M 3 UP unit of SPACE / Torino / Italy
in patients suffering from Ankylosing Spondarthritis. Now
effectiveness was proved in a controlled, randomized,
double blind study against placebo on 32 patients with
chronic back pain due to SPA stage III or IV dispite
consumption of NSAIDs. Single dosis on body surface was
150 Joule/m² using mixed He-Ne- and Ga-As-LPL (wavelength
632,8 and 904 nm) during 30 min each of 15 days in 3 of 6
weeks. Accumulated dose was 2250 Joule/m². During placebo
treatment period the same unit was switched on but laser
beam exit was prevented by a simple occluding slide. Pat.
lying face down couldn't distinguish verum from dummy
laser. The two groups (each of 16 pat. resembling in age,
sex, disease duration, ESR, stage and NSAID consumption) were
really treated either in the first or in the following
period of three weeks. We regarded as responders those with
reduction of more than 2/3 of pain, morning stiffness and
night disturbance if NSAID consumption remained the same or
decreased. Onset of response not time related to verum laser
was considered as placebo effect.

Results: 2 Patients left the study earlier due to inefective-
ness, further 6 who completed were non-responders (together
25 %). From 24 responders 5 must be declared as placebo
effects (16 %), but 19 had real benefit due to LPL-treatment
(59 %). No adverse reaction was observed. Therefore LPL in
adequat surface dosis has a pain reducing effect in back
pain due to SPA which can last for many months and sometimes can reduce NSAID doses.

R e f e r e n c e s

1. BLIDDAL, H.,HELLESEN,C.,DITLEVSEN,P.,ASSELBERGHS,J.
    andLYAGER,L. "Soft-Laser Therapy of Rheumatoid Arthritis"
    Scand.Journal Rheumatology 16 (1987) p. 225-228
2. COLOV,H.C., PALMGREN,N. , JENSEN,G.F., KAA,K. and WINDELIN,M.
    "Convincing Clinical Improvement of Rheumatoid Arthritis by
    Soft Laser Therapy" Laser Med. Surg. 7 (1987) Abstracts
    7. Ann.Meetg. ASLMS San Francisco 1987
3. EMMANOUILIDIS,O. and DIAMANTOPOULOS, C. "Low power Laser
    significantly accelerates chronic pain relief rehabilitation
    of professional athletes. A double blind study" ASLMS
    6. Meeting Boston Abstr.Laser in Surg. Med. 6 (1986) 185
4. GÄRTNER, Ch. und BECKER,M. "Laser Treatment of Backpain
    and Enthesiopathy in Ankylosing Spondarthritis" LASER 87
    Optoelectronics in Medicine p. 742-746 Springer-Verlag Berlin
5. GÄRTNER, Ch. "Behandlung therapieresistenter Insertions-
    tendinopathien mit Infrarot-Laser"
    Arthritis und Rheuma 8 (1986) p. 27-33
6. GOLDMAN,J.A., CHIAPELLA,J. , CASEY,H. et al. "Laser Therapy
    of Rheumatoid Arthritis" Laser in Surg. Medicine 1 (1980) 93
7. HOPKINS,G.O. "Double blind cross over trial of infrared-
    Laser in the treatment of tennis elbow"
    Int. Congres on Laser Bologna 1985 p.210
8. LONAUER, G. "Controlled Double Blind Study on the Efficacy
    of He-Ne-Laser Beams versus He-Ne-plus Infrared Laser
    Beams in the Therapy of Activated Osteoarthritis of Finger-
    Joints" ASLMS 6. Meeting Boston 1906 Laser in Surg. Medicine
    6 (1986) p.182
9. NISHIDA, J., IWASAKI,T., SATODATE,R., ABE,M. and OYAMADA,Y.
    "Histological evaluation of Effect of Low Power Laser on
    the Synovial Membrane of Rheumatoid Arthritis" LASER 87
    Optoelectronics in Medicine p. 784-787 Springer Verlag
10. OYAMADA,Y. , SATODATE,R., NISHIDA,J.,IZU,S., AOKI,Y.
    "A Double Blind Study of Low-Power He-Ne-Laser Therapy
    in Rheumatoid Arthritis" LASER 87 Optoelectronics in Medicine
    1989 p. 747-750 Springer Verlag Berlin
11. PREHN,H. "Laser-Bioaktiometrie am Menschen" Biomedi.
    Technik 32 (1987) p. 80-87
12. SEICHERT,N., SIEBERT,B. und SCHÖPS, P. "Die Soft- und Mid-
    Lasertherapie in der Physikalischen Medizin" Z. Physik.
    Med. Baln. Med. Klimat. 15 (1986) p. 400-404
13. TAGHAWINEJAD,M. und FRICKE,R. " Lasertherapie in der Behand-
    lung kleiner Gelenke bei chronischer Polyarthritis" Z. Physik.
    Med. Baln.Med. Klimat. 14 (1985) p. 402-408
14. TSURKO,V.V., MULDIYAROV,P.Y. SIGIDIN,Y.A. "Laser therapy
    of Rheumatoid Arthritis (clinical and morphological study)"
    Ter. Arkh. 55 (1983) p. 97-102 (russ.)

Ist der Butterfly-Effekt in offenen dissipativen Systemen ein geeignetes Prinzip in der Biostimulation?

H. Klima, H. Schwabl
Atominstitut der Österreichischen Universitäten
A-1020 Wien, Schüttelstraße 115

In der Naturwissenschaft ergänzen einander Experiment und Konzept untrennbar. Die Biostimulation durch Licht ist ein naturwissenschaftliches Phänomen, das außer experimentellen Fakten auch einer konzeptionelle Begründung bedarf. Hier soll eine solche Grundlegung versucht werden.

Unter System wird ein Objekt definiert, das unter einem einheitlichen Gesichtspunkt mit einer festgelegten Methode geordnet werden kann. Die Menge der Beziehungen zwischen den Elementen eines Systems bezeichnet man häufig auch als Struktur, deren Maß als Entropie.

Ein Wirkungsgefüge ist ein System, dessen Elemente durch unmittelbare gegenseitige Einwirkung miteinander verbunden sind. Der Einfluß auf ein Element im Wirkungsgefüge bewirkt, daß auch alle anderen Elemente beeinflußt werden. Beispiele dafür sind Uhren, lebende Zellen, Organismen, Ökosysteme etc. Wirkungsgefüge können geschlossen oder offen sein. Im ersteren Fall stehen die Elemente nur untereinander, nicht aber mit ihrer Umgebung in Beziehung in Verbindung. Geschlossene Systeme spielten lange Zeit eine wichtige Rolle, da sie einfach zu behandeln sind und es gestatten, Erhaltungssätze zu formulieren. Offene Systeme sind komplex, hier stehen die Elemente nicht nur untereinander, sondern auch mit der Umgebung in Beziehung: es liegt ein Prozeß vor.

Konservative Systeme

Systeme werden nach folgendem Aspekt geordnet: Richtet sich das Interesse auf Phänomene, die reversibel sind, für die also Zukunft und Vergangenheit als gleichberechtigt erscheinen, so bezeichnet man diese Systeme als konservative Systeme. Ist jedoch der Ablauf von Ereignissen mit einem einseitigen Pfeil der Zeit ausgezeichnet, liegen also irreversible Prozesse vor bzw. erscheinen Vergangenheit und Zukunft nicht mehr gleichberechtigt, so nennt man derartige Systeme dissipative Systeme.

Die Erfahrung lehrt uns, daß in konservativen Systemen abstoßende und anziehende Kräfte bestehen. Die Existenz dieser Kräfte legt uns nahe, für konservative Systeme Erhaltungsgrößen wie Energie, Impuls, Drehimpuls, etc. anzunehmen, die bei Anziehung oder Abstoßung konserviert werden sollen. Nach dem Noether-Theorem werden diese Erhaltungsgrößen mit geeigneten Transformationen für Raum, Zeit, Drehwinkel, etc. kanonisch zum Begriff der Wirkung verknüpft.

Ist die Wirkung sehr viel größer als das elementare Wirkungsquantum, so werden die Naturgesetze in klassischen konservativen Systemen axiomatisch mit dem Prinzip der kleinsten Wirkung formuliert, aus dem schließlich die Grundgleichungen der Mechanik, der Elektrodynamik etc. deduziert werden. Konservative Systeme können sich sowohl auf Einzelobjekte als auch auf eine riesige Anzahl von Objekten beziehen, etwa auf $6{,}022 \times 10^{23}$ Atome oder Moleküle. Die möglichen Strukturen dieser Objekte sind aus naheliegenden Gründen nicht mehr exakt analysierbar, sondern nur mehr mit Hilfe der

Wahrscheinlichkeitsrechnung statistisch erfaßbar. Das Begriffsrepertoir für konservative Vielteilchensysteme wurde von W. Gibbs mit dem Begriff der zeitlich invarianten kanonischen Wahrscheinlichkeitsdichte geschaffen, die der Liouville Gleichung genügt (1).

Ist die Wirkung dagegen in der Größenordnung des elementaren Wirkungsquantums, so liegen die interferierenden Strukturen der Quantentheorie vor. Anstelle der Gibbschen Dichtefunktion für konservative Vielteilchensysteme tritt ein Dichteoperator, anstelle der Liouville Gleichung die Neumann Gleichung (1). Für konservative Systeme ist aber grundlegend, daß sie reversibel sind. Damit widersprechen sie unserer Erfahrung von biologischen Systemen, die ja bekanntlich altern!

Dissipative Systeme

Dissipative Systeme dagegen werden durch irreversible Prozesse konstituiert. Das Begriffsrepertoir dafür wurde schrittweise geschaffen werden. Am Anfang dieser Entwicklung stehen R. Clausius, der Schöpfer des Entropiebegriffes, und L. Boltzmann, der statistische Interpretor der Entropie. Boltzmann, der in Anlehnung an Clausius und im Gegensatz zu Gibbs einem zeitlichen Trend der statistischen Entropie hin zu einem Maximum den Vorzug gab, ist es zu verdanken, daß die möglichen Anordnungen und Beziehungen der Objekte in einem System untereinander mit dem mathematischen Begriff der Wahrscheinlichkeit in Verbindung gebracht und einer zeitlichen Analyse unterworfen wurden (4).

Der dazu erforderliche Begriffsraum ist ein dem Wirkungsbegriff entlehnter, verallgemeinerter Wirkungsraum aus kanonischen Variablen aller Objekte. In diesem sogenannten Phasenraum wird jedes dissipative System durch eine Dichtefunktion beschrieben, die im allgemeinen zeitabhängig ist, und damit die Evolution des dissipativen Systems ausdrückt.

Für abgeschlossene Systeme bewegt sich der Logarithmus der dissipativen Phasenraumdichte stets auf ein Extremum zu, das damit ein Attraktor für das thermodynamische Gleichgewicht ist. Boltzmann identifizierte diesen Logarithmus der Phasenraumdichte mit der Entropie eines Systems.

Im Gegensatz zu konservativen Systemen sind dissipative Systeme wegen des Auftretens von Attraktoren nicht mehr invariant gegen Zeitumkehr und zeigen deshalb eine Vorzugsrichtung der Zeit (6). Das zentrale Problem aller dissipativen Systeme besteht deshalb darin, die zeitabhängige dissipative Phasenraumdichte bzw. den zeitabhängigen dissipativen Dichteoperator und daraus die Entropie zu ermitteln (2) .

Während konservative Systeme letztlich als geschlossene Systeme betrachtet werden, weil man die Umwelt eines Systems, etwa ein beliebiges Kraftfeld, als Hamiltonfunktion oder Hamiltonoperator in die dynamischen Betrachtungen miteinbezieht, so bestehen für dissipative Systeme fundamentale Unterschiede hinsichtlich des Attraktors zwischen offenen und geschlossenen Sytemen.

Abgeschlossene dissipative Systeme streben dem Zustand des thermodynamischen Gleichgewichtes zu und stabilisieren sich dort, indem sie das Maximum der Entropie bzw. den Zustand der größten Wahrscheinlichkeit erreichen. Dieser Zustand wird unter anderem auch durch den allgemein bekannten Begriff der Temperatur gekennzeichnet. Die der Temperatur entsprechende Phasenraumdichte ist in diesem Fall zeitunabhängig, d.h. das System nimmt den Zustand des Wärmegleichgewichtes an. Nur in diesem Zustand, dem Zustand des Todes, stimmt die dissipative Phasenraumdichte mit der Gibbsschen kanonischen Phasenraumdichte überein (1). Beispielsweise genügen die Lichtteilchen im Zustand des

Wärmegleichgewichtes einer Phasenraumdichte, die M. Planck durch Anwendung des Maximums der Boltzmannschen Entropie und durch Quantisierung der Wirkung fand. Tritt der Tod eines Organismus ein, so begibt sich das System in das thermodynamische Gleichgewicht: der tote Organismus nimmt die Temperatur der Umgebung an und sendet die Plancksche Strahlung aus.

Offene dissipative Systeme werden von Energie und Materie durchflutet. Die entsprechenden dissipativen Phasenraumdichten bzw. Dichteoperatoren werden durch besondere, sogenannte "seltsame" Attraktoren dargestellt (3). Diese Attraktoren repräsentieren besondere Anordnungen bzw. Zustände der Objekte in offenen Systemen und zeigen im Gegensatz zum thermodynamischen Gleichgewicht nach einem bestimmten Phasenübergang kollektive Bewegungen, gemeinsame Oszillationen etc. (4). Diese neuartigen Zustände treten aber nicht nahe dem thermodynamischen Gleichgewicht auf, sondern werden weit davon entfernt durch Nichtgleichgewichts-Phasenübergänge erreicht. So wird thermisches Licht zum Laser, in dem nun kohärente Strukturen als Lasermoden auftreten. Ihr gemeinsames Kennzeichen ist ein kooperatives, kollektives Verhalten der Systemobjekte, für das man den Begriff der Kohärenz eingeführt hat (2).

Den Verlauf der Phasenübergänge und den Zustand der Kohärenz kann man aus der Stochastik makroskopischer Meßgrößen eines dissipativen Systems, z.B. aus der Photonenstatistik im Verlaufe der Zeit experimentell verfolgen. Offene Systeme im Zustand der Kohärenz müssen die durchflutende Energie hoher Ordnung in Wärmeenergie umwandeln, um ihren Zustand der Kohärenz aufrecht zu erhalten. Der Übergang von einem kohärenten Zustand in einen anderen ist aber schon von kleinsten Reizen innerhalb des Systems oder aus der Umwelt beeinflußbar. Diese Sensibilität bzw. Reizbarkeit ist eines der wichtigsten Kennzeichen der neuen Ordnungsstrukturen von dissipativen Systemen (5), (6). Das tiefgründige Verständnis dafür wird aber erst durch das Studium der zeitlichen Entwicklung der dissipativen Phasenraumdichte bzw. der Dichtematrix erlangt, wo an entscheidenden Stellen in der zeitlichen Entwicklung Verzweigungen, sogenannte Bifurkationen, auftreten, die meist durch schwache Reize aus der Umwelt bzw. schon durch das Umweltrauschen allein beeinflußt werden können.

Die differentielle Zeitentwicklung der Phasenraumdichte eines dissipativen Systems wird im allgemeinen durch eine Fokker-Planck-Gleichung beschrieben: sie ist die fundamentale Differentialgleichung für stochastische Prozesse (7). In offenen Systemen konkurrieren die potentiellen Eigenzustände bzw. die Moden gewissermaßen miteinander, wobei sich die stabileren Zustände allmählich durchsetzen, bis schließlich plötzlich alle Systemobjekte in einen einzigen, sehr stabilen Eigenzustand übertreten: den Zustand der Kohärenz. Dieser Vorgang der Selektion einer kohärenten Mode wird auch als Selbstorganisation bezeichnet (8). Der Phasenübergang zu diesem kohärenten Verhalten wird durch eine nichtlineare Fokker-Planck-Gleichung dargestellt, deren Lösungen sich durch adiabatische Elimination von schnell relaxierenden Variablen gewinnen lassen.

Der Butterfly-Effekt

Den Butterfly-Effekt in dissipativen Systemen kann man eindrucksvoll an dem Phasenübergang zu kohärenten Wasserstrukturen, den sogenannten Benard-Zellen illustrieren, die makroskopisch beobachtbar sind. Diese dissipative Struktur entsteht in einer Schicht von flüssigem Wasser, das von zwei parallelen Platten begrenzt wird und sich anfangs im Temperaturgleichgewicht befindet.

Treibt man das System durch Erhöhung des Temperaturgradienten ΔT_k vom Gleichgewicht weg, so kann man beobachten, wie das Wasser bei einem kritischen Wert des Gradienten plötzlich makroskopische Bewegungen auszuführen beginnt. Die Wasserflüssigkeit nimmt eine kohärente, dissipative Struktur mit regelmäßigen Anordnung an: es treten die von Benard schon um 1900 entdeckten, wabenförmigen Konvektionszellen auf (4), (6).

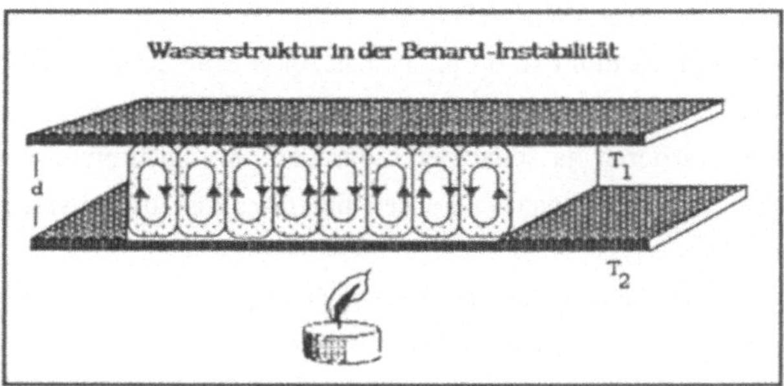

Abb. 1: Schematische Darstellung dissipativer Wasserstrukturen (Benard-Zellen), die in einem Temperaturgradienten $\Delta T = T_2 - T_1$ aus einer Wasserschichte der Schichtdicke d entstehen

Benard-Zellen zeigen nun aber weitere Merkmale dissipativer Systeme: Zwar ist das Phänomen der kohärenten Muster völlig reproduzierbar, falls der kritische Schwellwert ΔT_k überschritten wird, doch ist der Rotationssinn nicht vorhersagbar. Es können nämlich in der Nähe des Schwellwertes ΔT_k stets zwei unterschiedliche Rotationssmoden auftreten: eine Benard-Konvektionszelle kann entweder rechtsherum oder linksherum orientiert sein. Die benachtbarten Zellen rotieren dann immer im entgegengesetzen Sinn. Es liegt eine Art Bistabilität vor, die durch den Prozeß einer Bifurkation irreversibel entschieden wird. Nur sehr schwache Fluktuationen innerhalb des Systems oder aus der Umgebung entscheiden über ein makroskopisch beobachtbares Phänomen: nämlich darüber, ob eine gegebene Zelle recht- oder linksherum rotiert.

Schon im Jahre 1961 hatte der amerikanische Meteorologe E. Lorenz seine Differentialgleichungen, die gewisse Wetterabläufe simulierten sollten, einem Computer eingegeben und beobachtet, daß kleinste Veränderungen gewisser Größen zu gewaltigen Veränderungen in den Lösungskurven führten. Jahre später beschäftigte er sich mit den Benard-Zellen und entwickelte ein mathematisches Modell zum Verständnis der kohärenten Rollenbewegung (9). Dabei fand er wiederum diese hohe Sensibilität gegenüber kleinen Reizen. Lorenz ist gewissermaßen der Entdecker des Butterfly-Effektes, den er in einem Aufsatz mit dem bezeichnenden Titel: »Does the Flap of a Butterfly´s Wings in Brazil Set Off a Tornado in Texas?« sehr eindrucksvoll darstellte.

Der Butterfly-Effekt am Beispiel der Briggs-Rauscher-Reaktion: Stimulation durch Licht

Dissipative Systeme hängen also in ganz empfindlicher Weise von den Fluktuation in den Systembedingungen ab. Um dieses äußerst wichtige Merkmal noch einmal hervorzuheben, lassen wir G. Nicolis und I. Prigogine den Butterfly-Effekt pointieren: »Es ist kaum eine Übertreibung, daß der

Flügelschlag einer Fliege im MIT, Cambridge, Mass., sehr wohl die Ursache für einen größeren Klima-Umschwung am indischen Subkontinent bilden kann!«

Ein sehr eindrucksvolles Experiment für ein dissipatives chemisches System mit einem Phasenübergang unter dem stimulierenden Einfluß von sichtbarem Laserlicht führten P. de Kepper und W. Horsthemke durch. Sie gingen von einem dissipativen System aus, das unter dem Namen Briggs-Rauscher-Reaktion bekannt ist (10). Der Zustand des dissipativen chemischen Systems wird aufgezeichnet, indem man etwa die optische Dichte des Systems bei einer fixen Wellenlänge mißt.

Die Briggs-Rauscher-Reaktion ist nun extrem photosensibel gegenüber sichtbarem Licht ist. Dieses dissipative System absorbiert stark bei der Wellenlänge von 460 nm Licht. Man kann nun die Intensität des einfallenden 460 nm Lichtes variieren, ja sogar der Lichtquelle ein bestimmtes Rauschen bzw. eine bestimmte Information aufmodulieren und danach die Reaktion des dissipativen Systems an der Änderung der optischen Dichte messen.

De Kepper und Horsthemke (11) fanden, daß unterhalb einer kritischen Intensität I_C des 460 nm Lichtes die optische Dichte kontinuierlich, aber nur sehr schwach zunimmt. Wird der kritischen Wert I_C erreicht, so steigt die optische Dichte sprunghaft an: es wird durch das Licht ein anderer kohärenter Zustand eingeschaltet: wir haben einen optischen Schalter an einem dissipativen System vor uns. Über dem kritischen Wert von I_C nimmt die optische Dichte wieder langsamer und kontinuierlich zu. Kehrt man den Vorgang um, reduziert also die Lichtintensität wieder allmählich, so erfolgt der sprunghafte Übergang, die Bifurkation mit einem kleineren Wert I'_C. Es liegt eine Hysterese, eine Art Gedächtnis vor, das durch die Differenz $\Delta I = I'_C - I_C$ definiert ist.

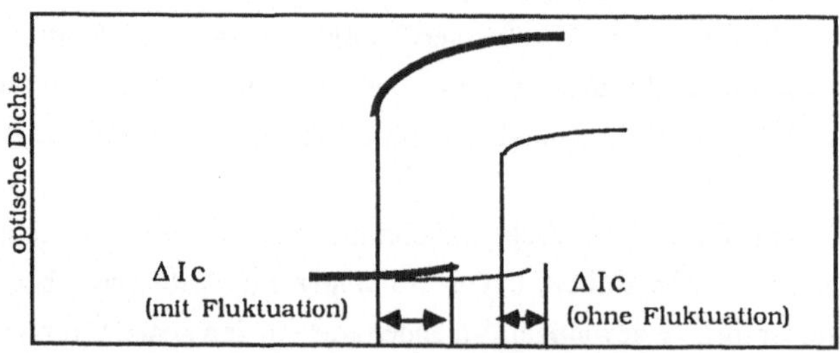

Abb. 2: Optische Dichte bei 460 nm als eine Funktion der Photonenintensität (ohne Fluktuation: dünne Kurven, mit Fluktuation: dicke Kurven) in der Briggs-Rauscher-Reaktion nach W. Horsthemke, R. Lefever (5)

Wird ein Rauschgenerator zur Lichtquelle hinzugeschaltet, so verschieben sich nicht nur die kritischen Intensitäten I_C und I'_C in Richtung kleinerer Werte, sondern es verändert sich auch die Hysterese in Richtung zunehmendem Gedächtnis, die Differenz ΔI wird größer. Setzt man die Photonenintensität auf einen mittleren Wert innerhalb des Intervalls ΔI (mit Rauschen), so kann mit einer entsprechenden Information, die dem Photonenstrom als Fluktuation aufmoduliert ist, der bistabile Schalter ein- und ausgeschaltet werden.

Dieser durch Licht stimulierte Phasenübergang in der Briggs-Rauscher-Reaktion demonstriert in eindrucksvoller Weise die Bedeutung externer Stimulationen für das makroskopische Verhalten von komplexen dissipativen Systemen und Phasenübergängen an Nichtgleichgewichten. Man kann deshalb annehmen, daß diese Ergebnisse von besonderer Bedeutung für unser Verständnis von biologischen Systemen sein werden.

Reizbarkeit von Biosystemen beruht vermutlich auf dem Butterfly-Effekt dissipativer Systeme

Lebende Systeme befinden sich als dissipative Systeme im Zustand der Kohärenz, sie wechseln durch Phasenübergänge von einem geordneten Zustand in einen anderen. So läßt sich etwa die Zellteilung sehr eindrucksvoll als Phasenübergang darstellen. Die Reizwirkung eines Lichtstrahls geringer und fluktuierender Intensität kann damit zu beachtlichen morphologischen Veränderungen eines Biosystems führen. Aber auch die photostimulierende Phänomene in der Botanik (12) oder das Wachstum diverser Zellkulturen unter Lichteinfluß (13) oder die Heilwirkung von Laserlicht geeigneter Wellenlänge und niedriger Intensität sehr einsichtig darlegen (14).

Ein monochromatischer Lichtstrahl oder ein stimulierender Laserstrahl wird demnach als elektromagnetische Randbedingung den Zellen auferlegt, die sich als dissipative Systeme an entsprechenden Bifurkationspunkten bzw. bistabilen Schaltstellen befinden. Durch Bestrahlung werden sie in einen neuen Zustand gebracht werden, der etwa eine Zellteilung oder eine Zelldifferenzierung einleitet.

Literatur

(1) I. Prigogine, <u>Vom Sein zum Werden,</u> Piper 1982
(2) H. Haken, <u>Synergetics. An Introduction,</u> Springer 1978
(3) G. Röpke, <u>Statistische Mechanik für das Nichtgleichgewicht,</u> VEB, Berlin 1987
(4) H. G. Schuster, <u>Deterministic Chaos,</u> Physik Verlag, Weinheim 1984
(5) W. Horstemke, R. Lefever, <u>Noise-Induced Transitions,</u> Springer, Berlin 1984
(6) G. Nicolis, I. Prigogine, <u>Die Erforschung des Komplexen,</u> Piper, München 1987
(7) Risken, <u>The Fokker-Planck-Equation,</u> Springer , Berlin 1988
(8) G. Nicolis, I. Prigogine; <u>Self-Organisation in NonequilibriumSystems,</u> John Wiley, New York 1977
(9) E. Lorenz, J. Atmos. Sci. <u>20</u> (1963) 130
(10) T. Briggs, W. Rauscher, J. Chem. Educ. <u>50</u> (1973) S. 496
(11) P. De Kepper, W. Horsthemke, Experimental Evidence of Noise-Induced Transitions in an Open Chemical System, in »<u>Synergetics. Far from Equilibrium</u>« (Ed. A. Pacault, C. Vidal), Springer Ser. in Synergetics, Vol. 3, Springer, Berlin 1979
(12) E. Straßburger, <u>Lehrbuch der Botanik,</u> G. Fischer 1978
(13) T. Karu , IEEE Journal of Quantum Electronics <u>QE 23</u> (1987) 1703
(14) H. Klima, Biophysikalische Aspekte von Lasertherapien, in"<u>Laser und Infrarotstrahlen in der Akupunktur</u>" (Ed. J. Bahn, J. Bischko), Haug-Verlag 1987

Das Aktionsspektrum von HeLa-Zellen nach Stimulation mit einem simulierten O_2-Spektrum

H. Klima, F. Lehner
Atominstitut der Österreichischen Universitäten
A-1020 Wien, Schüttelstraße 115

Einleitung

Die elektromagnetische Wechselwirkung ist im Bereich der lebenden Systeme dominant. Lebende Systeme sind außerdem extrem offene, dissipative Systeme, die schon von geringsten Reizen beeinflußt werden können (1). Aus den Arbeiten von Karu et al. geht diese morphogenetische Sicht der Wirkung des Lichtes besonders deutlich hervor. Danach treten nicht nur bevorzugte Wellenlängen, sondern auch bevorzugte Intensitäten auf (2), (3).

Weitere quantitative Untersuchungen mit Organismen von unterschiedlicher Komplexitität (HeLa-Zellen, Hefe, E. coli) zum Beweis oder zur Widerlegung der stimulierenden Wirkung von sichtbarem Licht wurden ebenfalls von Karu et al. durchgeführt (4). Dabei wurde die Stimulation der DNA-Synthese in HeLa-Zellen für vier Spektralbereiche mit Maxima nahe bei 400, 630, 680 und 760 nm beobachtet.

Erzeugt etwa ein Organismus für Regulationen selbst ein derartiges stimulierendes Licht? Es ist bekannt, daß phagozytierende menschlichen Leukozyten während der Immunabwehr nativ, also ohne Verwendung von Lichtverstärkern, Photonen emittieren (5). Wie aus eingehenden Analysen hervorgeht, kommen mit großer Wahrscheinlichkeit als Lichtquellen angeregte Sauerstoffmoleküle in Frage (6). Die spektrale Analyse der Lichtemission während der Phagozytose legt daher nahe, die Lichtemission aus Sauerstoff-Molekülen, insbesondere aber die Wellenlängen bei 480, 570, 630, 700, 760, 1060 nm in biostimulierende Untersuchungen einzubeziehen.

Methode

Die als Monolayer vorliegenden Kulturen von HeLa-Zellen wurde jeweils mittels Trypsinlösung (0,9 ml, 0.3 %ig, 15 Minuten Einwirkdauer) suspendiert und danach je 10^6 Zellen/ 5 ml MEM als Probe und Kontrolle in Nunc-Fläschchen (4x7 cm^2) aufbereitet. Die Kultivierung erfolgte in Dulbeccos MEM (500 ml MEM, 10 ml L-Glutamin, 50 ml fötales Kälberserum, 10 ml Gentamycinlösung der Konzentration von 5 mg/ml MEM) in einem Heräus Brutschrank bei 37° C, Raumluft und 5%-iger CO_2-Begasung.

Der Nachweis des Wachstums erfolgte mikroskopisch durch Auszählen der Zellen des HeLa-Monolayers, die am Boden des Nunc-Kulturfläschchens wachsen.

Die Bestrahlung der auf 10^6 HeLa-Zellen/5 ml MEM eingestellten Kulturen erfolgte 3 Stunden nach der Probenaufbereitung in Dunkelheit, wobei die Proben und die Kontrollen aus dem Brutschrank in einem Transportbehälter gebracht wurden und nur die Probe für die Bestrahlung aus dem Behälter entnommen wurde.

Als Lichtquelle diente eine Glühbirne (Leistung P = 150 W, Philips Photocrescentia Type PF 605E/61), deren Wärmestrahlungsspektrum mit einer Planckschen Verteilung für T = 2000 ^{o}K angenommen wurde.

Der Anteil η des Wärmestrahlers bei T = 2000 °K wurde für die einzelnen Wellenlängen mit Breite von 20 nm abgeschätzt. Der Abstand d zwischen Lichtquelle und Sammellinse betrug d = 10 cm, zwischen Sammellinse und Interferenzfilter 1 cm, zwischen Interferenzfilter und Probe 10 cm. Die bestrahlte Probenfläche war A = 3.10^{-3} m^2, der Raumwinkel Ω = A / $4\pi r^2$ = $2,5.10^{-2}$ sr, die Transmission durch Sammellinse: τ_1 = 0,95.

Zur spektralen Anlayse wurden Interferenzfilter (Schott) verwendet (Halbwertsbreite HWB = +/-10 nm, Transmission des Interferenzfilters τ_2, Transmission von Plexiglas der Kulturflasche und Phenolrot im MEM τ_3, Bestrahlungszeit t. Die empirische Formel für die Flächendosis D/A lautet

$$\frac{D}{A} = \frac{P.\eta.\Omega.\tau_1.\tau_2.\tau_3.t}{A} \qquad \left(\frac{J}{m^2}\right)$$

Hierin bedeuten P die Leistung der Glühbirne von 150 W, η der Anteil am Gesamtspektrum des Wärmestrahlers, W = $2,5.10^{-2}$ sr den Raumwinkel, τ_1 = 0,95 die Transmision der Sammellinse, τ_2 Transmission des Interferenzfilters, τ_3 des Kulturfläschchens plus Medium, die Bestrahlungsdauer t wurde derart variiert, daß eine Flächendosis von durchschnittlich 100 J/m2 erreicht werden konnte. Es wurde mit Licht folgender Wellenlängen bestrahlt:

Wellenlänge (nm)	HWB (nm)	η	Wellenlangenbereich (nm)	τ_2	τ_3
400	±20	2.10^{-4}	380 - 420	0.46	0.4
480	±10	$2,5.10^{-4}$	470 - 490	0,64	0,4
570	±10	10^{-3}	560 - 580	0.57	0.4
633	±10	2.10^{-3}	623 - 643	0.62	0.8
700	±10	$7. 10^{-3}$	690 - 710	0.68	0,8
760	±10	$9. 10^{-3}$	750 - 770	0.55	0,8
1060	±10	$1,3. 10^{-2}$	1050 - 1070	0.55	0.8

Die Bestrahlung mit Laserlicht wurde folgendermaßen durchgeführt: 442 nm He-Cd Laserlicht: Ausgangsleistung P nach Angabe des Herstellers 50 mW, Abschwächung k des Laserstrahles durch Reflexion und Absorption am Spiegel und an der Linse k = 0.1. Mit einer Bestrahlungszeit von t = 60 sec und einer Probenfläche A = 30 cm^2 folgt für D/A = P. k .t /A der Betrag von 100 J/m^2.

543 nm He-Ne-Laserlicht Lasotronic. Die Ausglangsleistung P wurde mit Meßgerät TU 173 I.L.E.E. AG CH-8952 Schlieren, Ser. No. 8709002 gemessen P = 2 mW. Unter Benutzung eines Scanners zur Bestrahlung der Fläche A = 30 cm^2, Transmissionsfaktor für Plexiglas und Phenolrot k = 0.1 sowie mit der entsprechenden Bestrahlungszeit wurde die Normdosis von 100 J/m2 gewählt.

632,8 nm He-Ne-Laserlicht Lasotronic: Mit der Laserleistung P = 3 mW und unter Benutzung eines Scanners zur Bestrahlung der Fläche A = 30 cm^2, Transmissionsfaktor für Plexiglas und Phenolrot k = 0.8 und Bestrahlungszeit t = 120 sec erhält man D/A = P.k.t/A = 100 J/m^2

904 nm Ga-As-Laserlicht: Mit der gemessenen Ausgangsleistung P = 0.2 mW und unter Benutzung eines Scanners zur Bestrahlung der Fläche A = 30 cm^2, Transmissionsfaktor für Plexiglas und Phenolrot k = 0.8 und Bestrahlungszeit t = 600 sec erhält man D/A = P.k.t/A = 100 J/m^2

392

1060 nm Nd-YAG-Laserlicht NBB MediLas: Die am Laser einstellbare Dosis wurde mit 130 J festgelegt und mittels Fiberoptik, die den Laserstrahl divergiert, auf die Fläche von A = 30 cm^2 verteilt. Mit k = 0.8 erhält man die Normdosis von 100 J/m2.

Ergebnisse

Zur Bestimmung der Häufigkeitserteilung des Wachstums von HeLa Zellen wurden je 18 Kulturen als Kontrolle und Probe in 6 Versuchsdurchgängen untersucht. Dazu wurden die Proben und die Kontrollen 3 Stunden nach der Probenaufbereitung aus dem Brutschrank entnommen und nur die Proben unmittelbar mit dem bereits beschriebenen 633 nm He-Ne-Laser 120 sec bestrahlt. Nach der Bestrahlung wurden die Kontrollgruppe und die bestrahlte Gruppe sofort inkubiert. t Stunden nach der Bestrahlung wurde die normierte Zuwachsrate Δ Z/Δ t = (Z - Z_0) / Z_0.t bestimmt. Hier bedeutet Z_0 die Zellzahl bei der Probenaufbereitung und Z die Zellzahl nach t Stunden. Unter der Annahme, daß ΔZ zeitlich innerhalb von 24 Stunden zeitlich konstant ist, kann nun ein normierter Zuwachs ΔZ nach 18 Stunden mittels ΔZ /Δt). 18 berechnet werden. Die Abbildung 1 zeigt die Häufigkeit des normierten Zuwachses ΔZ für die Kontrollgruppe und die mit 633 nm Laserlicht bestrahlten Proben.

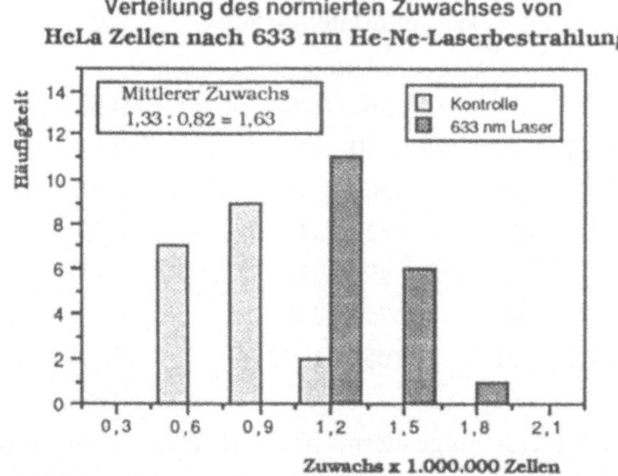

Abb. 1: Verteilung des normierten Zuwachses von HeLa-Zellen nach 633 nm He-Ne-Laserbestrahlung

Wie daraus hervorgeht, unterscheiden sich die Verteilungen der normierten Zuwächse von Probe ΔZ_P und Kontrolle ΔZ_K voneinander. Aus diesen Verteilungen kann ein Zuwachsquotient $Q_i = \Delta Z_P/\Delta Z_K$ definiert werden. Dieser Quotient Q_i gibt an, um wieviel schneller eine i-te, mit 633 nm Laser bestrahlte Kultur gewachsen ist als ihre i-te Kontrollkultur. Aus der Verteilung des Zuwachsquotienten Q_i kann man einen mittleren Zuwachsquotienten Q berechnen.

Weißes Licht: Q(weiß) = 1 +/- 0.1 Die Proben wurden mit weißem Licht (Philips Photocrescentia Type PF 605E/61, 150 W) bestrahlt. Unter Anwendung der oben angeführten empirischen Formel erhält man die Flächendosis. Diese Lichtdosis erbrachte keine Änderung des Zuwachses, verglichen mit der Kontrolle, die nur in Dunkelheit gehalten wurde.

400 nm Normallicht: Q(400) = 0.8 +/- 0.2, 442 nm He-Cd Laserlicht: Q(442) = 0.8 +/- 0.2. Die Dosis für 400 nm und 442 He-Cd-Laserlicht ergab aber keine signifikante Wachstumsänderung.

480 nm Normallicht: Q(480) = 0.4 +/- 0.2. Die Dosis führte zu einer Unterdrückung des Wachstums.

543 nm He-Ne Laserlicht: Q(543) = 1.1 +/- 0.2 und 570 nm Normllicht: Q(570) = 1.1 +/- 0.2. Die 543 nm Laserlichtdosis und die 570 nm Normallichtdosis erbrachten keine signifikante Wachstumsänderung.

633 nm He-Ne Laserlicht: Q = 1.6 +/- 0.2 und 633 nm Normallicht: Q = 1.5 +/- 0.2. Sowohl Laserlicht mit einer Dosis von 100 J/m^2 als auch Normallicht führten zur annähernd gleichen Steigerung des Wachstums.

700 nm Normallicht: Q = 1.1 +/- 0.2. Die Dosis ergab kein signifikante Wachstumsänderung der HeLa-Zellkulturen.

760 nm Normallicht: Q = 1.9 +/- 0.2. Die Dosis führte zu einer maximalen Steigerung des Wachstums der HeLa-Zellen.

904 nm Ga-As Laserlicht: Q = 1.0 +/-0.2. Die Laserlichtdosis von 100 J/m^2 ergab keine signifikante Änderung des Zuwachses.

1060 nm NdYAG Laserlicht: Q = 0.5 +/- 0.2 und 1060 nm Normallicht: Q = 0.5 +/- 0.1 Die Dosen führten zu einer annähernd gleichen Reduktion des Zuwachses.

Die Abbildung 2 faßt diese Ergebnisse über die wellenlangenabhängige Wirkung von Licht auf das Wachstum von HeLa Zellen in einem Aktionsspektrum zusammen.

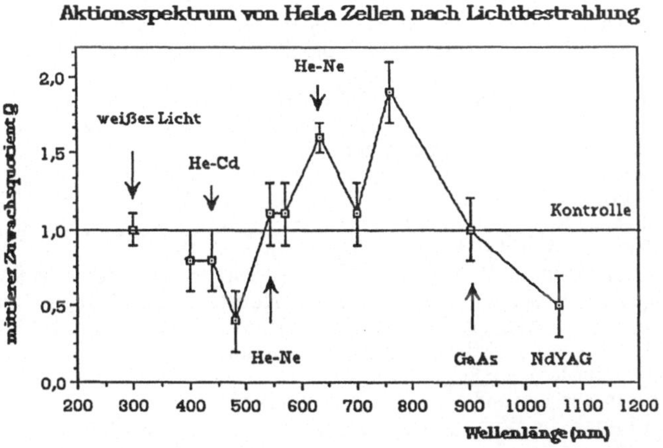

Abb. 2: Aktionsspektrum von HeLa-Zellen nach Biostimulation mit simuliertem O2-Licht unterschiedlicher Wellen

Diskussion

Die supprimierende Wirkung von 1060 nm Normal-, aber auch von Laserlicht (NdYAG) ist offenbar für die Krebsforschung interessant. Zwar haben D. J. Castro et al. (7) auch auf den supprimierenden Effekt von 1060 nm auf Fibroblasten in Verbindung mit einem Farbstoff (Q-Switch II) hingewiesen, doch der Zusammenhang der Infrarot-Lichtwirkung von 1060 nm mit einer Sauerstoff-Wellenlänge erscheint beachtlich (8). Diese Suppression ist möglicherweise ein sehr grundlegendes Phänomen sein und sollte deshalb an transformierten Zellen oder Krebskulturen (z.B. Larynx-Carcinom oder Mamma-Carcinom) untersucht werden. Analoges gilt für die Wellenlänge von 480.

Die Wellenlängen von 630 und 760 nm wirken auf das Zellwachstum fördernd. Damit stellt sich aber auch die Frage, ob der Einsatz von He-Ne Laser etwa zu einer Förderung des Zellwachstums von Krebspatienten führt. Uns ist aber keine Arbeit bekannt, die dies bestätigt hätte.

Die Stimulierung des Zellwachstums und die regulierende Funktion von 633 und 760 nm Licht sollten vornehmlich an jenen Zellen untersucht werden, die ohnehin im intakten Organsimus mit dem bei der Phagozytose emittierten, nativen Immunlicht immer in Kontakt sind: nämlich an Zellen des Immunsystems, insbesondere aber an Lymphozyten, Monozyten, Stammzellen. Monozyten bilden im Gewebe das monozytäre phagozytierende System (Makrophagen bzw. Histiozyten) und sind auch Vorstufen für Mastzellen, die Histamin und Heparin sezernieren. Trelles et al. (9) beschreiben einen Einfluß des 633 nm Laserlichtes auf Mastzellen; Lievens (10) beobachtete eine Stimulierung der Makrophagenaktivität durch Laserlicht. Von Rachischev wird über die stimulierende Wirkung von He-Ne-Laserlicht auf das Knochenmark berichtet (11). Möglicherweise stimuliert 633 nm oder auch 760 nm Licht wie bei Herpes simplex die Bildung von Killerzellen, die ja eine nicht unwesentliche Rolle in der natürlichen Krebsbekämpfung spielen.

Literatur

(1)   H. Klima, H. Schwabl, Ist der Butterfly-Effekt in offenen dissipativen Systemen ein geeignetes Prinzip in der Biostimulation ? in "Laser 89, Optoelectronic Mikrowellen" (Ed. W. und R. Waidelich), Springer 1990
(2)   T.I.Karu, G.S.Kalendo, V.S.Letokhov, V.V.Lobko, Nouvo Cimento 1 (1982) 828
(3)   T. I. Karu, A. A. Tipklova, G. E. Fedoseyeva, G. S. Kalendo,V. S. Letokhov, V. V. Lobko, T. S. Lyapunov, N. N. Pomoshnikova, Laser Chem. 5 (1984) 27
(4)   T. Karu , IEEE Journal of Quantum Electronics QE 23 (1987) 1703
(5)   P. Roschger, W. Graninger, H. Klima, Biochem. Biophys. Res. Commun. 123 (1984) 1047
(6)   H. Klima, O. Haas, P. Roschger, in "Photon Emission from Biological Systems", (Ed. J. Slawinski, B. Kochel), World Publishing House, Singapur 1987
(7)   D. J. Castro, R. E. Saxton, H. R. Fetterman, Laser in Surgery and Medicine 8/2 (1988) 176
(8)   H. Klima, I. Engler, P. Roschger, Biophysikalische Konzepte von Therapien mit ionisiertem Sauerstoff; in "Ionisierter Sauerstoff " (Ed. I. Engler), ML Verlag Ülzen, 1988
(9)   M. A. Trelles, E. Mayayo, L. Miro, J. Rigau, G. Baudin, Laser in Surgery and Medicine 8/2 (1988) 174
(10)   P. Lievens, Laser in Surgery and Medicine 8/2 (1988) 175
(11)   A.Rachischev, Biologische Wirkung von Laserstrahlen, Alma Ata 1976

Wirkung von 633 nm He-Ne Laserlicht auf die Teilung von menschlichen Stammzellen

H. Klima, F. Lehner
Atominstitut der Österreichischen Universitäten
A-1020 Wien, Schüttelstraße 115

Einleitung

Licht und Leben hängen sehr innig miteinander zusammen. Das Sonnenlicht ist der Energiespender für die autotrophe Pflanzenwelt, die zur Erhaltung der Strukturen und der Prozesse diese Energie speichert oder in Form von Wärme abgibt. Die Nahrung der heterotrophen Tierwelt ist das in organischen Molekülen und Strukturen gespeichertes Sonnenlicht. Über Oxidationsprozesse wird diese Energie wieder frei und dient so auch den Tieren zum Aufbau und zur Erhaltung ihrer dissipativen Strukturen.

Licht hat aber noch eine zweite, eine strukturverändernde Funktion, was experimentell nachweisbar und mittels des Butterfly-Effekt dissipativer Strukturen erklärbar ist. Schwache Lichtreize definierter Wellenlänge können Bistabilitäten zwischen unterschiedlichen dissipativen Strukturen beeinflussen. Licht wirkt hier wie ein Trigger mit Schaltfunktion (1).

Von besonderer Bedeutung für morphogenetische Veränderungen ist die Wellenlänge, wie uns die photostimulierende Wirkung von Phytochrom in der Botanik nahelegt. Während der vergangenen 15 Jahren wurden umfangreiche Untersuchungen über die biologische Wirkung von Laserlicht im Milliwatt-Bereich besonders mit He-Ne-Lasern durchgeführt. Solche Wirkungen betreffen Immunreaktionen, Zellteilung, Stoffwechselprozesse, die zur Verbesserung oder zur Heilung bestimmter Krankheiten führen (2).

Immunologische Untersuchungen wurden insbesondere von E. Mester et al. durchgeführt. Sie zeigen den Einfluß von He-Ne-Laserlicht auf stimulierte menschliche Lymphozyten. Die Methoden zur Untersuchung dieser immunsuppressiven Wirkung waren Inhibition der Migration und modifizierter Plaque-Test (3). Kovacs et al. bestrahlten Lymphoma-Zellen von Mäusen mit 633 nm He-Ne-Laserlicht und fanden, daß die bestrahlten Zellen eine geringere synthetische Aktivität unmittelbar nach der Bestrahlung aufweisen. Unsere Experimente mit menschlichen Lymphozyten bedstätigen diesen immunsuppressiven Einfluß des 633 nm Laserlichtes (4).

Aber auch Immunglobuline und das Komplementsystem scheinen beeinflußt zu werden (5). Ulcus-cruris-Patienten wurden mit einem 633 nm He-Ne-Laser und einer Dosis von 1 J/cm2 zweimal pro Woche behandelt. Die Serum Komplementaktivität unterlag einer Änderung bei jedem Patienten. Das Immmungloobulin M-Niveau nahm am Beginn der Behandlung signifikant zu und sank am Ende der Behandlung auf einen niedrigeren Wert ab. Immunglobulin G zeigte eine inverse Tendenz in den Fällen von Heilungen.

Moshalik et al. bemerkten, daß 7 bis 14 Tage nach der Bestrahlung mit einem 1060 nm Neodym-Yag-Laser die Zahl der Antikörper formierenden Zellen in der Milz von Tumormäusen zunahm. Die Zahl der Rosetten formenden Zellen im peripheren Blut wie auch die Fähigkeit der T-Lymphozyten zur Transformation in Blasten war jedoch erniedrigt. Dies legt nahe, daß die Laserbestrahlung immunsuppressive und immunstimulierende Wirkung haben kann (6).

Um den immunregulatorischen Effekt von 633 nm Licht auf Lymphozyten und neutrophile Granulozyten in vivo zu studieren, wurden Neuseeland-Kaninchen mit einem international gebräuchlichen Pyrogen-Standard (E. coli Endotoxin) behandelt und am Neupunkt 76 mit einem He-Ne-Laser für 60 sec bestrahlt (7). Blutproben wurden am Beginn der Behandlung, nach 6 Stunden und nach 24 Stunden genommen. Die Ergebnisse zeigen signifikant eine Zunahme der Neutrophilen und eine Abnahme der Lymphozyten. Die Temperaturänderung nach der Applikation des Pyrogens wurde rektal gemessen und eine fiebersenkende, jedoch fieberverlängernde Wirkung nach Laserpunktur mit 633 nm beobachtet.

Aus den angeführten Arbeiten geht die immunologische Wirkung von 633 nm Laserlicht recht eindrucksvoll hervor. Wenn diese Wellenlänge eine derartige immunregulierende Wirkung zeigt, so ist es denkbar, daß auch unser Organismus Licht dieser Wellenlänge von 633 nm erzeugt und sich dieser Wellenlänge bei der Immunabwehr bedient.

Untersucht man die Phagozytose von polymorphkernigen Leukozyten, so kann man eine native, von Lichtverstärkern unabhängige Lichtemission beobachten, deren relative spektrale Maxima bei etwa 630 nm und 760 nm liegen. Als Quelle dieser Strahlung kommen Singulett-Sauerstoffmoleküle in Frage, die unter anderem bei diesen Wellenlängen emittieren und die in der biochemischen Immunabwehr eine wesentliche Rolle spielen (4).

Problemstellung

Ruft man sich die stimulierende Funktion des Lichtes wieder in Erinnerung, so läßt sich die folgende Hypothese aufstellen, motivieren und experimentell überprüfen: Licht aus Phagozyten von geeigneter Wellenlänge und Intensität trägt mit bei, die natürliche Immunabwehr zu regulieren, indem es in den Steuermechanismus der Immunreaktionen eingreift, Stammzellen zur Teilung und Differenzierung anregt, monozytäre Blutzellen in gewebsaktive Makrophagen und Mastzellen transformiert und die Lymphozytenaktivität reduziert.

Es gibt für diese These einige interessante Indizien. Man hat nämlich beobachtet, daß die Mitogenese von menschlichen Lymphozyten durch oxydative Reagentien aus Phagozyten supprimiert wird (8). Phagozytierende Monozyten und polymorphkernige Leukozyten aus menschlichem Blut, die in vitro mit unterschiedlichen Antigenen stimuliert wurden, unterdrücken die mitotische Antwort von Lymphozyten, wie mit Tritium markiertem Thymidin festgestellt wurde.

Polymorphkernige Leukozyten, die mit Immunkomplexen stimuliert wurden, welche in der Membran von B-Lymphozyten gebunden werden, produzieren hoch reaktive Sauerstoffderivate, welche die T-Zell Proliferation nach PHA-Stimulation unterdrücken (9).

Da während der Phagozytose 633 nm natives Licht erzeugt wird (4), kann dieser immunsuppressive Effekt auch erzeugt werden, wenn man nur He-Ne-Laserlicht von 633 nm verwendet, das offenbar das bei der Phagozytose entstehenden 633 nm-Singulett-Sauerstoff-Licht nach unserer Hypothese simuliert.

Unsere Untersuchungen mit Neuseeland-Kaninchen zeigen einen stimulierenden Einfluß auf die Produktion von Leukozyten (7). Über die Aktivierung von Makrophagen durch Licht berichtet P. Lievens (12), während Trelles auf die Bedeutung der verstärkten Aktivität von Mastzellen nach Laserbestrahlung hinweist. Der stimulierende Einfluß von 633 nm Laserlicht auf die Blutbildung im Knochenmark wurde von Rachischev untersucht (10). An der Quelle der Blutbildung befinden sich die Stammzellen des

Knochenmarks, die aber auch im peripheren Blut zu finden sind. Es ist daher zu vermuten, daß 633 nm Laserlicht einen stimulierenden Einfluß auf menschliche Stammzellen hat. Diese Annahme wurde experimentell in Zusammenarbeit mit der Blutbank der Gemeinde Wien, der 1. Medizinischen Universitätsklinik und dem Ludwig-Bolzmann-Institut für Leukämieforschung untersucht. Der Beitrag ist eine vorläufige Mitteilung.

Methode

Die Bildung der Blutzellen erfolgt im Knochenmark aus pluripotenten Stammzellen. Die Differenzierung der Stammzellen sowie der Zwischenstufen, der Blasten, wird durch blutbildende Hormone (11), die sog. Colonie Stimulating Factors (CSFs) gesteuert. Man hat folgende CSFs gefunden: Makrophagen-CSF, Granulozyten-Monozyten-CSF, Granulozyten-CSF, Interleukin-3, Erythropoietin, Tumor-Nekrose-Faktor etc.. Die meisten CSFs werden außer von Blutzellen auch vom Bindegewebe gebildet.

Um die Wirkung auf das Immunsystem zu untersuchen, wurden Blutstammzellen mit Monozyten sowie Lymphozyten aus peripheren menschlichem Blut isoliert und mit einem 633 nm He-Ne-Lasers bestrahlt, wobei ein möglicher Einfluß auf Größe und Art der sich bildenden Blutzellkolonien beobachtet werden sollte. Als Energiedosis der Bestrahlung wurden 100 J/m^2 gewählt, weil mit dieser Dosis bei HeLa-Zellen eine maximale Wachstumsstimulation erreicht wurde.

Die Abtrennung der Stammzellen erfolgte durch Zentrifugieren mit einem Trennmedium (Ficoll), anschließend wurde die Stammzellen-Suspension in Petrischalen verpflanzt, wobei das Nährmedium mit Methylzellulose angerührt wurde, um die Zähigkeit des Knochenmarks zu simulieren:
Die Blutabnahme erfolgte nur für einen Probanten: 4 ml EDTA (1%) als Antikoagulans in 20 ml Spritze, 16 ml Vollblut abnehmen. Das Isolieren der mononukleären Zellen MNZ geschah folgendermaßen: (MNZ = Thrombozyten, Monozyten, Lymphozyten, Stammzellen). Mischung aus 3 ml Ficoll (Trennmedium) + 8 ml Vollblut bei 400 g ca. 40 min zentrifugieren. Es entstehen folgende Fraktionen: Plasma, MNZ (Zellring), Ficoll, Erythrozyten + Granulozyten. Zellring + Ficoll, mit 5 ml Spritze aufnehmen und ins Waschmedium (2 ml PBS) geben. Den Zellring waschen: 30 min bei 400g zentrifugieren, den Überstand dekantieren, mit 2ml PBS aufschütteln, alles in ein einziges Röhrchen zusammenschütten, 2 x 10 min bei 400 g zentrifugieren, danach dekantieren, mit 6ml Iscoves-Medium aufschütteln, MNZ zählen und auf 250.000 bzw. 140.000 Zellen pro ml Medium einstellen. Bestandteile des Nährmediums: Iscoves-Medium, Fötales Kälberserum, Bovin-Serum-Albumin (BSA), Thioglycerol; als Alternative wurden BSA und Thioglycerol weggelassen und zur Zellstimulation Granulozyten-Monozyten-CSF zugesetzt.

Danach wurde zu 3 ml Medium je 1 ml Zellsuspension (250.000 Zellen) in je 1 Petrischale als Versuchs- bzw. Konntrollkultur verpflanzt. 3 Stunden nach der Verpflanzung erfolgte die Bestrahlung der Versuchskulturen. Die Versuchs- und Konntrollkulturen wurden dem Brutschrank entnommen und in der Sterilbank bei völliger Dunkelheit mit einem medizinischen He-Ne-Laser (Marke Lasotronic, Wellenlänge 633 nm, Bestrahlungsdauer: 90 sec, Energiedosis 100 J/m2) bestrahlt .

Die Kulturen wurden 14 Tage lang im Brutschrank (Marke Haereus; 37 °C, 5% CO_2-Begasung) inkubiert. Während dieser Zeit wachsen aus den ursprünglich vorhandenen Stammzellen (die man phänomänologisch nicht von den übrigen abgetrennten Zellen unterscheiden konnte) ausdifferenzierte Kolonien, in unserem Fall vornehmlich solche der myeloischen und monozytären (makrophagischen) Entwicklungsreihe.

398

Es wurden durchschnittlich 3-4 Kolonien pro Kulturschale feststellen. Die Zellkolonien der Versuchs-
und der zugehörigen Konntrollkulturen wurden ausgezählt (Auszählung der Zellzahl und Klassifikation der
Kolonien) und photographiert (Mikroskop der Marke Zeiss, 100- sowie 360-fache Vergrößerung).
Abschließend erfolgte eine statistische Auswertung der gewonnenen Daten, sowie eine Begutachtung der
Photos bzw. Dias.

Ergebnisse

<u>Ohne CSF:</u>

12 Proben (250.000 Zellen pro ml/Mischung) führten zu 4,8 Kolonien pro Schale (3,7 myeloische + 1,1
makrophagische) bei He-Ne-Laserbestrahlung mit durchschnittlich 105 Zellen pro Kolonie. 12 Kontrollen
(250.000 Zellen pro ml/Mischung) führten zu 4,0 Kolonien pro Schale (3,6 myeloische + 0,4
makrophagische) mit durchschnitlich 51 Zellen pro Kolonie.

Die Verteilung der relativen Häufigkeit der Zellzahlen pro Kolonie zeigt die folgende Abbildung 1:

Biostimulation von Stammzellen durch He-Ne-Laserlicht

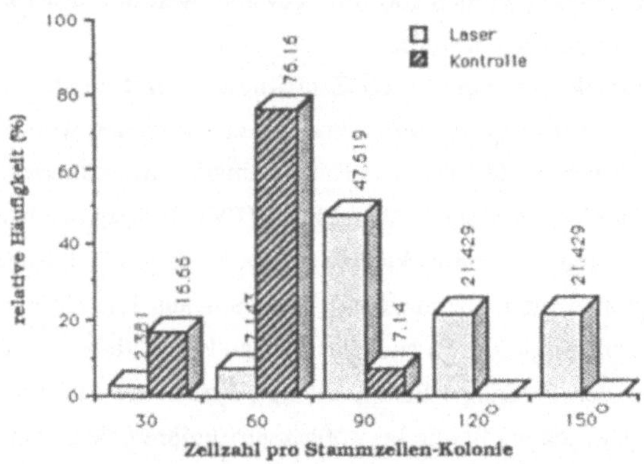

Abbildung 1: Biostimulation von Stammzellen durch He-Ne-Laserlicht

<u>Mit CSF:</u>

In den folgenden Ansätzen wurden BSA und Thio-Lösung weggelassen und zur Stimulierung des
Zellwachstums 100 units RH-CSF (Fa. Genzyme, Cytokine research products, 1989 Catalog, Seite 71) pro
ml Stammlösung zugegeben.

14 Proben (140.000 monozytäre Zellen/ ml Mischung + 100 units RH-CSF führten zu 4 Kolonien pro
Schale (2,7 myeloische + 1,3 makrophagische) bei He-Ne-Laserbestrahlung mit durchschnittlich 170 +/-
125 Zellen pro myeloischer Kolonie und 30 +/-10 pro makrophagischer Kolonie
14 Kontrollen (140.000 monozytäre Zellen/ml Mischung + 100 units RH-CSF führten zu 3,25 Kolonien
pro Schale (3,1 myeloische + 0,15 makrophagische) mit durchschnittlich 85 +/- 30 Zellen pro myeloischer
Kolonie und durchschnittlich 10 Zellen pro makrophagische Kolonie.

Weitere Probendurchgänge wurden bereits durchgeführt. Wegen der großen statistischen Schwankungen ist es jedoch noch nicht möglich, endgültige quantitative Aussagen zu machen. Dennoch kann man jetzt schon folgende vorläufige Ergebnisse mitteilen:

1. Die Zellzahl pro Stammzellkolonien der myeloischen, jedoch nicht der monozytären Richtung wird durch 633 nm He-Ne-Laserbestrahlung um ca. 75% gesteigert.

2. Die 633 nm He-Ne Laserbestrahlung führt zu einem deutlich erhöhten Auftreten von makrophagischen (monozytären) Kolonien, bei gleichbleibender Zahl der insgesamt auftretenden Kolonien gegenüber der Kontrolle.

Als Ursache für den beobachteten Effekt kann man die Anregung eines noch unbekannten Receptormoleküls (Chromophors, biologischer Schalter) durch die Laserbestrahlung vermuten. Als Receptormoleküle kommen vermutlich intrazelluläre Enzyme (z. B. Peroxidase, Polymerasen) in Betracht, die in biochemischem Reaktionszyklen mit angeregtem Sauerstoff auftreten.

Literatur

(1)   H. Klima, H. Schwabl, Ist der Butterfly-Effekt in offenen dissipativen Systemen ein geeignetes Prinzip in der Biostimulation ? in "Laser 89, Optoelectronic Mikrowellen" (Ed. W. und R. Waidelich), Springer 1990

(2)   H. Klima, Biophysikalische Aspekte von Lasertherapien, in "Laser und Infrarotstrahlen in der Akupunktur" (Ed. J. Bahm, J. Bischko), Haug-Verlag 1987

(3)   E. Mester, E. Jaszagi-Nagy, M. Hamar, Radiobiol.Radiotherap. 6(1974) 767

(4)   H. Klima, O. Haas, P. Roschger, in "Photon Emission from Biological Systems", (Ed. J. Slawinski, B.Kochel), World Publishing House, Singapur 1987

(5)   E. Mester, S. Nagylucskay, A. Döhlen, S. Tisza, Acta Chir. Acad. Sci.Hung. 17 (1976) 49

(6)   K. G. Moshalik, A. P. Koslow, N. Shatschkow, W. W. Laso, Laser Electro Optics 4 (1977) 34

(7)   H. Klima, L. Schindl, D. Adamiker , Immunological Aspects of Laser Therapy, »Proceedings Laser 87, 8th Int. Congress , June 5th - 9th, Munich 1987«, Springer, Berlin 1988

(8)   D. C.Zoschke, R. P. Messner, Clin. Immunol. Immunpath. 32 (1984) 29

(9)   C. D. Simone, M. Ferrari, V. Vullo, M. Mastropieto, in "Analytical Applications of Bioluminescence and Chemiluminescence" (Ed. L. J. Kricka et al.), Acad. Press, London 1984

(10) A.Rachischev, Biologische Wirkung von Laserstrahlen, Alma Ata 1976

(11) D. Golde, J. Gasson, Blutbildende Hormone, aus "Spektrum der Wissenschaft", September 1988

(12) P. Lievens, Laser in Surgery and Medicine 8/2 (1988) 175

Tunable Laser in la Peyronie's Disease:
A Therapeutic Purpose

L. LONGO*, G.P. PERUZZI** and A. DURVAL***

*Laser Division and **Surgery Unit Casa di Cura "Villa Donatello", P.le Donatello,14 50132 FIRENZE (I)
***Clinica Urologica Università di Pavia (I)

INTRODUCTION
Induratio Penis Plastica (IPP) is a connective disease for which the cause is still unknown. Implied factors are etiologic, auto-immune, microtraumatic, chromosomal alterations and uretheral infections.
Otherwise known as la Peyronie's Diseases, IPP, which presents numerous clinical variations, has a "poussées" course and is always invalidating.
In its pathogenesis (Tab.I), IPP first has a phlogistic, parvicellar exudate stage, with vasculitis of the albuginea, accompanied by micro-edema and reduction of fibrinolisis. Here a degenerative phase follows, with fibroblastic activation and sub-fascial sclerojalinosis, leading to pseudo keloidization, with macroscopic evidence of bands, nodules and plaques on the penile fascia.
Clinically, two evolutive phases are recognized: phlogistic and degenerative (tab.II). These two phases alternate and/or are associated with one another during the typical "poussées" course of the disease. In the phlogistic phase the patient complains of often dorsal transitory penile algie, along with paresthesias. In the degenerative phase, the patient presents "recurvatum", pain, qualitative erection deficit and finally, penile retraction. These two stages may be combined, giving the disease itself numerous clinical variations.
On the contrary, certain Authors believe that the disease is self-limiting (2). In the majority of cases, there exist no medical, physical or surgical therapies which achieve complete regression of IPP (1,2).

MATERIALS AND METHODS
From 1981 to present we have treated 30 patients, between 40 and 60 years of age, with clinically diagnosed IPP confirmed by ultrasound. A 15mW output He-Ne scanning laser was used for 5 cases of prevalently phlogistic IPP (tab. III). For each application two cycles were performed, consisting of one application daily, excluding weekends. There was a one-month "break" between the two cycles.
A 72W peak power GaAlAs diode laser with a 10W medium strength, "spike" impulses of 200 nanoseconds each and a repetition impulse frequency of 3000Hz was employed in 5 bordeline IPP cases (phlogistic/degenerative). Energy density was 4 Joule/cm²; length of cycle and frequency of applications were also the same (Tab. IV).
20 prevalently degenerative cases of IPP were treated with a CO₂ laser with a "spot" of 5cm². The laser was employed first in a continuous mode and then in a pulsed mode, with impulses of 0.1 nanosecond, a repetition impulse frequency of 100Hz and DC 30. A strength of 15W was used in the continuous mode and 30 in the pulsed mode. The dose of irradiation was individualized for these cases, according to the patient's sensitivity to the heat of the radiation, ranging up to preburn doses (Tab. V). the global energy density was about 8 Joule/cm² in scanning, at a speed of 1 cm/sec. Duration and frequency of applications and cycles are analogous to the preceeding cases.
In each of the treated cases, energy density was chosen in order to inhibit the formation of new fibrosis (3) and to increase the elasticity of the connective tissue already formed (4).
About one year ago, a 36-year-old patient presenting a Le Peyronie's plaque of the third left lateral inferior dorsal of the penis was examined. The plaque had been

TAB. I   PATHOGENESIS OF I.P.P.

```
            ETIOLOGY
     VASCULITIS OF ALBUGINEA
     PHLOGOSIS    EXUDATIVE
     INSUFFICIENT FIBRINOLISIS
     FIBROBLAST   ACTIVATION
     SUB-FASCIAL  CHELOIDES
```

TABLE II   I.P.P. - SYMPTOMATOLOGY

INFLAMMATORY STAGE: - Occasional dorsal singles
                    - Parestesies

DEGENERATIVE STAGE: - Pain
                    - recurvatum
                    - erectile deficit
                    - Peniena retraction

TAB. III   PHLOGISTIC I.P.P.

LASER THERAPY   TREATED PATIENTS

He-Ne
- Energy Density 6 Joule/cmsquare   5
  every application
- CW, POWER 15 mW

- Twenty application for cycle
  (one application/day)
- Two cycle in total
  (break of one month)
- Ecographic control
- Clinic control

TAB. IV   LASER SYSTEM SPECIFICATIONS (MDL-1)

LASER TYPE	Flashlamp Pumped dye Laser
WAVELENGTH	504 Nanometers
METHOD OF OPTICAL OUTPUT	Lens Coupled Fiber Optic
LASER MODE OF OUTPUT	Multimode
MAXIMUM OUTPUT ENERGY	60 mj/pulse (out of fiber)
STABILITY OF OUTPUT	Energy $\pm$ 10% Wavelength $\pm$ 2mm
BEAM UNIFORMITY	$\pm$ 3%
PULSE CHARACTERISTICS:	
RATE	0 - 20 Hz
DURATION	1,5 microsecond
PEAK POWER PER PULSE	40 KW
COOLING METHOD	Tap Water
SPOT SIZE	0,2 mm diameter
DIMENSIONS	48" H x 27"W x 27"D

TAB. V   DEGENERATIVE I.P.P.

LASER THERAPY	TREATED PATIENTS
- CO_2	20
- Energy Density variable	
(sub-erythema dose)	
- CW, Power 15W and PW, power 30W	
- Repetition impulse frequency	
(PW) : 100 htz	
- Duty cycle (PW): 30	
- Twenty applications for cycle	
(one application/day)	
- Two cycles in total (break of one month)	
- Ecographic control	
- Clinical control	

TAB. VI   DEGENERATIVE I.P.P.

LASER THERAPY	TREATED PATIENTS
<u>DIODE 904 mm</u>	5
- Energy Density 6 Joule/cm^2	
every application	
- PW, peak Power 72W,	
middle power 10 mW	
- Spikes impulse of 200 n sec	
- Repetition frequency 3000 Htz	
- Twenty applications for cycle	
(one application/day)	
- Two cycles in total (break of one month)	
- Ecographic control	
- Clinical control	

TAB VII   RESULTS OF TREATMENT

LASER	TREATED PATIENTS	REMISSION OF CLINICAL AND ECOGRAPHIC SIGNS
He-Ne	5	5
GaAIAs	5	5
CO_2	20	13
Tunable	1	1

---

present for about a year; the patient experienced a relative painful deviation to the upper left and difficult coitus.

The 8mm plaque was easily visible, both with ultrasound (Fig.1) and X-Ray, due to calcification (Fig.2). In addition to IPP, the personal anamnesis was negative also for diabetes, hypertension and obesity. In familial anamnesis, one brother was affected by Dupuytren disease.

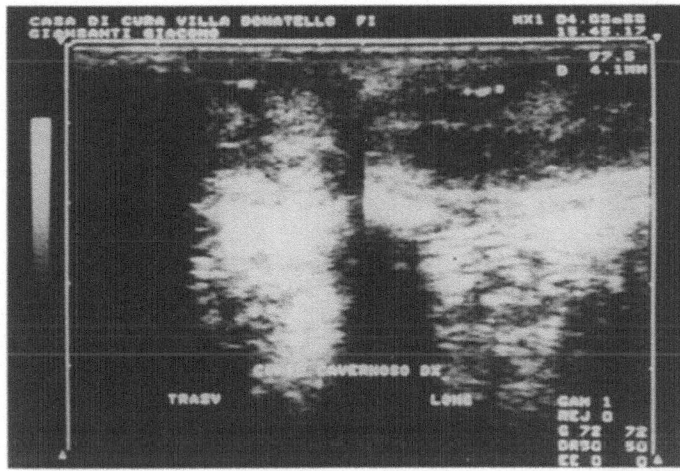
Photo 1
ECHOGRAPHY BEFORE TREATMENT

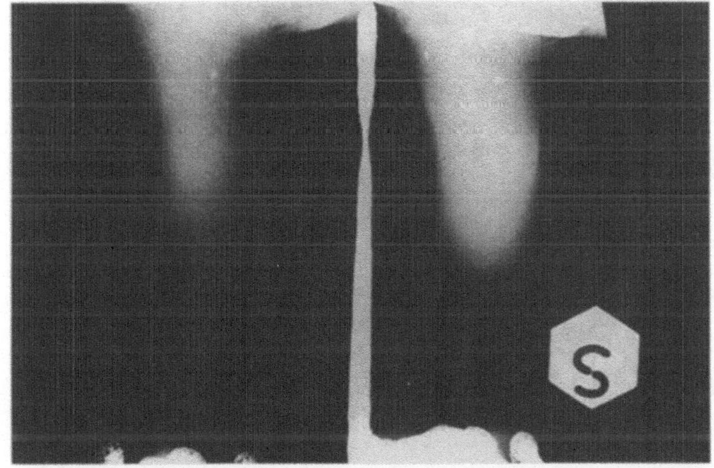
Photo 2
Rx BEFORE TREATMENT

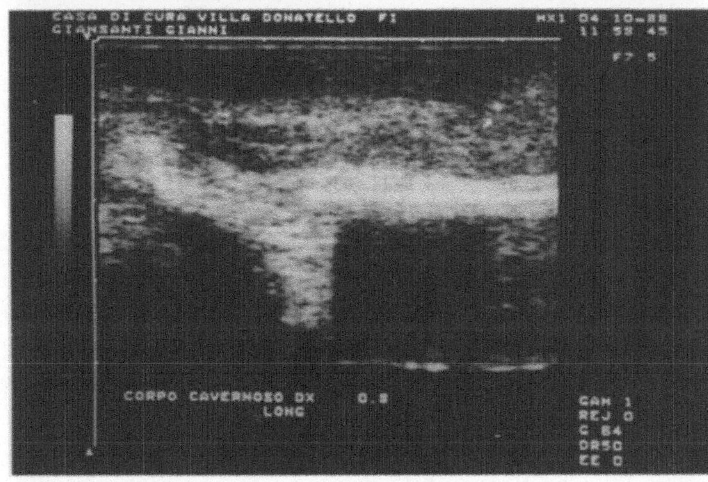
Photo 3
ECHOGRAPHY AFTER TREATMENT

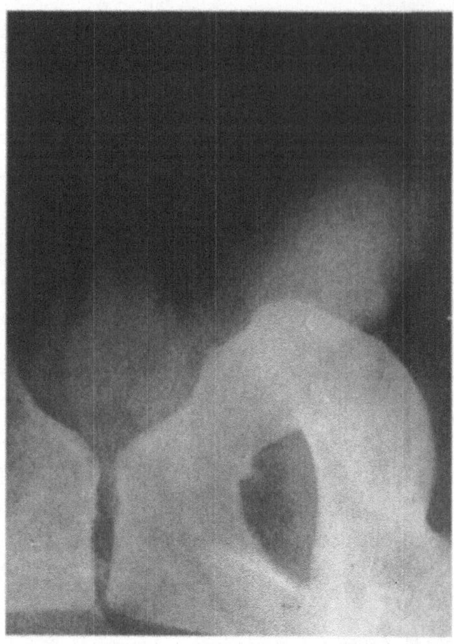

Photo 4
Rx AFTER TREATMENT

Due to the availability of a tunable laser, described in Table VI, and the fact that this type of laser had been recently approved by the FDA for lithotrypsy of calcified uretheral stones (5), we attempted to use this laser to break-up and vaporize the plaque photoacoustically. The patient was informed that such an intervention was completely experimental, never having been performed. The laser ray was transported by an optic fiber 100 microns in diameter. A local anesthetic (carbocaina 2%) was injected at the plaque side using a 19-caliber syringe needle under echographic control in real time. The optic fiber was introduced into the same needle and laser treatment begun.
A 10 mJ (0.1 W x 10 Htz) dose per spot was used, up to 10,000 spots, after which the plaque was no longer visible. After two hours of precautionary observation, the patient was released.
Check-ups were performed at 1, 3 and 6 months and 1 year after treatment.

RESULTS
Table VII summarizes the results obtained with HE-Ne, GaAlAs and CO_2 laser treatment of prevalently phlogistic IPP. Such results are in agreement with those obtained by other Authors (6,7), even though different dosages and laser irradiation methods were employed. Negative results after CO_2 laser treatment of some cases are probably due to the fact that exact radiation dosages and methods of use are unknown. The cases treated with He-Ne and GaAlAs may all have had positive results due to the fact that phlogistic IPP is more easily reversible. The same He-Ne and GaAlAs lasers when used in previous preliminary experiences on 10 exclusively degenerative cases of IPP, provoked no results.
In the only case of calcified IPP, X-Ray examination and ultrasound after one month demonstrated the disappearance of the calcification and the persistence of a fibrous nodule, evidenced only by ultrasound. The patient then underwent a treatment of 2 cycles of CO_2 laser therapy, as he had previously for the prevalently degenerative IPP. After such therapy, the ultrasound picture was perceptibly better (Fig. 3).
One month after the applications with the tunable laser, the "recurvatum" was notably reduced and the painful symptomology was no longer present, apart from difficulty in erection.
One year after treatment all symptoms and echosonographic traces had disappeared, with the exception of a faint 2mm band (Fig.4) and a slight symptomatic curvation of the penis in erection.

DISCUSSION

Today IPP can be well diagnosed using non-invasive means, such as: self-photography, drug-induced erection, dynamic Doppler Echoflussymmetry (1). This permits staging of the disease, from both a clinical and pathogenetic point of view, allowing the setting-up of medical, physical and surgical goal therapies, according to the case. In synthesis, prevalently phlogistic IPP should always be treated using physical and pharmacological therapy, while degenerative IPP should be treated with physical-pharmacological therapy only if coitus is possible and there are no calcifications. In the event of the contrary, to date surgical therapy has always been indicated, choosing from different traditional techniques (1). If our preliminary results are confirmed, surgical intervention with tunable laser will allow the possibility of avoiding traditional surgical interventions, which, aside from eventual complications, present an elevated number of recurrences and long recovery periods. With the tunable laser, in fact, surgical intervention is extremely selective and relatively non-invasive; it can be carried out in a day-hospital using local anesthesia and the incidence of complications should be extremely reduced. In addition, eventual recurrences could be treated using the same method, since repetition of laser interventions is possible even after short periods.

Finally, as physical therapy, He-Ne, GaAlAs and CO_2 lasers may be used in conjunction with other physical means, such as: diametric currents, ultrasound, ion therapy, and roentgenotherapy. They may, in fact, be used in the same treatments. The utility of such therapies has not yet been definitively proved, however, there has never been a rigorous comparison among them. The case studies presented on this subject (1, 6, 7), which are not controlled by double blind technique and sometimes not homogeneous and/or numerically limited, permit only the observation of globally positive preliminary clinical impressions.

CONCLUSIONS

In conclusion, although there is much research to be done, it may be affirmed that laser therapies and surgical therapies may constitute a valid force in the goal treatment of the diverse clinical variations of IPP. In particular, the tunable laser, which uses a photo-acoustic mechanism rather than a photothermic one, could perceptibly better the results of surgical IPP treatment, if used correctly. Further investigation is, however, necessary in order to define such methods.

BIBLIOGRAPHY

1 - AUSTONI E., PISANI E.: "Evoluzione e progressi terapeutici nell'Induratio Penis Plastica: 15 anni di esperienza". Arch. Ital. Urologia LX:231-257, 1988.

2 - HURST J.W.: "Medicine for the Practicing Physician", Butterworth Publishers, Woburn, 1983, 1238-39.

3 - ABERGEL R.P., MEEKER C.A., LAM T.S., DWYER R.M., LESAVOY M.A., VITTO J.: "Control of connective tissue metabolism by lasers: recent developments and future prospects". J. Am. Acad. Dermatol., 1984. DEC, 11(6):1142-50.

4 - MESTER A., MESTER AM.: "Scientific background of laser biostimulation" LASER, I(1):23-26, 1988.

5 - WATSON GM., WICKHAM J.EA.: "Initial experience with a pulsed dye laser for ureteric calculi". Lancet, 6:1357-1358, 1986.

6 - PISANI E.: Orgateina per infiltrazione e ionoforesi associata al laser nella terapia dell'IPP. Simp. Intern. on IPP, Milan, 1984, 47.

7 - PUENTE DE LA VEGA A.: "Laser Therapy in la Peyronie's Disease". Acta Urol. Esp. 1985, 9:107-108.

Interesting Therapeutic Effect of Lasers

A. Nagasawa*, K. Kato** and H. Asai*
*Metropolitan Hiroo General Hospital, Tokyo. 2-34-10 Ebisu,
Shibuya-ku, Tokyo 150., **Shibaura Institute of Technology. 3-9-4
Shibaura, Minato-ku, Tokyo 108, Japan

This paper reviews the interesting therapeutic effects of lasers in
the authors' studies on medical and dental application of lasers:

1) Divided Repetition Pulse Laser Therapy
The authors have devised a practically useful laser exposing
technique named repetition pulse laser (RPL)[1]. The fundamental
technique of RPL is shown in figure 1. The laser energy PW necessary
for the achievement of a therapeutic effect in a tissue is divided
into numerous short laser pulses of small energy and the tissue is
exposed to the pulsed laser beam intermittently. The greatest
advantages in RPL are; that the laser irradiation mode is widely
variable by varying the combination of the factors of RPL and the
most suitable mode for a laser treatment can be selected as shown in
figure 2 and; that the thermal damage in this technique is much less
than that of the laser therapy in CW wave mode. RPL has made the
clinical application of CO_2 laser succesfully possible in various
therapies.

2) Combined Nd:YAG and CO_2 Laser Operation for Malignant Tumors
The authors have deveisd a purposive laser therapy for cancer by
combining YAG laser and CO_2 laser[2]. Figure 3 illustrates the
process of this operation. ① First of all, a tumor tissue is
coagulatively necrotized with exposure to a Nd:YAG laser. ②
Secondly, the coagulated area is vaporized with CO_2 laser. The two
processes are repeated one after the other until the tumor is
completely removed as shown in figure 4. The advantages of this
method are as follows : ① Freedom from metastatic risks. ②
Effective inhibition of bleeding. ③ Relief from deformity, ...

3) Analgesic Effect on Teeth in Dental Treatment
When a tooth is exposed repeatedly to a pulsed Nd:YAG laser pulse
under the pain threshold it becomes insensitive to the laser shot. At
this stage the tooth is already anesthetized for cutting, and the
pain threshold of the tooth to the laser shot can be elevated. Thus
it is now possible to increase the pain threshold dose of the laser
shot on the tooth step by step, repeating the process of this

technique as shown in table 1 and the analgesic effect on the tooth becomes further steady. After such pretreatment the tooth can be cut without feeling pain[3]. The degeneration of the dentin canals in the lased teeth is thought to cause this analgesic effect.

4) Reactive Secondary Dentin Formation in Pulp

The authors have found in the pulp tissue of lased rat teeth an interesting phenomenon that the secondary dentin formation grows reactively toward filling the whole pulp cavity and the root canal of the tooth within a few months after exposure to argon laser or the Nd:YAG laser as shown in (figure 5)[4].

In addition to this, the authors have succeeded in inducing similar reactive changes in the pulp of rat teeth with exposure to argon-dye laser producing such low thermal effects as to be negligible after pretreating the rats with the photosensitizer, hematoporphyrin derivative (HpD)[4]. These results suggest that the reactive secondary dentin formation by lasers is contingent not only on thermal effects but also on photoreactive effect of lasers. This phenomenon has been confirmed also in human teeth. The results of this experiment hopefully suggest the possibility of leading to an exciting new laser dental therapy of biological endodontic therapy, or biological root canal filling in the near future.

5) Bone Repair Activation Effect

The authors have found clinically an interesting effect that sever alveolar bone lesions in a chronic alveolar ostitis can be improved by applying Nd:YAG laser or other lasers (figure 6). Bone repaire activation effect has been confirmed experimentally not only in Nd:YAG laser but also in diode lasers and He-Ne lasers. Therefore, the bone repair effect of Nd:YAG laser is thought to be due to a kind of activation effect on tissue metabolism by stimulation of low powered lasers.

6) Therapeutic Effect of He-Ne Laser

The authors have applied the He-Ne laser to the treatment of vasculogenic red lesions and obtained successful results[6].

7) Therapectic Effect of Diode Lasers[7]

(1) Depigmentation Effect on Melanogenic Nevi

(2) Therapeutic Effect for Trismus

(3) Salivary Function Activation Effect in its restricted case of Sjögren syndrome.

8) Difference of the Optical Characteristics of Dental Structures to Lasers and Its Application

The authors' experiment on photo-thermal reaction of dental structures to Nd:YAG laser have proved that the absorption of Nd:YAG laser is to be in the order $C \gg D > E$ (C: caries, D: dentin, E: enamel) and the transmittance of the laser is to be in the order $E \gg D > C$ according to the differences of the optical characteristics of each dental structure.

These features can be applied to the selective treatment of dental caries. In addition to this, as evident from the basic data, the authors have successfully applied the photo-thermal reaction of teeth to the Nd:YAG laser to the diagnosis of dental caries as shown in figure 7[8].

9) Effect of Excimer Laser

(1) Necrotizing Effect of Dental Pulp

Figure 8 shows a microphotograph of a rat tooth 40 days after exposure to 2J of excimer laser. The excimer laser has been proved to necrotize dental pulp. This necrotic reaction of dental pulp following excimer laser irradiation could be successfully applied to endodontic therapy in future dentistry[9].

(2) Fine Cutting Effect on Tissues

Both of the hard tissues and the soft tissues can be cut without any carbonization by applying the excimer laser as shown in figure 9. The reason for the fine cutting by excimer laser is thought to be the molecular disassociation in materials by the photo-chemical effect of the short pulsed UVC laser[9].

10) Application of Laser to Mucosal Flap Bonding

The authors attempted to anastomose the incised edges of a mucosal flap with the Nd:YAG laser exposure. Figure 12 shows the result of the bonding of the incised flaps of rat skin using Nd:YAG laser. As the result the incised skin flaps were successfully connected.

11) Application of Nd:YAG Laser in Dental Laboratories

The authors experiment has already confirmed that all dental alloys can be easily welded or bored using Nd:YAG laser[10].

Figure 11 shows the temperature variation in the pulp of a tooth when the metal crowns being put on the teeth were welded using the Nd:YAG laser shot. This result will hopefully suggest the possibility of the direct metal processing of dental alloys in oral cavity.

Literature.
 1) Nagasawa, A., et al., : J. Jap. Las. Med. 1, 307-316 (1980)
 2) Nagasawa, A., et al., : Laser TOKYO'81, 11/38-41, (1981)
 3) Nagasawa, A., et al., : JJME, 22, 830-831 (1984)
 4) Nagasawa, A., et al., : Proc. 14 ICMBE, 1107-1108 (1985)
 5) Nagasawa, A., et al., : JJME, 24(Sp.) : 179 (1986)
 6) Nagasawa, A., et al., : J. Jap. Soc. Laser Med. 6, 395-398 (1986)
 7) Nagasawa, A., et al., : J. Jap. Soc. Laser Med. 6, 407-410 (1986)
 8) Nagasawa, A., et al., : BMTh, 7, 199-201 (1987)
 9) Nagasawa, A., et al., : J. Jap. Las. Med., 7(3) : 211-212, 1987.
10) Nagasawa, A., et al., : JJMI, 57, 28-29 (1987)

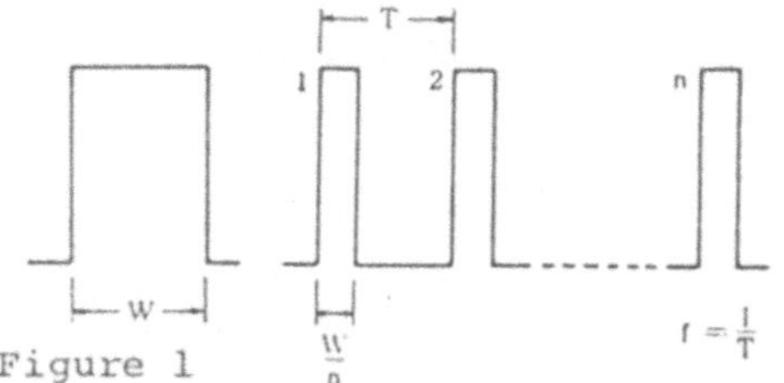

Figure 1

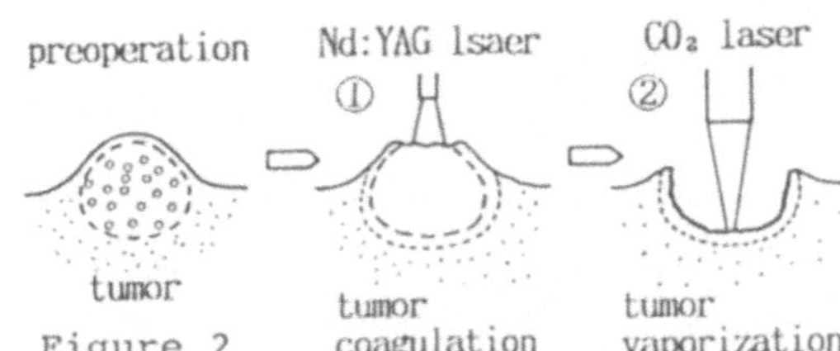

Figure 2

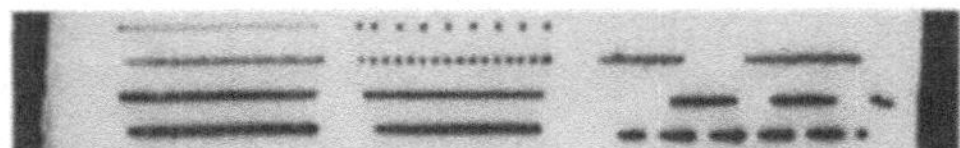

Figure 3

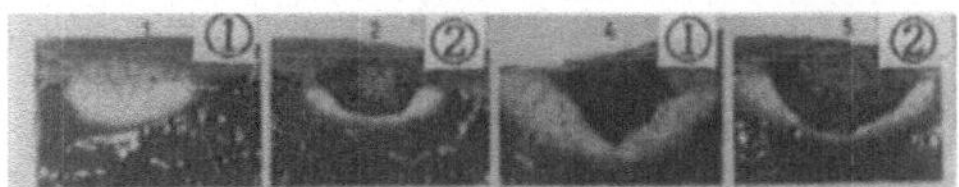

Figure 4

POWER (W)	PULSE WIDTH (S)	NUMBER OF TIMES	ENERGY (J)
20	0.1	119	375
20	0.2	13	69
20	0.4	7	59
20	0.6	2	25
20	0.8	4	68
20	1.0	2	42
20	2.0	5	207
20	3.0	2	122
20	4.0	2	162

Table 1

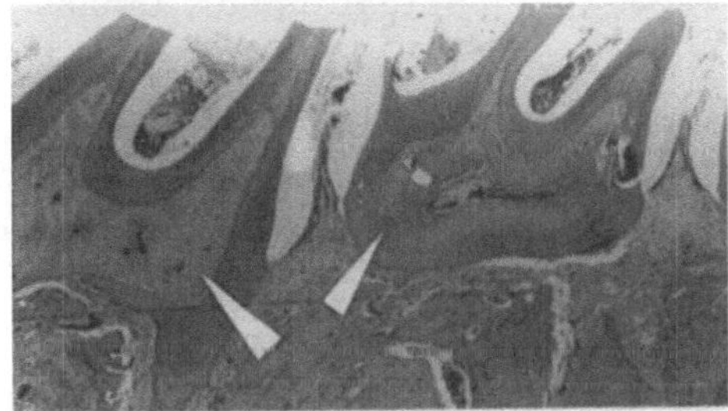

Figure 5

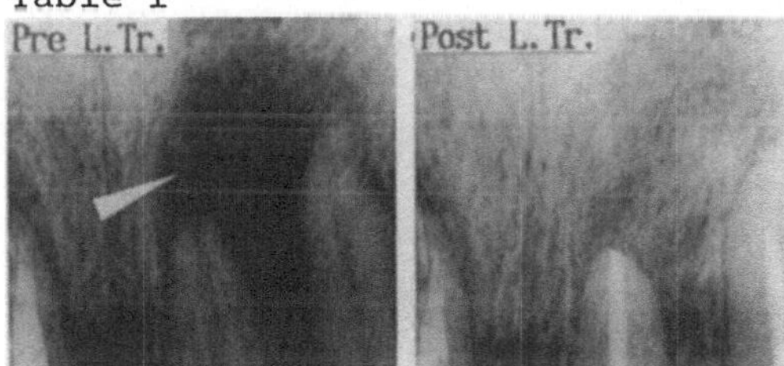

Figure 6

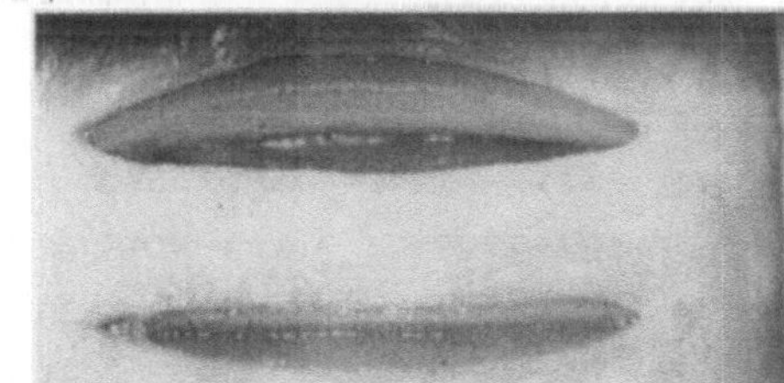

Figure 7

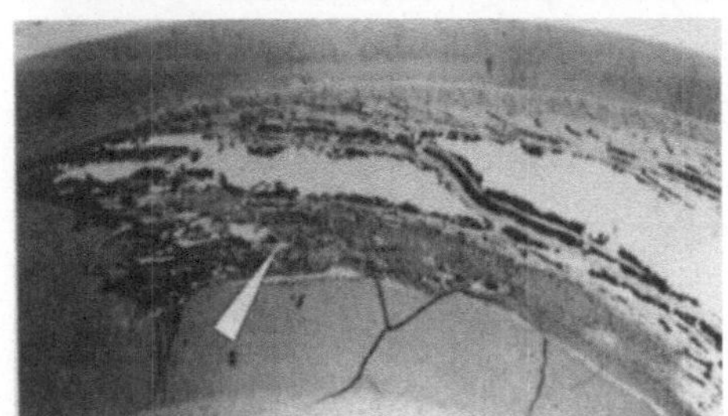

Figure 8

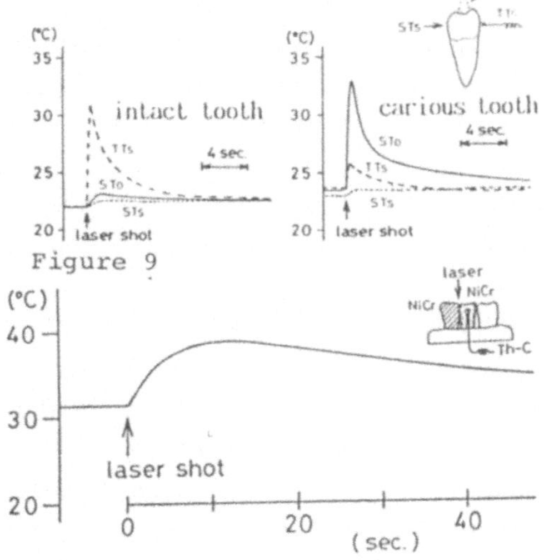

Figure 9

Figure 11

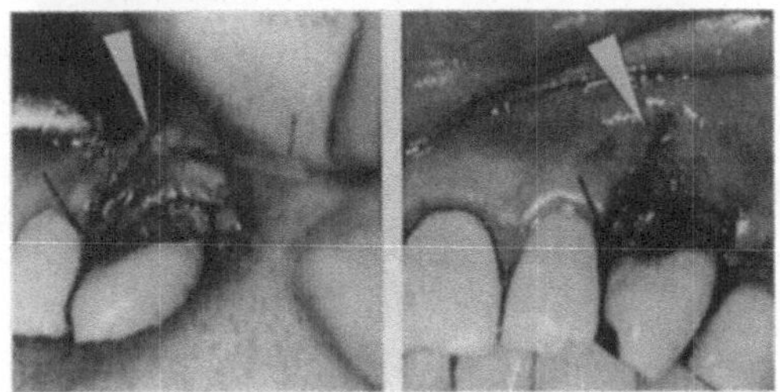

Figure 10

Therapeutic Application of Milliwatt Level He-Ne Laser for Vasculogenic Red Lesions

A. Nagasawa* and K. Kato**
*Metropolitan Hiroo General Hospital, Tokyo. 2-34-10 Ebisu,
Shibuya-ku, Tokyo 150. **Shibaura Institute of Technology. 3-9-4
Shibaura, Minato-ku, Tokyo 140, Japan

1. INTRODUCTION

Therapeutic application of lasers for abnormal colored lesions is one
of the most miraculous application of lasers in medicine and has
reached the practical stage, taking place of the conventional
treatment owing to the clinical advantages and the simplicity of its
therapeutic technique. The greatest advantage in this laser
treatment is that the anomaly of color only in the abnormal colored
lesion can be improved to the normal color, depending on the
interaction of their optical characteristics and the wavelength of
the lasers. This therapy has thus emerged as one of the most useful
clinical applications of lasers. In the laser treatment to remove
colored lesions, comparatively high powered lasers such as the argon
or the ruby laser have usually been applied[1]. In addition to
this, the authors[2] have found the useful therapeutic effect that a
low power He-Ne laser of milli-watt level output power can be
effectively applied to the treatment of vasculogenic red lesions such
as subcutaneous hemorrhage, capillary disorder and hemangioma.
In order to elicit the mechanism of the discoloration effect of the
He-Ne laser on red lesions, the authors designed to approach by
examining the influence of the laser on the circulatory systems from
the aspects of thermology and morphology.
This paper reports some examples of the clinical application of He-Ne
laser therapy for red lesions in the blood vessel anomaly group and
discusses the mechanism of the discoloration effect of the laser
based on the results of this experiment.

2. METHOD OF He-Ne LASER THERAPY FOR VASCULOGENIC RED LESIONS

He-Ne laser of 6 mW maximum output power was used in this therapy.
The original laser beam is 0.75 mm in diameter. The laser beam is
guided to the operation field with a flexible quartz fiber
terminating in a laser handpiece, and the colored lesion was
irradiated by the laser beam with this laser handpiece in continuous

wave mode. The irradiation distance between the laser exposure end of the laser handpiece and the target of the lesion was varied in order to get the appropriate spot size of laser exposure corresponding to the size of the lesion. The power density of the laser on the target in this therapy was varied from 190 to 12 mW/cm^2 corresponding to the spot size of laser exposure from 2 to 8 mm in diameter. The laser therapy was usually carried out one time a day for 3 ∿ 10 minutes, and was continued until the abnormal color improved. He-Ne laser light scatters diffusively in tissue, but scanning irradiation on the lesion was applied in the case of comparatively large lesions.

3. RESULTS OF THE LASER THERAPY

He-Ne laser therapy was applied to 25 cases in various types of vasculogenic red lesions such as ① capillary disorder, ② subcutaneous hemorrhage, ③ blood congestion, ④ erythema, ⑤ herpes, and ⑥ hemangioma. Successful results were obtained in all the cases, as shown in the following case reports.

Case 1, Capillary Disorder, 60Y, M.

Figure 1-a shows a small capillary red spot on the left palate before treatment. This red lesion was completely improved into its normal colored mucosa after two times of the He-Ne laser treatments as shown in figure 1-b ∿ 1-d without any recurrence in a follow up of 2.5 years post the laser therapy.

Case 2. Subcutaneous hemorrhage, 50Y, M.

Figure 2-a shows a severe subcutaneous hemorrhage in the face a day after injury. The He-Ne laser therapy was applied to the patient and the remarkable therapeutic effect was obtained as shown in figure 2-b ∿ 2-d.

The redness of the colored lesion faded slightly immediately after exposure to He-Ne laser, and so the discoloration effect of the laser seems to be instantaneous.

Since it was observed that the fading effect of the He-Ne laser on red lesions gradually progressed with the sequence of time after exposure to the laser. In almost all cases, the normal color was restored after a few sessions of the He-Ne laser therapy, and even in the case of hemangioma, the result over a long time of the laser therapy has confirmed its effectiveness of this laser therapy.

4. DISCUSSION

In order to investigate the influence of He-Ne laser on circulatory systems, the authors designed the following experiment. The dynamic changes in the blood vessels and the blood flow of the rat skin with exposure to the laser were observed on a CRT using a micro-TV camera. As the result, the blood flow was reduced a little following exposure to the laser corresponding to the reductive changes of the visible vasoconstruction as shown in figure 3-a and 3-b. The result of this experiment seems to have some relation with the discoloration effect of the He-Ne laser on red lesion. In the thermographic examination of skin temperature of a finger after exposure to He-Ne laser, there were some cases of descending of the temperature as shown in figure 4, which positively supports the truth of the results shown in figure 3.

The pathological examination on the case of successful result in the therapeutic application of the He-Ne laser in the case of buccal hemangioma have proved that the lesion improved histologically after the laser treatment as shown in figure 5-a and 5-b. From these results the mechanism of the discoloration effect of the He-Ne laser on red lesions was thought to be as follows: He-Ne laser stimulates and activate the function of the abnormal vessel and restricts its circulatory systems, thus restoring the normal histological structure. Similar morphologic changes in circulatory systems following He-Ne laser stimulation are observed following the administration of a shock-inducing substance, and so the reductive effect of He-Ne laser on vascular tissue may be thought to be a physical shock induced by lasers.

Since the He-Ne laser scatters deeply in tissues corresponding to the optical characteristics of the tissues, the operators need not be so much anxious about the techniques applying the laser to the target, but the actual intensity of the laser beam in the affected tissue must be revealed to obtain a successful result.

5. CONCLUSION

The authors have found remarkable therapeutic effects of He-Ne laser on vasculogenic red lesions. The authors' basic experiment have revealed some mechanism for the therapeutic effect of the He-Ne laser for vasclogenic red lesions.

Literature
1) Ohsiro, T: Laser no rynsho. 179 (1986)
2) Nagasawa, A et al: JJSLM. 6, 395 (1986)

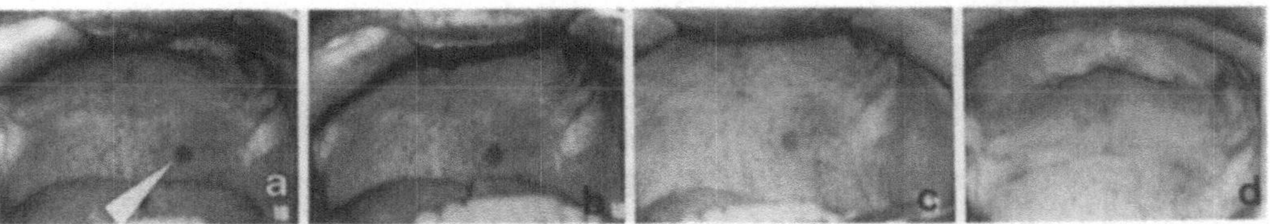

Figure 1 He-Ne laser treatment in capillary disorder on a palate (60 Y.O. man)
a: before treatment, b: immediately after the first laser treatment of 12 mW/cm^2 for 3 minutes, c: 3 days after the first laser treatment, d: 7 days after the second laser treatment

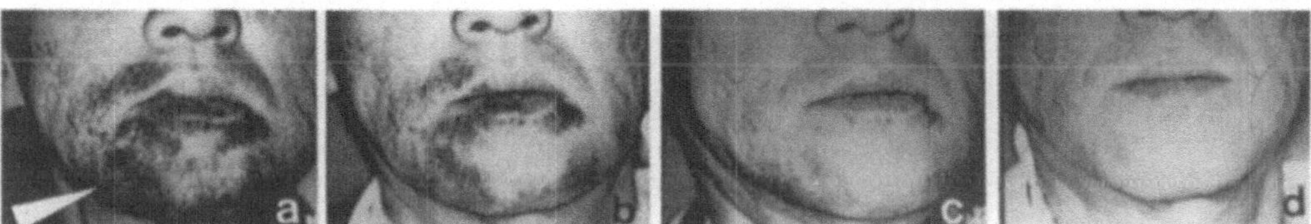

Figure 2 He-Ne laser treatment in severe subcutaneous hemorrhage (50 Y.O. man)
a: before treatment, b: 2 days after the second He-Ne laser treatment of 12 mW/cm^2 for 10 minutes, c: 4 days after the laser treatment, d: 6 days after the laser treatment

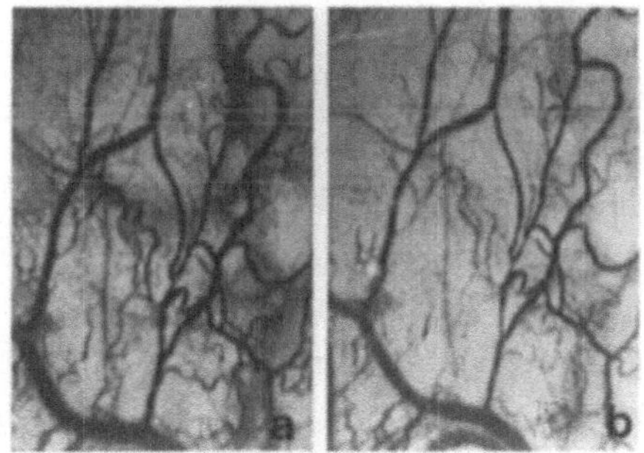

Figure 3   Reductive changes in vaso-
            construction of rat skin
            with exposure to He-Ne laser
a: before exposure to the laser,
b: immediately after the exposure to
   the laser

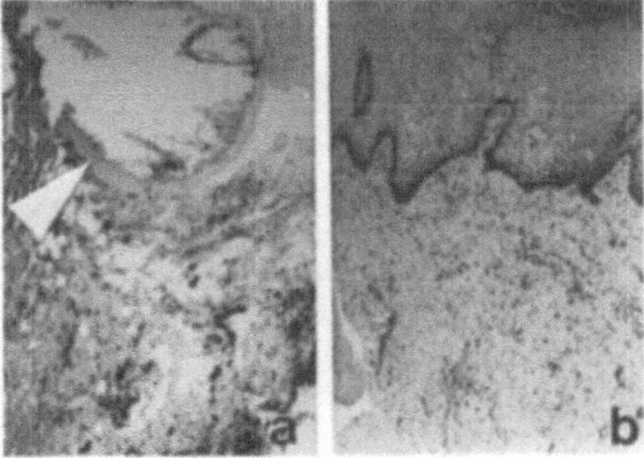

Figure 5   Patho-histological changes in
            He-Ne laser therapy for a
            hemangioma
a: pretreatment
b: after He-Ne laser therapy

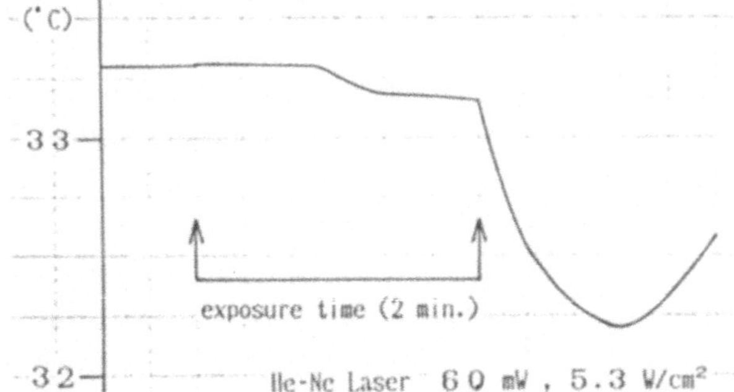

Figure 4   Temperature changes in a human skin during exposure to He-Ne laser

Effect of Low Power Laser in Bone Histomorphometry

NORIAKI ORIKASA, HITOSHI TANI, MICHIO SHIMAKURA, HARUKA KUSAKARI,
MASAMI MORI* and TETSUO ISHIKI*
2nd Department of Prosthetic Dentistry and Department of Oral Pathology*,
School of Dentistry, Niigata University, Niigata, Japan.

INTRODUCTION

There are some reports concerning the effect of low power laser upon bone
regeneration(1, 2). And in dentistry, improved postsurgical wound healing after
tooth extraction, alveoplasty, implantation and so on, has been examined on the
clinical bases.

The purpose of this report is to evaluate the effect of low power laser on bone
regeneration. Artificial bone defects were prepared in the mandible of the dogs.
And postoperative histological and morphological tissue reaction after laser
irradiation was analyzed.

MATERIAL AND METHODS

Ten mongrel dogs were employed for experimental subjects. Muco-periosteal flap
was made on the buccal regions of the mandibular P3, P4 and M1. Then, five bone
holes(2mm in diameter, 4mm in depth) were prepared on each side of the mandibule by
means of air turbine and electrical motor. After the preparation, muco-periosteal
flap was repositioned and sutured.

The first instrument employed was Al-Ga-As laser(Biolaser, 780nm wavelength, 30mW
output, J,Morita Co.). And He-Ne laser(Bio-Las H, 632nm wavelength, 5mW output, MBB
) was also employed. Irradiation was made on the left side of the mandible for
3 minuets by 3 times a week. This condition will be referred as irradiation A in
this report. The right side of the mandible was left untreated as the control. In
order to study the effect of higher energy laser than irradiation A, Al-Ga-As laser
(DSL-100, 810nm wavelength, 85mW output, J,Morita Co.) was employed. Irradiation
was made 20minutes every day in 2 weeks. This condition will be referred as
irradiation B.

The dogs were sacrificed at 3, 7, 14 and 28days after the operation. Block
staining was made in accordance with Villanueva method(3), and undecalcified ground
sections with 40μm thickness were prepared. The sections were observed through
light and fluorescent microscopes. The observed pictures were registered into
the image analysis system IBAS 2000(Carl Zeiss Co.) and we measured cellular marrow
area, area of newly generated bone around defect, cell density, the ratio of newly
generated bone in defect(Fig.1, 2) and the length of resorbed bone surface around
defect(4).

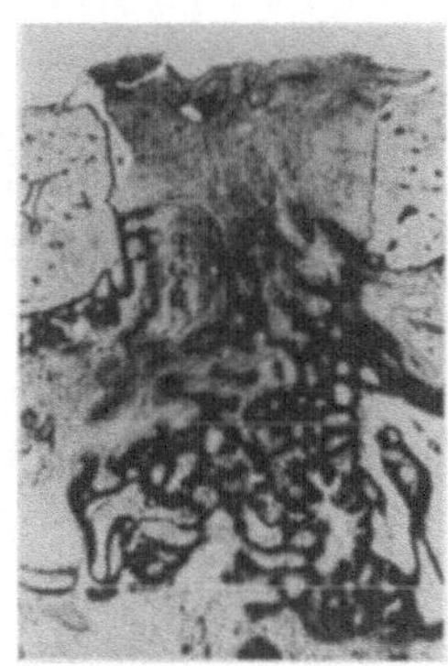
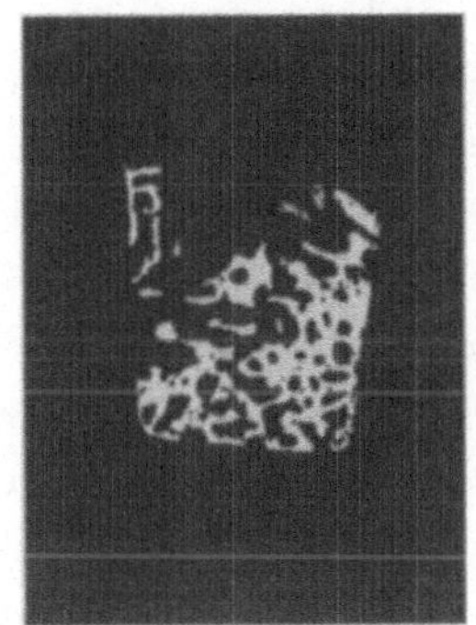

Fig. 1. Original picture
(Defect 14days after the operation)

Fig. 2. Operated picture

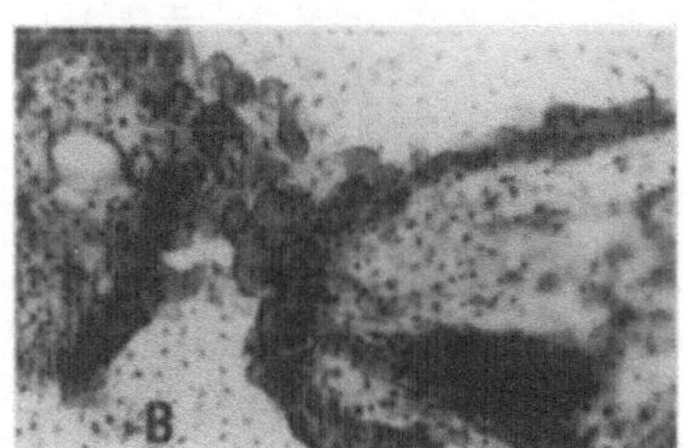
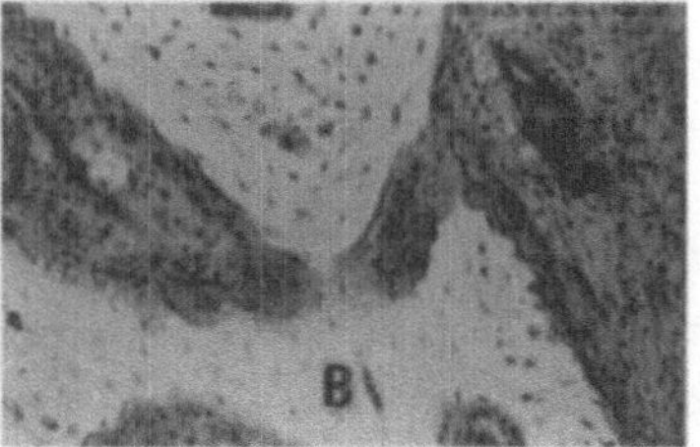

Fig. 3. Bone marrow around the defect 3days after the operation
(left: laser irradiation B side   right: control side)

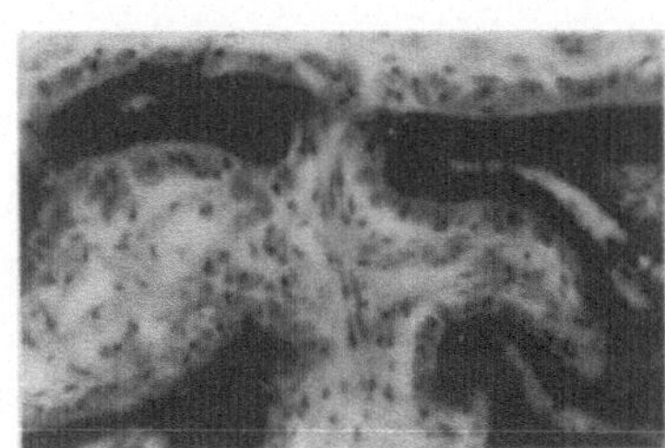
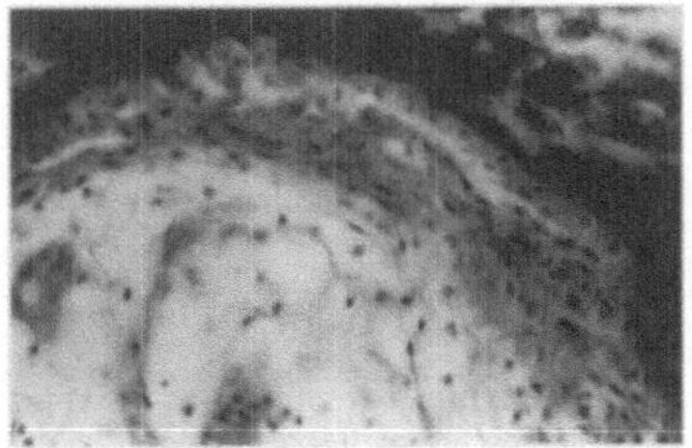

Fig. 4. Bone marrow around the defect 7days after the operation
(left: laser irradiation B side   right: control side)

RESULTS

Fig.3 shows bone marrow around the defect 3days after the operation. Bone marrow is composed of large number of cellular elements on both sides, but on laser irradiation side, more cellular elements and osteoclasts in Howship's lacunae were observed. Fig.4 shows bone marrow around the defect 7days after the operation. The number of cells, particularly osteoblasts, around the osteoid increases on laser irradiation side than that on control side. The same bone tissue reaction was observed in the case of irradiation A in both Al-Ga-As laser and He-Ne laser.

Fig.5-1 shows cellular marrow area. Cellular proliferation started immediately after the operation. It's area decreases till 14days after the operation, but scarcely decreases even 28days after the operation. On this value there is no significant difference between laser irradiated group and control group. Fig.5-2 shows area of newly generated bone around defect. At 7 and 14days after the operation, it's area in laser irradiated group is larger than that in control group, but at 28days after the operation there is no significant difference in three groups. Fig.5-3 shows the cell density. At 7days after the operation, irradiation B group has higher density than control group with significant difference($P<0.05$). At 14 and 28days after the operation, there is no significant difference between two groups. Fig.5-4 shows the ratio of newly generated bone in the defect. As the time goes by, newly generated bone increases in volume, but at any time after the operation, there is no significant difference between laser irradiated group and control group. Fig.5-5 shows the length of resorbed bone surface around the defect. Length in irradiation B group is shorter than that in control group 7days after the operation. And 14days after the operation, it was observe that little length of resorbed bone surface in three groups. In irradiation A group, the length is longer than control group 7days after the operation with significant difference($P<0.05$).

DISCUSSION

In the initial stage of experiment, it was observed that there exists difference of increase of cells in bone marrow between laser irradiated side and control side. And in bone histomorphometry, there also are the differences of length of resorbed bone surface, cell density and area of newly generated bone around defect. In the later stage of experiment, there is no significant difference in two groups. In comparison with irradiation A group and B group, the latter activates the recovery effect of tissue reaction caused by surgical intervention more than the former group does.

According to this results, it is suggested that low power laser activates cell proliferation in the initial stage of bone regeneration, and encourages the recovery speed of tissue reaction, being resulted from surgical intervention.
So, low power laser can be suggested to create environmental conditions that encourage the healing of the bone wound.

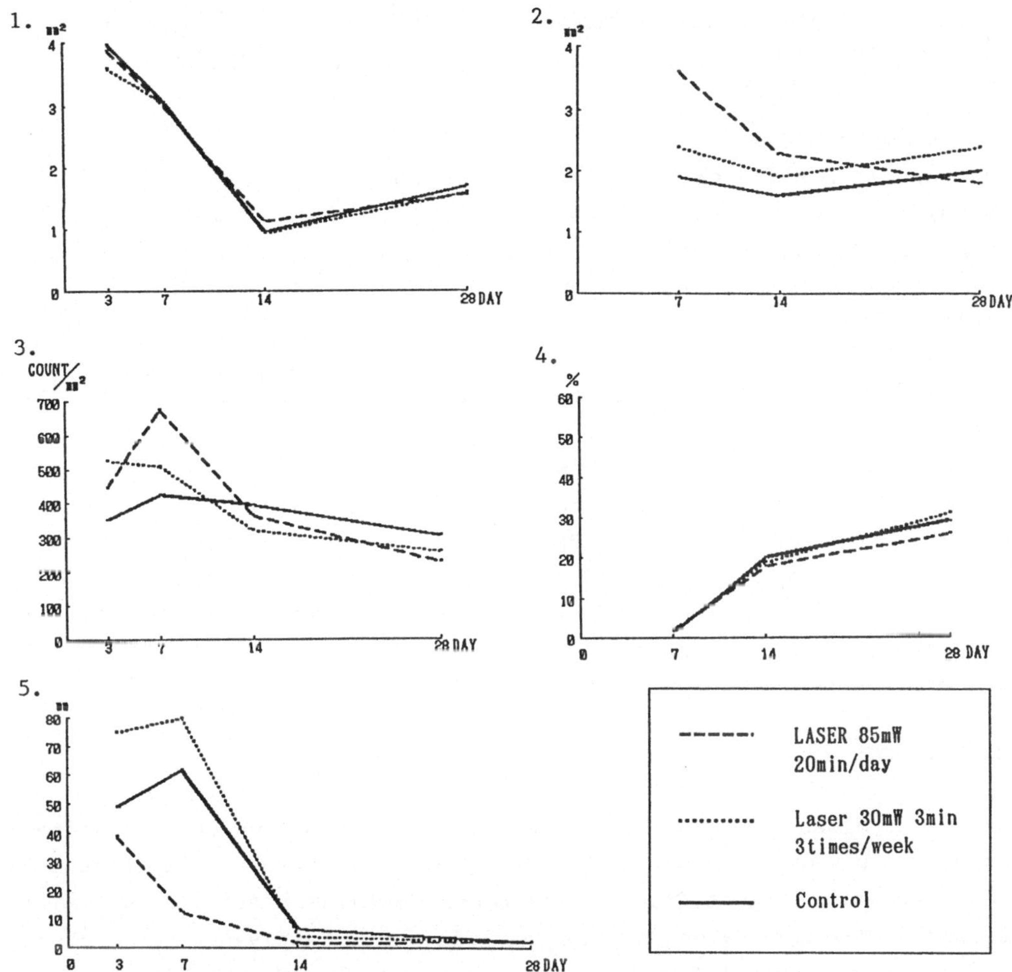

Fig. 5. 1: Cellular marrow area   2: Area of newly generated bone around defect
         3: Cell density   4: Ratio of newly generated bone in defect
         5: Length of resorbed bone surface around defect

REFERENCES

1. K. Motomura, M. Nakashima, A. Ihara, K. Atsumi: Effects of Argon-dye laser on
    Fracture Healing. J. Jpn. Soc. Laser Medicine 6(3):171-174, 1986.

2. A. Nagasawa, H. Asai, H. Yamamoto, K. Kato: Experimental Study on Bone Healing
    Activation Effect. J. Jpn. Soc. Laser Medicine 7(3):73-74, 1987.

3. A. R. Villanueva: Preparation and Staining of Mineralized Sections of Bone.
    In: Kotsukeitaikeisoku Handbook, Nishimura shoten, Niigata, 1983:45-55.

4. H. Takahashi: Definition and Abbreviation of Histomorphometric Parameters of
    Trabecular and Cortical Bones. In: Kotsukeitaikeisoku Handbook, Nishimura
    shoten, Niigata, 1983:71-79.

Evaluation of the Bone Repair Activation Effect of Lasers in the Experiment on Bone Induction by Bone Inductive Substance BMP

A. Nagasawa* and K. Kato**

*Metropolitan Hiroo General Hospital, Tokyo. 2-34-10 Ebisu, Shibuya-ku, Tokyo 150. **Shibaura Institute of Technology. 3-9-4 Shibaura, Minato-ku, Tokyo 108, Japan

1. INTRODUCTION

The authors have found clinically an interesting therapeutic effect that some types of lasers activate bone repairing in alveolar lesions of bone destruction[1] as shown in figure 1, and the bone repair activation effect of lasers has been also confirmed experimentally. Bone morphogenetic protein (BMP) is an osteoinductive substance in basal bone, and it is one of the important factors in remodeling of bone tissue[3],[4]. This experiment was designed to approach the mechanism of the bone repairing activation effect of lasers from the aspect of bone induction by BMP.

2. SUBJECTS AND METHOD

BMP is a bioactive substance for bone formation, which is naturally produced by osteoblasts and stored in the basal bone tissue in inactive form (figure 2). Osteosarcoma contains plentiful BMP in the tissue. However, when BMP is purified, the applying of a carrier substance for this protein is essential for the practical use of the protein as an implant material because of the low yield of BMP. Takaoka[5] reported on the usefulness of calf skin collagen as a carrier substance for BMP, and he has made BMP pellets combined with the collagen carrier. Each BMP pellet used in this experiment contained 8 mg of BMP. The BMP pellet was implanted subcutaneously in mice of 25 g (figure 3). Each of the following types of lasers was applied to the implant wound only after the implant operation. The lasers used in this experiment were GaAlAs diode laser (wavelength: 0.83 μm, maximum output power: 20 mW) and He-Ne laser (wavelength: 0.6328 μm, maximum output power: 6 mW). In the case of the diode lasers, it was irradiated on the implant wound for 3 minutes at the maximum power (total energy: 100 J/cm^2) and in the case of the He-Ne laser, it was irradiated on the implant wound for 4 minutes at the maximum power (total energy: 50 J/cm^2). Three weeks after the operation, the bone lumps newly formed by the BMP implants were removed from the mouse body and the bone lumps formations in the lased case were compared with the unlased control case as for the ash weight and the contents of calcium and phosphorus.

3. RESULTS OBTAINED

Figure 4 shows a photograph of the newly formed bone lumps inducted by BMP in the subcutaneous region of the mice in this experiment. The bone formation in the lased cases was clearly superior to that of the unlased cases as for their appearance. Each lump of the inducted bone was analyzed as for the following items: ash weight, calcium contents and phosphorus contents, and the result are summarized in table 1. These data show the average value of weight for each item of the examination substance, for five subjects in every group. The lased cases were superior to the control in every measurement item as shown in this table.

4. DISCUSSION

BMP is a bioactive polypeptide responsible for postfetal cytodifferentiation of undifferentiated mesenchymal cells into bone tissue through endochondral ossification[6]. Based on this theory, since the subjects were exposed to laser beam only once just after the implantation of BMP in this experiment, the bone formation activation in the lased cases are thought to be due to the lasers stimulating the undifferentiated mesenchymal cells of mice into osteoblasts, and activating their ossification. BMP, however, is naturally produced by osteoblasts and stored in the basal bone structure, and so the possibility of activation of the inactive BMP or BMP formation itself by stimulating bone tissue with lasers is fully presumed from the result of this experiment. This theory, however, can not be confirmed by this experimental system alone.

5. CONCLUSION

The authors have designed this experiment in order to approach a mechanism of bone repair activation effect of lasers from the aspect of bone induction by BMP. As a result, both the GaAlAs diode laser and the He-Ne laser have been confirmed in activation of bone formation in the inducted bone, and the results fully support the true action of bone repair activation effect of lasers.

Literature.
1) Nagasawa, A et al: JJME. 24, 179 (1986)
2) Nagasawa, A: Proc. 3rd Int. Nat. Nd; YAGL. Symp. 491-497 (1987)
3) Goldhober, P: Science. 133, 2065-2067 (1963)
4) Urist, MR: Science. 150, 893-899 (1965)
5) Takaoka K et al: Clinical Orthop 148: 274-280 (1980)
6) Takaoka K: J.J. Plas. Surg. 30, 535-542 (1987)

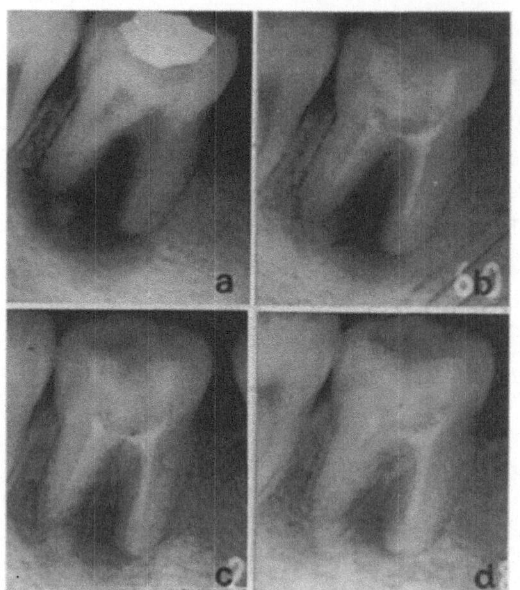

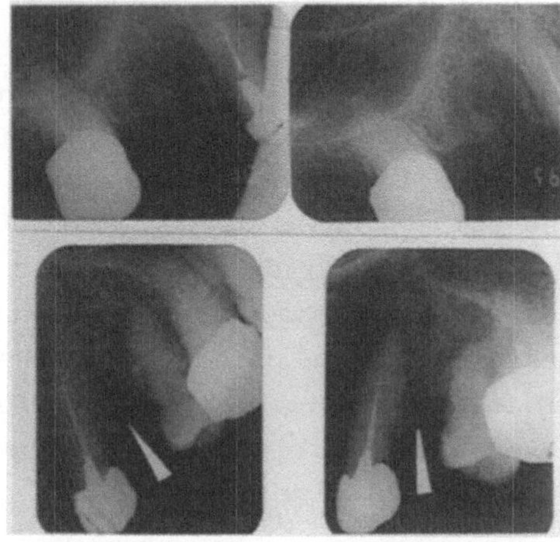

Roentogenograms in Nd:YAG laser endodontic therapy for chronic alveolar ostitis of 6̄
a: before treatment b: 2 months c: 5 months d: 10 months after laser treatment

Figure 1 Bone healing activation effect of lasers in the alveolar focuses.

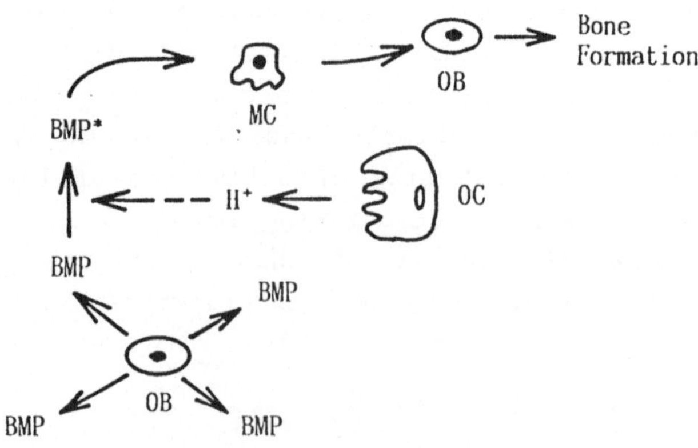

OB : osteoblast , OC : osteoclast
MC : undifferentiated mesenchymal cell
BMP* : active BMP

Figure 2 Bone morphogenic protain (BMP):its formation and action in a bone

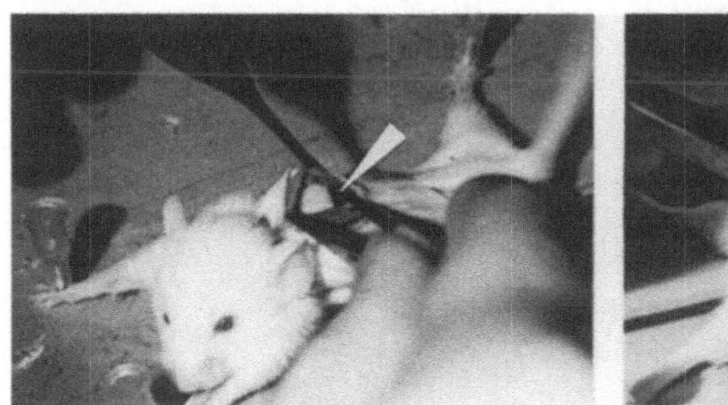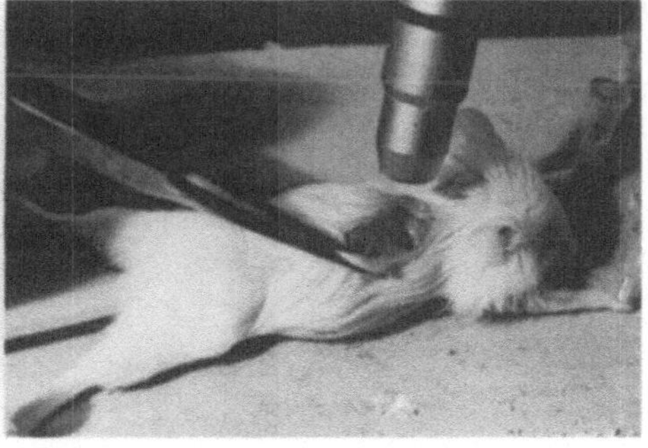

Figure 3 Implantation of a BMP pelet and laser treatment on the subject

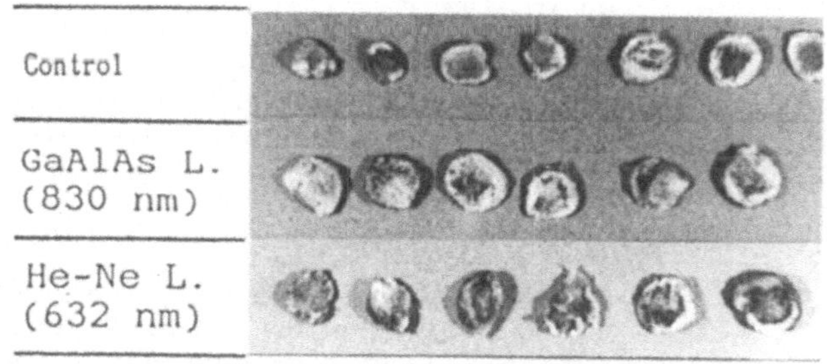

Figure 4 Photograms of the newly induced bones by BMP in the subjects

	Dry weight(mg)	Ashed weight(mg)	Ca(mg)	P(mg)
Control	11.60	4.02	0.86	1.04
GaAlAs L. (830 nm)	14.24	5.39	1.28	1.24
He-Ne L. (632 nm)	13.98	5.16	1.00	1.22

Table 1 Results of the weight analyses for the BMP induced bone in the four items

Fibroblasts and Low-Power-Laser Irradiation

Rigau, J.; Trelles, M.A.; Calvo, G.
Instituto Médico Vilafortuny, E-43850 Cambrils/Tarragona (Spain)

SUMMARY

Structural organization and fibroblast viability has been studied, observing that the cell number remains unaltered under low-density-laser irradiation. Variations observed in fibroblast metabolism suggest that, with appropiate irradiation-protocol, an efficient modality for enhancement or modulation of cell activity can be found and thereafter to use it for therapeutical pourposes.

INTRODUCTION

A relatively new area of laser utilization is that of cell behaviour modulation, acting on its biological metabolism. Various studies suggest that high power lasers such as the Nd:YAG laser can selectively inhibit collagen production in vivo and in vitro (1). Low power lasers, such as the He/Ne laser, are presented as stimulators of biological processes, and effects on DNA synthesis (2) in enzyme production (3), collagen synthesis (4), and action on protein metabolism (5), have been reported.

Selective laser activity on connective tissue (6) suggests investigative possibilities of therapeutic guides using diverse power, exposure time and different wavelengths which can help to standarize the use of lasers in medicine.

MATERIAL AND METHOD

The study was conducted on fibroblast of healthy skin origin. This model, qualitatively different from those used in other studies when commercial cell-lines were studied.

Fibroblast_culture

A sample of 4 cm long, 0.7 cm wide and 0.5 cm thick from a healthy 41 year-old white man was used. The skin sample was divided into seven portions of +/- 0.40 x 0.70 cm. Portion number one was used for histological examination after routine procedure.

Under sterile working conditions, and at 25-28 Centigrades room temperature, microfragmentation of skin samples was done. Samples were then washed with Phosphate Buffered Saline Solution and, afterwards, trypsinization was carried out for 10 minutes in a magnetic shaker. The sediment was placed in a culture bottle, filled with enough culture medium to cover the skin-samples. The culture medium used had the following proportions: Minimum Essential Medium (199) 90 %, Inactivated Foetal Bovine Serum 10 %, Glutamine 0,1 %, Sodium Pyruvate 0,1 %, Broad Spectum Antibiotic 0,2 % and Antifungus

0,2 %. The cultures were placed in a oven of 5,5 % CO2 concentration at 37 centigrade.

Control of samples were carried-out every 12 hours using an Olimpus K2 microscope of inverted champ equipped with CB objective of large distance operation. Objective of contrast (PCD-Ac 10x-P2) was used to verify cell growth and cell break-up.

When appropiate fibroblast growth was achieved, culture process was stopped and a small sample was used for counting: Cell concentrate was resuspended in 2 ml Phosphate Buffered Saline Solution with 10 % percloride acid at 20 % and deep-frozen. The culture medium was divided as follows: (A) 2 ml were defreezed in liquid nitrogen for enzymatic study and (B) To the remaining culture medium (8 ml) 20 % percloride acid was added in order to study fibroblast metabolism.

Laser_irradiation

Samples # 2, 3, and 4 were irradiated from a distance of 30 mm using He/Ne 632 nm Laser of 10 mW (Siemens).Irradiation was done every 24 hours. Beam diameter was of 1.1 mm. Samples # 5, 6, and 7 were used for control, following the same procedure but without laser irradiation.

In order to obtain a regular laser irradiation of culture media, the area of 10 cm2 of the culture bottle was taken into account for calculations of the irradiation pattern. The laser beam was moved 7 mm from one point to the other, thanks to a computer system which electronically moved a mirror making it possible for the laser beam to go from one point to the next (VTM laser Turin-Italy). The length of irradiation was progressively increased in the following irradiations: The 1st irradiation was of 2 seconds, in every point while 2nd irradiation was of 5 seconds, the 3rd irradiation of 10 seconds and the 4th irradiation (the last one) was of 20 seconds per point.

In order to irradiate, the culture was placed on a magnetic shaker platform keeping the culture at a regular temperature of 37 centigrade.

RESULTS

Skin_sample_histological_examination

The skin sample presented healthy standard characteristics, there were 4 to 5 layers of stratified pavement epithelium, well matured. The dermis presented a superficial area laxa, showing some capillaries of flat lumen, without inflammatory reaction. The rest of the dermis was of dense appearance with few cells. No pilous follicles but some secretorial glands were observed. The fat tissue of the hipodermis was poor and it was constituted of mature adiposites grouped in lobules.

Control_of_number_of_cells

To count fibroblast, the culture medium was removed from the bottle and gently washed twice with Phosphate Buffered Saline Solution. The culture was separated afterwards using 0.25 % trypsine, for two minutes in the CO2 oven. The sample was shaken every three minutes.

FIBROBLASTS MEDIA

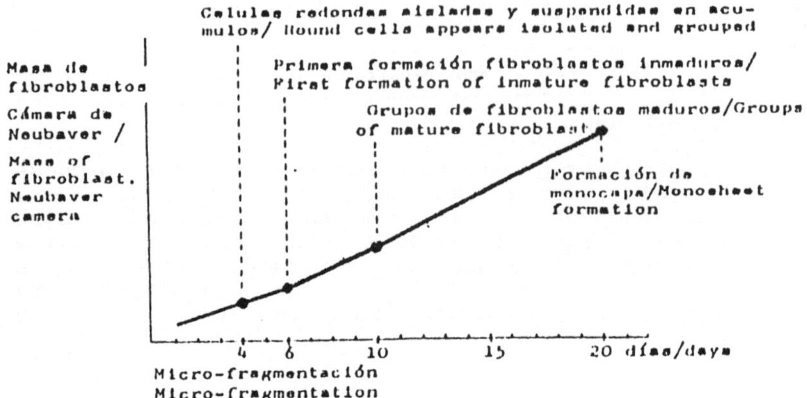

TABLE I

When this procedure was finished, the suspension obtained was centrifuged, separating the supranatant. The material at the bottom was diluted with 1 % Phosphate Buffered Saline Solution. This suspension was used for statistic counts in a Neubauer Chamber using an Inverted Microscope, randomly choosing four different areas.

The results were statistically analized with the Student Test and no significant variations were noticed when irradiated and non irradiated samples were compared. The average number of cells in the irradiated cultures was of 1.266.666 per bottle.

Metabolism control

Liquid Culture Medium was analysed in its lactate and glucose concentration. These two compounds were chosen because of their importance in cell metabolism (8). Lactate is a base which is obtained at the final stage of anaerobic glucolisis. Lactate. as well as Lactic Acid has a high dissociation constant (strong acid) and constitutes the buffer systems of the organisms. Glucose is the most abundant monosacarid in living organisms and it is also the most important combustion molecule of any biological system. Glucose is a six carbon atom sugar which plays a role in the construction of some abundant polisacarids such as starch and cellulose.

In spite of the fact that the irradiated samples showed higher comsumption rates of glucose against control samples, results analysed by the Student Test were not significant.

COMMENTS

When the fibroblast is isolated it intermitently produces wrinkled membranes that moved without pattern in the culture medium (9). When two membranes of two different cells meet together, each one of them slightly contracts losing the membrane at the area of contact. In this moment cell migration is stopped in that specific direction. Nevertheless, when there is no cell contact, formation of wrinkled membranes continues and cells keep moving in all directions (Table I).

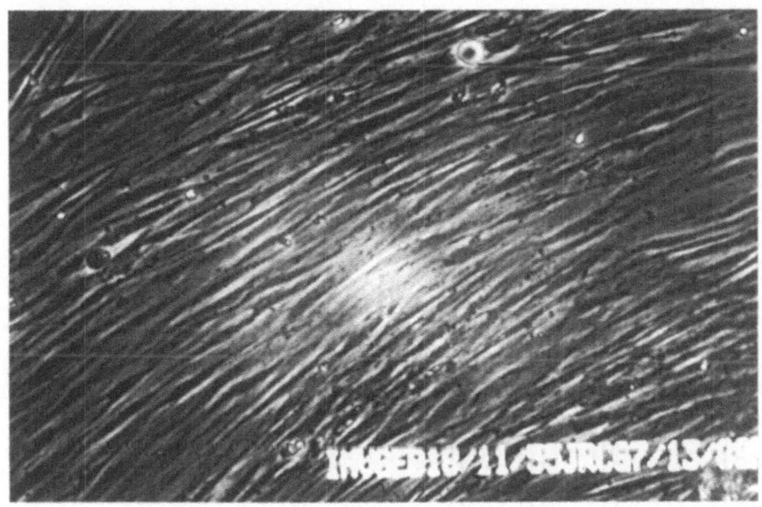

Fig. 1 : Fibroblast monolayer formation at 20 days.

In cell cultures, orientation and cell movement have important influence from the substratum. Fibrine bands, vitrium fibres as well as imperfection of the culture cell container help orientation of cell growth. This particular behaviour known as contact guidance can act at various levels of substratum organization. This phenomena is of importance in evaluating cell growth and in studying statistically the speed of the same.

The existence of a laser dosis which might accelerate acute and chronic wound reparation can be speculated. Clinically, this fact has been observed when low power lasers were used to activate the healing of dermic ulcers. In this study, when cell skin-samples stuck to the bottom of the culture bottle, a vacuolization process started, releasing round cells which in situ or a certain distance from their origen adhered to the bottom, begining fibroblast formation. Fibroblasts, principally grow centrifugally from the skin-samples. In our study, cell growth was not very compact, until fibroblasts met other fibroblast. The fibroblast then formed a confluent tapestry point at which migration stopped, starting the collagen synthesis (Fig. 1).

In our study, cell culture process was stopped for twenty-four hours from the fourth irradiation and, at this moment, there was not total confluence of fibroblast cells in the culture bottle.

Examining cell cultures by inverted microscope, no changes in the caracteristics of fibroblast were observed in comparison with control samples. Mitosis cell structure conformation, as well as the pH of the medium and lactate analysis concluded that by using this laser dosimetry, cell viability was mantained.

A bigger usage of glucose by irradiated cultures was noticed. A change of pH in "in vitro" cell cultures indicate cell death. This situation can be identified by measuring the lactate level in the cell culture medium. In our study, lactate level was constantly within the correct limits, which certified that irradiated and control cultures were constantly viable (Table II).

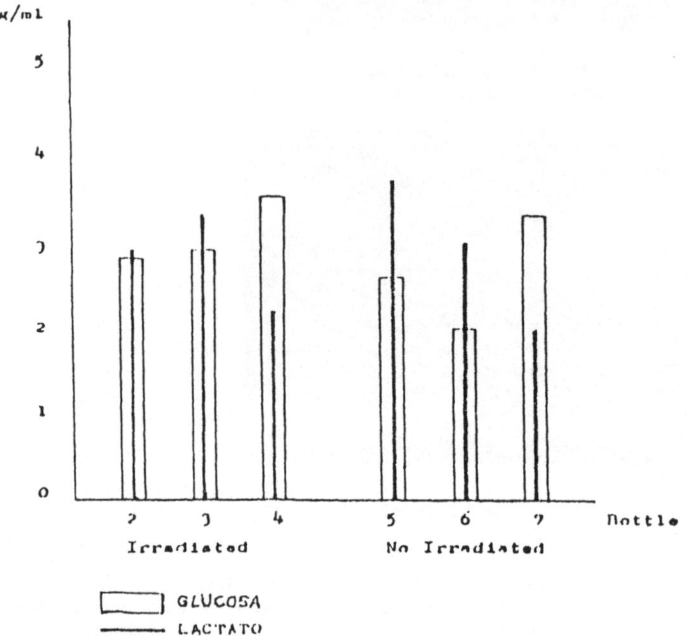

TABLE II

Carbohydrates have four important roles: (A) As energy source through combustion; (B) To facilitate carbon atoms to synthetized cell compunds; (C) They constitue a capital form of chemical energy storage; (D) They are structural elements of cells and tissues.

In this sutdy, glucose consumption in irradiated cultures was different to that in non irradiated cultures. Irradiated cultures used more glucose. There was more capacity to produce lactate in the non irradiated cultures than in irradiated cultures. A bigger energy production via aerobic glycolisis was noticed in irradiated cultures although it was not significant.

In this first stage of our study the goal was to obtain an "in vitro" model which could be correlated to clinical observations. Reactions in the experimental cell culture model might implicate the existence of specific dossages of laser irradiation. At the same time observations could prove that fibroblast behaviour and its metabolism could be involved in the mechanism of laser therapy and that therapeutical effects could be obtained by low power laser.

In spite of this study, no significant reactions in cell culture were observed when clinical laser irradiation parameters were used, a possible existence of other active dosages is not to be excluded.

One of the important difficulties this study faced was cell irradiation outside the oven due to high risk of contamination. Cell viability maintenance and sterility of cell culture medium demands, when possible, laser irradiation conducted inside the oven, but this fact may take into account laser system survival.

REFERENCES

1) Haina,   D.;   Brunner,   R.;   Landthaler,   M.;   Braun-Falco,   O.;
   Waidelich,   W.   (1982) Animal experiments in light-induced wound
   healing. Laser Basic Biomed Res 22:1-3.
2) Castro,   D.;   Abergel,   R.P.;   Meeker,   C.A.;   Dwyer,   R.M.;   Lesavoy,
   M.A.; Uitto, J. (1983) Effect of the Nd:YAG laser on DNA synthesis
   and collagen production in human skin fibroblast cultures.   Ann.
   Plast. Surg. 11, 214.
3) Mester,E.;   Toth,   N.; Mester, A. (1982) The biostimulative effect
   of laser beam. Laser Basic Biomed Res 22:4-7
4) Lam,   T.S.;   Abergel,   R.P.;   Castel, J.C.; Dwyer, R.M.; Uitto, J.
   (1985) Effects of lasers on the biology of human skin fibroblasts.
   Min. Riflessoter. e Laserter.,2: 89-98
5) Fork,   R.L.   (1971)   Laser stimulation of nerve cells in Aplysia.
   Science 171: 907-908.
6) Hallman,   H.O.,   Basford,   J.R.;   O'Brien,   J.F.;   Cummins,   L.A.
   (1988) Does Low-energy Helium-Neon Laser irradiation alter   "in
   vitro" replication of Human Fibroblasts? Lasers in Surgery and
   Medicine 8: 125-129
7) Madden,   J.W. (1980) Cicatrización de las heridas: Características
   clínicas y biológicas.   Tratado de Patología Quirúrgica,   D.   Ch.
   Sabiston Tomo I pp238-260. Ed. InterAmericana S.A., Barcelona.
8) Lehninger, A.L. (1976) Curso breve de Bioquímica. Ed. Omega,
   S.A. Barcelona
9) Bhisey, A.N.; Freed, J.J. (1971) Ameboid movement induced in
   cultured macrophages by colchicine or vinblastine. Exp. Cell
   Res. 64: 419

New Therapeutic Effect of Low Power Lasers

A. Nagasawa*, K. Kato** and H. Asai*
* Metropolitan Hiroo General Hospital, Tokyo. 2-34-10 Ebisu,
Shibuya-ku, Tokyo 150.,** Shibaura Institute of Technology. 3-9-4
Shibaura, Minato-ku, Tokyo 108, Japan

1. INTRODUCTION

Since the therapeutic effects of low power lasers began to be noticed
as a dramatic results of their application to pain treatment by
Plog[1] and to hard ulcers to heal by Mester[2], the clinical
applications of low power lasers have been developing in various
fields of medicine. The authors also have tried to apply a few kinds
of low power lasers to dental and oral surgery since 1986, and have
found several new therapeutic effects.

2. INSTRUMENT AND METHOD

The following kinds of low power lasers have been applied to the
authors' clinic. ① GaAlAs diode laser, wave length: 0.79 µm and
maximum output power: 10 ∿ 20mW (UNI Laser, ASA Co.), ② He-Ne
laser, wave length: 0.6328 µm and maximum output power: 6mW (SOFT
LASER 632, Worldwide Lasers Industry SA Co.), and ③ Argon dye
laser, wave length: 0.633 µm and maximum output power: 150mW. Each
laser was usualy applied on the surface of the affected lesions for 0
∿ 10 minutes in continuous wave mode at the maximum output power in
each treatment. In the case of more than two separate therapeutic
points of the same disease in a patient, one of the points was
selected as the control to the laser treatment in order to make an
objective evaluation for the therapeutic effects of the laser.

3. RESULTS —— Therapeutic Effect ——

1) Therapeutic Effect of He-Ne Laser on Vasculogenic Red Lesions
The authors have applied the He-Ne laser to vasculogenic red lesions
and have obtained successful results as shown in figure 1. He-Ne
laser of only 6mW in output power is applied on the surface of a red
lesion for 3 ∿ 10 minutes in one treatment. Even the severe red
lesions of the skin or mucosa can be improved completely to normal
colored tissue with several times of the He-Ne laser treatment[3].

2) Depigmentation Effect on Melanogenic Nevi

Even in this low power diode lasers of 10mW level of output power a
fine depigmentation effect on melanogenic nevi has been confirmed in
the authors' clinical application of the lasers. The patient had a
melanogenic nevus of a finger tip size in the oral mucosa as shown in
figure 2a. GaAlAs diode laser was applied to this nevus. The author
observed that the pigment of this nevus faded slightly immedeately
after exposure to 10mW of GaAlAs laser, wave length: 0.79μm, for 20
minutes (12J) as shown in figure 2b. This treatment was continued
with increasing laser power to 40mW, and good results were obtained
as shown in figure 2C. He-Ne laser of output power 6mW, however, was
ineffective in this case[4].

3) Therapeutic Effect for Trismus

Even a severe trismus, difficult to correct under conventional
treatment, has been improved effectively using a diode laser as shown
in figure 3. In the case of trismus the points of pain are usually
exposed to GaAlAs laser of the output power 10 ∿ 40mW for 3 ∿ 5
minutes in continuous wave mode[4].

4) Salivatory Function Activation Effect

GaAlAs diode laser of the output power 10 ∿ 40mW was applied to the
parotid gland of a patient with a severe salivatory disorder in the
case of Sjögren syndrome in continuous wave mode for 5 minutes each
treatment. After 18 times of this treatment, the salivatory function
began to recover as shown in figure 4[4].

5) Reactive Secondary Dentin Formation

The authors have found reactive secondary dentin formation in dental
pulp induced by exposure to some kinds of high power lasers.[5] This
laser-induced reactive secondary dentin formation of dental pulp has
also been observed in rat teeth with exposure to argon dye laser of
low power output 150mW following premedication with a photosensitizer, hematoporphyrin derivative (HpD) (figure 5).

6) Bone Repairing Activation Effect

Similar bone repairing activation effect to the case of Nd:YAG laser
has been confirmed experimentally in the diode and the He-Ne
laser[6]. As the result of simultaneous extraction of different
teeth in the same patient, it has been confirmed that the alveolar
bone wounds exposed to either of these lasers after the tooth
extraction had a better wound healing than the unlased case(figure 6).

4. DISCUSSION

When a laser is used by pressing the aperture of a laser irradiator
in contact with the target, it is closer to the affected focus in a
body and stronger laser intensity can be thus applied to the lesion's
inner body. Therefore, the contact pressing laser irradiating
technique is more effective for the treatment of the deep lesions
than non-contact laser irradiation technique. The contact pressing
technique is useful, especially in low level laser therapy (LLLT).

5. CONCLUSION

The authors have tried to apply low power lasers to various kinds of
treatments in oral surgery, and have found several very interesting
new therapeutic effects as described in this paper.

Literature
1) Plog. F.M..W., : Laser in Med. 1, 21 (1980)
2) Mester, E., et al., : Laser III (Proc. I.C.L.S.), 265 (1979)
3) Nagasawa, A., et al., : J. Jap. Soc. Laser Med. 6, 395-398 (1986)
4) Nagasawa, A., et al., : J. Jap. Soc. Laser Med., 6, 407-410 (1986)
5) Nagasawa, A., et al., : Proc. 14 ICMBE, 1107-1108 (1985)
6) Nagasawa, A., et al., : JJME, 24, 179 (1986)

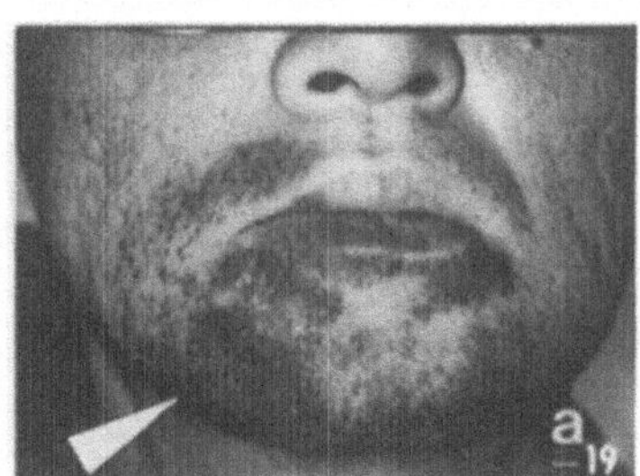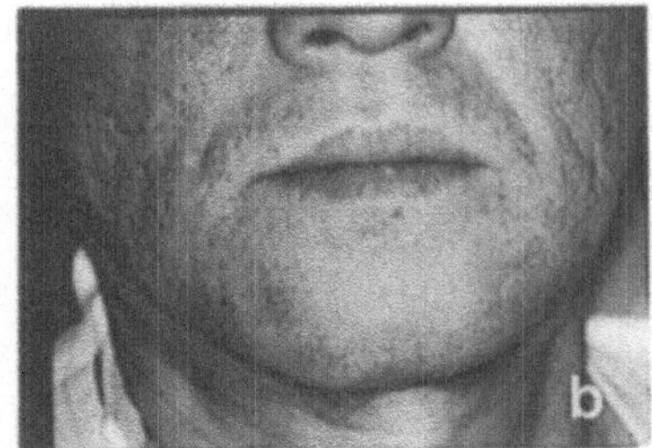

Figure 1

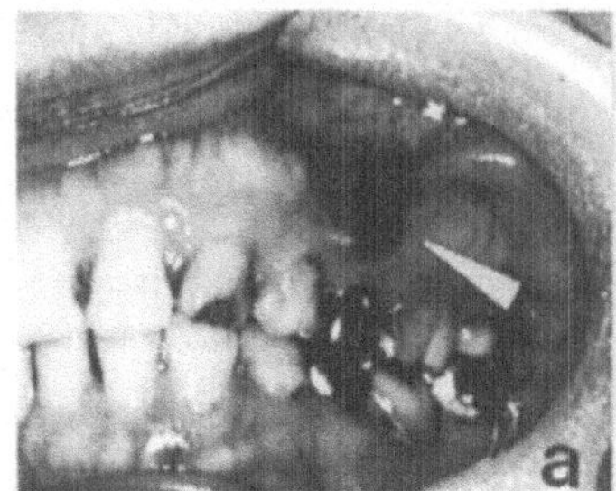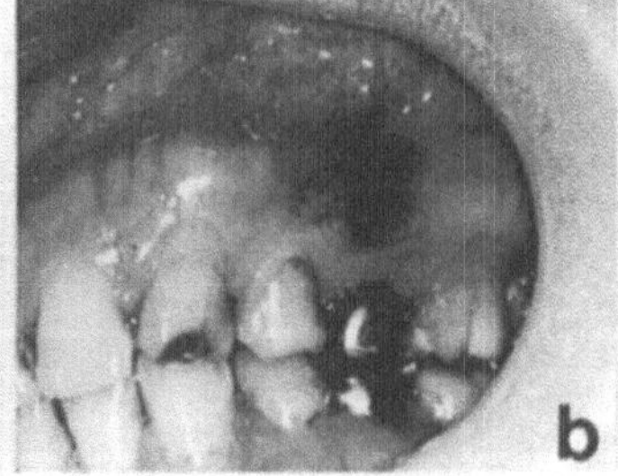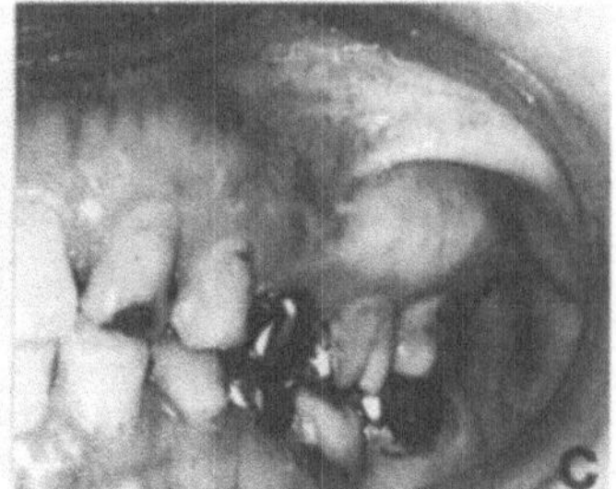

Figure 2

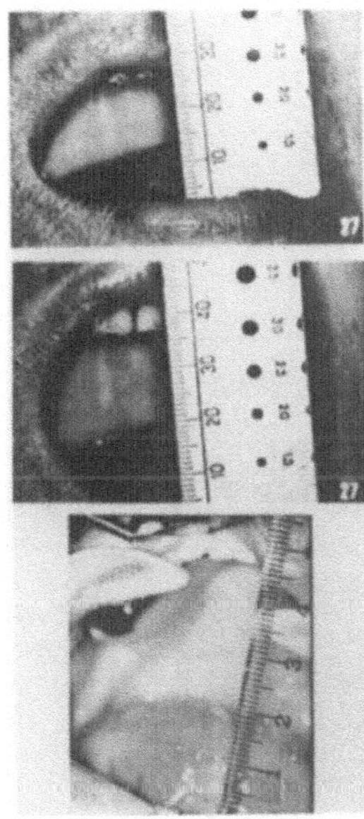

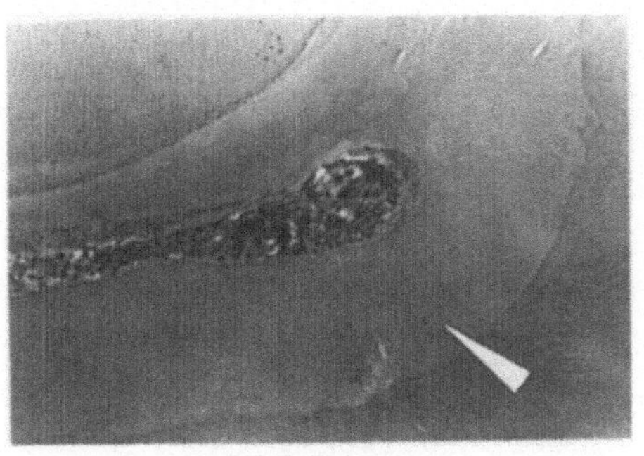

Figure 3

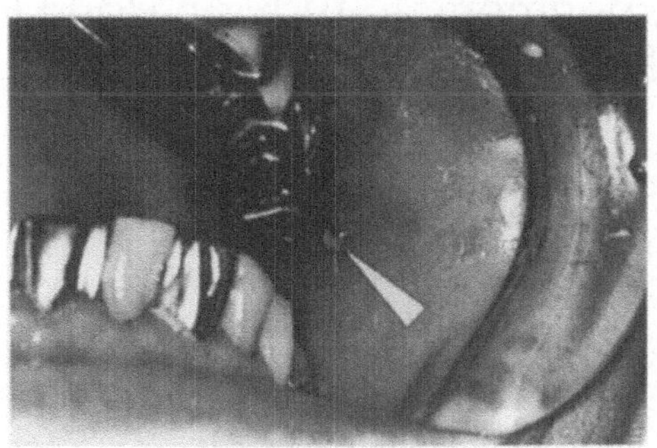

Figure 4

Figure 5

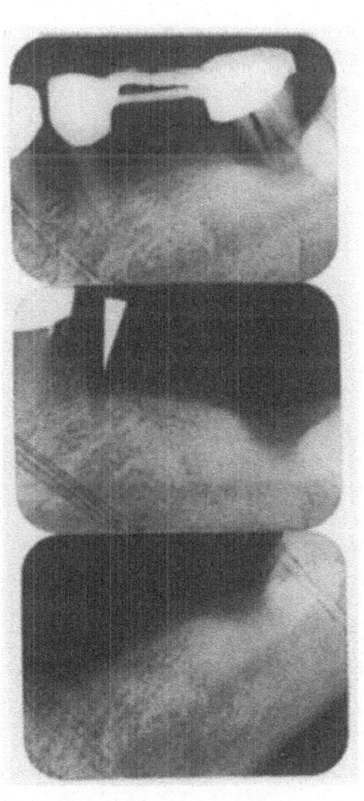

Figure 6

Experimental Study on Bone Healing Activation Effect of Lasers

A. Nagasawa*, K. Kato**, H. Asai*

Metropolitan Hiroo General Hospital, Tokyo,

**Shibaura Institute of Technology, Tokyo

2-34-10, Ebisu, Shibuya-ku, Tokyo 150, Japan

1. INTRODUCTION

Recently in the medical application of lasers their stimulative effects on body functions have been noticed and several useful therapeutic effects have been applied practically. As for the stimulative effect of lasers on bone healing, however, only a few papers have been reported[1]-[4]. In the authors' clinical application of Nd:YAG laser to dental and oral surgery they have already found such an interesting effect that the laser activated the repairing of the affected bone destruction[5]. This experiment was planned to identify the ability of bone repair activation effect of lasers on bone destruction by animal simulation.

2. METHOD

The donryu rats of 150g weight were used in this experiment. An artificial bone destruction of 1.1 mm in diameter was formed on a rat femur by drilling it through the cortex. The artificial bone wound was exposed to one kind of the following lasers of 100 J/cm^2 in the exposed energy except in the case of excimer laser immediately after bone injury, and the bone wound healing processes were observed macroficially and histologically comparing with that of the unlased case. The lasers examined in this experiment were as follows : ① Nd:YAG laser (wave length: 1.064μm), ② GaAlAs diode lasers (0.790 μm and 0.83 μm), ③ He-Ne laser (0.6328μm), ④ CO_2 (10.6μm) and ⑤ Excimer laser (0.248μm) ⑥ Unlased (control). Six rats were examined in every laser group. Since it was impossible to carry out the experiment in the same output power for all of these lasers because of the difference of the practical output power level in each laser apparatus, the energy density at target tissue was designed to be constant for each laser (100 J/cm^2) in this experiment with the exception of the excimer laser, which was used at 25J/cm^2.

3. RESULTS OBTAINED

Figure 1 and figure 2 are the microphotographs of the bone wound on the rat femur 10 days after artificial injury. Figure 1 shows the unlased bone wound (control), and figure 2 shows the bone wound exposed to Nd:YAG laser as 100 J/cm^2. The results of the comparative observation of these datas are summarized as follows:
1) In the lased case, spongy bone formation with plentiful trabeculae induced newly in the bone-marrow around the wound was much more activated to repair the bone wound than that of the unlased case.
2) Some osteoclasts were evident in the unlased bone, but few of them were found in the lased case.
3) The connection of the newly formed structure to repair the bone wound to the wall of the original bones wound in the lased case was much closer than that of the unlased case.
4) Secondary calcification in the repairing tissue appeared partially in the lased bone, but little calcification was found in the unlased cases. From the results of these findings the Nd:YAG laser seems to activate the bone healing.
Figure 3 ∿ figure 6 are the microphotographs of the bone wound on the rat femur 10 days after the artificial injury and exposure to the other kinds of lasers. Similar bone healing activation effects as for the Nd:YAG laser were observed also in the case of using mW level lasers such as the GaAlAs diode laser (figure 3) or the He-Ne laser (figure 4). In the case of the CO_2 laser, however, the bone wound healing effect was not significantly different from the unlased case as shown in figure 5.
The bone wound exposed to excimer laser of only 2 J/cm^2 showed delayed healing with partial necrosis in the bone tissue as shown in figure 6. From this result, the excimer laser seems to act negatively on bone wound repair.

4. DISCUSSION

In this experiment, bone healing was activated using low power lasers such as the GaAlAs diode and He-Ne lasers, and this effect has been confirmed in the authors' clinical applications of the low power lasers to oral surgery. These results fully suggest that the bone healing activation of lasers is an activation of cellular metabolism by stimulation from the low power lasers beam.

434

Both the diode laser and the He-Ne laser penetrates deeply in tissue,decreasing their intensity with depth as shown in figure 7. From these data the bone healing activation is suspected to be induced by very weak stimulation of the lasers. Figure 8 shows the intensity distribution of Nd:YAG laser in tissue. As shown in this data the Nd:YAG laser is also penetrate deeply in tissue, with decreasing its intensity and becomes quite weak in the periphery of its scattering in the tissue. Therefore the bone healing activation effect in the Nd:YAG laser is also presumed to be a tissue stimulation from the low level energy of the laser beam.

Since tissues have an extremely high absorption coefficient to CO_2 laser beam, the laser is absorbed completely on the surface of tissue and hardly penetrates into the tissue. And so, the CO_2 laser is thought to have little stimulation effect on tissues.

In the case of the excimer laser the biological damage from the short ultraviolet wavelength of the laser may disturb and retard healing of bone wound.

These results conirm that the theory of the bone healing activation effect of lasers belongs to the cathegory of tissue activation effect by photo-sitmulation of lasers.

5. CONCLUSION

Bone healing activation effect was confirmed experimentally in Nd:YAG, GaAlAs diode and He-Ne laser. In the CO_2 laser and the excimer laser, however, the bone healing effect was not identified. Excimer laser negatively affecting bone repair. The bone healing activation effect of lasers was presumed to be completely dependent on the tissue stimulation by lasers of low energy from the results of this experiment.

Literature
1) Gertzbein, S.D.:Laser surgery, 1979;PP223-229
2) Motomura, K., et al:J. Jap. Soc. Laser Med., 4, 195-196(1984)
3) Motomura, K., et al:J. Jap. Soc. Laser Med., 5, 603-605(1985)
4) Motomura, K., et al:J. Jap. Soc. Laser Med., 6, 171-173(1986)
5) Nagasawa, A., et al:J. Jap. M. B. E., 24 (Suppl), 179(1986)

Microphotogram of a rat femur 10 days after formation of bone destruction on it

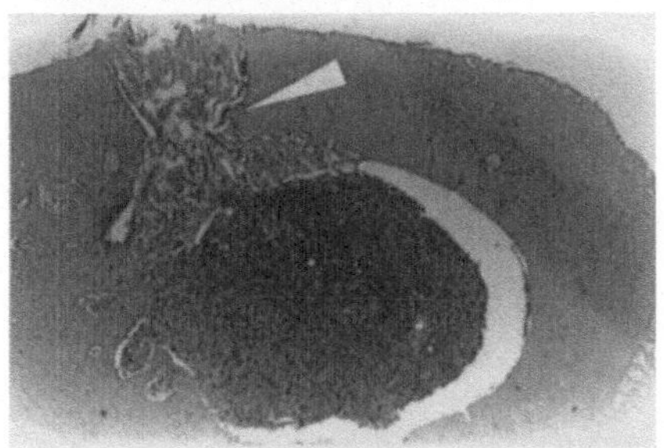

Figure 1   Unlased control case

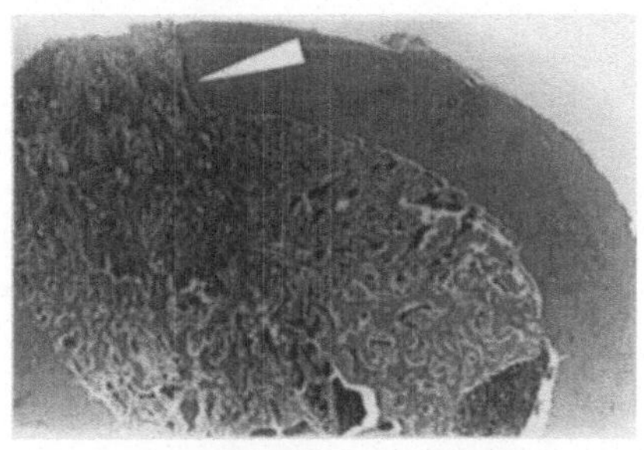

Figure 2 $100J/cm^2$ Nd:YAG laser

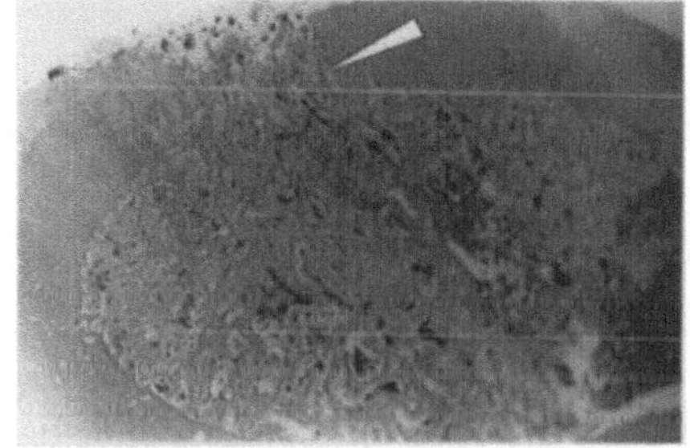

Figure 3 $100J/cm^2$ diode laser

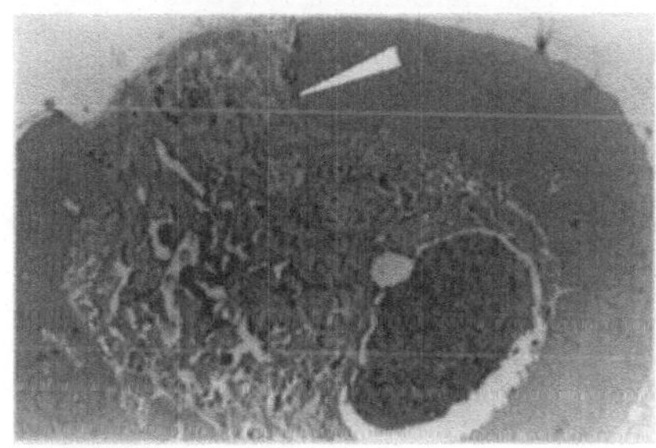

Figure 4 $100J/cm^2$ He-Ne laser

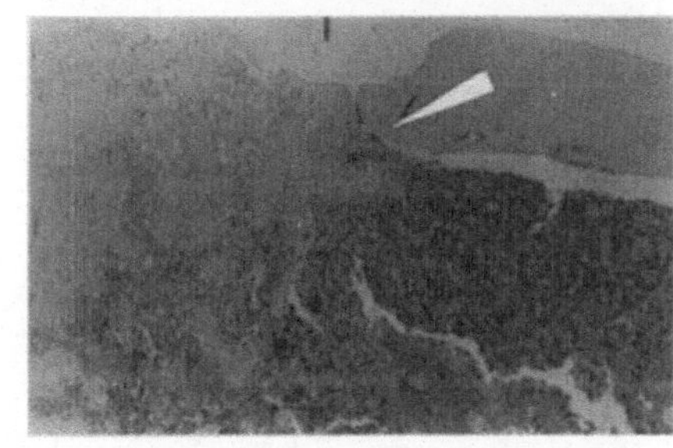

Figure 5 $100J/cm^2$ CO_2 laser

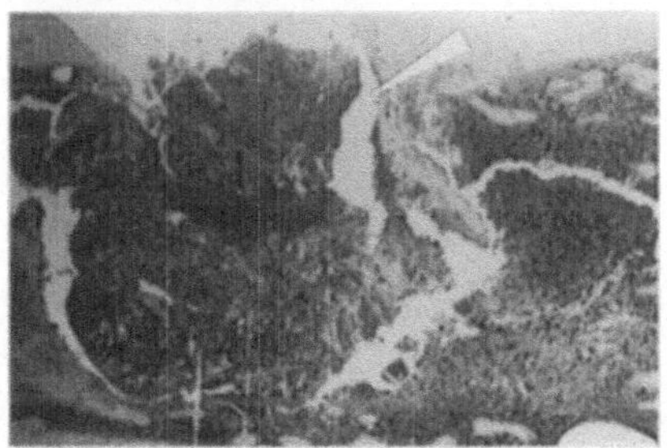

Figure 6 $2J/cm^2$ Excimer laser

Light intensity distribution of lasers penetrated into tissues (along the beam axis)

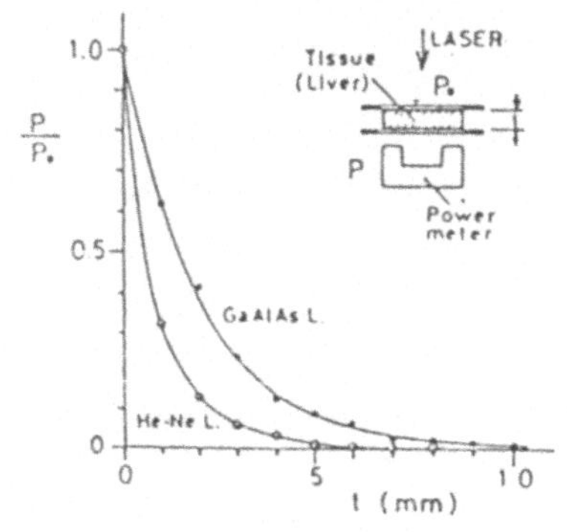

Figure 7

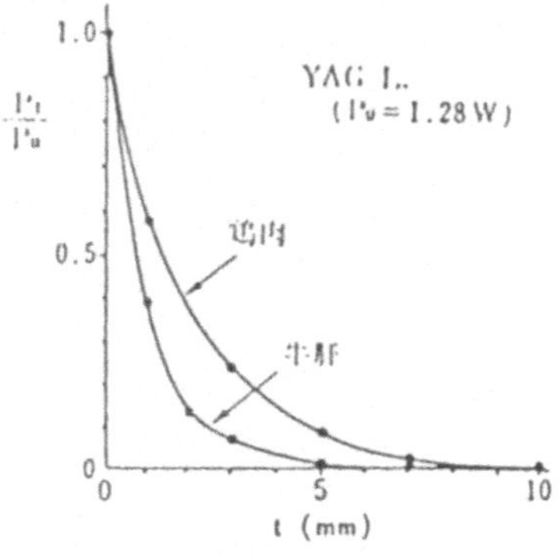

Figure 8

Experimentelle Lasermedizin
Basic Science

Experimentalstudie zur reproduzierbaren, variablen Abstrahldivergenz von Multimode-Lichtwellenleitern für die Lasertherapie

H.-D. Reidenbach*, M. Hick, T. Nissel, K. Dollinger*

*Forschungsbereich Medizintechnik / HLT   Schwerpunkt Hochfrequenz- und Lasertechnik
FH Köln, Betzdorfer Straße 2, D-5000 Köln 21

Einleitung

Zur Durchführung zahlreicher lasertherapeutischer Maßnahmen wird außer einer geeigneten Wellenlänge und Bestrahlungs- bzw. Pulsdauer meist auch eine bestimmte Bestrahlungsstärke bzw. Leistungsdichte an der Strahlauftreffstelle am Gewebe benötigt, um die beabsichtigte Wirkung zu erzielen.

Bei den in medizinischen Lasergeräten z.Z. verwendeten flexiblen Transmissionssystemen handelt es sich praktisch ausnahmslos um sog. multimodale Lichtleiter (Multimode-Lichtwellenleiter), bei denen sich sowohl der Lichtaustrittskegel (Ausgangsdivergenz) als auch das Intensitätsprofil am distalen Lichtleiterende ändern, wenn sich durch behandlungsbedingte Bewegungen des Transmissionssystems andere Krümmungen des Lichtleiters einstellen. Damit ist aber die momentane Leistungsdichte am Wechselwirkungsort zufälligen Schwankungen unterworfen, was sich negativ auf die Effizienz auswirken kann. Außerdem ist eine Quantifizierung der Ergebnisse bezüglich der verwendeten Bestrahlung bzw. Bestrahlungsstärke mit einem relativ großen Fehler behaftet, was auch die Reproduzierbarkeit erschweren kann.

Eine beabsichtigte Intensitätsänderung läßt sich bei senkrechtem Strahleinfall nur entweder durch Veränderung der Laserleistung oder aber durch Variation des Lichtleiterabstandes von der Gewebeoberfläche erreichen.

Lasertherapie-Lichtleiter

Laser werden heute für die verschiedensten thermokoagulativen, destruktiven und desintegrierenden Therapieverfahren eingesetzt. Dabei ist das Strahlführungssystem, das die Verbindung zwischen dem eigentlichen Lasergerät und der Strahlauskopplung bildet, für die Verfügbarkeit und Qualität der zu übertragenden Laserstrahlung von entscheidender Bedeutung. Bei vollflexiblen Lichtleitern wird die Strahlauskopplung entweder über ein optisches Linsensystem mikroskop- oder handstückadaptiert, mit besonderen Strahlformvorsatzelementen oder Kontaktproben oder aber mittels des blanken Endes vorgenommen. Allein im klassisch endoskopischen Bereich fotokoagulativer Laser-Anwendung fanden viele indikationsabhängige Spezialentwicklungen Eingang in die Laserlichtleitertechnik.

Zentrales Element eines flexiblen Strahlführungssystems ist in der Mehrzahl aller Fälle ein relativ dicker Kern/Mantel-Lichtwellenleiter (LWL) mit einem Kerndurchmesser von 200, 300, 400 oder 600 μm. Diese sog. Mulitmodelichtleiter besitzen einen nach dem Prinzip der sukzessiven Totalreflexion lichtführenden Quarzkern, der von einer Kunststoffschicht (Silikonharz) umgeben ist. Aus Stabilitätsgründen und zum Schutz besitzen diese sog. PCS-Fasern ("plastic clad silica") meist noch einen zweiten Kunststoffmantel und werden zur lasermedizinischen Anwendung z.B. in einem PTFE- oder PE-Schlauch geführt, wobei das freie Lumen zwischen Lichtleiter und Gleit-/Schutzschlauch als Gas- oder Flüssigkeitstransportweg benutzt werden kann.

Von dem jeweiligen Lichtleiter sind eine Reihe mechanischer, chemischer, physikalischer und optischer Forderungen zu erfüllen. So muß bei der Übertragung relativ hoher Strahlungsleistungen neben einer geringen optischen Dämpfung bei ausreichender Leistungsfestigkeit eine genügend kleine Strahldivergenz am distalen Ende erreichbar sein. Nicht selten wird darüber hinaus eine Intensitätsverteilung mit variabler Fleckgröße des bestrahlten Areals gewünscht.

Lichtleiter-Abstrahldivergenz

Bei Multimode-Fasern mit einem Stufenindexprofil, d.h. konstantem, aber wellenlängenabhängigen Brechungsindex von Kern $n_k(\lambda)$ und Mantel $n_m(\lambda)$, erhält man die wellenlängenabhängige Numerische Apertur aus

$$NA(\lambda) = \sqrt{n_k{}^2(\lambda) - n_m{}^2(\lambda)} \qquad (1)$$

Der sich in Luft gemäß

$$\Theta_a(\lambda) = 2 \cdot \arc \sin [\, NA(\lambda)\,] \qquad (2)$$

ergebende volle Öffnungswinkel ist ein Maß für die Aufnahmefähigkeit eines Lichtleiters und beim idealen Lichtleiter zugleich auch die Größe des vollen Fernfeldöffnungswinkels Θ_0. Das "Fernfeld" beginnt bei LWLn in einer Entfernung, die etwa 10mal dem Kerndurchmesser entspricht.

Da bei der Lichtleitung zum einen auch sog. Nichtmeridionalstrahlen (windschiefe Strahlen) und Mantelmoden /1/ berücksichtigt werden müssen und zum anderen infolge längenabhängiger Verluste gerade höhere Ausbreitungsmoden besonders stark geschwächt werden, besitzen reale Lichtleiter kein homogenes Intensitätsprofil, das durch den Winkel Θ_0 begrenzt ist. Vielmehr ergibt sich eine radiusabhängige glockenförmige Verteilung, die auch noch außerhalb des Winkelbereichs $\pm\ \Theta_0/2$ Laserstrahlung aufweist.

Üblicherweise wird eine Ausgangs- bzw. Abstrahldivergenz Θ aus den beidseitigen sog. 5 %-Punkten bestimmt, d.h. beim Abfall der Intensität auf 5 % vom Maximum auf der optischen Achse. Diese Fernfeldüberlegungen bedürfen im Nahfeld, d.h. unmittelbar vor dem Lichtleiterende, einer Korrektur dahingehend, daß infolge konstruktiver Interferenz eine Leistungsdichteüberhöhung mit Strahleinschnürung, die kleiner als der Kerndurchmesser ist, vorliegen kann.

Bei den in der Lasertherapie eingesetzten Lichtleitern werden Längen von ca. 1- 5 m benötigt. Gerade bei kurzen Lichtleitern macht sich aber die Längenabhängigkeit der sog. effektiven Numerischen Apertur (NA_{eff}), die sich aus dem Sinus der halben Abstrahldivergenz Θ ergibt, besonders stark bemerkbar, indem Krümmungen im Lichtleiterverlauf über die Anregung höherer Moden divergenzvergrößernd wirken. Das bedeutet aber, daß die relativ kurzen Lasertherapie-Lichtleiter gerade durch ihre mit der Ortsveränderlichkeit verbundene freie Beweglichkeit und die bestimmungsgemäße Krümmbarkeit eine nur in gewissen Grenzen angebbare Strahldivergenz besitzen, also auch selbst bei Festeinstellung der Geräteausgangsparameter einen Leistungsdichtebereich aufweisen.

Zu den ersten in der Laserendoskopie eingesetzten Lichtleitern zählten 1974/75 Kunststofflichtleiter. Diese besaßen, je nach Aufbau, Durchmesser und Dämpfung, Werte der Abstrahlungsdivergenz von 15 bis 28° (gemessen an den 50 % Punkten!) im sichtbaren Spektralbereich /2/. Durch Oxidation von Kunststoffen wurden erstmals Gradientenlichtleiter mit einer Divergenz von ca. 8,6° hergestellt /3/.

Die nach einer Methode von NATH hergestellten bi- und trikonischen Quarzfasern besaßen Divergenzwerte von ca. 4,2° bei 1,06 μm /4/ und noch geringere Werte im sichtbaren Bereich. Bei diesen Fasern wird das mit Leistungsfestigkeit und Justierung verbundene Einkoppelproblem durch ein zum Anfang hin konisch vergrößertes Anfangsstück behoben, die Flexibilität im distalen Bereich durch einen besonders kleinen Kerndurchmesser vergrößert und die Abstrahldivergenz durch konische Vergrößerung des Querschnittes des distalen Endes verringert /5,6/. Eine Zusammenstellung der bis 1977 verwendeten flexiblen Lichtleiter findet sich in /7/. Seit 1977 werden überwiegend Quarz/Kunststoffasern (PCS-Fasern) für lasermedizinische Zwecke eingesetzt /6/. Die PCS-Fasern wurden inzwischen auch bezüglich ihrer Eignung als Lichtleiter für Pulslaser untersucht /9/.

Variable Abstrahldivergenz

Die Tatsache, daß bei relativ kurzen Lichtleitern bei normaler Handhabung die effektive Numerische Apertur noch nicht den Maximalwert einer gleichmäßigen Modenanregung aufweist, kann dazu benutzt werden, eine variable Abstrahldivergenz zu realisieren.

Bei einer im folgenden als exemplarisches Beispiel gewählten PCS-Faser mit einem Kerndurchmesser d = 400 μm sind bei einer Numerischen Apertur von 0,4 entsprechend einem aus Gl. (2) folgenden Öffnungswinkel von 47,2° gemäß

$$N = 1/2 \cdot \left[\frac{\pi \cdot d}{\lambda} \cdot NA \right]^2 \tag{3}$$

zwischen 1064 und 488 nm ca. 110.000 bis 530.000 Moden (Eigenwellen) ausbreitungsfähig. Ein solcher Lichtleiter hat bei einer Länge von 4 m und einem Einkoppelwinkel von ca. 9 mrad bei sorgfältig gerader Verlegung eine minimale Divergenz von ca. 10°, während bei natürlich gekrümmter Verlegung mit Krümmungsradien größer 10 cm bereits eine Divergenz von ca. 14,5° vorliegt.

Experimentell läßt sich zeigen, daß das Fernfeld in diesem Falle nicht bereits bei 4 mm sondern erst in ca. 8 mm Entfernung vom Lichtleiterende beginnt. Im Fernfeld erhält man eine Intensitätsabnahme, die quadratisch mit dem Abstand zunimmt.

a. Variable Divergenz durch Strahleinkopplungsvariation

Durch die Wahl des Fernfeldwinkels Θ_L des einzukoppelnden Laserstrahls läßt sich das Abstrahlverhalten eines Lichtleiters verändern, da zunehmender Einkoppelwinkel die Anregung einer wachsenden Zahl höherer Moden bedeutet.

Zwischen der Größe des Einkoppelkegelwinkels Θ_L und der Abstrahldivergenz Θ besteht in einem realen Lichtleiter u.a. wegen unvermeidlicher zufälliger Krümmungen, nichtidealer Totalreflexionen /10/ und modenkonvertierender Streuzentren kein linearer Zusammenhang.

Experimentell wurden nach 3linsiger Laserstrahltransformation Einkoppelkegelwinkel bis 46° eingestellt und das Abstrahlverhalten untersucht, wobei besonders auf eine genaue Positionierung des einfallenden Strahlenbündels in der optischen Lichtleiterachse geachtet werden mußte, da eine Dejustierung zu erheblichen Meßwertabweichungen führte. Darüber hinaus wird eine Einkopplung mit Kegelwinkeln größer 20° durch sehr kleine Rayleighlängen von wenigen μm erschwert.

Experimentell ergab sich im Bereich 10° $\leq \Theta_L \leq$ 38° folgender nahezu linearer Zusammenhang

$$\Theta \approx 0,7 \cdot \Theta_L + 10°, \tag{4}$$

d.h. eine Variation um etwa den Faktor 2,5. Der Maximalwert der Intensität nimmt dabei von Θ_L = 6° bis 46° ($\Theta_a \approx$ 47,2°) um den Faktor 10 ab.

Durch eine um einen Winkel φ gegenüber der optischen Achse geneigte Einkopplung eines wenigdivergierenden relativ dünnen Strahlenbündels in den Lichtleiter erhält man eine kreisringförmige Abstrahlung in einen Hohlkonus am distalen Ende, wobei der halbe Konusabstrahlungswinkel γ (gemessen im Maximum) bei nicht zu starken Krümmungen des Lichtleiters im wesentlichen dem Einkoppelneigungswinkel φ und zwar bis etwa 20°, folgt.

Dabei zeigt sich experimentell außerdem, daß die Intensitätsverteilung bei schiefer Strahleinkopplung erst im Fernfeld von derjenigen bei achsenparalleler Einkopplung hinsichtlich des Typus genügend unterschieden werden kann. Selbstverständlich bedeutet eine schiefe Einkopplung, insbesondere bei größeren Winkeln, eine Abnahme der Ausgangsleistung.

b. Variable Divergenz durch Lichtleiterkrümmung

Krümmungen eines LWL's verursachen Modenumwandlungen, und zwar bedeutet eine Verringerung des Krümmungsradius r einen steileren Strahleinfall auf der Kern/Mantelgrenzfläche und damit höhere Moden. Als Folge dessen ergibt sich mit zunehmender Krümmung eine wachsende Divergenz /11/. Treten Krümmungen abrupt auf, so ist deren Einfluß auf die Divergenz größer als bei langsamer Krümmungsänderung. Außerdem wirkt sich bei stark verlustbehafteten Lichtleitern eine Krümmmung im Lichtleiteranfangsbereich anders als nahe dem distalen Ende aus, während bei den PCS-Fasern dieser Effekt vernachlässigt werden kann.

Der Einfluß von Krümmungen auf das Divergenzverhalten von Lichtleitern, insbesondere bei PCS-Fasern, wurde detailliert untersucht. Dabei zeigte sich, daß die Ergebnisse nur dann reproduzierbar sind, wenn die jeweils experimentell vorgenommenen Krümmungen einen Radius r besitzen, der wesentlich kleiner als derjenige natürlich vorkommender Krümmungen ist. Für eine 400 μm-PCS-Faser bedeutet das, daß nur r-Werte kleiner 40 mm für eine reproduzierbare Divergenzänderung in Frage kommen.

Von r = 40 mm bis r = 10 mm nehmen die Divergenz Θ von 21 bis 32,8° und die effektive Numerische Apertur (NA_{eff}) von 0,18 bis 0,28 zu. Der sog. kritische Krümmungsradius /11/ beträgt dabei im worst-case-Fall 11 mm.

Zu beachten ist, daß eine Verringerung des Krümmungsradius auch zu einer Leistungsabnahme der Laserstrahlung am Lichtleiterende führt, und zwar z.B. 2,5 % bei r = 10 mm.

Die maximale Intensität nimmt infolge Vergrößerung der Abstrahldivergenz in konstantem Abstand vom LWL-Ende wegen des Helligkeits- bzw. Strahldichteerhaltungs-Theorems von LIOUVILLE mit wachsender Krümmung entsprechend ab.

Um Krümmungen und die zugeordneten Abstrahldivergenzwinkel reproduzierbar einstellen zu können, wurde ein Divergenz-Einstellelement (DEE) konstruiert. Abb. 1 zeigt die wesentlichen Bestandteile.

Der jeweilige Lichtleiter wird beim DEE mittels einer Mikrometerschraube, die eine Krümmungsscheibe in einer Nut bewegt, gegen einen zweiteiligen Krümmungsgegenhalter gedrückt. Die Federn in den beiden seitlichen Führungshülsen spannen den Lichtleiter in der jeweiligen Lage, während eine Nut in der verschiebbaren Krümmungsscheibe den LWL sicher positioniert. Der Radius der Krümmungsscheibe entspricht gerade dem kritischen Krümmungsradius, d.h. es wird konstruktiv verhindert, daß eine optisch nicht zulässige Krümmung eingestellt werden kann, die zu evtl. gefährlichen Abstrahlverlusten führen könnte.

Im realisierten DEE gilt für den Stellweg s der Mikrometerschraube

$$s = 11,5 \text{ mm} - x_M \tag{5}$$

mit x_M: = Mikrometeranzeige in mm.

Experimentell wurde die Divergenz als Funktion des Stellweges für verschiedene Laserstrahl-Fernfeldwinkel Θ_L gemessen.

Abb.2 zeigt die Kennlinien des DEEs für $\Theta_L \leq 2°$ und $\Theta_L = 10°$.

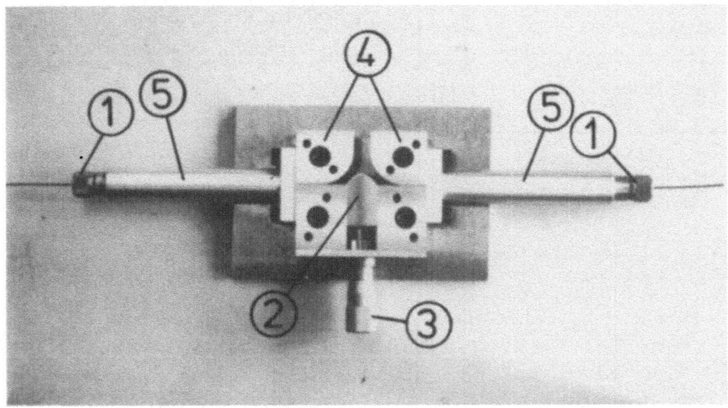

Abb.1: Divergenz-Einstellelement (DEE) 1.: Zugentlastung; 2.: verschiebbare Krümmungsscheibe; 3.: Mikromo-
terschraube; 4.: Krümmungsgegenhalter; 5.: Hülsen mit Spannfedern

Die Kennlinien weisen 3 charakteristische Bereiche auf, die sich aus der Funktion des DEE erklären lassen.
Zunächst wird infolge der Translation der Krümmungsscheibe eine stetige Krümmungsänderung vorgenommen, die dann bei wachsendem Stellweg (mittlerer Kurventeil) abrupt wird, um beim Anlegen des LWL's an
die Gegenhalter wieder zu einer linearen Divergenzänderung zu führen.

Das DEE ermöglicht die Einstellung eines gewünschten Divergenzwinkels Θ als Funktion des Stellweges s.
Im vorliegenden Fall gilt z.B. für $14^\circ \leq \Theta \leq 22,5^\circ$ experimentell bestimmt

$$\frac{s}{mm} \approx 0,65 \cdot \frac{\Theta}{grd} - 9 \tag{6}$$

bzw. für $26,5^\circ \leq \Theta \leq 38^\circ$ $\quad \dfrac{s}{mm} \approx 1,22 \cdot \dfrac{\Theta}{grd} + 6,3 .$ $\tag{7}$

Da beim DEE abrupte Krümmungsänderungen nicht ausgeschlossen werden können, ist auch damit zu
rechnen, daß ein Druck auf den Lichtleiter ausgeübt wird. Mit Druckstellen wiederum sind aber sog. Mikrokrümmungen verknüpft, so daß die Mitbeteiligung von Mikrokrümmungen an der Anregung höherer Moden
und damit an einer wachsenden Divergenz sehr wahrscheinlich erscheint. Eine genauere Untersuchung
dieses Sachverhaltes steht noch aus.

Die konstruktive Gestaltung des DEE's ermöglicht dennoch eine reproduzierbare Veränderung der Ausgangsdivergenz eines Lichtleiters für die Lasertherapie um den Faktor 2,6, und zwar von 14 bis 38°. Dabei nimmt
die Intensität um den Faktor 10 ab.

Es ist damit möglich, bei konstantem Abstand zwischen Lichtleiterende und Gewebeoberfläche bei unverän-
derter Geräteeinstellung durch Stellwegänderung des DEE's eine indikationsabhängige Fleckgrößen- und Lei-
stungsdichteanpassung vorzunehmen.

Werden Lichtwellenleiter mit Quarzcladding, sog. AS-Fasern ("all silica") zusammen mit dem DEE verwendet,
so sind 2 Probleme zu berücksichtigen. Zum einen kann der minimal optisch erlaubte Krümmungsradius mechanisch kritisch werden und zum anderen besitzen AS-Fasern eine im Vergleich zu PCS-Fasern niedrigere
Numerische Apertur, wodurch der Wertebereich einer Divergenzänderung eingeschränkt ist. Grundsätzlich
ist aber auch bei diesem Fasertyp ein DEE anwendbar.

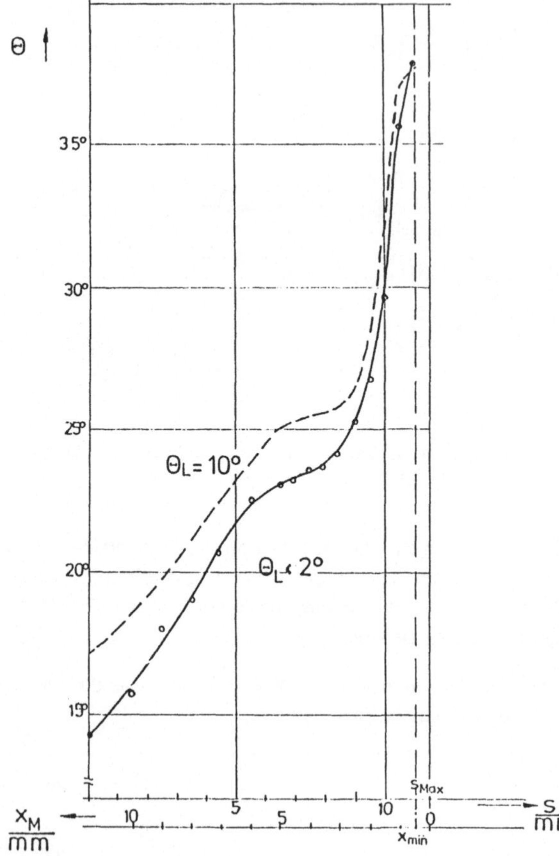

Abb.2: DEE-Kennlinien: Divergenz Θ als Funktion des Stellweges s, Parameter: Laserstrahl-Fernfeldwinkel ΘL; xM: = Mikrometerschrauben-Anzeige

Sowohl mit PCS- als auch mit AS-Fasern ließen sich außer der für Orientierungs- und Meßzwecke verwendeten leistungsschwachen He:Ne-Laserstrahlung auch problemlos einige Watt an Argon-Ionen-Laserstrahlung sowie eines Farbstofflasers unter Verwendung eines DEE im vollen Divergenzbereich variieren.

c. Linsen am distalen Ende

Durch Anbringung einer kugelförmigen Linse am distalen Lichtleiterende läßt sich eine Fokussierung des abgestrahlten Laserlichtes erzielen, was mit einer Erhöhung der erreichbaren Bestrahlungsstärke in der äußeren Strahltaille verbunden ist. Die Abbildungseigenschaften der Linse bedingen eine Vergrößerung der Abstrahldivergenz und zugleich wird der Lichtleiter nahezu unempfindlich gegenüber zufälligen Krümmungsveränderungen. Außerdem verliert die Intensitätsverteilung ihr typisches glockenförmiges Profil und erhält insbesondere steilere Flanken. Das jeweilige Verteilungsmuster hängt wesentlich von der gewählten Lichtleiterlinsenform ab. Linsenförmige Lichtleiterenden können sich im übrigen auch bei den sog. "regenierten" Fasern ergeben und zwar wenn "nackte" Fasern bei hohen Leistungen bei langsamer Transversalbewegung einem Gewebekontakt ausgesetzt werden /12/.

Die fokussierenden Eigenschaften eines sphärischen Faserendes wurden auch im Hinblick auf eine Reduzierung der Durchbruchsenergie zur Steinzertrümmerung berechnet /13/.

d. Einkoppellinsen

Linsen lassen sich z.B. mittels eines Wasserstoff-Sauerstoff-Brenners, eines Kohlelichtbogens oder eines CO_2-Laserstrahles an einem Quarzlichtleiterkern anschmelzen.

Wird die Einkopplung des Laserstrahls in diese Kugellinse über eine kurzbrennweitige Linse vorgenommen, so zeigt sich experimentell, daß die Modenanregung vom Abstand der von der 1. Linse gebildeten äußeren Strahltaille vom Brennpunkt der Lichtleiterkugellinse sehr stark abhängt. Fallen Strahltaille und Brennpunkt zusammen, so werden nur wenige höhere Moden angeregt, und es ergibt sich eine minimale Divergenz, da sich infolge der Abbildungseigenschaften aus dem divergierenden äußeren Strahlenbündel hinter der Kugellinse, also im Lichtleiterkern, ein nahezu paralleles Strahlenbündel ergibt.

Abb. 3 verdeutlicht diese Einkoppelsituation, während Abb. 4 die diesbezügliche Abstrahlung mit minimaler Fleckgröße zeigt.

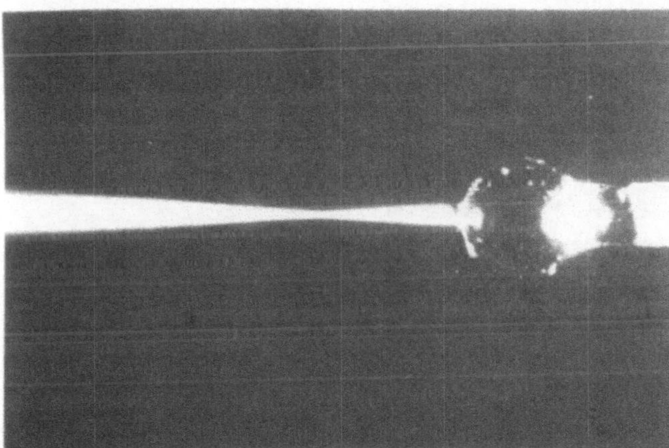

Abb.3: Einkopplung über Kugellinse am Lichtleiteranfang; Strahltaille und Linsen-Brennpunkt fallen zusammen.

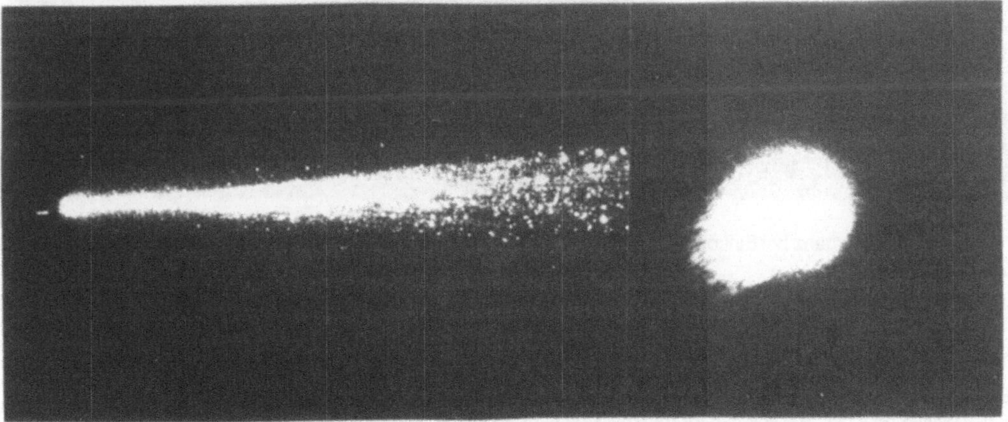

Abb.4:   a. Divergenz bei Einkopplung nach Abb.3,   b. Fleckgröße minimaler Ausdehnung

Durch Verschieben der Strahltaille in die Kugellinse werden höhere Moden angeregt, und es ergeben sich die in Abb. 5 und 6 dargestellten Verhältnisse, die in einer großen Divergenz resultieren.

Da sich die Strahltaille bezüglich des Brennpunktes einer Kugellinse am Lichtleiteranfang relativ problemlos verschieben läßt, ergibt auch diese Methode eine reproduzierbare variable Divergenz für lasermedizinisch einsetzbare Lichtleiter.

Darüber hinaus ist eine Kombination von Linseneinkopplung und Krümmungsänderung zur Divergenzvariation möglich.

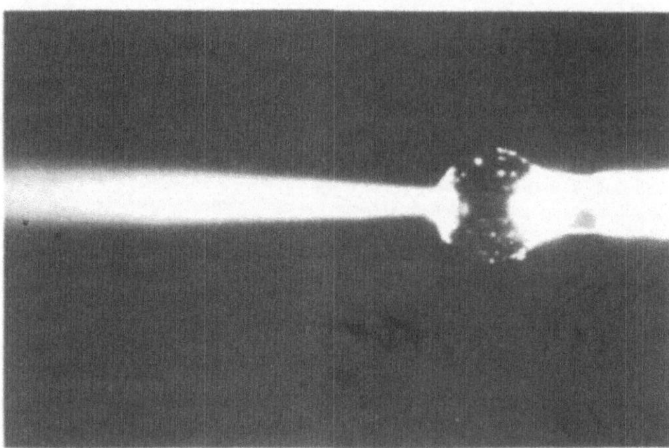

Abb.5: Anregung höherer Moden durch Defokussierung

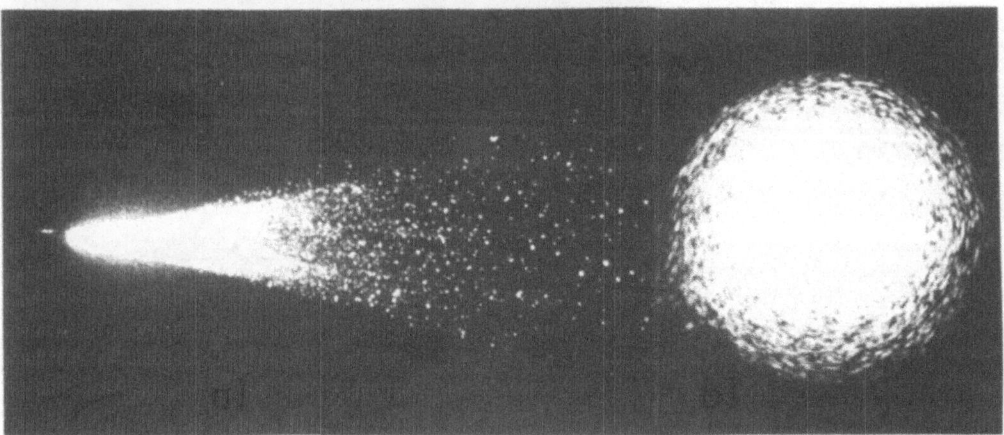

Abb.6:   a. Divergenz bei Einkopplung nach Abb. 5; b. Fleckgröße maximaler Ausdehnung

Literatur

/1/ Reidenbach, H.-D.: Nichtmeridionalstrahlen in Multimode-Lichtleitern; NTZ 30 (1977), 405

/2/ Reidenbach, H.-D.; Bodem, F.: Investigation of various transmission properties and launching techniques of plastic optical fibres suitable for transmission of high optical powers; Opt. Quant. Electr. 7 (1975), 355-360

/3/ Reidenbach, H.-D. : Brechungsindexgradienten - Lichtleiter aus Kunststoff; Laser 79 Opto-Electronics Conf. Proc., IPC Science and Technology Press 1979, S. 55-61

/4/ Kiefhaber, P.; Kiefhaber, K.; Huber, F.; Nath, G.: Endoscopic Neodymium-YAG-Laser Application for Gastrointestinal Haemorhage; in: (Hrsg. Waidelich, W.) Optoelektronik in der Medizin; Springer-Verlag, Berlin 1984, S. 59-69

/5/ Reidenbach, H.-D.: Erweiterung der Theorie konischer Lichtleiterteile unter Einbeziehung divergenzreduzierender Eigenschaften; Acta Phys. Austr. 49 (1978), 237-245

/6/ Brenci, M.; Falciai, R.; Mignani, A.G.; Scheggi, A.M.: Optical fibres with enlarged ends for surgical use; SPIE 405 (1983), 28-33

/7/ Reidenbach, H.-D.; Bodem, F.; Frühmorgen, P.: Flexible Lichtleiter für die Laser - Endoskopie - eine vergleichende Zusammenstellung des Standes der Technik; Laser + Elektro-Optik 9 (1977), Nr. 1, 11-13

/8/ Brunetaud, J.M.; Enger, A.; Berjot, M.; Maffioli, C.; Petit, J., Flament, J.B.: Endoscopic argon-ion-laser coagulation in the digestive tract: Development of a photocoagulator and experimental study; Conf. Proc. Laser 77 Opto-Electronics, IPC Science, Guildford 1977, pp 355-360

/9/ Prause, L.; Hering, P.: Lichtleiter für gepulste Laser: Transmissionsverhalten, Dämpfung und Zerstörschwellen; Laser und Optoelektronik 19 (1987) Nr. 1, 25-31

/10/ Reidenbach, H.-D.; Metzner, G.: Investigation of the effect of macroscopical roughness at the core-cladding-interface of multimode-waveguides; Optik 52 (1978/79), 121-132

/11/ Reidenbach, H.-D.: Geometrische Optik meridionaler Strahlen in einem kreisförmig gekrümmten Lichtleiter; Optik 47 (1977), 421-436

/12/ Lenz, P; Sabben, G.; Lambert, R.; Berger, F.: Quartz fibers for laser therapy in tissue contact; SPIE 405 (1983), 97-100

/13/ Hauger, Ch; Oertmann, F.-W.; Wrobel, W.-G.: Ray-Tracing Calculations of the Focusing Efficiency of Spherical Fiber Ends; in (R.Steiner, ed.): Laser Lithotripsy; Springer-Verlag, Berlin 1988, S. 105-109

Burning Effect in Power Fiber

Z. Jankiewicz[1], M. Mindak[1], W. Nowakowski[1], M. Romanovsky[2], J. Wojcik[3]

1) Institute of Optoelektronics, Military Technical Academy, Warsaw, 25 Kaliski str., Poland.
2) General Physics Institute, Academy of Sciences of the USSR, Moscov, 38 Vavilov str., USSR.
3) Institute of Chemistry, M. Curie-Sklodowska University, Lublin, 3 M. Curie-Sklodowska Pl., Poland.

Introduction

Quartz power fibers are often used for continuous transmission of high power cw output of Nd:YAG lasers, mainly in surgery and in technological applications. They have good transmission and are extremely resistant to high power density of radiation.

The results of experimental investigations of the optical fiber specially designed for medical applications are presented in this paper.

The fiber, designated IV/87, has been developed and manufactured in Institute of Chemistry, University of Lublin. The purpose of this design was to join in one optical fiber the advantages of both gradient (AS) and step-index (PCS) power fibers, which have been utilised and tested in clinical research up to now.

The 250μm diameter fused-silica fiber core has the refractive index n_1 and attenuation about 1dB/km. The core is coated with quartz-glass with the refractive index n_2 and attenuation about 100dB/km. The next layer is silicon rubber with index of refraction n_3 (Fig.1). The outer shield of the fiber is made of epoxy acrylic plastic. Thus, the IV/87 optical fiber consists of two coaxial lightguides: internal, gradient (AS) fiber with maximum difference of refractivities $n_1-n_2=0,015$ and external step-index (PCS) in which $n_2-n_3=0,050$.

Experiments

Medical experiments confirmed good mechanical and optical properties of the IV/87 power fiber. 4m long fiber guided 50W cw YAG laser beam ($\lambda=1,06\mu$m) with efficiency of 90,5% (in this-Fresnel losses:6,6%) (Fig.2).At low and medium power of laser the radiation is guided mainly through the central, gradient part of the fiber (Fig.3). As radiation power grows and the beam diameter at the entrance of the fiber increases the light is transmitted through more and more outer part of the fiber. Due to the fact that these fiber part have higher attenuation, the effective laser beam transmission falls down to 70% at the highest powers (Fig.4).

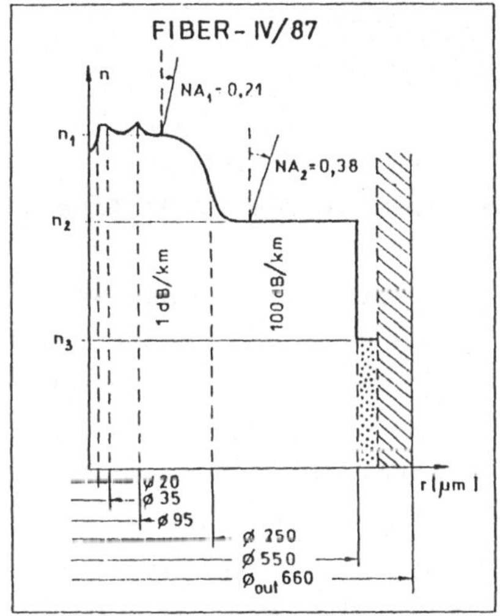

Fig.1.Refractive index (n) distribution in the IV/87 power fiber. r—fiber radius.

Fig.2.Cw YAG laser output power (P$_{out}$) and output power of laser with IV/87 fiber as a function of pump power (P$_p$); η—slope efficiency.

During the experiments it has not been noticed any fiber destructions caused by high power level (up to 100W) provided that the fiber output was clean. But even small contamination of the fiber output face during the light transmission released rapid process of fiber destruction—burning effect. Bright flash of white—hot and melted quartz appeared in the core at the fiber output face. Next, the melting wave moved quickly (5 to 15 cm/s) along the fiber axis toward the laser. In the laser power range from 15 to 50 W the melting wave velocity linearly grows with laser beam power (Fig.5). At the power levels lower than 15W the melting wave could not be created at all but only a short segment of the fiber end was melted and demaged. Sometimes, at laser beam powers not exceeding of 25W, the fusion wave started and stopped by itself.

450

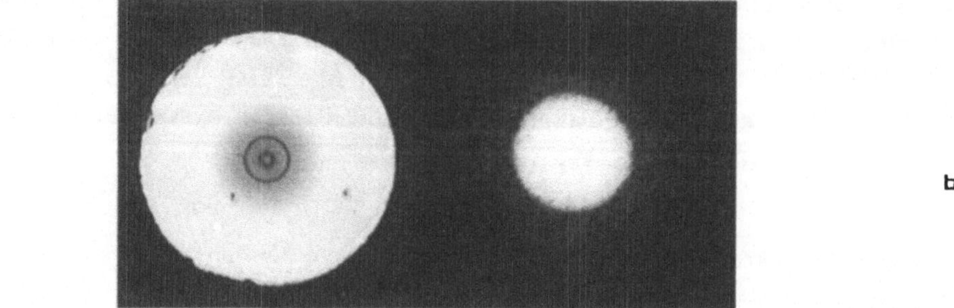

Fig.3. a) IV/87 power fiber cross-section; 76x magnification.
       b) The output beam distribution He-Ne laser of the IV/87 fiber.

Above 25W of laser power destruction wave moved with a constant velocity toward the laser. The "burning" effect stopped after laser had
been switched off and did not reappeared when the laser had been
switched on again. The fiber segment where the melting front had
stopped scattered the light and threw the laser beam out of the
fiberguide. After the melting wave has passed trough the fiber a thin
channel filled with regular "cones" structure characteristics for
gradient power fiber damages [1] remains (Fig. 7). In the cross-
-section of the demaged lightguide one can see thin 25/35µm diameter
channel of destruction.

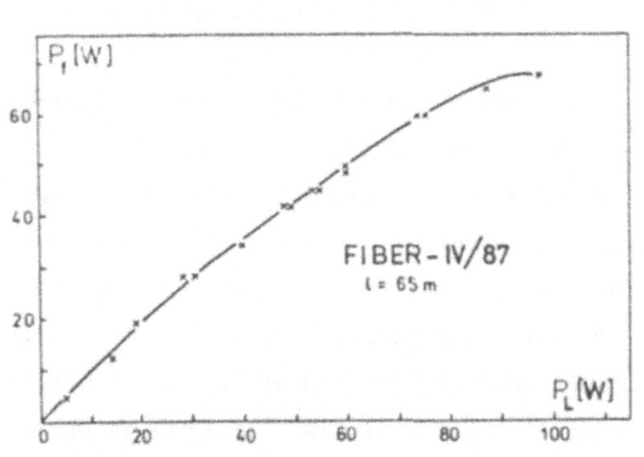

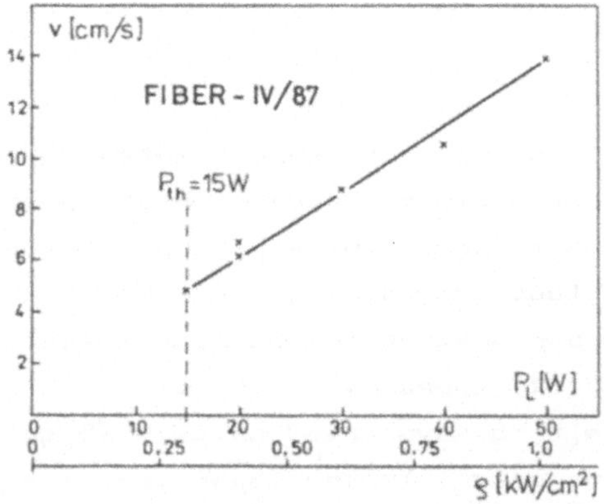

Fig.4.Output power from the 65m long   Fig.5.Melting wave velocity (v)
      IV/87 fiber (P_f) vs cw YAG   in the IV/87 fiber vs la-
      laser input power (P_1).   ser input (P_1); ℊ-power
                                                 density in 250 µm fiber
                                                 core.

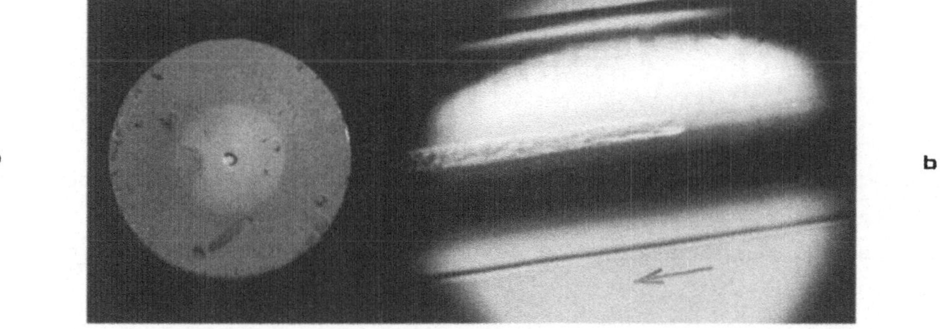

Fig.6. Microscope picture (77x) of the IV/87 fiber segment where
       the melting wave stopped; a) fiber cross-section; b)outside
       view. The arrow is the cw YAG laser beam direction.

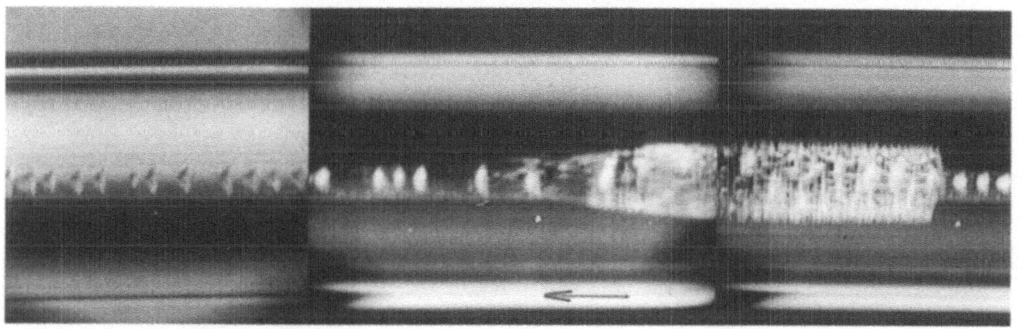

Fig.7.Microscope picture (82x) of the damaged fiber segment about 2m
       from the output fiber face. The arrow is the cw YAG laser beam
       direction.

Comparing Figs. 6 and 7 with the refractive index distribution in
Fig.1 we can recognize that the melting wave propagates only inside
the central, diameter of 25 to 100μm, gradient part of the IV/87
fiberguide.

Theory

   The general terms of creation and movement of the melting wave in
power optical fibers have been described in [2]. Here, we would like
to present a linear theory of this effect.

   Laser radiation, absorbed in real optical fiber, is the cause of
fiber heating. This process can be described by the heat-production

452

equation the right part of which is defined by Joule heat:

$$\rho C_p \, \partial T / \partial t = \nabla(\varkappa \, \nabla T) + \delta I \tag{1}$$

where: ρ-density, C_p-heat capacity at the constant preasure, T-fiber core induced temperature, $\varkappa$-heat condukctivity, δ-light absorption coefficient (by intensity), I-laser radiation intensity.
Light absorption process can be described by simple dissipation equation:

$$\partial I / \partial \varkappa = -\delta I \tag{2}$$

We suppose that fiber axis (and laser radiation) directs along x-axis. Value C_p, $\varkappa$ and δ are dependent on T. So $\rho C_p \chi = \varkappa$ (χ-termal conductivity) and we can rewrite left part of (1) to $(\varkappa/\chi) \partial T / \partial t$. Let us introduce value $\theta = \int_0^T \varkappa(T') dT'$. It is known that χ slightly depends on T so we can put it as a constant. We approximate δ as a step: if $T < T_m$ (T_m is a fiber core melting temperature) then $\delta = 0$, if $T > T_m$ then $\delta = \delta_m$. It is necessary to do a usual step — to introduce automodel variable $Z = \varkappa - vt$. Thus we suppose that melting wave has a constant velocity v. Let us assume that $T = T_m$ corresponds to $Z = 0$; boundary conditions are $T(Z = \pm \infty) = 0$.

The usual form of transverse distribution of I in fiber core is Gaussian: $I(r) = I_o \exp(-r^2/r_o^2)$, we approximate it by the dependence

$$I(r) = I_o Y_o(\lambda r)$$

where: Y_o is zero Bessel function, $I_o(\lambda r_o) = 0$ and $\lambda r_o = \mu_1$ is the first zero point of Y_o. This approximation means that laser radiation propagates mainly near the fiber axis, as it is usually assumed (see for example [3]). We suppose next that $\theta(Z,r) = \theta(Z) Y_o(\lambda, r)$, and due to reduction of the equations (1) and (2) we finally obtain linear equation:

$$(v/\chi) \, \partial \theta / \partial Z = (\partial^2 \theta / \partial Z^2) - (a\theta/r_o^2)\theta + \begin{cases} \delta_m I_o \exp(-\delta_o Z), & Z > 0 \\ \\ 0 & Z < 0 \end{cases} \tag{3}$$

with boundary condition $\theta(Z = \pm \infty) = 0$ and the condition of temperature potential continuity in zero: $\theta(Z = -0) = \theta(Z = +0)$. The value of $a = 5,8$ is the consequence of intensity approximation by Bessel function.

Approximation $I(r) \simeq \theta(r) \simeq Y_o(\lambda, r)$ is right only when the fiber is thick enough to absorb the all evolving heat without temperature changes of external surface of the fiber.

Let us compare the values: a/r_o^2, $\delta_m v/\chi$, $v^2/4\chi^2$ and δ^2_m. It is that quartz has the absorption coefficient $\delta \simeq 10^3 cm^{-1}$ in its absorption band of 8-12 μm. When T achieves value of T_m, δ will exceed $10^4 cm^{-1}$. Outside the quartz absorption band the δ coefficient is lower by 1-2 orders of magnitude. Thus, we can expect that δ_m value of melting quartz lies between 10 and $10^3 cm^{-1}$. Measured value v is higher than 5cm/s. It is known that heat potential of numerous media grows linearly when T increases. Thus, in the first approximation we can expect that χ= const., (quartz value $\chi=0,46 \times 10^{-2} cm^2/s$). It is obtained that $v/\chi > 10^3 cm^{-1}$ and we can suppose $v/\chi \gg \delta_m$. Core radius $r_o=1,25 \times 10^{-2} cm$ and $a/r_o^2=4 \times 10^4 cm^{-2}$, then value $(v/2\chi)^2 > 5 \times 10^5 cm^{-2}$ and $(v/2\chi)^2$ can be put $\gg a/r_o^2$. As it is shown, values a/r_o^2 and $\delta_m v/\chi$ are comparable. Physical situation when $a/r_o^2 \gg \delta_m v/\chi$ is imposible because in this case maximum fiber temperature does not depend on v, what has not been experimentally observed. Now, we obtain:

$$\theta_{max} \simeq 2I_o\delta_m/[(a/r_o^2)+(\delta_m v/\chi)] \tag{4}$$

The main relation (3) is a second order equation and there are two boundary conditions. But melting wave velocity v is a parameter in equation (3) which is usually determined by additional boundary condition. In this case, we can not introduce this additional boundary condition and we ought to choose another way to find v. Simultaneously, it is necessery to determine temperature condition on the internal boundary layer of the fiber cladding. If we are not interested in temperature distribution inside the fiber and we assume, that the cladding is a termostat we can suppose that the whole fiber core has been melted. Thus, $\theta(r=r_o)=\theta_m$ and $\theta(r=0)=\theta_{max}=2\theta_m$. If the core is not melted in its whole cross-section, the melting wave might go not only along x axis but also in the transverse direction. This would cause the wave velocity decreasing and the increase of the maximum core temperature.

Thus, the temperature on the internal boundary layer of the fiber cladding can not be less than T_m. At the same time, θ_{max} can not be much greater than $2\theta_m$ because the higher temperature gradient on the wave front will accelerate wave propagation. Thus we can put $\theta_{max}=2\theta_m$ and

$$v \simeq I_o\chi/\theta_m-a\chi/\delta_m r_o^2 \tag{5}$$

The relation (5) is shown in Fig. 5. It is easy to see the coincidence between theoretical and experimental results. We can consider boundary condition on the internal boundary layer of the fiber cladding $T(r=r_o)=T_m$ only when the fiber cladding is heated far less than the core. Whole induced temperature change in the fiber cladding is $T(r_o/r_w)^z \approx 350°K<<T_m$, where r_w is the fiber cladding radius.

Suggested linear theory does not give the possibility to calculate T and v separately. But in gradient fibers some minimum threshold values of T i v have been observed. The linear theory permits only to determine the threshold value of $P_{th}=\Pi r_o I_{th}$. If we put v=0 in expression (5), then

$$P_{th} \approx \Pi a \Theta_m / \delta_m \qquad (6)$$

This results corresponds to the ones obtained ealier [2].

The above approximations permit to estimate the range of changes of δ_m. For quartz we obtain:

$$40cm^{-1} < \delta_m < 450cm^{-1}$$

Thus, when laser power of several tens of watts is introduced into the gradient optical fiber, rather fast (several cm/s) melting wave is genereted. The linear approximation theory gives good agreement between calculations and experimental results. Obtained data permit to do quantitative estimations of the absorption coefficient of melted quartz core.

References

1. Z. Jankiewicz, M. Mindak, W. Nowakowski, J. Szydlak, J. Wojcik — Multimode cw Nd:YAG laser beam transmission through the fiber optic delivery system. SPIE, vol.670, pp.137-143 (1986).

2. M. Yu. Romanovsky — Induced thermal damages to fiber lightguides. Sov.Phys.— Lebedev Inst.Reports. No5, pp.29-33 (1987).

3. S. A. Akhmanov, D. P. Krindach, et al. — Thermal sefaction of laser beams. IEEE J. Quant.Electr., vol.4, pp.568-575 (1968).

The Development of Colour Reproduction of Video Endoscopes

H.K. Seidlitz

Gesellschaft für Strahlen- und Umweltforschung mbH München,

8042 Neuherberg, FRG

Colour is an important tool used by the endoscopist to detect subtle
mucosal alterations. The fidelity of colour reproduction is therefore
an important criterium for the assessment of an endoscope. This was
the impetus for a quantitative study.

Video endoscopes (VE) being presently on the market are based on two
different designs

a) Systems applying the principle of sequential colour pick up using a
monochrome CCD sensor **(Slide 1)**.

b) Systems using a colour chip and white light illumination **(Slide 2)**.

Colour performance was determined by analyzing the reproduction of a
colour test chart whose colour coordinates x/y are precisely spezified
(Slide 3). The colour was measured on the monitor with a photoelectric
analyzer. Both reference values and measured values are plotted in a
chromaticity diagram and connected by straight lines thus obtaining
characteristic polygons. An ideal instrument would exhibit a polygon
which is congruent with the reference polygon.

Slide 4 shows polygons of first generation video endoscopes (VE). The
black polygon represents the test chart (only the lower part of the
chromaticity diagram is shown). Instrument A exhibits a pronounced

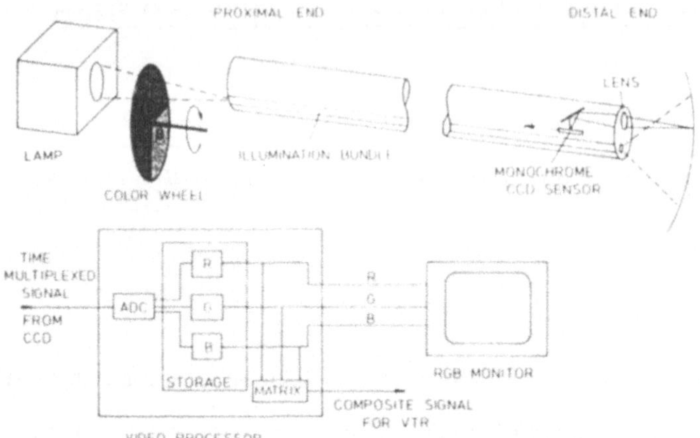

slide 1   Videoendoscope with sequential colour pick up

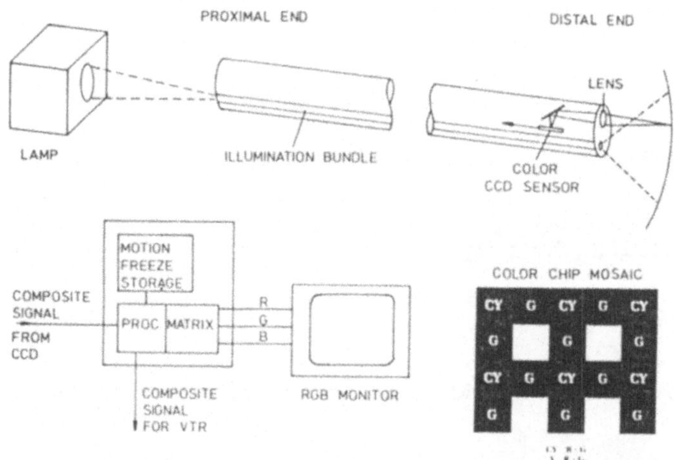

slide 2   Videoendoscope with colour chip

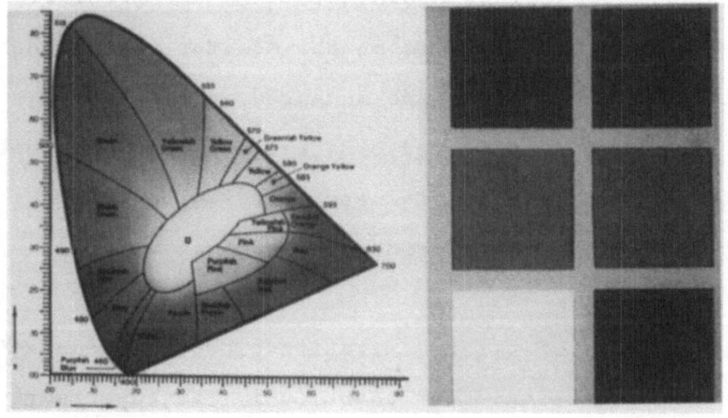

slide 3   Colour test chart

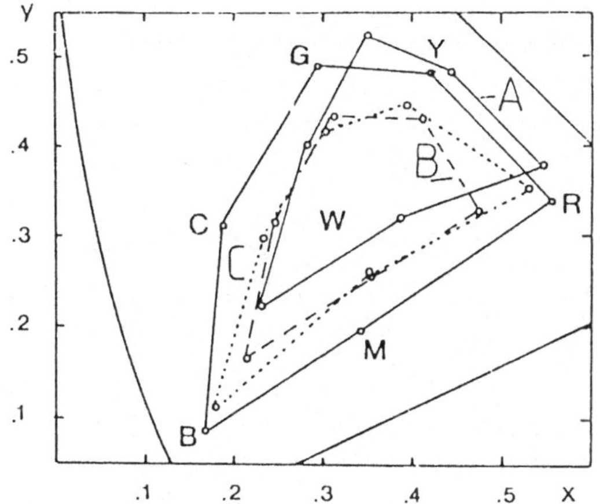

slide 4   Colour performance of 1ˢᵗ generation videoendoscope with
          sequential colour pick up

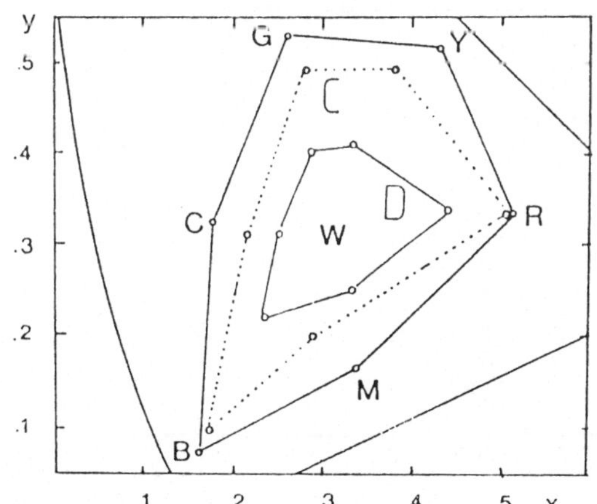

slide 5   Colour performance of 1ˢᵗ generation videoendoscope with
          colour chip

shift towards yellow and orange hues indicating a yellow cast which
was also visible when viewing under clinical conditions.

The polygon of another early prototype is displayed in **Slide 5**. This
instrument produces weakly saturated colors. The eye registers a
whitish colour reproduction.

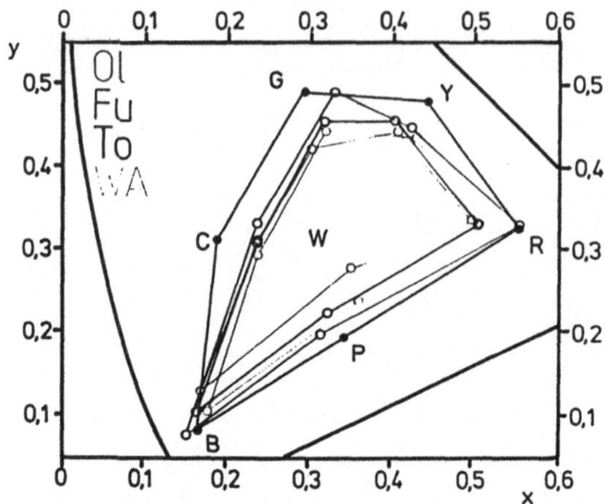

slide 6   Colour performance of videoendoscopes being on the market
Fuji (Fu), Olympus (Ol), Welch Allyn (WA), Toshiba (To)

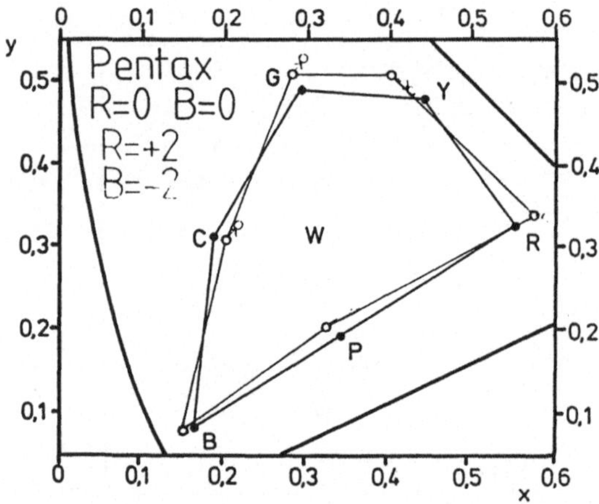

slide 7   Colour performance of the Pentax videoendoscope and the
influence of colour controls

The colour fidelity of the new generation of VE's is depicted in **slide
6**. The improvement is clearly visible. Olympus, Fuji and Welch Allyn
instruments (sequential systems) produce polygons being similar to the
reference polygon, i.e. hues are reproduced correctly but some what
under saturated. The Toshiba endoscope (colour chip) exhibits nearly
perfect reproduction of red, purple and blue hues whereas yellow and

green deviate from the reference position. Only very experienced
endoscopists will recognise these subtle deviations.

Slide 7 shows the colour performance of the Pentax VE (sequential
system). With the exception of yellow all colors are reproduced very
well. This example serves to illustrate the influence of colour
control knobs. Usually, these controls are in neutral position.
Adjustment of the colour control improves yellow (red circles) however
the excellent purple reproduction is deteriorated. We want to
emphasize that 'random' adjustment of colour controls is generally
detrimental to colour fidelity.

Our studies show that VE's have reached a state where the reproduction of highly saturated colors is satisfactory. Therefore the
interest should be aimed at colors which are of great significance for
clinical applications namely the yellow, red, pink, purple colour
range (**Slide 8**).

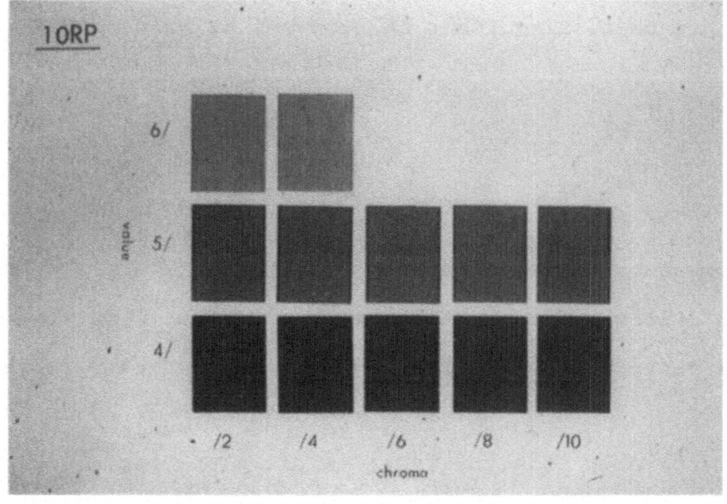

slide 8   Test chart with weekly saturated colours

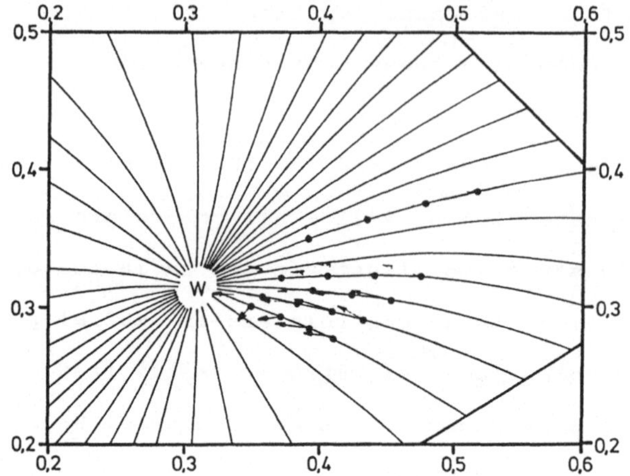

slide 9 Colour reproduction of weekly saturated colours

The next **slide (9)** shows an example of the reproduction of such weakly
saturated colors. Only the inner area of the chromaticity diagram is
shown. Radial lines denote constant hue. We find that hues are
generally conserved apart from the innermost nearly grey point were
measurement errors may occur. However, saturation is reduced. The
visual inspection of the monitor shows that some of the neighbouring
colours can not be distinguished in contrast to viewing through a
fiberendoscope.

Summary

This paper presents the results of a comparative study. Our goal is
to establish criteria for the assessment of colour fidelity. E.g.
finding of a reproduction index based on selected test colors.

The measurements show that the fidelity of colour reproduction has
been improved significantly since the advent of VE's. Both sequential
systems and the colour chip instrument perform similary.

However, it must be pointed out that certain influences of the in-vivo environment e.q. gloss of mucosa, dirty optics etc, can not be simulated easily.

Further improvement of VE's should take into account the reproduction of subtle hues in pink - yellow area.

Neue technische Aspekte bei der in vivo Spektroskopie im nahen Infrarot

M. Essenpreis, J. Spahn, W. Waidelich*, und H. Versmold⁺

*   Institut für Medizinische Optik der Universität München, Barbarastr. 16,
     D–8000 München 40

⁺   Klinikum Großhadern der Universität München, Neonatologie der Frauenklinik,
     Marchioninistr. 15, D–8000 München 70

Bei Frühgeborenen ist die Kenntnis der Sauerstoffversorgung des Gehirns von großer Wichtigkeit um drohende hypoxische Gehirnschädigungen frühzeitig zu erkennen und therapeutische Maßnahmen einleiten zu können. Die in vivo Spektroskopie im nahen Infrarot ist ein nicht–invasives Verfahren für die Neonatologie, um verschiedene physiologische Parameter, wie z.B. Konzentrationsänderungen von oxygeniertem Hämoglobin oder den zerebralen Blutfluß zu messen[1]. Die Grundlagen für die Nah–Infrarot–Spektroskopie (NIR–Spektroskopie) in vivo wurden durch F.F. JÖBSIS geschaffen, der durch Transillumination dicker Gewebsschichten Absorptionsänderungen gemessen hat, die auf veränderte Sauerstoffversorgung zurückgeführt wurden[2]. Die Quantifizierung der gemessenen Absorptionsänderungen und die Berechnung der zugrundeliegenden Konzentrationsänderungen von Oxyhämoglobin (HbO), Hämoglobin (HbR) und Cytochrom aa_3 (C_3) wurden durch die weiterführenden Arbeiten von D.T. DELPY et al.[3,4] ermöglicht.

In diesem Artikel stellen wir die neue physikalische Realisierung eines Meßgerätes zur nicht–invasiven Messung der Absorptionsänderungen in dicken Gewebesschichten und die methodischen Grundlagen des Verfahrens vor.

Hochempfindliches Photometer für die NIR–Spektroskopie

Bei der Transillumination von Gewebe mit Licht im Wellenlängenbereich zwischen 700nm und 1000nm (NIR) treten hohe Gesamtschwächungen der eingestrahlten Strahlungsleistungsdichte von mehr als 10^{-8} auf. Zur empfindlichen Messung von kleinen Absorptionsänderungen bei so hoher Extinktion muß eine sehr leistungsstarke Lichtquelle und ein hochempfindlicher Photodetektor verwendet werden. Bisherige technische Realisierungen dieses Verfahrens setzen als Lichtquelle mehrere gepulste Laserdioden und als Detektor Photomultiplier (PM) ein. Mit der hier vorgestellten Krypton–Blitzlampe (KBL) als Lichtquelle haben wir einen neuen Weg zur Realisierung eingeschlagen. Abbildung 1 zeigt eine schematische Übersicht über die einzelnen funktionellen Elemente der Apparatur. Die KBL (EG&G XFK–272) ist für den Einsatz in der NIR–Spektroskopie besonders geeignet, da das von ihr emittierte Licht im nahen Infrarot starke Emissionsmaxima mit einer Halbwertsbreite von ca. 5nm besitzt. Durch hochtransmissive Interferenzfilter (ca. 15nm Halbwertsbreite), deren Transmissionsmaxima ($T_{max}\geq50\%$) mit Emissionsmaxima der KBL übereinstimmen, wird in drei schmalbandigen Wellenlängenbereichen nacheinander die Transmission des Gewebes gemessen ($\lambda_1^{max} = 762nm$, $\lambda_2^{max} = 814nm$, $\lambda_3^{max} = 850nm$). Der Anteil des transmittierten Lichts wird mit einem im NIR hochempfindlichen PM (RCA 31034A) gemessen.

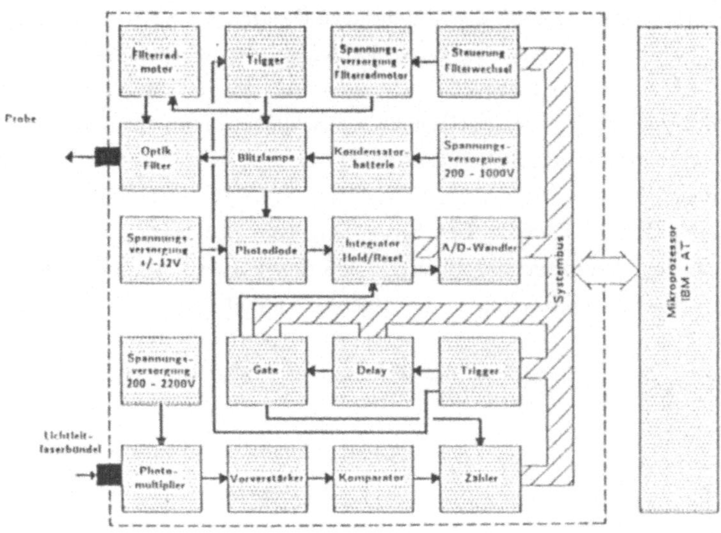

Abb. 1: Blockdiagramm des Photometersystems.

Das PM–Signal wird verstärkt und die Impulse mit einem 20MHz–Photonenzähler registriert. Die Messung der Impulse erfolgt nur während der kurzen Zeitdauer des Blitzes ($10\mu s$ bis $50\mu s$), um die Rauschzählrate, verursacht durch Streulicht und thermisches Rauschen, zu vermindern (Gate). Nichtlineare Effekte wie Dunkelzählrate und Totzeiteffekt werden vor der Messung mittels Graufiltern bekannter Extinktion korrigiert. Eine Photodiode dient zur Überwachung der emittierten Blitzenergie. Die Energie variiert von Blitz zu Blitz nur um ca. 0.5%. In der beschriebenen Form ist das Photometer bei optischen Dichten von ca. 8 OD bis 10.5 OD in der Lage, Extinktionsänderungen von ca. 0.02 OD noch aufzulösen. Die Zeitauflösung beträgt dabei 2 Sekunden. Das gesamte System wird von einem Mikroprozessor gesteuert. Die Messwerte werden über einen Systembus in den Rechner eingelesen, die Absorptionsänderungen relativ zu der zu Beginn der Messung durchgeführten Normierung ermittelt und die daraus berechneten Konzentrationsänderungen von Hb, HbO und C_3 in graphischer Form am Bildschirm dargestellt.

Messung der Konzentrationsänderungen von Hämoglobin und Cytochrom aa_3

Formale Grundlage der Messung ist das Lambert–Beersche Gesetz. In biologischem Gewebe mit einer Schichtdicke von mehreren Zentimetern wird Licht mehrfach gestreut. Das Lambert-Beersche Gesetz ist damit nicht mehr direkt anwendbar. Absorptionsänderungen sind trotzdem prinzipiell meßbar, da diese von der Streuung unabhängig sind[4]. Nimmt man die Streuung als konstant an, so gilt zwischen Konzentrations– und Absorptionsänderung folgender Zusammenhang:

$$\Delta A \;=\; \log_{10}\frac{I_1}{I_2} \;=\; 10^{-d'\alpha(C_1-C_2)} \qquad\qquad \text{Gl. 1}$$

Im Fall der Mehrfachstreuung muß die Schichtdicke d durch die mittlere optische Weglänge d'
ersetzt werden, die sich um einen Weglängen–Faktor s$\geq$1 von d unterscheidet. In der Literatur
wird ein Wert von s=5.3 ± 0.3 angeben[5]. C_1–C_2 = ΔC ist die Konzentrationsänderung einer
Substanz zwischen zwei Beobachtungszeitpunkten. Aus der Messung der Absorptionänderung ΔA
kann so, bei bekanntem Absorptionskoeffizient α, auf die Konzentrationsänderung ΔC
geschlossen werden.

Neben Hämoglobin ist im Gewebe Cytochrom aa_3 von Bedeutung, das seine Absorptions-
eigenschaften mit dem Redoxzustand ändert. Beide Substanzen – Hämoglobin (s. Abb. 2) und
Cytochrom aa_3 – weisen zwischen 700nm und 1000nm schwache Absorptionsbanden auf.

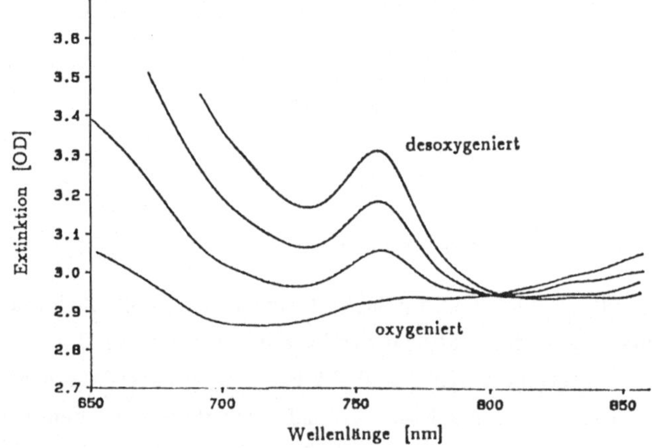

Abb. 2:   Extinktionsspektren von Humanvollblut verschiedener Oxygenation im NIR.

Die Absorptionskoeffizienten α dieser Chromophoren sind in /4/ dokumentiert. Folgender
Zusammenhang läßt sich für die gemessenen Absorptionsänderungen aufstellen:

$$
\begin{bmatrix} \Delta A^{762} \\ \Delta A^{814} \\ \Delta A^{850} \end{bmatrix}
= d' \cdot
\begin{bmatrix}
\alpha_{HbO}^{762} & \alpha_{HbR}^{762} & \alpha_{C3}^{762} \\
\alpha_{HbO}^{814} & \alpha_{HbR}^{814} & \alpha_{C3}^{814} \\
\alpha_{HbO}^{850} & \alpha_{HbR}^{850} & \alpha_{C3}^{850}
\end{bmatrix}
\begin{bmatrix} \Delta C_{HbO} \\ \Delta C_{HbR} \\ \Delta C_{C3} \end{bmatrix}
\qquad \text{Gl. 2}
$$

Die Lösung dieses Gleichungssystems ergibt sich durch Invertieren der Koeffizentenmatrix α_x^i:

$$
\begin{bmatrix} \Delta C_{HbO} \\ \Delta C_{HbR} \\ \Delta C_{C3} \end{bmatrix}
= \frac{1}{d'} \cdot
\begin{bmatrix}
\alpha_{HbO}^{762} & \alpha_{HbR}^{762} & \alpha_{C3}^{762} \\
\alpha_{HbO}^{814} & \alpha_{HbR}^{814} & \alpha_{C3}^{814} \\
\alpha_{HbO}^{850} & \alpha_{HbR}^{850} & \alpha_{C3}^{850}
\end{bmatrix}^{-1}
\cdot
\begin{bmatrix} \Delta A^{762} \\ \Delta A^{814} \\ \Delta A^{850} \end{bmatrix}
\qquad \text{Gl. 3}
$$

Die Konzentrationsänderungen ΔCx in Gleichung 2 sind ausgedrückt in mMol/l. Die invertierte
Koeffizientenmatrix $[\alpha_x^i]^{-1}$ wurde mit den in /4/ veröffentlichten Absorptionskoeffizienten α_x^i
berechnet.

Messung von Absorptionsänderungen am Unterarm von Probanden

Mit der hier vorgestellten Apparatur wurden Messungen am Unterarm von Probanden durchgeführt, wobei eine Veränderung der Sauerstoffversorgung durch Abbinden des Oberarmes erzwungen wurde. Aus den gemessenen Absorptionsänderungen wurden die Konzentrationsänderungen für HbO, HbR und C_3 ermittelt (s. Abb. 3). Sofort nach Abbinden des Armes erkennt man die einsetzende Hypoxie. Die Konzentration von HbO nimmt rapide ab, wobei im gleichen Maße die Konzentration von HbR zunimmt. Dies weist auf eine konstante Blutmenge im beobachteten Gewebebereich hin. Nach Öffnen der Manschette nimmt die HbO–Konzentration rapide zu. Die Gesamthämoglobinkonzentration ist gegenüber den Anfangswerten erhöht und normalisiert sich erst wieder nach weiteren 10 Minuten.

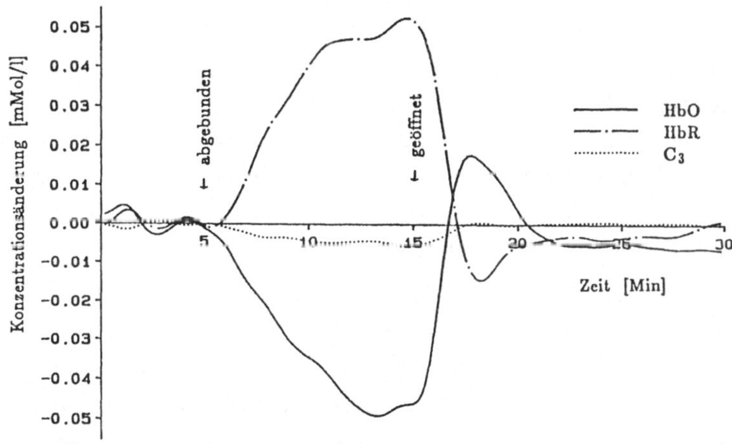

Abb. 3: Konzentrationsänderungen von Oxyhämoglobin (HbO), Desoxyhämoglobin (HbR) und Cytochrom aa$_3$ (C_3) im Unterarmgewebe.

Literatur:

/1/ EDWARDS A.D., WYATT J.S., RICHARDSON C., DELPY D.T., COPE M., REYNOLDS E.O.R.: Lancet, ii: 770–771 (1988)

/2/ JÖBSIS F.F.: Science, 198: 1264–1267 (1977)

/3/ COPE M., DELPY D.T.: Med. Biol. Eng. Comp., 26: 289–294 (1988)

/4/ WRAY S., COPE M., DELPY D.T., WYATT J.S., REYNOLDS E.O.R.: Biochim. Biophys. Acta, 933: 184–192 (1988)

/5/ DELPY, D.T., ARRIDGE S.R., COPE M., EDWARDS D., REYNOLDS E.O.R., RICHARDSON C., WRAY S., WYATT J.S.: Adv. Exp. Med. Biol. 247: 41–46 (1989)

Depolarisationserscheinungen bei gestreutem Licht

D. Imhof, H. Pulvermacher, J. Spahn und W. Waidelich
Institut für Medizinische Optik der Universität München
Barbarastr. 16, D–8000 München 40

Mit Hilfe einer rechnersimulierten Lock–in–Technik wurde der Polarisationsgrad von an Latex-kügelchen gestreutem Licht eines Helium–Neon–Lasers in Abhängigkeit von Streuwinkel, optischer Dicke der streuenden Schicht und Größe der streuenden Teilchen gemessen. Eine weitgehende Depolarisation des gestreuten Lichtes erfolgt nur im Bereich der Rayleighstreuung; für die Miestreuung bleibt das Licht fast vollständig polarisiert. Bei hohen Konzentrationen der streuenden Suspension ist die Streuung weitgehend isotrop. Die Ausleuchtung der Rückseite des Streukörpers war auch bei den höchsten untersuchten Konzentrationen noch merklich inhomogen.

1 Motivation für die Polarisationsuntersuchungen

Bei der Untersuchung biologischer Proben mit Licht gibt es einen entscheidenden Störfaktor: Die sehr starke Streuung von sichtbarer elektromagnetischer Strahlung an biologischem Material. An Eiweißmolekülen und kleineren Organellen erfolgt im wesentlichen eine Rayleigh–, an ganzen Zellen eine Miestreuung. Die Streuung nimmt mit der Dicke der Probe rasch zu und vermag die Nutzstrahlung schnell zu überdecken. Eine bewährte Maßnahme gegen diese unerwünschte Erscheinung beruht auf der Verwendung geeigneter Blendenkombinationen. Eine andere Möglichkeit besteht darin, das direkt hindurchgegangene Licht gegenüber der Streustrahlung besonders auszuzeichnen und dann durch geeignete Verarbeitungsmethoden das zum nicht gestreuten Licht gehörige Signal vom Rest abzutrennen.

Durch mehrfache Streuung wird Licht in aller Regel depolarisiert. Strahlt man mit polarisiertem Licht ein, so sollte diese Tatsache eine Unterscheidung von direkt hindurchgetretenem und gestreutem Licht erlauben. Auf dieser Basis beruht das folgende Verfahren zur Extraktion des allein vom direkt hindurchgegangenen Licht erzeugten Bildes: Man strahlt mit polarisiertem Licht ein und macht zwei Aufnahmen des zu untersuchenden Objektes. Bei beiden Aufnahmen fügt man hinter dem durchstrahlten Objekt einen Analysator ein. Bei der ersten steht er parallel zum Polarisator, bei der zweiten senkrecht dazu. In der ersten Aufnahme ist dann sowohl das direkt hindurchgegangene als auch vom gestreuten Licht der richtig polarisierte Anteil enthalten. In der zweiten Aufnahme ist dagegen das direkt hindurchgegangene Licht vollständig unterdrückt. Zieht man von der ersten die zweite Aufnahme ab, so bleibt im wesentlichen das vom direkt hindurchge-gangenen Licht erzeugte Bild übrig. Um die Grundlagen dieses Vorgehens abzuklären, wurden zwei Serien von Experimenten durchgeführt:

- Mit einem Goniometer wurde die Streustrahlung in Abhängigkeit von verschiedenen Probenparametern und vom Streuwinkel analysiert.
- In einer zweiten Serie wurde die Blende des Objektivs verändert und so der Einfluß der Größe der auf der Rückseite des Streukörpers beobachtbaren Fläche untersucht.

2 Messungen mit dem Goniometer

2.1 Die Apparatur

Die Messungen wurden mit einem Standardgoniometer (Abb. 1) durchgeführt und dabei der Polarisationsgrad gestreuten Lichtes in Abhängigkeit vom Streuwinkel und der optischen Dicke des streuenden Mediums untersucht. Eingestrahlt wurde mit einem polarisierten Laserstrahl von 5 mW Ausgangsleistung. Als streuendes Medium dienten Suspensionen von Latexkügelchen verschiedenen Durchmessers.

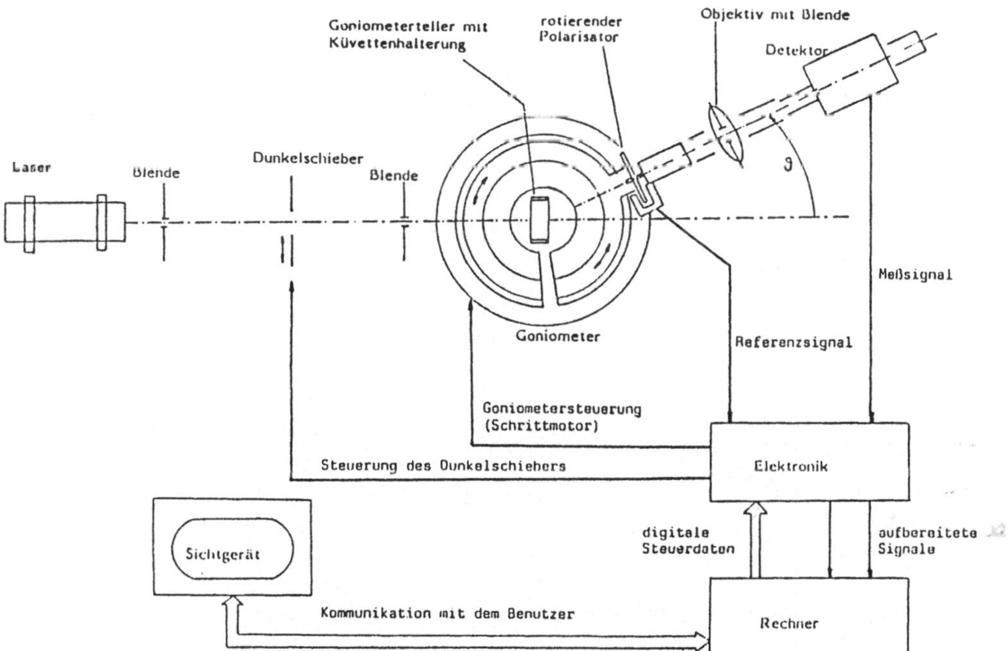

Abb. 1: Meßapparatur.

Bei der Vermessung von Streustrahlung muß man mit erheblichen Problemen bezüglich des Signal-—Rausch—Verhältnisses rechnen: Bei geringen Konzentrationen sind die gestreuten, bei hohen Konzentrationen die direkt hindurchgelassenen Intensitäten sehr klein. Dies legt die Anwendung einer Lock—in—Technik nahe, wobei die periodische Signalmodulation mit einem rotierenden Polarisator erreicht wird (Abb. 1). Dieses Signal mit fest vorgegebener konstanter Frequenz wird einer nachgeschalteten Verarbeitungselektronik zugeführt. Ihr Prinzip zeigt Abb. 2:

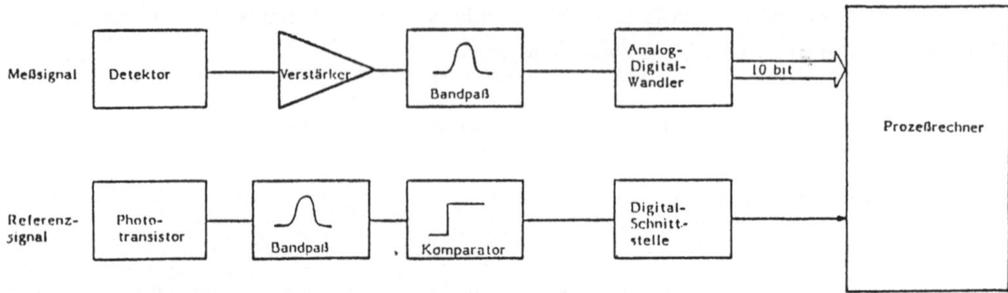

Abb. 2: Blockdiagramm der Verarbeitungselektronik

Signal und Referenz werden mit baugleichen schmalbandigen Bandpässen vorgefiltert und einem Prozessrechner zugeführt, der eine phasenrichtige Mittelung durchführt. Deren Ablauf veranschaulicht Abb. 3:

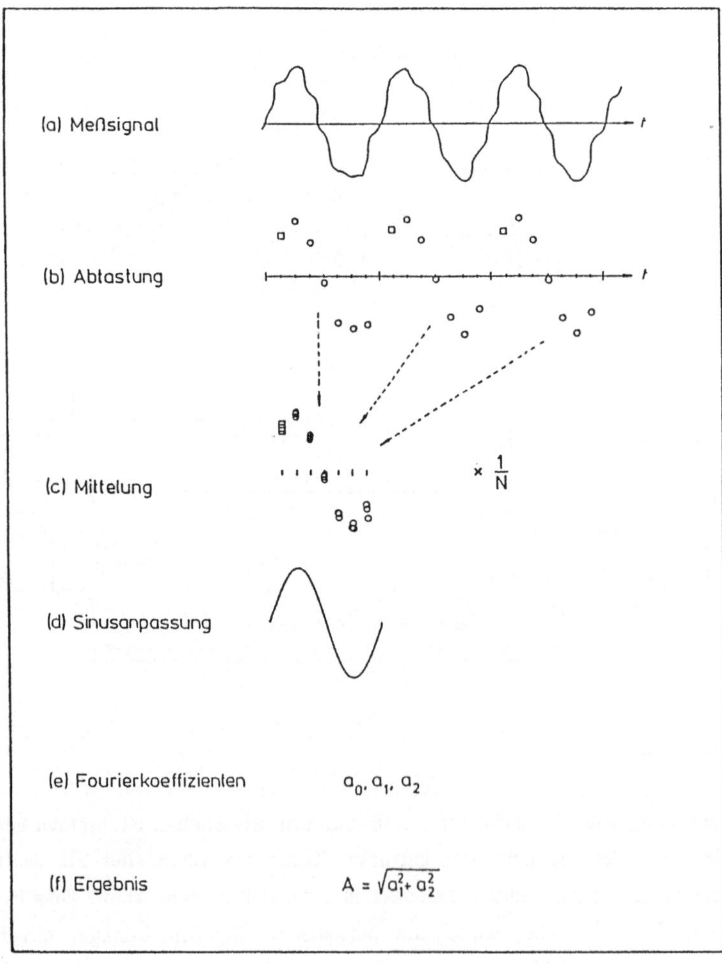

Abb. 3: Rechnersimulierte Lock—in—Messung

Getriggert vom Referenzsignal werden in jeder Periode eine kleine Zahl von Daten erfaßt. Diese werden über eine Anzahl von Perioden gemittelt und aus den Mittelwerten die zur Grundperiode gehörigen Fourierkomponenten berechnet. Befindet sich der rotierender Polarisator vor dem Streukörper, so wird das gesamte Signal moduliert. Befindet er sich hinter dem Streukörper, so ist der modulierte Anteil des Signals im wesentlichen mit dem direkt hindurchgetretenen Licht identisch.

2.2 Ergebnisse

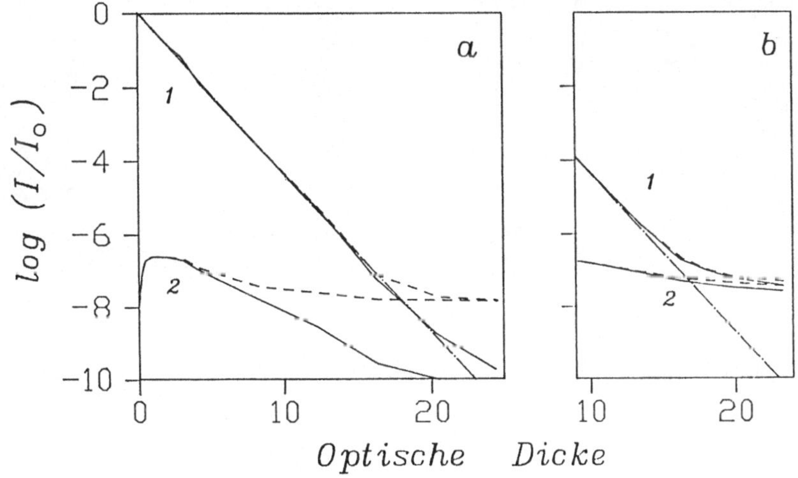

Abb. 4: Relative Leistungsdichte der Streustrahlung (dekadisch logarithmisch) in Abhängigkeit von der optischen Dicke der streuenden Suspension. I_0 bzw. I einfallende bzw. gemessene Strahlungsleistung. — — — gesamte Streustrahlung, ———— Streustrahlung, die ihre Polarisationsrichtung beibehalten hat. — · — · — Verlauf entsprechend dem Lambert–Beerschen Gesetz.

1: Streuwinkel 0°, 2: $33,33^\circ$
a: Durchmesser der streuenden Teilchen d=0,305 μm, b: d=1,091 μm.

Die Ergebnisse sind in Abb. 4 dargestellt. Sie zeigt die in verschiedene Richtungen gestreute Strahlungsleistung in Abhängigkeit von der optischen Dicke (Die optische Dicke ist eine zur Konzentration proportionale Größe, die bei kleinen Konzentrationen mit der Extinktion identisch ist). Für die Kügelchen mit 0.3 μm Durchmesser (a) ist bei kleinen optischen Dicken das gesamte gestreute Licht in gleicher Weise wie das einfallende polarisiert; bei sehr großen optischen Dicken behält nur noch ein kleiner Teil –bis herab zu 1%– der Strahlung die Polarisationsrichtung bei. Daher gilt für das unter dem Streuwinkel 0° gemessene, seine Polarisationsrichtung beibehaltende Licht das Lambert–Beersche Gesetz in einem größeren Bereich als für das gesamte, unter diesem Winkel gemessene Licht. Betrachtet man dagegen die Kügelchen mit größerem Durchmesser (b), so sieht man, daß hier der Unterschied zwischen dem gesamten und dem seine Polarisationsrichtung beibehaltenden Licht sehr viel kleiner ist. Eine ausgeprägte Depolarisaton durch Streuung erfolgt also nur bei den Raygleigh–Streuern, bei typischen Mie–Streuern tritt der Effekt praktisch nicht auf. Weiterhin erkennt man, daß bei größeren Konzentrationen die Strahldichte des gestreuten Lichtes nur noch wenig von Konzentration und Streuwinkel abhängt. Die Streuung ist also weitgehend isotrop.

3 Messungen mit veränderlicher Gesichtsfeldblende

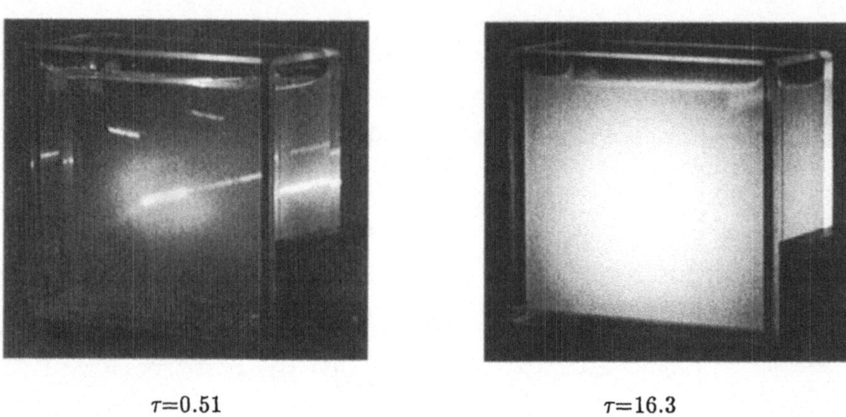

$\tau=0.51$ $\tau=16.3$

Abb. 5: Blick auf die Rückseite der Küvette bei zwei optischen Dicken τ

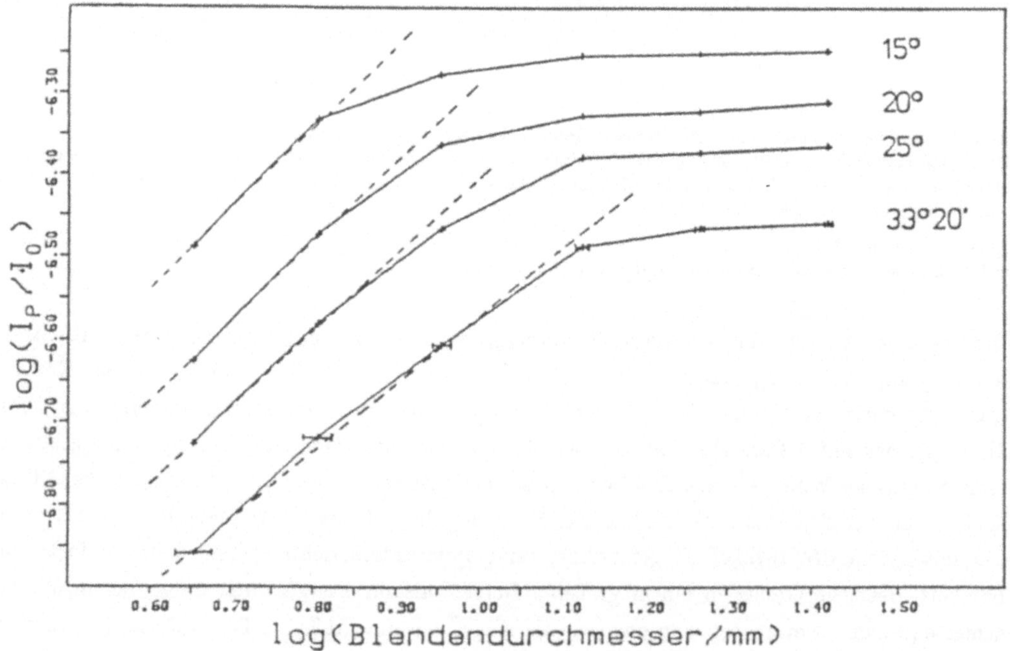

Abb. 6: Abhängigkeit der als Streustrahlung gemessenen relativen Lichtleistung I_p (Polarisationsrichtung ist erhalten) vom Durchmesser der Objektivblende in doppeltlogarithmischer Darstellung. Kurvenparameter ist der Streuwinkel. Optische Dicke $\tau = 0.51$.

Durch die Objektivblende wird die Fläche auf der Rückseite der Küvette, von der Streustrahlung auf den Detektor gelangen kann, begrenzt. Das Aussehen der Rückseite hängt stark von der Konzentration der Suspension ab (Abb. 5): Bei kleinen Konzentrationen ist der Strahl in der Küvette gut zu erkennen. Bei größeren wird er von einer von der ganzen Küvette ausgehenden diffusen Streuung mehr und mehr überdeckt. Deshalb ist die Abhängigkeit der Streustrahlung vom Durchmesser dieser Blende bei großen und kleinen Konzentrationen stark unterschiedlich. Abb. 6 zeigt den Zusammenhang für eine kleine optische Dicke in doppeltlogarithmischer Darstellung. Die Kurven steigen etwa unter 45° an und knicken dann waagerecht ab. Bei großen Konzentrationen ist der Anfangsanstieg steiler und der Knick fehlt. Den Anfangsanstieg kann man mit einem Potenzgesetz beschreiben. Die führenden Potenzen sind in Tabelle 1 angegeben:

Durchm.(μm)	opt. Dicke	I_p		I_g	
0.3	0.51	0.99	$\pm$ 0.05	0.99	$\pm$ 0.05
0.3	8.15	1.21	$\pm$ 0.15	1.54	$\pm$ 0.04
0.3	16.30	1.62	$\pm$ 0.20	1.71	$\pm$ 0.07
1.1	7.60	1.40	$\pm$ 0.10	1.40	$\pm$ 0.10

Tab. 1: Führende Potenzen der Strahlungsleistung der Streustrahlung in Abhängigkeit vom Durchmesser der Objektivblende. I_g gesamte Strahlung, I_p der Anteil, der seine Polarisationsrichtung beibehalten hat.

Man erkennt, daß sie mit der Konzentration zunehmen, aber unterhalb von 2 bleiben. Benutzt man nicht den Blendendurchmesser sondern die Fläche als Variable, so bleiben die Potenzen entsprechend <1. Weiter sieht man, daß sie für größere Teilchen kleiner sind. Dies beruht auf der Tatsache, daß bei größeren Teilchen die Streustrahlung stärker nach vorn gerichtet und deshalb die mit der Ausbreitung verbundene Bündelverbreiterung kleiner ist.

4 Schlußfolgerungen

Man kann folgende Ergebnisse festhalten:

- Eine Depolarisation erfolgt nur bei Raleigh–, nicht bei Miestreuung. Für biologisches Gewebe bedeutet dies, daß die Streuung an Makromolekülen und kleinen Organellen zu einer Depolarisation führt, die Streuung an großen Organellen und ganzen Zellen dagegen nicht. Polarisationseffekte vermögen das Verhältnis von Nutz– zu Streustrahlung etwa um einen Faktor 100 zu verbessern.
- Bei hohen Konzentrationen ist die Streustrahlung weitgehend isotrop. Sie ist proportional zur Pupillenfläche eines abbildenden Systems.

Die Rückfläche eines Streukörpers ist auch dann noch inhomogen ausgeleuchtet. Wird die Abhängigkeit der Streustrahlung von der Fläche A_f einer Gesichtsfeldblende in der Form A_f^p, dargestellt, so ist p bei den größten gemessenen optischen Dicken noch <1.

Grundlagenuntersuchungen zur Transillumination

H. Pulvermacher, A. Weichmann[1] und W. Waidelich
Institut für Medizinische Optik der Universität München
Barbarastr. 16, D 8000 München 40

Mit zwei verschiedenen Apparaturen wurden Untersuchungen zur Darstellbarkeit von in trüben Medien enthaltenen abschattenden Details mit sichtbarem Licht durchgeführt. Neben der Abbildung durch das direkt hindurchgegangene Licht (=Restabbildung) trägt auch der nach vorn gerichtete Teil der Streustrahlung (=Diffusionsabbildung) zu ihrer Darstellung bei. Diese Diffusionsabbildung erreicht je nach Versuchsbedingungen eine Auflösung zwischen 0.8 und 2 L/cm. Bei guter geometrischer Streustrahlunterdrückung verbessert die Benutzung polarisierten Lichtes die Restabbildung nur noch in geringem Umfang.

1 Problemstellung

1.1 Prinzip und Nutzen der Transillumination

Als Transillumination werden Verfahren bezeichnet, bei denen man biologische Gewebeschichten mit sichtbarem Licht zu durchstrahlen und dadurch Details in ihrem Inneren, z.B. zum Zweck der medizinischen Diagnostik, darzustellen versucht.

Man läßt z. B. den Patienten eine Taschenlampe in den Mund nehmen. Die Nebenhöhlen erscheinen dann als helle Felder auf seinem Gesicht und eventuelle Ergüsse als entsprechende dunkle Flecken darin. Dieses Verfahren wird in der medizinischen Praxis durchaus benutzt.

Die Motivation für ein solches Vorgehen ist zweifach: Einmal ist eine Durchstrahlung mit sichtbarem Licht in der Regel nichtinvasiv; es ist nicht bekannt, daß sichtbares Licht mäßiger Intensität zu physiologischen Schädigungen führt. Zum anderen sind die Absorptionsunterschiede verschiedener Gewebetypen bei sichtbarem Licht besonders groß. Das Verfahren würde also eine sehr empfindliche Differenzierung von Gewebe ermöglichen.

1.2 Frühere Untersuchungen

Allerdings stehen einer solchen Methode erhebliche Widerstände entgegen, vor allem die immense Streuung in biologischem Material. Diese ist es auch, die trotz einer inzwischen etwa 60—jährigen Entwicklung /1/ einen breiteren Einsatz der Transillumination verhindert hat. Der Schwerpunkt der Anwendung lag bisher, bedingt durch die Nichtinvasivität der Methode, bei der Untersuchung der weiblichen Brust /1,2/. Auf eine Streustrahlunterdrückung wurde zu Anfang ganz verzichtet. Dann wurden Blenden dazu eingesetzt, in neueren Arbeiten bis hin zu Anordnungen, die einem konfokalen Scanning äquivalent sind /3/.

Der überwiegende Teil der Arbeiten zu diesem Thema hat aus der Sicht des Physikers einen

---

[1]Neue Adresse: MAN—Roland, Abteilung FT, Stadtbachstr. 1, 8900 Augsburg

gravierenden Mangel: Sie sind rein praxisorientiert und tragen somit wenig zur Aufklärung der Grundlagen der Methodik bei. Eine gewisse Ausnahme machen neuere Untersuchungen an Phantomen /3,4/. Zudem sind die Ergebnisse der klinischen Studien verschiedener Autoren nicht frei von Widersprüchen /5,6/. Insbesondere ist umstritten, in welchem Umfang brauchbare Informationen aus dem Inneren der Mama zu erhalten sind.

Es ist der Zweck der hier vorgelegten Untersuchungen, einen weiteren Beitrag zum Füllen der Lücke bei den Grundlagen und zum Auflösen der Widersprüche bei der praktischen Anwendung zu leisten. Weiterhin soll untersucht werden, in wie weit die im vorausstehenden Beitrag behandelte Depolarisation gestreuten Lichts zu einer Verbesserung der Abbildungsqualität benutzt werden kann.

2 Die Apparatur

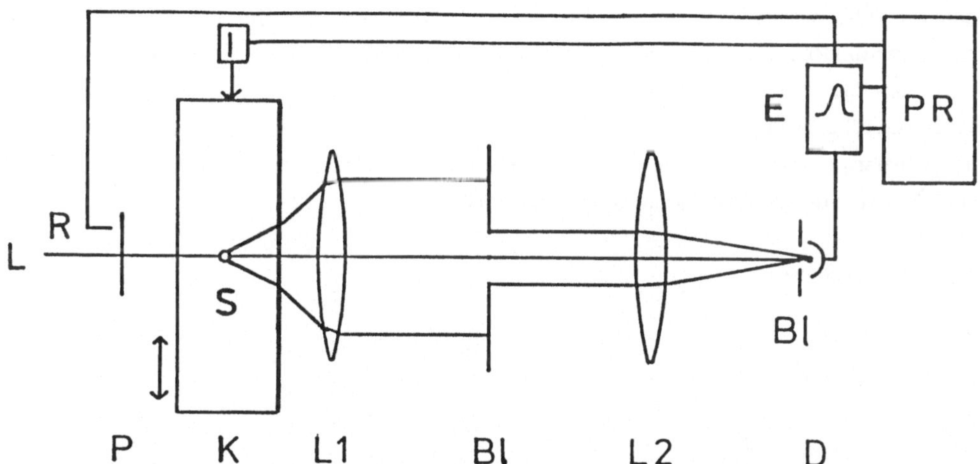

Abb. 1: Die Meßapparatur. L=Laserstrahl, R=Referenzsignal, P=rotierender Polarisator, K=Küvette mit streuendem Medium, S=Stahlstift als Detail, L1, L2=Linsen, Bl=Blenden, D=Detektor, E=Vorverarbeitungselektronik, PR=Prozessrechner.

Die Experimente wurden mit zwei ähnlich gebauten Apparaturen duchgeführt. Eine ist in Abb. 1 dargestellt. Bei ihr handelt es sich im Prinzip um ein System für konfokales Scanning. Da eine optimale Streustrahlunterdrückung, nicht aber ein hohes Auflösungsvermögen im Vordergrund stand, bildete das eigentliche Scanningbündel ein polarisierter, unaufgeweiteter Laserstrahl (Helium–Neon) von etwa 2 mm Durchmesser und 25 mW Ausgangsleistung. Im Streukörper befand sich als zu detektierendes Objekt ein dünner Stahlstift. Die Ebene des Stahlstifts wurde durch ein optisches System auf eine Blende abgebildet. Beim konventionellen konfokalen Scanning wählt man diese Blende sehr klein. Da der Streukörper als dicke Parallelplatte und die zur Messung über acht Zehnerpotenzen hinweg notwendigen Filter schwer zu kontrollierende Strahlversetzungen einführen, haben wir die Blende deutlich größer als den Durchmesser des abtastenden Laserstrahls gewählt. Die Meßkurven wurden einmal mit (ergibt die Meßkurve) und einmal ohne (ergibt die Hintergrundkurve) den Stahlstift registriert. Das Signal wurde durch einen rotierenden Polarisator sinusförmig moduliert und nur die resultierende Wechselspannung für die Auswertung benutzt. Steht der Polarisator vor dem Streukörper, dann wird das vom gesamten durchgegangenen Licht erzeugte, steht er dahinter, das auf das linear polarisierte Restlicht zurückgehende Bild registriert.

Bei der zweiten Apparatur wurde die betrachtete Seite des Streukörpers auf eine CCD—Zeile abgebildet. Es wurde kein rotierender Polarisator angewandt.

3 Auswertung

3.1 Grundprinzipien

Die Auswertung orientiert sich an den Grundprinzipien einer linearen Übertragungstheorie. Dazu werden zunächst Meß— und Hintergrundkurven normiert. Normierungskonstante ist dabei der Wert der Hintergrundkurve an der Stelle, an der sich beim Aufnehmen der Meßkurve der Stift befand. Die Differenz der Hintergrund— und der mit Stift gemessenen Kurve kann als Äquivalent zu einer Spaltbildfunktion angesehen werden. Sie werde als invertierte Stabbildfunktion (ISB, Abb. 2), ihre Fouriertransformierte als invertiertes Bildspektrum bezeichnet. Dividiert man diese durch das invertierte Bildspektrum bei Konzentration 0 der streuenden Suspension, so erhält man die als reduziertes invertiertes Bildspektrum (RIBS) bezeichneten Kurven von Abb. 3. Es handelt sich um Äquivalente zu Übertragungsfunktionen (MÜF).

3.2 Typische Ergebnisse

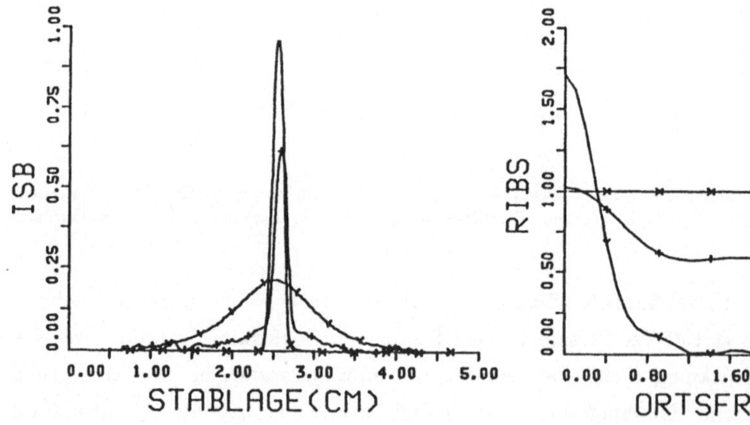

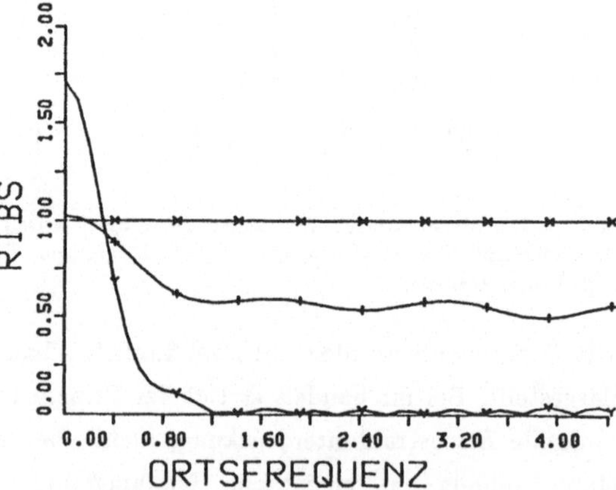

Abb. 2: Invertierte Stabbildfunktionen
für verschiedene optische Dicken

Abb. 3: Reduzierte invertierte Bildspektren
zu den Stabbildfunktionen aus Abb. 2

Bei allen Bildfunktionen erkennt man einen mehr oder minder deutlichen zentralen Peak. Dazu kommt bei großen optischen Dicken ein sehr viel breiterer Fuß. Die zugehörigen reduzierten invertierten Bildspektren zeigen das folgende Verhalten: Zunächst bewirkt, falls vorhanden, der Fuß einen schnellen Abfall der Spektren, an den sich, je nach Versuchsbedingungen, bei 0.8 bis 2 L/cm ein weitgehend waagerechtes Kurvenstück anschließt. Dieser waagerechte Teil der Kurve liegt verschieden hoch, bei großen optischen Dicken niedriger als bei geringen. Er geht auf den Rest des direkt hindurchgegangenen Lichtes zurück. Der zugehörige Abbildungsprozess soll als Restabbildung bezeichnet werden. Der zu dem Fuß und dem mit ihm verbundenen Abfall der MÜF bei niedrigen Ortsfrequenzen führende Abbildungsprozess werde als Diffusionsabbildung bezeichnet.

3.3 Bildgütekriterien

Nach diesen Ergebnissen kann man versuchen, die Kurven durch zwei Größen zu charakterisieren: Die generelle Kontrastreduktion durch die sich über das ganze Bild ausbreitende Streustrahlung und die Halbwertsbreite des Fußes. Mathematisch sind diese Angaben mit den Werten der Bildspektren für zwei ausgezeichnete Ortsfrequenzen (R) identisch. Die Kontrastreduktion kann man aus dem Plateauwert für das reduzierte invertierte Bildspektrum bei hohen Ortsfrequenzen ablesen. Man kann von der Detailkontrastdarstellung sprechen. Betrachtet man das Spektrum bei einer geeignet gewählten niedrigen Ortsfrequenz, so zeigt sich die Fähigkeit des Prozesses, grobe Strukturen darzustellen. Um daraus auf die Breite des Fußes rückschließen zu können, ist bei der Ortsfrequenz 0 zu normieren. Dies charakterisiert den Grobstrukturkontrast.

4 Messungen entlang der optischen Achse

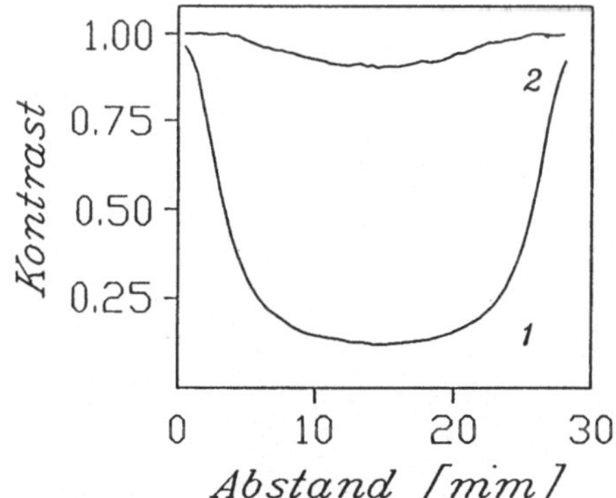

Abb. 4: Kontrast im Stabbild entlang der optischen Achse, Abstand 0 entspricht der Rückseite der 30 mm dicken Küvette
1: optische Dicke $\tau=54$; 2: $\tau=13.5$

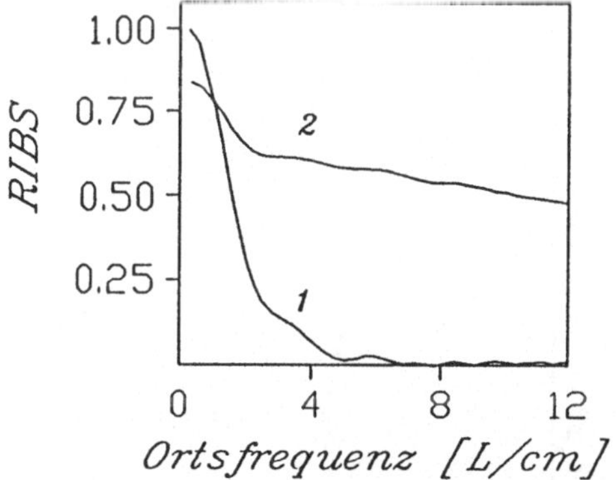

Abb. 5: Reduzierte invertierte Stabbildspektren für verschiedene Abstände von der Küvettenrückseite, $\tau=54$.
1: in der Küvettenmitte, 2: nahe der Rückseite

Von den Ergebnissen betrachten wir zunächst die in Abb. 4 dargestellte Abhängigkeit des Kontrastes (im Bild des Stabes) von der Lage des Stabes auf der optischen Achse. Kurvenparameter ist die Konzentration der Suspension. Man erkennt, daß der Stab in der Nähe der beiden Küvettenwände mit gutem Kontrast dargestellt wird. Bei hohen Konzentrationen fällt der Kontrast aber zur Küvettenmitte hin schnell ab und bleibt dort über eine größere Strecke nahezu konstant. In Abb. 5 sind Übertragungsfunktionen für den Fall 1 von Abb. 4 dargestellt. Kurvenparameter ist hier der Abstand von der dem Detektor zugewandten Küvettenwand. Man erkennt, daß in der Mitte keine Detailkontrastwiedergabe mehr erfolgt. Die Restabbildung ist vernachlässigbar. Der Kontrast, mit dem der Stab hier dargestellt wird, ist ein Ergebnis der Diffusionsabbildung. Die Restabbildung

476

kann deshalb auch nicht die hohe Bildgüte für Details in der Nähe der Küvettenwände erzeugen. Die Vorgänge, die diese bewirken, sollen randnahe Prozesse genannt werden. Da ihr positiver Beitrag zur Bilddarstellung in der Transillumination unumstritten ist, sollen sie nicht näher diskutiert werden. Wir haben uns bei unseren Untersuchungen auf den eigentlich interessanten Bereich konzentriert, das Innere trüber Medien.

5 Messungen in der Küvettenmitte

5.1 Das Grundprinzip

In der nächsten Serie von Experimenten ging es darum, die Ergebnisse der Restabbildung zu optimieren. Das Objekt befand sich in der Küvettenmitte, also dort, wo nach den Ergebnissen der ersten Serie der Beitrag der Restabbildung besonders klein und kein Beitrag der randnahen Prozesse zu erwarten ist. Um die Restabbildung dennoch erfassen zu können, wurde nicht nur das vom gesamten hindurchgegangen Licht sondern auch das vom polarisierten Restlicht erzeugte Bild untersucht (siehe Punkt 2).

5.2 Die Ergebnisse

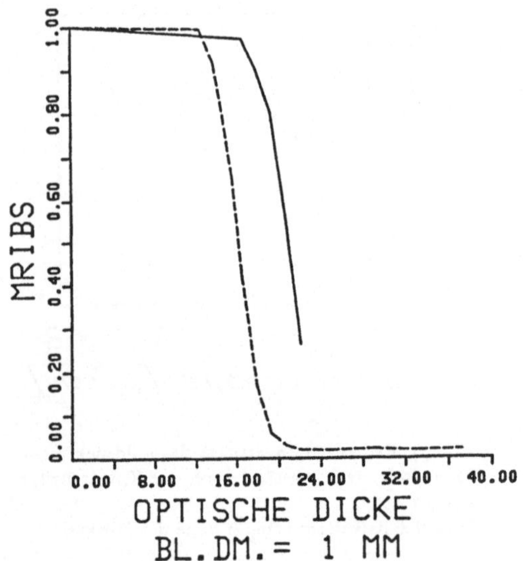

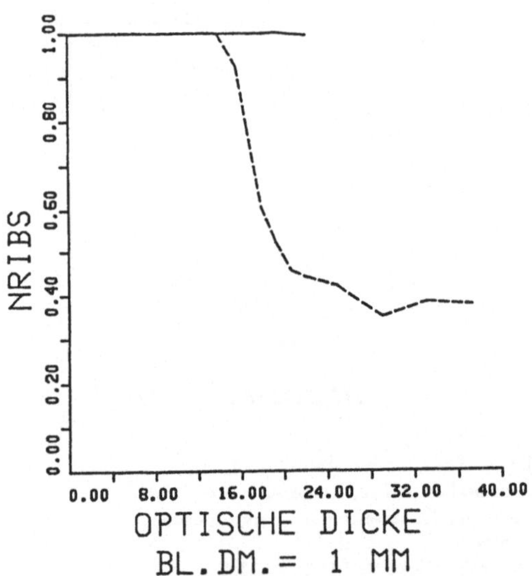

Abb. 6: Detail–Kontrast–Wiedergabe–Ver—mögen

Abb. 7: Grobstruktur–Kontrast–Wiedergabe—Vermögen

in Abhängigkeit von der optischen Dicke der durchstrahlten Schicht bei 1 mm Durchmesser der Aperturblende (MRIBS=gemitteltes reduziertes invertiertes Bildspektrum in der Umgebung von R=3.5 L/cm; NRIBS=niederfrequentes invertiertes Bildspektrum bei R=0.4 L/cm).
Gestrichelt: vom Gesamtlicht, ausgezogen: vom polarisierten Restlicht erzeugtes Bild

In Abb. 6 ist das Detail– und in Abb. 7 das Grobstruktur–Kontrast–Wiedergabe–Vermögen in Abhängigkeit von der Konzentration dargestellt. Es ist jeweils sowohl die mit dem Gesamtlicht (gestrichelt) als auch die mit dem polarisierten Restlicht (ausgezogen) erzielbare Bildgüte einge tragen. Auf beiden Abbildungen verlaufen die Kurven für beide Bildtypen zunächst waagerecht. Dann nimmt das Detail–Kontrast–Wiedergabe–Vermögen in beiden Fällen rasch ab. Das Grobstruktur–Kontrast–Wiedergabe–Vermögen, das mit der gesamten durchgelassenen Strahlung erzielt wird, verhält sich ähnlich. Aber während der Detailkontrast (Abb. 6) praktisch auf Null abfällt, geht der Grobstrukturkontrast (Abb. 7) nur auf 0.3 bis 0.4 zurück und bleibt dann etwa konstant. Der vom polarisierten Restlicht erzeugte Detailkontrast behält länger den Wert 1 als der mit dem Gesamtlicht erzielte. Die Kurven sind um 4 bis 5 Einheiten in der optischen Dicke horizontal gegeneinander verschoben. Dem entspricht genau die von Imhof et al /7/ gemessenen Reduktion der Streustrahlung durch Anwendung von Polarisationsmethoden.

Schlußfolgerung

- Es gibt zwei Prozesse, mit denen man Informationen aus dem Inneren trüber Medien erhalten kann: die Restabbildung und die Diffusionsabbildung.
- Die Restabbildung liefert ein gutes Auflösungsvermögen, ist aber nach dem heutigen Stand der Technik auf optische Dicken von höchstens 20 begrenzt.
- Die Diffusionsabbildung ist auch bei wesentlich größeren optischen Dicken, bis wenigstens 55, noch wirksam, bleibt aber in ihrem Auflösungsvermögen auf den Bereich von etwa 1 L/cm begrenzt.

Literatur
/1/   M. Cutler: Surg Gynaecol Obstet 48, 721 (1929)

/2/   B. Ohlsson, J, Gundersen, D. M. Nilsson: World J Surg 4, 701 (1980)

/3/   D. B. Greenberg, M. D. Tribbe: The Biomedical Laser, edited by L. Goldman (Springer, Berlin, 1981) S. 283

/4/   S. Linford et al: Med Phys 13, 869 (1986)

/5/   R. J. Bartrum, Jr., H. C. Crow: AJR 142, 409 (1984)

/6/   E. A. Sickles: AJR 142, 841 (1984)

/7/   D. Imhof et al: im vorliegenden Kongeßband

Dynamisches Verfahren zur Tiefenfilterung in der Transillumination

A. Weichmann[1], J. Spahn[2], W. Waidelich[2]

[1]MAN Roland, Abt. FT, Stadtbachstr. 1, 8900 Augsburg

[2]Institut für med. Optik, Barbarastr. 16/VI, 8000 München 40

Bisher wurden in der Transillumination vor allem zwei Meßanordnungen angewandt. Entweder wurde das Untersuchungsobjekt (trübes Medium) mit einer Punktlichtquelle beleuchtet und die Rückseite als Ganzes betrachtet oder das Untersuchungsobjekt wurde mit einem schmalen Lichtbündel (z.B. Laserstrahl) abgetastet und die Strahlungsdichte an dem Punkt gemessen, an dem der ungebrochene Strahl wieder austreten würde (optische Achse).

Faßt man beide Methoden zusammen und nimmt für jede Scanposition die Strahlungsdichteverteilung in einem ganzen Bereich um die optische Achse mit einem Vielfachdetektor auf, so kann ganz offensichtlich wesentlich mehr Information gewonnen werden, da die Vorteile des Scannings mit der Möglichkeit, bildgebend zu Arbeiten kombiniert werden. Abb. 1 zeigt die dazugehörige Meßanordnung, bei der das Untersuchungsobjekt relativ zum feststehenden Aufbau von Laser und Detektor bewegt wird.

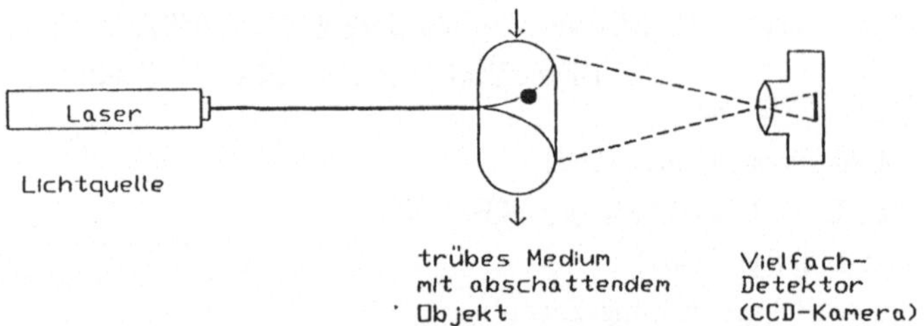

Abb. 1: Prinzipielle Versuchsanordnung

In einem trüben, also stark streuenden Medium hoher optischer Dicke, beispielsweise in der Mamma, verbreitert sich der einfallende Strahl trichterförmig. Abb. 2 zeigt dies schematisch.

Befindet sich das abschattende Objekt nicht zu dicht an der detektorseitigen Oberfläche, so wandert seine projizierte Position (Schatten) auf der Rückseite des trüben Mediums schneller als es der Scangeschwindigkeit entspricht. In Abb. 2 ist dies durch die Länge der Geschwindigkeitsvektoren zum einen am Objekt im Innern des Mediums und zum anderen am Objektschatten an der Oberfläche des Mediums skizziert. Diese Beobachtungen konnten von uns quantifiziert werden.

Theorie

Die Berechnung der Strahlverbreiterung erfolgte mittels der Transporttheorie, die in Medien, in denen Mehrfachstreuung dominiert, angewandt werden kann. Analytisch handhabbar ist sie nur in Spezialfällen, von denen einer jedoch auf das betrachtete Problem recht gut paßt:

Man nimmt an, daß die streuenden Teilchen eine Steuindikatrix gaußscher Form besitzen und größer als die Wellenlänge des eingestrahlten Lichts sind, so daß die Streuung im wesentlichen nach vorne erfolgt (Vorwärtsstreuung, realistisch für biologische Proben). Weiterhin geht man aus von einem kollimiert einfallenden gaußschen Strahl, wie er durch einen Laserstrahl gut angenähert wird.

Die Strahlverbreiterung in Abhängigkeit von der Tiefe im trüben Medium errechnet sich dann wie folgt (/1/):

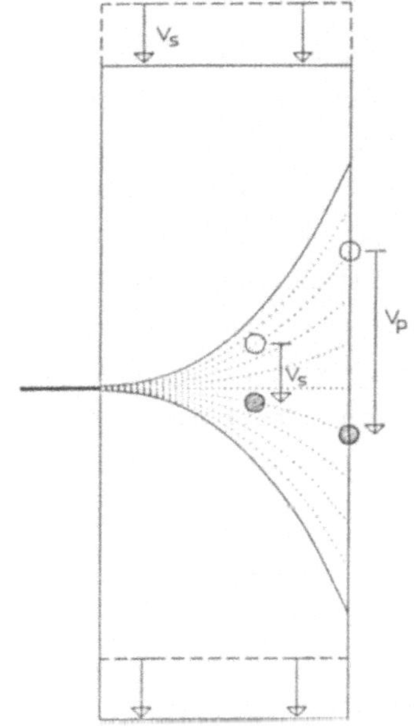

Abb. 2: Strahlverbreiterung und Schattenwurf im trüben Medium

$$h(z) = 1 + k_2 z^2 + k_3 z^3, \quad \text{mit } k_2,\ k_3 > 0$$

Ein linearer Term fehlt und das konstante Glied entspricht der auf 1 normierten Strahlbreite am Strahleintrittspunkt ($z = 0$).

Aus dieser Beziehung kann für jede Position des eingelagerten Objekts der Ort des Schattenwurfs bestimmt werden, wenn k_2 und k_3 und der Strahleintrittspunkt bekannt sind. Betrachtet man das Verhältnis $q(z)$ der Wanderungsgeschwindigkeit des Schattenwurfs v_p zur wahren Wanderungsgeschwindigkeit v_s, d.h. der Scangeschwindigkeit, so ergibt sich mit obiger Gleichung die Beziehung:

$$\frac{v_p(z)}{v_s} = q(z) = \frac{1}{a\,z^3 + b\,z^2 + c} \quad \text{mit } a,\ b,\ c > 0 \ \text{ und } \ q(z{=}L) = 1$$

mit vom trüben Medium abhängenden positiven Konstanten a, b und c. Die Nebenbedingung $q(z{=}L) = 1$ ($v_p = v_s$ an der Stelle $z = L$) muß erfüllt sein, da die Wanderungsgeschwindigkeit der Projektion mit der des Objekts dann übereinstimmt, wenn sich dieses direkt an der betrachteten Oberfläche befindet.

480

Versuchsaufbau und Messungen

Um diesen theoretisch gefundenen Zusammenhang experimentell zu überprüfen, wurden
Testmessungen durchgeführt, von denen Abb. 3 exemplarisch zwei zeigt. Die Messungen
wurden an Modellmedien, mit einem abschattenden Objekt durchgeführt. Zur Beleuchtung
wurde ein 25mW He-Ne-Laser verwendet, als Detektor diente eine CCD-Zeile (Fairchild
CCD 112) mit 256 Pixeln, wobei auf ein Pixel ein quadratisches Stück der Rückseite
des Mediums der Seitenlänge 1/7 Millimeter abgebildet wurde. Das Modellmedium bestand aus einer Latexkugelsuspension in Wasser (LB11, Sigma). Die durchstrahlte
geometrische Dicke betrug 30mm, das abschattende Objekt wurde mit einem Stahlstab
mit einem Durchmesser von 4mm realisiert. Die optische Dicke der Suspension betrug
$\tau = 27.2$, das bedeutet eine Schwächung des Lichts um ca. 7.4 Zehnerpotenzen.

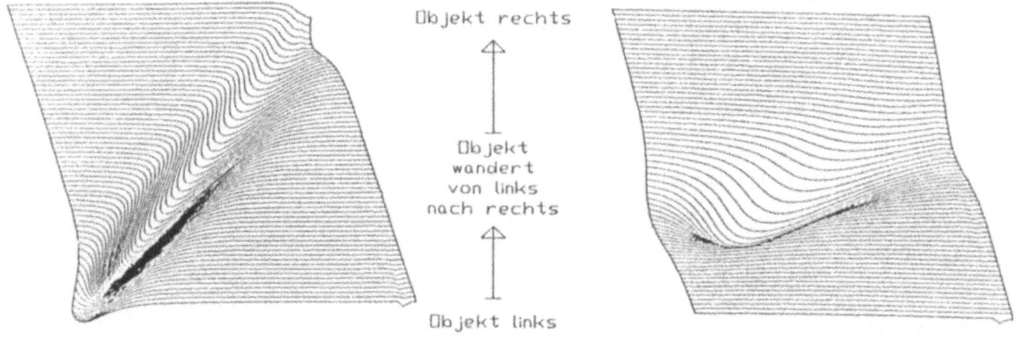

Stab 4mm von der Rückseite entfernt   Stab 20mm von der Rückseite entfernt

Abb. 3: Zeilenscan mit Modellmedium (Latexsuspension LB11), Schichtdicke 30mm,
Schwächung 7.4; abschattendes Objekt: Schwarzer Stab, Durchmesser 4mm.

In den Bildern entspricht jede Zeile einer Aufnahme der Strahlungsdichte um die
optische Achse, die in der Mitte einer jeden Zeile liegt. Der Stab wurde in definierter Tiefe im trüben Medium von links nach rechts durch das Bildfeld bewegt. Für
jede Scanposition wurde ein Zeilenbild aufgenommen. Das erste Zeilenbild, die unter-
ste Linie also, entspricht der Position ganz links, die oberste der ganz rechts.
In Abb. 3 links befindet sich der Stab nahe der betrachteten Oberfläche. Denkt man
sich durch die verschiedenen Stabpositionen, so wie sie an der Oberfläche sichtbar
sind, eine Gerade gezogen, so beträgt deren Steigung etwa 45 Grad (d.h. $v_p \approx v_-$ oder
$q(L) \approx 1$, wie durch die Nebenbedingung gefordert).
In Abb. 3 rechts befindet sich der Stab von der Betrachterseite aus in 20mm Tiefe
und die Verringerung der Steigung ist deutlich erkennbar. Dies bedeutet eine größere
Änderung der Position des Objektbildes von einer Scanposition zur nächsten, trotz
ungeänderter Scangeschwindigkeit. Am Beginn und am Ende des Scans ist keine Abschat-
tung mehr zu erkennen, da sich die Position des Schattens des Stabes außerhalb des
Bildfeldes befindet. Zudem ist das Bild des Stabes deutlich verbreitert (vgl. /2/).

Diskussion

Trägt man die Steigungen dieser Geraden gegen die verschiedenen Tiefen, in denen sich das abschattende Objekt befindet, auf und fittet die theoretische Kurve an, so ergibt sich der Graph in Abb. 4.

Abb. 4:

Kurvenfit der Funktion

$$q(L-z) = \frac{1}{a(L-z)^3 + b(L-z)^2 + c}$$

an die gemessenen Quotienten

$$q(L-z) = \frac{v_p(z)}{v_s}$$

(Strahleintrittsseite: $z = 0$,
   abgebildete Seite : $z = L$)

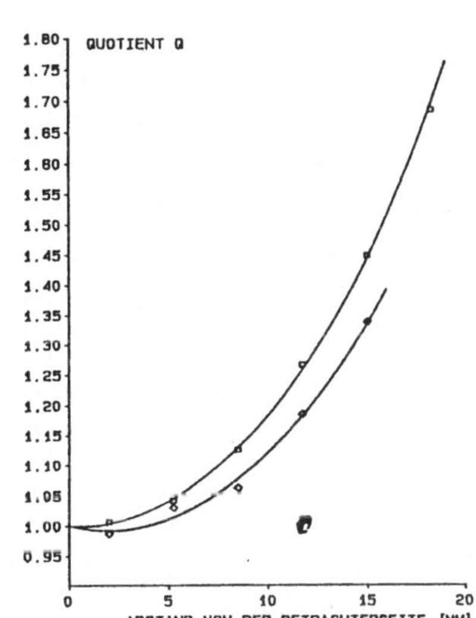

Die obere Linie ist der Fit für das eben vorgestellte Modellmedium, die Linie darunter für eine Suspension mit der etwas geringeren optischen Dicke $\tau = 18$. Die Kurven sind gegen den Abstand von der betrachteten Oberfläche aufgetragen, die von der Einstrahlungsseite her die maximale Tiefe $z = L$ aufweist. Die gute Übereinstimmung von Meßwerten und theoretischer Kurve ist am Graphen deutlich zu erkennen. Damit ist gezeigt, daß, zumindest an Modellmedien, Tiefenauflösung von Strukturen möglich ist.

Wendet man dieses Verfahren an in Verbindung mit Korrelationstechniken, so steht zu erwarten, daß damit z.B. Strukturen nahe der Oberfläche unterdrückt, also weggefiltert werden können. In der Mammadiagnostik mittels Transillumination besteht eine der Hauptschwierigkeiten gerade darin, daß oberflächennahe Blutgefäße sehr gut abgebildet werden und damit die wesentlich kontrastärmeren Konturen eines Tumors in tieferen Schichten überdecken. Das von uns entwickelte dynamische Verfahren stellt in Verbindung mit Autokorrelation einen erfolgversprechenden Ansatz zur Lösung dieses Problems dar.

Literatur
/1/ Ishimaru A.: Wave propagation and scattering in random media, Vol.1;
    New York 1978.

/2/ Pulvermacher H. et. al.: Grundlagenuntersuchungen zur Transillumination,
    im vorliegenden Kongreßband.

Bestimmung von Zellkern-Flächen in Video-Echtzeit

Schmidt K–H, Wimmer M, Waidelich W.
Institut für Med. Optik der Ludwig–Maximilians Universität München
8 München 40, Barbarastr. 16

Die automatische Auswertung zytologischer Abstrichpräparate ist bisher im Gegensatz zur manuellen Scannen (ca. 5 bis 10 min) sehr zeitaufwendig (mehrereStunden pro Präparat). Um die Auswertezeiten bei der rechnergestützten Beurteilung von Abstrichpräparaten zu verkürzen, wurde ein Pipelineprozessor aufgebaut, mit dem im Videobild normale Zellkerne (ca 7μm) von atypisch vergrößerten Kernen (ca. 10μ bis 15μ) getrennt werden können. Das Verfahren liefert bei einer Scanningzeit von ca. 2 min pro Präparat die verdächtigen Objekte, wobei die genaue Klassifikation entweder manuell oder mit einem Rechnersystem vorgenommen werden muß.

Aufbau (Abb. 1)

Als Mikroskop wurde ein Leitz Orthoplan verwendet. Das nach Papanicolaou angefärbte Präparat wird mit einem Scanningtisch (Zeiss, 100μ Schrittweite) mäanderförmig bewegt. Das Bildfeld wird über ein Objektiv (40x) auf die CCD–Kamera (Aqua HR 600), die über dem Objektivrevolver angebracht ist, abgebildet. Aus der Bildinformation des jeweiligen Bildausschnittes werden mit dem Matrixfiltermodul die verdächtigen Zellen ausgefiltert und deren Koordinaten zur späteren visuellen Beurteilung abgespeichert. Ein komplettes Halbbild wird bei der verwendeten CCIR–Norm in 20 ms aufgenommen. Als Bildfeld wurde eine Fläche von 400 μm x 400 μm (Auflösung 256 * 128 Pixel).gewählt, das ergibt bei einer Gesamtpräparatfläche von 15 mm x 40 mm 3750 Halbbilder. Der Zeitbedarf, ein ganzes Präparat durchzuscannen ergibt sich dann zu 75 sec. Hierbei sind jedoch keine Positionierzeiten für den Scanningtisch enthalten, die man jedoch sehr klein halten kann, wenn man den Tisch kontinuierlich bewegt und mit einem CCD–Zeilensensor das Präparat spaltenweise abtastet, was jedoch noch nicht realisiert wurde. Mit Positionierzeit kann man einen Zeitbedarf von 2 bis 3 Minuten als realistisch ansehen.

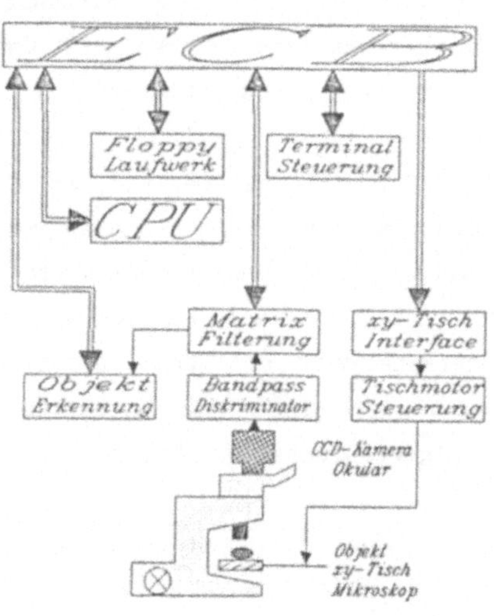

Abb. 1 Aufbau des Systems zur Größenselektion

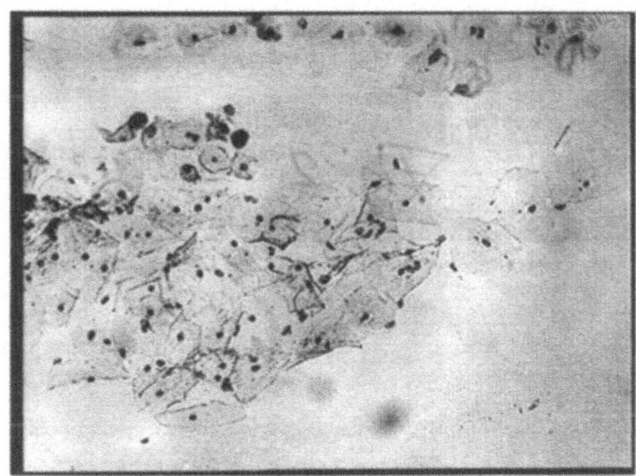

Abb.2 Mikroskopisches Bild

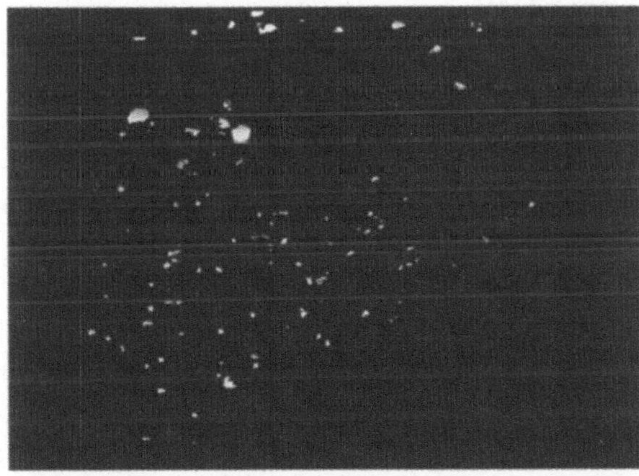

Abb.3 Schwellwertdiskriminiertes Bild

Abb.4 Matrixgefiltertes Bild

Das Videosignal des Bildauschnittes in Abb. 2 wird analog bandpassgefiltert um ungleichmäßige Ausleuchtung und Rauschen zu unterdrücken. Mit einem Komparator wird das erhaltene Signal so schwellwertgefiltert, daß nur die Kerne der Zellen die Schwelle unterschreiten. (Abb. 3) Die Helligkeitsauflösung des Videosignals wird somit auf 1 Bit reduziert. Dann wird das Signal im Matrixfitermodul in 256 x 128 Bildpunkte gerastert und mit einer Schieberegistermatrix zu jedem Pixel eine quadratischen lokale 8 x 8 Matrix benachbarter Bildpunkte erzeugt.

Die Matrixfiltermodul Abb. 1 liefert die Zahl der Pixel in der lokalen Matrix, die mit der vorgegebenen Filtermaske in Abb. 5 übereinstimmen. Diese Zahl wird mit einem vorgegebenen Schwellwert verglichen, der den Grad der zur Detektion erforderlichen Übereinstimmung zwischen Filtermaske und Objekt festlegt. Als Vergleichsmaske wählt man (im Rahmen der Auflösung der Maske) einen Kreis. In der Filtermaske werden die innersten 4 Pixel (AND–Pixel) auf einen Sollwert gesetzt, der mit der lokalen 8x8 Matrix übereinstimmen muß, damit der Ausgangswert der elektronischen Matrixfilterung nicht 0 gesetzt wird. Dadurch werden Objekte mit geringem Duchmesser gut unterdrückt. Objekte werden also dann erkannt, wenn die Übereinstimmung mit der Filtermaske einen einstellbaren Wert überschreitet und zudem der Wert der vier AND–Pixel mit der lokalen 8x8 Matrix übereinstimmt (Abb. 4) /6/.

484

In Abb. 5 sind zwei Filtermasken abgebildet. Ein Punkt bedeutet ein helles Pixel im Fernsehbild, ein schwarzes Quadrat ein dunkles Pixel. Ein schwarzes Quadrat mit einem weißen Kreis in der Mitte steht für ein dunkles Pixel (AND Verknüpfung), dessen Wert mit der lokalen Matrix übereinstimmen muss, damit die lokale Matrix detektiert wird.

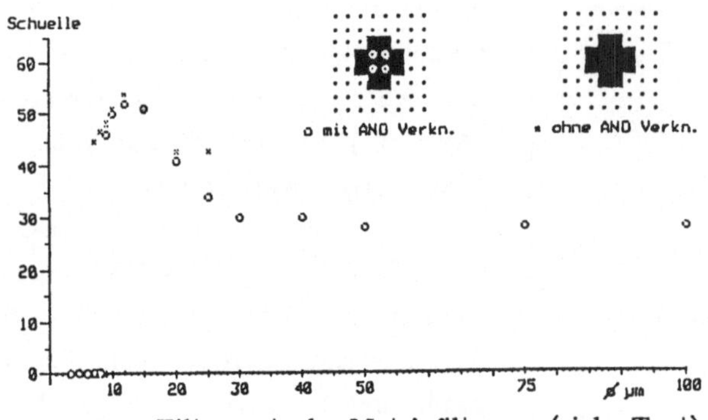

Abb.5   Filterwerte der Matrixfilterung (siehe Text)

Als Testobjekte wurden schwarze Kreisflächen mit verschiedenen Durchmessern verwendet, die auf einen Objektträger aufgedampft wurden. (Messpräparat Fa. Heidenhain Strichplatte Nr. 19 a) Diese Objekte wurden über das Mikroskop mit einer CCD–Fernsehkamera aufgenommen. Der Vergleichswert wurde jeweils immer so hoch gewählt, daß das Objekt gerade noch detektiert wurde. Der so gefundene Ausgangswert der Filterung wurde dann gegen den Objektdurchmesser aufgetragen. Mit AND Verknüpfung erhält man eine sehr gute Unterdrückung kleiner Kreisflächen. Bei zu große Kreisflächen wird die Zahl der übereinstimmenden Pixel durch die nicht gesetzten Randpixel verringert. Dadurch können auch deformierte Zellkerne noch detektiert werden.

Die Filtermaske wird videosynchron über das schwellwertgefilterte Bild 'gezogen'. Die Position der Alarme entspricht dann (bis auf eine konstante Verschiebung) der Position des detektierten Objekts (Abb.4). Das Ausgangssignal der Filterung wird dann in ein Objekterkennungs–Modul geleitet, in dem die Koordinaten des Alarms im Bildfeld bestimmt und abgespeichert werden.

Ergebnisse

Um die Brauchbarkeit der elektronischen Matrixfilterung abschätzen zu können, wurden 5 nach Papanicolaou angefärbte Präparate aus der zytologischen Praxis durchgemustert. Es wurden auf einer Fläche von 15mm * 15mm durchschnittlich 136 (66 Artefakte und 70 Zellkerne) verdächtige Objekte registriert. Die Falsch–Negativrate liegt bei etwa 5–10% die Falsch–Positvrate bei etwa 40% /5/

Ausblick

Mit der elektronische Matrixfilterung lassen sich zytologische Abstrichpräparate in kurzer Zeit durchscannen. Die Falsch–Negativrate ist jedoch noch nicht befriedigend. Eine deutliche Verbesserung verspricht das Verfahren zur Flächenbestimmung mit der Strahlmethode (Abb.), das ebenfalls in Video–Echtzeit arbeitet. Hier wird ausgehend von der Mitte der lokalen Matrix zu jedem Randpunkt ein Vektor gebildet. Ausgehend von der Mitte werden auf dem Weg zum

Randpixel die gesetzten Pixel solange addiert, bis ein Pixel nicht mehr gesetzt ist. Alle weiteren Pixel werden ignoriert. Das ergibt eine sehr gute Unterdrückung von Randstörungen. Die Werte aus den einzelnen Strahlen werden so addiert, daß keine Pixel doppelt gezählt werden. Der Summenwert enspricht dann der Fläche des Objektes. Bei der Strahlmethode wird eine Falsch–Positivrate von etwa 10% und eine Falsch–Negativrate unter 1% erwartet.

Literaturverzeichnis

/1/   N.J. PRESSMANN, G.L. WIED (Hrsg.): Proceedings of the Second International Conference
         on The Automation on Cancer Cytology and Cell Image Analysis (1979)
/2/   H.W.BOSCHMANN: Gynäkologische Zytodiagnostik für Klinik und Praxis Berlin:
         Walter de Gruyter (1973)
/3/   W.ABMAYR,G.BURGER,H.J.SOOST: Progress Report of the TUDAB Projekt for Automated
         Cancer Cell Detection. The Journal of Histochemistry and Cytochemistry
         Vol 27. No. 1 Page 604 (1979)
/4/   W.DILLENBURGER: Einführung in die Fernsehtechnik Berlin: Schiele und Schön (1964)
/5/   M.WIMMER,K.H. SCHMIDT,W.WAIDELICH: Nichlineare Matrixfilterung,
         Optoelektronik in der Technik, Hrsg: W. Waidelich, Springer (1989)
/6/   K.H.SCHMIDT,W.WAIDELICH: Größenselektion in Video–Echtzeit,
         optoelektronik in der Technik, Hrsg: W. Waidelich, Springer (1989)

Vergleich von Laser-Doppler- und Laser-Speckle-Methode zur Bestimmung der Gewebedurchblutung

B. Ruth

Medis-Institut, Gesellschaft für Strahlen- und Umweltforschung mbH
München, D-8042 Neuherberg, F.R.G.

He-Ne-Laserlicht hat eine mittlere Eindringtiefe von etwa 0.4 mm. Das
eintreffende Laserlicht erreicht damit die Kapillaren, wird dort an
den bewegten Erythrozyten gestreut und gelangt danach wieder an die
Hautoberfläche. Damit wird das Streulicht durch die Blutbewegung beeinflußt, so daß Messungen der Blutgeschwindigkeit möglich sind.

Bei der Laser-Doppler-Methode wird der Doppler-verschobene Anteil des
Streulichts ausgenutzt. Das Laserlicht wird durch einen Lichtleiter LL
senkrecht auf die Haut eingestrahlt und die Detektion erfolgt ebenfalls über einen oder mehrere Lichtleiter senkrecht zur Haut. Die
Lichtleiter sind zusammengefaßt und werden in einen Meßkopf eingeführt, der auf die Haut geklebt ist (siehe Fig. 1). Eine elektronische
Schaltung erzeugt ein Meßsignal, das proportional zur Blutgeschwindigkeit und der Konzentration der Erythrozyten ist [1,2].

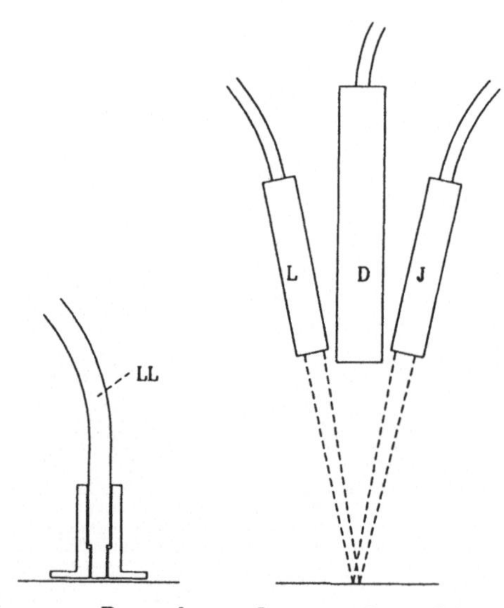

Fig. 1:
Meßköpfe von Laser-Doppler
und Laser-Speckle-Verfahren

Laser-Doppler   Laser Speckle

Bei der Laser-Speckle-Methode wird der dynamische Speckle-Effekt ausgenutzt. Die Speckles entstehen aufgrund zufälliger Interferenzen

nach Streuung an einer beliebigen rauhen Oberfläche. Das Laserlicht
wird durch den Lichtleiter L auf die Haut eingestrahlt und bildet
einen Laserfleck von etwa 1,5 mm Durchmesser. Dann haben die Speckles
in einer Entfernung von 6 cm etwa eine mittlere Größe von 30 µm und
können in der Detektoreinheit D mit einer entsprechenden Blende vor
einem Photomultiplier (PM) ermittelt werden (siehe Fig. 1). Der zweite
Strahl J dient zur Justierung. Bei einem bewegten Objekt verändert
sich auch das Specklemuster und damit das PM-Signal I(t) zeitlich und
man kann zeigen, daß die mittlere Frequenz von I(t) ein proportionales
Maß für die Objektgeschwindigkeit ist [3].
Aus I(t) und $\bar{I}$, der mittleren Intensität des Streulichts, wird ein
Blutflußparameter M errechnet, der sowohl proportional zur mittleren
Blutgeschwindigkeit als auch ein Maß für das Blutvolumen im Bereich
des Laserlichts ist.
M wird aber, ebenso wie das Laser-Doppler-Signal, vom Streuverhalten
und der Bewegung des Hautgewebes selbst beeinflußt.
Um nun die beiden Methoden miteinander zu vergleichen, wurden simul-
tane Messungen am Handrücken durchgeführt. Die Testpersonen wurden
zunächst während 20 min an die Raumtemperatur von 20° akklimatisiert.
Die Position des Laserflecks war unmittelbar neben dem Laser-Doppler-
Meßkopf, so daß der Abstand zwischen den Meßpositionen etwas über 1 cm
war. Die Meßwerte der beiden Geräte wurden mit einem Rechner gespeichert.

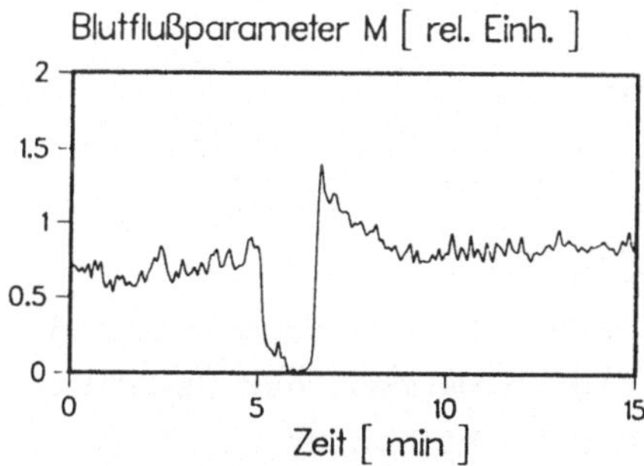

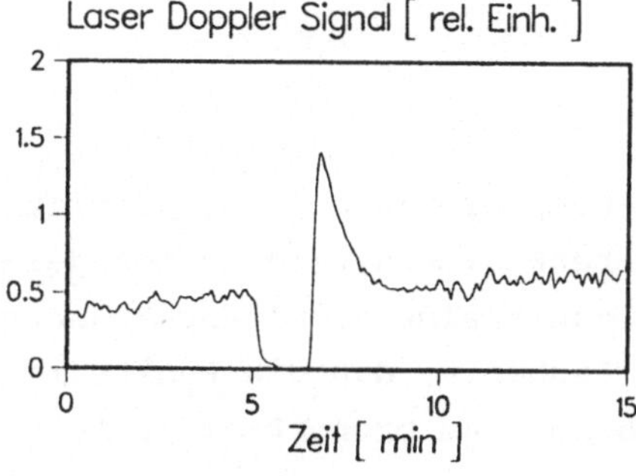

Fig. 2:
Simultane Messung der Hautdurchblutung mit dem Laser-
Speckle und Laser-Doppler-Ver-
fahren

Anhand von Abbildung 2 läßt sich die Meßprozedur beschreiben. In den
ersten 5 min bleibt der Blutfluß unbeeinflußt. Man erkennt bei beiden
Meßwerten Fluktuationen um einen zeitlich fast konstanten Mittelwert.
Da diese Fluktuationen weit über das Rauschen der Apparaturen hinaus-
gehen, zeigen sie die Variation der Hautdurchblutung um ihren Mittelwert an. Nach 5 min wird die Blutzufuhr am Oberarm mit einer Manschette unterdrückt und die beiden Meßsignale sinken mit einer zeitlichen Verzögerung auf ihren Minimalwert ab. Nach Öffnen der Blockade
steigen beide Signale sehr rasch auf ein Maximum an. Dabei ist zu bemerken, daß das Laser-Doppler-Signal gegenüber M verzögert ist. All-
derdings erreicht das Laser-Doppler-Signal einen relativ zum Ausgangswert höheren Maximalwert als der Blutflußparameter M. Im folgenden
sinken beide Werte im Verlauf einiger Minuten wieder auf den Normalwert zurück.

Wenn nun direkt die simultan erfaßten Meßwerte verglichen werden, so
ergibt sich während der Fluktuationen um den Gleichgewichtswert keine
gegenseitige Abhängigkeit. Das bedeutet, daß die Meßpositionen so weit
auseinander sind, daß die Fluktuationen nicht gemeinsam sind.

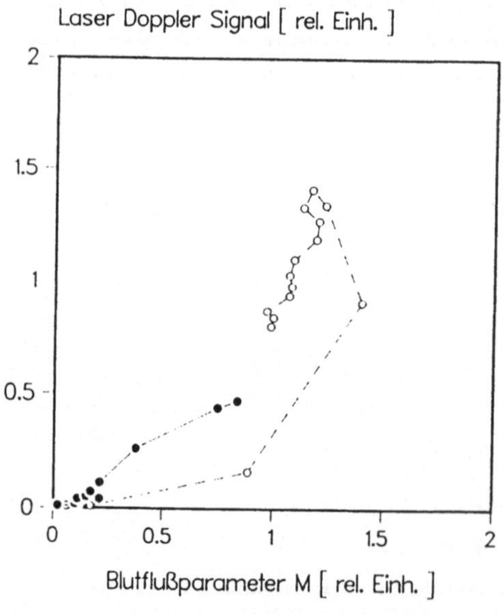

Fig. 3:
Direkter Vergleich beider Verfahren während der Ischämie
und reaktiven Hyperämie

In Fig. 3 ist die Abhängigkeit des Laser-Doppler-Signals vom Blutflußparameter M während der Ischämie (●) und reaktiven Hyperämie (o) dargestellt. Jeder Meßpunkt charakterisiert damit eine simultane Messung
mit beiden Methoden. Man erkennt bei der Ischämie, daß die Punkte im
wesentlichen auf einer Geraden liegen und so eine proportionale Ab-

hängigkeit anzeigen. Bei den Werten der reaktiven Hyperämie kommt
zunächst zum Ausdruck, daß M schneller ansteigt als das Laser-Doppler-
Signal.
Während des Abfalls der Werte vom Maximum zum Normalwert liegen die
Punkte wiederum näherungsweise auf einer Geraden. In etwa 25 % der
Fälle (17 Messungen an 9 Testpersonen) zeigt sich, daß die Steigungen
der Geraden bei Ischämie und Hyperämie unterschiedlich sind. In 75%
der Fälle haben beide Geraden dieselbe Steigung. Der mittlere Regres-
sionskoeffizient ist $r = 0.916 \pm 0.065$ (S.D.) und die mittlere Steigung $1.4 \pm 0,6$ (S.D).
Man erkennt daraus, daß bei gegebenen Positionen die Meßwerte beider
Methoden proportional sind, daß aber die Steigung der entsprechenden
Abhängigkeit stark variiert. Bei beiden Methoden scheint es so zu
sein, daß der Absolutwert der Messung nur mit Einschränkung dem Absolutwert der Durchblutung entspricht. Bei Meßwiederholungen ist darauf
zu achten, daß die Messung an derselben Position durchgeführt wird.

References

[1] Holloway GA and Watkins DW (1977) Laser Doppler measurements of
     cutaneous blood flow. J Invest Derm 69: 306-390

[2] Nilsson GE, Tenland T, and Oeberg PA (1980) A new instrument for
     continuous measurements of tissue blood flow by light beating
     spectroscopy. IEEE BME-27: 12-19

[3] Ruth B (1987) Superposition of two dynamic speckle patterns - An
     application to non-contact blood flow measurements. J Mod Optics
     34: 257-273

Examination of Actual Processing Area of Lasers in Tissues

K. Kato*, A. Nagasawa**
*Shibaura Institute of Technology. 3-9-14 Shibaura, Minato-ku, Tokyo
108; ** Metropolitan Hiroo General Hospital, Tokyo. 2-34-10 Ebisu,
Shibuya-ku, Tokyo 150, Japan

INTRODUCTION

The most crucial matter in medical applications of lasers is to
grasp the actual process and effect of lasers on tissue, but it is
technically very problematic to evaluate them precisely. Since the
physical effect of a coherent ray, laser, on tissue strictly depends
on the wavelength of the laser, the effect of laser on tissue could
be approximately forecasted by a spectral analysis of the tissue.
However, since tissue generally consists of multistructures of
different optical characteristics, it is inconclusive to estimate the
process and effect of a laser on tissue by spectral analysis on a
single structure alone[1]. The authors have studied on examination
for actual processing area of lasers in tissues. This paper reviews
the authors' original systems to examin the actual processing area of
lasers in tissue.

1) Systems for Thermal Analysis of Lased Tissue

The actual process and the effect of lasers on tissue are able to be
calculated precisely by the differential calculus of the intensity of
the laser ray at every part of the tissue during exposure to the
laser[2]. However, there is a crucial problem in this calculation
because of the complex construction of tissue. Therefore the actual
measurement of the absorption of laser energy in each part of lased
tissue is a practically available method for evaluating the process
and the effect of the laser on tissues.
Since the laser energy being absorbed in tissue is usually converted
to heat, the thermal effect is a reasonable factor being equivalent
to the actual reactive process of lasers on tissues. Therefore
temperature measurement is an ideal means of estimating the actual
process and effect of lasers on tissue, but there are some crucial
problems in carrying it out.
The temperature in the inside of tissue following exposure to laser
is usually measured by using a needle shaped thermal sensor, such as

thermocouples inserted into the tissue. There are thought to be three types of processes of lasers on tissue as shown in figure 1. In the case of highly absorbed lasers in tissue, such as the CO_2 laser, the thermal sensors sense only the heat conducted through the tissue from the lased surface of the tissue as shown in figure 1a, and the thermometer detects and indicates the actual temperature of each part of the lased tissue precisely.

However, there are crucial problems in the case of tissue-penetrating lasers such as the Nd:YAG or the argon laser. Nd:YAG laser beam scatters in tissues (figure 1b), and the argon laser beam completely passes through water (figure 1c). In these cases the direct influence of the penetrating laser beam on the thermal sensors located in a tissue disturbs the thermometer's precise reading of the actual temperature in the lased tissues.

The authors have improved thermocouples as they were able to measure the actual temperature of lased tissues precisely[3]. The authors coated the surface on the sensing probes of the thermocouple with a very highly reflective material. Figure 2 shows the spectra of the reflectivity in each material for reference[4].

Figure 3 shows a data example of the temperature measurement of a lased tissue with the special thermocouples. The authors' original thermocouples of various coating on each probe and an infrared thermometer were set on tissue as to measure the temperature at the same point on the target of laser exposure on the tissue. The data of temperature measurement by each thermometer on the tissue after exposure to Nd:YAG laser were simultaneously recorded on a pen-recorder of pen offset compensator (POC) function, and the data were compared with each other. Since the infrared thermometer has a detector which works in the sensing wave band from 7 to 11μ m and does not sense the wavelength of Nd:YAG laser ray, the actual temperature of the lased tissue can be measured exactly by the infrared thermometer.

The results confirmed that the gold plated thermocouple was able to indicate the closest value to the actual temperature of the tissue with exposure to Nd:YAG laser as compared to the value measured by an infrared thermometer, because gold (Au) has the highest reflectivity to Nd:YAG laser among these materials.

The authors' systems to measure the actual temperature of lased tissues consist of an infrared thermometer or a real-time thermograph and the special thermocouples coated with highly reflective material specific to the wavelength of the lasers as shown in figure 4, and these systems have been applied to checking the effects and the

492

safety in the authors' laser surgery. Real time thermography is useful for the checking of the heat-flow in the tissue after exposure to lasers as shown in figure 5[5].

2) Imaging System for Near-Infrared Laser Distribution on Tissues

Near-infrared lasers are the most widely used in practical application of today's medical lasers, but the crucial problem in these invisible lasers is that it is impossible to observe visually the distribution of the lasers in tissue. The authors have been working on imaging the distribution of the invisible near-infrared laser in tissue using a TV camera with a charge-coupled device (CCD) image sensor[6]. Since the CCD image sensor is sensitive to the wavelength of near-infrared radiation, the distribution of near-infrared laser beams on and in tissue can be easily observed as a visible image using a TV camera fitted with a CCD image sensor[7]. Figure 6 shows a CCD TV image of a sectional plane of resected animal liver tissue exposed to a Nd:YAG laser on the sectional plane along the beam axis. In these images, it is clearly observed that the Nd:YAG laser scatters spherically in the tissue. The exposure times of the laser in these cases are 1.0 second and 0.2 second. Since the scattering areas are almost the same in these two cases, it has been proved that the Nd:YAG laser beam penetrates into the tissue almost at the same time as the laser shot and the CCD image sensor has been proved to be highly sensitive to Nd:YAG laser. The CCD is so highly sensitive to near-infrared radiation that this system is fully applicable to imaging the distribution of low power diode lasers in and on tissue as shown in figure 7. This system has so great advantage in laser surgery that the laser light distribution on a body during laser therapy can be monitored clearly.
The authors are now working on the development of the "intensito-graph" for near-infrared lasers, since a CCD is capable of the pattern resolution for the intensity of near-infrared ray (figure 8).

CONCLUSION

The actual temperature measurement system in lased tissues using the authors' special thermocouples and the observing system for the near-infrared laser distribution on tissues by CCD camera have proved to be accurate in checking the actual tissue processing area of near-infrared lasers. These technique may well be advantageous and must be earnestly expected in advance of clinical application of lasers.

Literature.
1) Kikuchi, M. and Sakurai, Y. : In Atsumi, K, ed. Laser no rinsho : 56(1981)
2) Toida, M., Nakamura, T and Nishisaka, T. : Proc. 3rd Congress of Med. Application of Lasers. 147(1979)
3) Kato, K., et al., : JJME. 21(Sp.), 309 (1983)
4) NEC Technical data (LASER-004): LASER OPTO (1), 110
5) Nagasawa, A., et al., : J. Jap. Las. Med., 8(3), 93(1987)
6) Nagasawa, A. : BMTh, 6(1), 12(1986)
7) Nagasawa, A., et al., : JJMI, 57(Sp.), 25(1987)

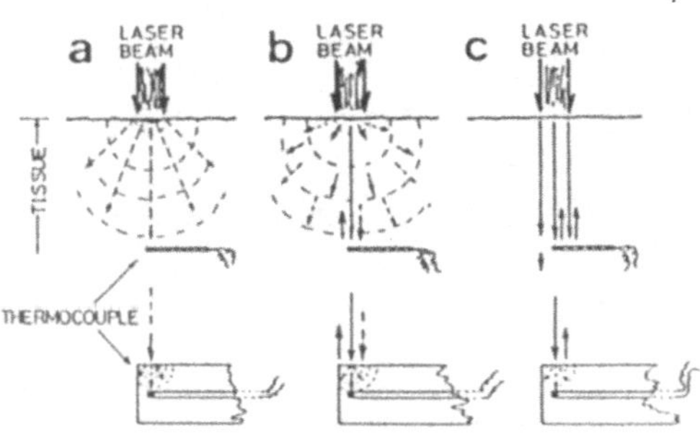

Figure 1

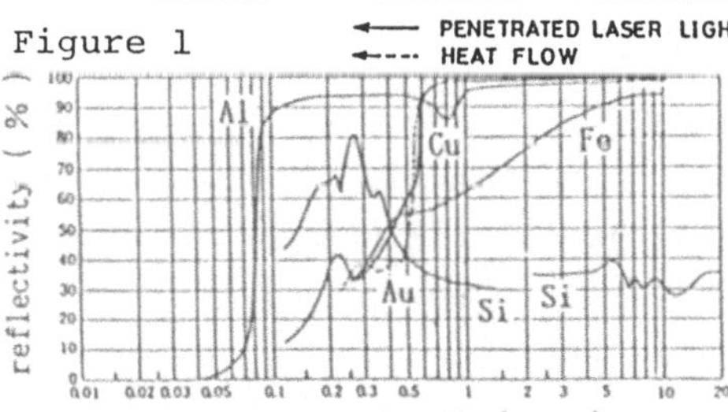

Figure 2

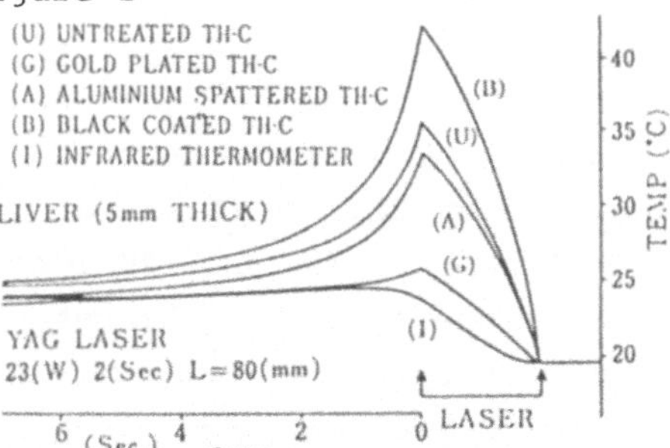

Figure 3

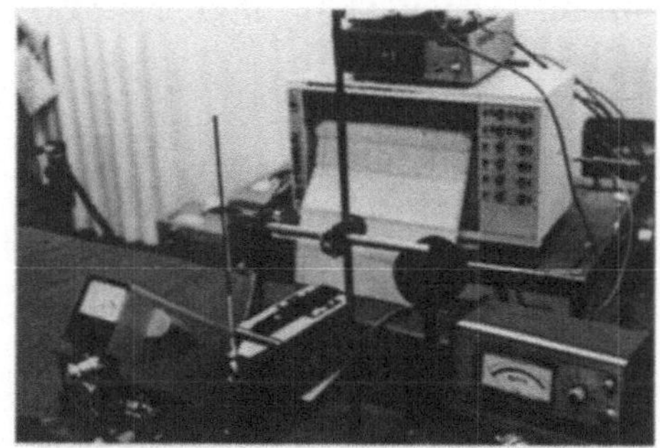

Figure 4

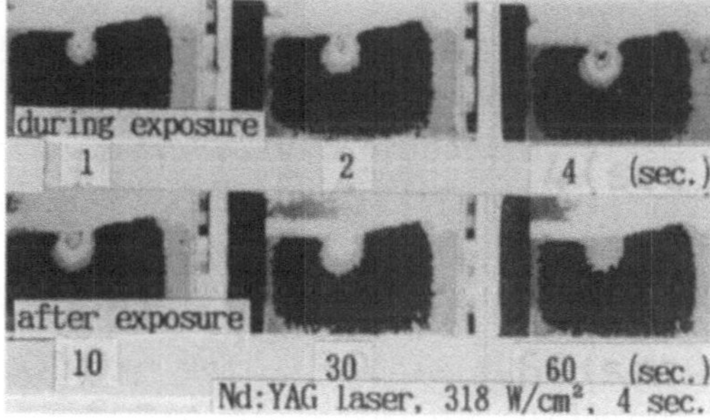

Figure 5

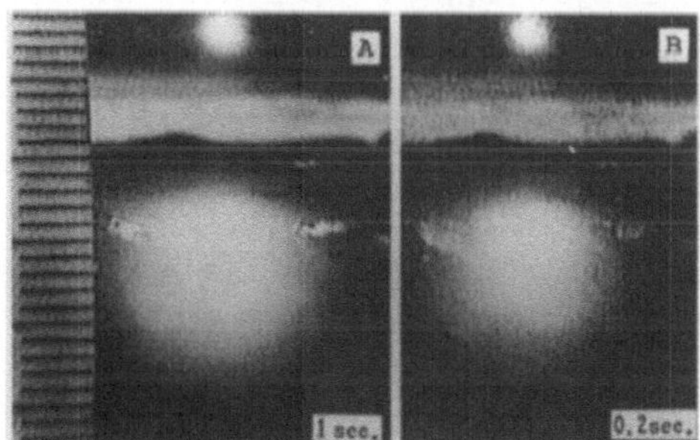

Figure 6

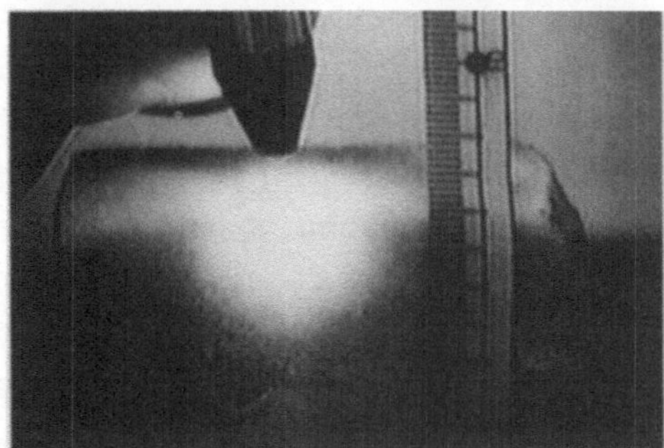

Figure 7

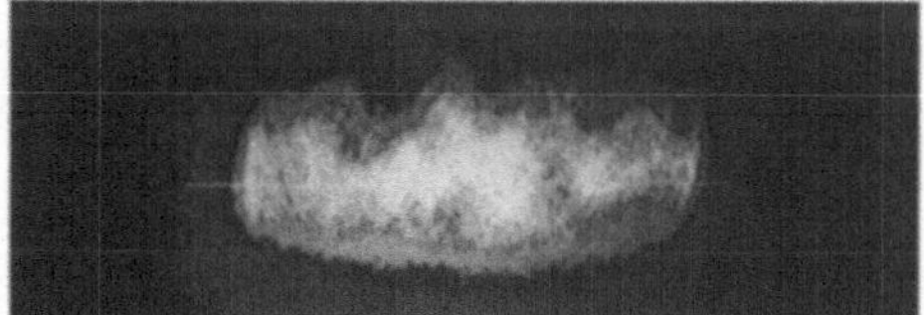

Figure 8

Imaging Techniques for Near Infrared Lasers in Tissues

A. Nagasawa* and K. Kato**
*Metropolitan Hiroo General Hospital, Tokyo. 2-34-10 Ebisu,
Shibuya-ku, Tokyo 150. **Shibaura Institute of Technology. 3-9-4
Shibaura, Minato-ku, Tokyo 108, Japan

The most crucial matter in medical applications of lasers is to grasp
the actual process and effect of lasers on tissue, but it is very
problematic technically to evaluate them precisely.

Near-infrared lasers are the most widely used in practice among the
today's medical lasers, but the crucial problem in these invisible
lasers is that it is impossible to observe the distribution of the
laser beam on tissues. The authors have been working on imaging the
distribution of invisible near-infrared laser beam on tissues using a
TV camera with a charge-coupled device (CCD) image sensor.[1] The
CCD image sensor (figure 1) was developed in 1970 by W. S.
Boyle [2]. Since the CCD image sensor is sensitive to a wide range
of near-infrared ray as shown in figure 2, the distribution of near-
infrared laser on, and in tissues can be easily observed as a visible
image using a TV camera fitted with a CCD image sensor[3]. Figure 3
shows a CCD TV image of a sectional plane of a removed animal liver
tissue exposed to a Nd:YAG laser on the sectional plane along the beam
axis. In these images, it is clearly observed that the Nd:YAG laser
scatters spherically in the tissue. The exposure times of the laser
in these cases are 1.0 second and 0.2 second. Since the scattering
areas are almost the same in the two cases, the CCD image sensor is
proved to be highly sensitive to the Nd:YAG laser. The CCD TV image
is too sensitive to high-powered Nd:YAG laser energy and it is apt to
go beyond the full range of detection to saturate the image on the
display, and so some appropriate process of light reduction for the
laser intensity is required applying an iris or an optical filter in
order to get a laser distribution of high quality with higher resolution (figure 4). The CCD is so highly sensitive to near-infrared ray
that this system is fully applicable to imaging the distribution of
low power diode lasers on tissues as shown in figure 5. This system
has great advantage in laser surgery becamse the laser light
distribution on a body during the laser therapy can be monitored
clearly as shown in figure 6.

Literature
1) Nagasawa, A. : Pilot study on application of CCD image sensor to

survey near infrared laser distribution in tissues, BMTH, 6(1): 12-15, 1986.
2) W.S. Boyle & G.E. Smith : Bell Syst. Tech. J., 49 : 587, 1970
3) Nagasawa, A., et al., : Study on imaging for laser distribution on tissue-experiment on brightness control in CCD TV image to laser light, JJMI, 57(Sp.) : 1987.

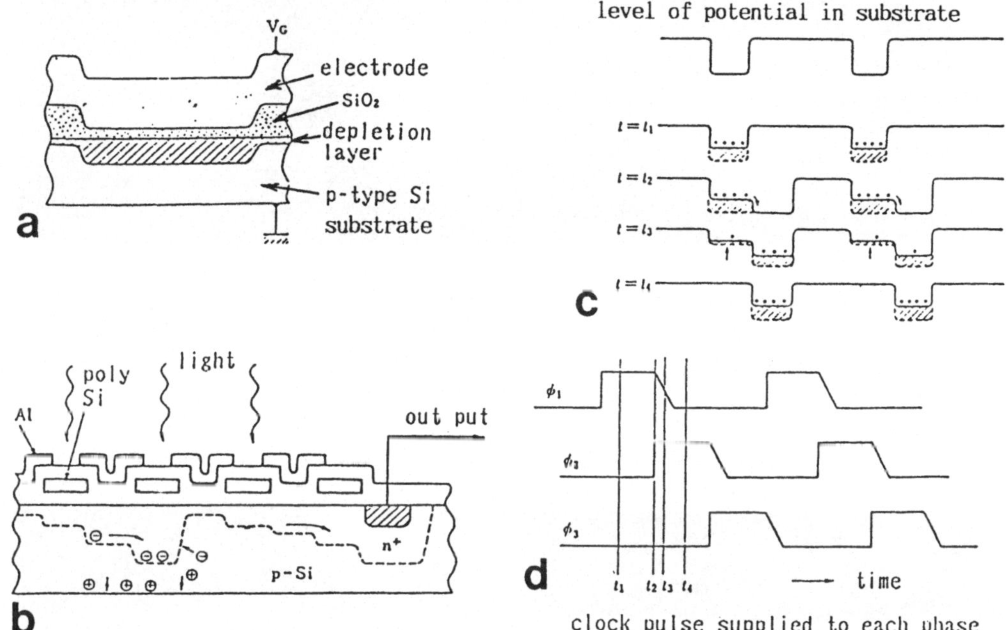

Figure 1   CCD image sensor and its junction
 a : Basic structure of a unit of CCD image sensor (MOS)

In a CCD image sensor SiO_2 film is sandwiched with an electrode and a P type Si substrate. When the electrode is charged in positive electric potential, an electric depletion well is induced in the serface layer of the Si substrate connected with the SiO_2 film.

b~d : Detection, storage and transfarance of light emission by CCD image sensor
When some light emission is irradiated on the CCD image sensor, an electric carriers are pomped up in the depletion well and stored there. Then, a clock puls signal is given on the sensor, the depletion well is swept by the time-difference of the clock pulse signal of each phase, and the electric carrier induced by light can be transfered.

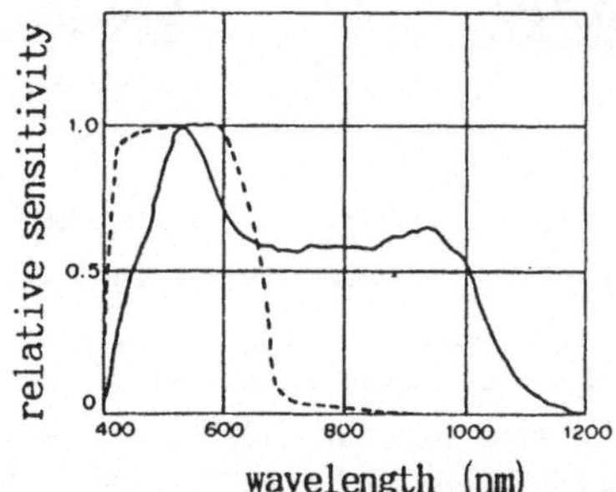

Figure 2   Sensitive spectrum of a CCD image sensor

496

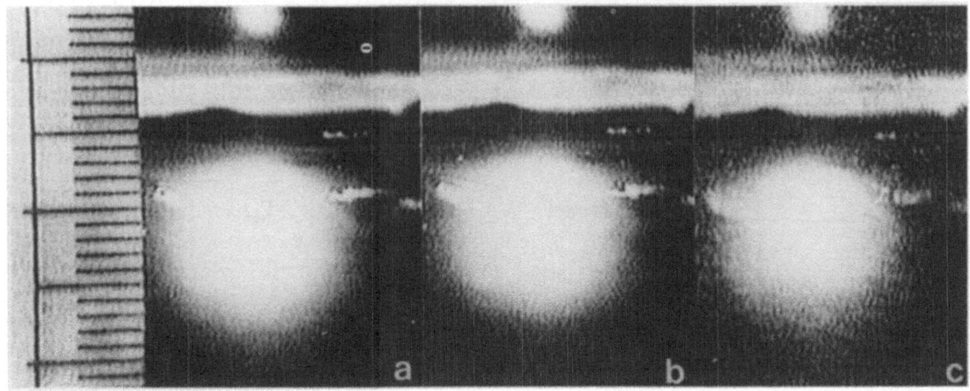

Figure 3   Images on a sectional plane of a removed animal liver during exposure to Nd-YAG laser at 3W on the tissue at the sectinal plane along the beam axis for these different exposure times (a : 1.0 sec. b : 0.5 sec. c : 0.2 sec.). Exposure conditions (output power : 3W, exposure distance : 10mm)

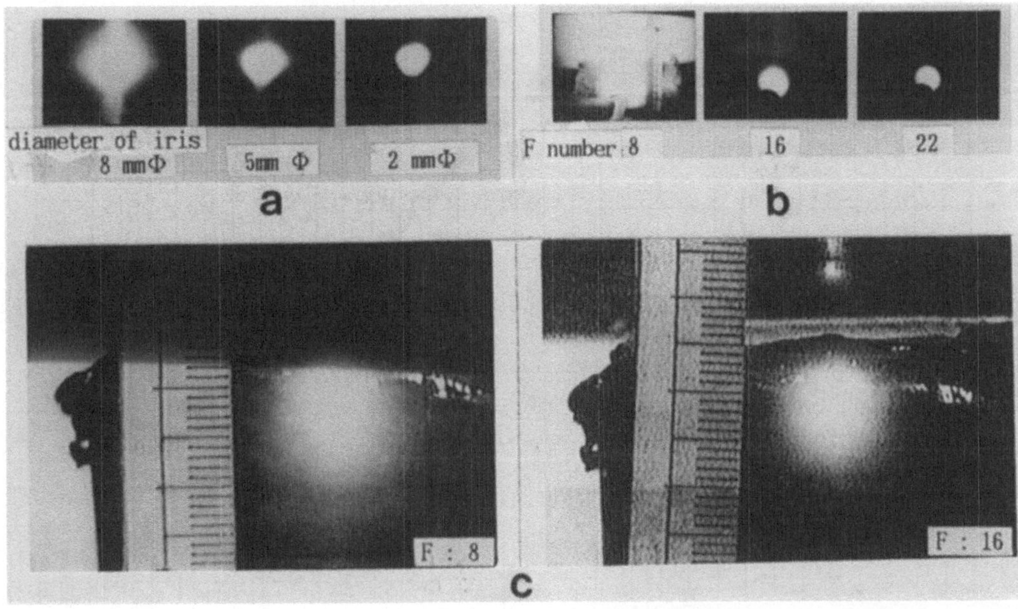

Figure 4   Control of the over brightness in the CCD camera image of laser distribution on tissue by iris of the CCD camera (a : at various diameter of the iris, b : at various F number).

c : CCD camera images on the sectional plane of a removed animal liver during exposure to Nd-YAG laser at the same exposure condition (output power : 3W, exposure distance : 10mm) with different F number of the CCD camera (left : F=8, right : F=16)

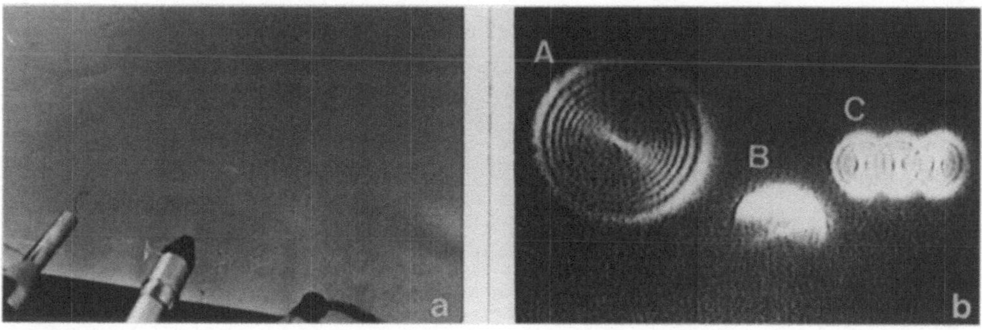

Figure 5

a : A photogram of GaAlAs diode laser irradiating the laser beam on a paper. Any beam pattern can not observed visually.

b : The beam pattern of the diode laser on the paper can be clearly observed by CCD camera (A : GaAlAs laser of 830nm, 20mW, B : GaAlAs laser of 790nm, 20mW,

C : GaAlAs laser of 830nm, 77mW).

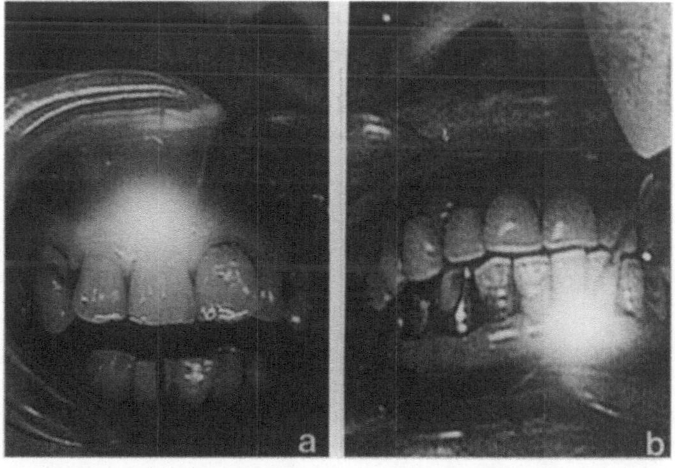

Figure 6 Clinical application of CCD camera to monitoring the Nd-YAG laser distribution in periodontal laser surgery.
a : in the endodontic therapy
b : in the peodontal surgery